A. Keseberg/H.-H. Schrömbgens (Hrsg.)
Hausärztliche Betreuung des
Schwerkranken und Sterbenden

Hausärztliche Betreuung des Schwerkranken und Sterbenden

Herausgegeben von
Adalbert Keseberg und
Hans-Heinz Schrömbgens

Mit Beiträgen von
I. Berka, K.-O. Bischoff, K. Faller, M. H. Gharevi, W. Gerok, J. Gründel,
P. Helmich, H. Herrmann, A. Keseberg, R. Kortus, B. Krakamp,
A. Kruse, K. Kutzer, L. Labedzki, P. Leidig, J. van Lunzen, G. Meuret,
E. Renner, A. Schröder, H.-H. Schrömbgens †, H. Schulze, H. Schulze,
U. Schwantes, B. D. Soussan, J.-Chr. Student

17 Abbildungen, 31 Tabellen

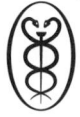 Hippokrates Verlag Stuttgart

Die Deutsche Bibliothek – CIP-Einheitsaufnahme

Hausärztliche Betreuung des Schwerkranken und Sterbenden /
hrsg. von Adalbert Keseberg und Hans-Heinz Schrömbgens.
Mit Beitr. von I. Berka ... – Stuttgart : Hippokrates-Verl., 1995
   ISBN 3-7773-1140-5
NE: Keseberg, Adalbert [Hrsg.]; Berka, Ilona

Anschrift des Herausgebers:

Prof. Dr. med. Adalbert Keseberg
Lehrbeauftragter für Allgemeinmedizin
an der Universität Bonn
Am Hahnacker 36
50374 Erftstadt-Liblar

Wichtiger Hinweis
Wie jede Wissenschaft ist die Medizin ständigen Entwicklungen unterworfen. Forschung und klinische Erfahrung erweitern unsere Erkenntnisse, insbesondere was Behandlung und medikamentöse Therapie anbelangt. Soweit in diesem Werk eine Dosierung oder eine Applikation erwähnt wird, darf der Leser zwar darauf vertrauen, daß Autoren, Herausgeber und Verlag große Sorgfalt darauf verwandt haben, daß diese Angabe dem Wissensstand bei Fertigstellung des Werkes entspricht.
Für Angaben über Dosierungsanweisungen und Applikationsformen kann vom Verlag jedoch keine Gewähr übernommen werden. Jeder Benutzer ist angehalten, durch sorgfältige Prüfung der Beipackzettel der verwendeten Präparate und gegebenenfalls nach Konsultation eines Spezialisten festzustellen, ob die dort gegebene Empfehlung für Dosierungen oder die Beachtung von Kontraindikationen gegenüber der Angabe in diesem Buch abweicht. Eine solche Prüfung ist besonders wichtig bei selten verwendeten Präparaten oder solchen, die neu auf den Markt gebracht worden sind. Jede Dosierung oder Applikation erfolgt auf eigene Gefahr des Benutzers. Autoren und Verlag appellieren an jeden Benutzer, ihm etwa auffallende Ungenauigkeiten dem Verlag mitzuteilen.
Geschützte Warennamen (Warenzeichen) werden nicht besonders kenntlich gemacht. Aus dem Fehlen eines solchen Hinweises kann also nicht geschlossen werden, daß es sich um einen freien Warennamen handele.

ISBN 3-7773-1140-5

© Hippokrates Verlag GmbH, Stuttgart 1995

Jeder Nachdruck, jede Wiedergabe, Vervielfältigung und Verbreitung, auch von Teilen des Werkes oder von Abbildungen, jede Abschrift, auch auf fotomechanischem Wege oder in Magnettonverfahren, in Vortrag, Funk, Fernsehsendung, Telefonübertragung sowie Speicherung in Datenverarbeitungsanlagen, bedarf der ausdrücklichen Genehmigung des Verlages.

Printed in Germany 1995
Satz und Druck: Druckerei Sommer GmbH, Feuchtwangen
Grundschrift: 9.5/10 Times (System: Hell/Linotyp)

Inhaltsverzeichnis

Mitarbeiterverzeichnis 11
Vorwort 13

Einführung *H. H. Schrömbgens †* 15
Heutige Situation 15
Abwehrmechanismen 15
Diagnose der unheilbaren Erkrankung 16
Eröffnung des fatalen Befundes 16
Behandlungsziele in den verschiedenen Krankheitsstadien 18
    Stadium I: Versuch, das Leben zu verlängern 18
    Stadium II: Psychische und/oder somatische Analgesie 19
    Stadium III: Psychische Narkose 19
Sterbebeistand 19
Verhalten nach dem Tode des Patienten 19

**Die psychosoziale Situation Schwerkranker und Sterbender
und ihrer Angehörigen** *A. Kruse* 20
Psychische und soziale Situation Schwerkranker und Sterbender .. 20
    Phasenmodelle der Belastungsverarbeitung 20
    Entwicklungsprozesse in früheren Lebensabschnitten 21
Einstellung und Verhalten der sozialen Umwelt gegenüber Schwerkranken
oder Sterbenden 24
Eingeschränkte Selbständigkeit, psychische Veränderungen, Schmerzen 25
    Eingeschränkte Selbständigkeit 25
    Psychische Veränderungen 27
    Chronische Schmerzen 28
Psychische Reaktionen Schwerkranker auf Krankheitsfolgen 29
    Erlebte Belastungen und psychische Reaktionen chronisch Kranker 29
    Anforderungen und Belastungen pflegender Angehöriger 31
Die Auseinandersetzung Sterbender mit dem Tod und die psychische Situation
betreuender Angehöriger 34
    Formen der Auseinandersetzung mit dem herannahenden Tod .. 35
    Anforderungen und Belastungen der betreuenden Angehörigen .. 38

**Zusammenarbeit von Klinik und Praxis bei der ärztlichen Betreuung des
Schwerkranken und Sterbenden** *W. Gerok* 44
Entscheidung über Klinikaufnahme und Entlassung 44
Entscheidung über ärztliche Maßnahmen 46
Entscheidung über die Aufklärung des Patienten 47
    Aufklärung über Nutzen und Risiko einer Behandlung 47
    Aufklärung über die Prognose 48
Entscheidung zum Behandlungsabbruch (unterlassene Lebensverlängerung,
passive Euthanasie) 49

Palliativmedizin in der Hausbetreuung unheilbar Tumorkranker *G. Meuret* . . 51
Der unheilbar kranke Tumorpatient in der Klinik 51
Die Palliativmedizin als neue Behandlungsnorm 51
Übergang von der Tumormedizin zur Palliativmedizin 52
Information des Kranken 53
Der Betroffene 53
Die Angehörigen 54
Zu Hause leben bis zuletzt 55
    Bedeutung 55
    Vorbereitung der Wohnung 56
    Grundpflege 56
Symptombehandlung 57
    Obstipation 57
    Schlaf 57
    Appetitlosigkeit 57
    Schluckbeschwerden, Schluckauf 57
    Atemnot 58
    Husten 58
Patientenkontrollierte Analgesie (PCA) 59
Sonstige Maßnahmen der Palliativmedizin 60
Organisation der palliativen Hausbetreuung 60
Palliative Hausbetreuung – ein Luxus? 61

Rechtsansprüche Schwerkranker und Sterbender *K. Kutzer* 63
Selbstbestimmungsrecht des Patienten 64
Ärztliche Aufklärungspflicht 65
Mutmaßlicher Wille des entscheidungsunfähigen Patienten und
Patiententestament 66
Neues Betreuungsrecht 67
Passive Sterbehilfe 68
Aktive Sterbehilfe 69
Beihilfe zum Selbstmord 70
Hilfspflicht bei Suizid 70
Anspruch auf Schmerztherapie 72
    Einsatz von Opiaten und Opioiden 72
Indirekte Sterbehilfe 73
Ärztliche Schweigepflicht 73
Testament eines Schwerkranken 74

Familien- und Angehörigen-Betreuung *U. Schwantes/P. Helmich* 76
Wunsch und Wirklichkeit 76
Bereitschaft zur Sterbebegleitung 77
Patienten und Angehörige müssen auf das Sterben vorbereitet werden . . . 79
Familienangehörige und Freunde brauchen wie der Patient Unterstützung durch
den Hausarzt 80
Familiäre Sterbebegleitung im Team mit Helfern 83
Die Fähigkeit und das Wissen der betreuenden Angehörigen aufbauen und
nutzen 86
Wichtige Absprachen 87

Soziale Sicherung *K. Faller* 91
Geschichtliche Entwicklung der gesetzlichen Krankenversicherung 91
Die Leistungsarten der gesetzlichen KV 91
    Ärztliche Behandlung 92
    Versorgung mit Arznei-, Verband-, Heil- und Hilfsmitteln 93
    Häusliche Krankenpflege 94
    Leistungen bei Schwerpflegebedürftigkeit 96
    Fahrt- und Transportkosten 100
    Sterbegeld 100
    Härtefallregelungen 102

Besonderheiten der medizinischen Versorgung

Betreuung HIV-Infizierter *J. van Lunzen* 104
Die Primärinfektion 105
Asymptomatische Phase, Lymphadenopathiesyndrom (LAS) 106
AIDS-related complex (ARC) und Vollbild 107
    Pneumocystis-carinii-Pneumonie 107
    Soorösophagitis und -stomatitis 108
    Disseminierte Cytomegalievirus-Infektion 109
    Tuberkulose und atypische Mykobakteriosen 110
    Zerebrale Toxoplasmose und andere neurologische Krankheitsbilder 110
    HIV-assoziierte Malignome 113

Betreuung Demenzkranker *R. Kortus* 118
Begriffsbestimmung 118
Differentialdiagnostik 118
In der Klinik 119
Der weitere Krankheitsverlauf 120
Medikamentöse Therapie 121
Die Angst, »daß etwas passiert« 122
Der Arzt als Freund und Betreuer 123
Psychotherapie bei Dementen 124

Betreuung bei Niereninsuffizienz *E. Renner* 126
Der Entschluß, nicht zu dialysieren 127
Vermeiden quälender Krankheitssymptome 128
    Trinkmenge und Wasserbilanz 128
    Elektrolytstörungen 129
Ernährung 132
Medikamentöse Behandlung 133

Betreuung Herzinsuffizienter *K. O. Bischoff* 135
Ursachen der Herzleistungsschwäche 135
Medikamentöse Therapie der Herzinsuffizienz 136
    Positiv inotrop wirkende Substanzen 138
    Diuretika 139
    Vasodilatatoren 141
Allgemeine Empfehlungen 144

Betreuung chronischer Leberkranker *P. Leidig* 147
Krankheitsformen 147
Klinik 148
Prognose 149
Pharmakokinetik bei eingeschränkter Leberfunktion 150
Therapie bei fortgeschrittener Lebererkrankung 150
    Lebertransplantation 151
Komplikationen der Leberzirrhose 152
    Ösophagusvarizenblutung 152
    Hepatische Enzephalopathie 153
    Aszites 156
    Zunehmendes Leberversagen 157

Betreuung bei chronisch-obstruktiver Lungenkrankheit *L. Labedzki* 161
Chronische Bronchitis 161
Lungenemphysem 162
Folgen der COPD 162
Therapie 163
    Medikamentöse Therapie 164
    Sauerstoff-Langzeitinhalationstherapie 165
    Ernährung 165
    Maschinelle Beatmung 166
    Behandlung im Endstadium 167

Betreuung nach einem Schlaganfall *L. Labedzki, I. Berka* 168
Therapie des ischämischen Insultes 170
Prävention 174

Ernährungsberatung und Ernährung Schwerstkranker und Sterbender
B. Krakamp 177
Entscheidung für oder gegen die Ernährung 178
Das Stufenschema zur Ernährungstherapie 180

Behandlung von Schmerzen *A. Keseberg* 193
Schmerzentstehung 193
Schmerzursachen bei Tumorpatienten 194
Medikamentöse Therapie 196
    Pharmakologie 200
    Nichtopiate 200
    Schwach wirksame Opiate 200
    Opiate 201
    Verschreibung von Betäubungsmitteln 203
    Begleitmedikation 207
    Koanalgetika 208
    Stufenplan zur Schmerztherapie 209
    Morphinverordnung bei Kindern 209
Transkutane elektrische Nervenstimulation (TENS) 209
Die Zehn Gebote der Schmerztherapie 210

Unheilbar Kranke und Sterbende als Herausforderung christlicher Solidarität
J. Gründel 212
Situationsanalyse 212
   Tabuisierung des Sterbens heute 212
   Nutzung technischer Möglichkeiten 213
   Schwund der Vertrauensbasis zwischen Arzt und Patient 213
   Tendenzen zur rechtlichen Freigabe der aktiven Euthanasie .. 213
Begrenzte Pflicht der Lebenserhaltung – unbegrenzte Pflicht der Sterbebegleitung 216
   Pflege und Sorge um Kranke oder christliche Diakonie 216
   Die begrenzte Pflicht der Lebenserhaltung 217
Ethische Aspekte des Umgangs mit Sterbenden 218
   Der Todeszeitpunkt 218
   Wahrheit am Krankenbett 219
   Sterbebegleitung – Sterbehilfe – menschenwürdiges Sterben .. 221

Häusliche Pflege Schwerkranker durch professionelle Pflegepersonen
A. Schröder 222
Der schwerkranke Mensch 223
Die Pflegeperson 224
Was ist Pflege? 224
   Interaktionsprozeß 225
   Handlungsprozeß 226
Gestaltung der Pflege eines Schwerkranken in der häuslichen Umgebung 228
   Angehörigenbegleitung 228
   Für eine sichere Umgebung sorgen 229
   Ausscheidungen 230
   Raum und Zeit gestalten – sich beschäftigen 231
   Sinn finden – sterben 232

Das Hospiz – Konzept in der hausärztlichen Betreuung *J.-Chr. Student* 233
Grundlagen der Hospiz-Bewegung 233
Die Bedingungen für die ambulante Sterbebegleitung nach dem Hospizkonzept ... 235
   … auf seiten des Sterbenden 236
   … auf seiten der Angehörigen 236
   … auf seiten der Helferinnen und Helfer 236
Sterbebegleitung als neue Aufgabe für den Hausarzt 238
   Handlungsqualitäten 239
   Handlungstechniken 240
   Ärzte als Lernende 241
Hospize und Palliativstationen in Deutschland 242

Krankheit, Leiden und Sterben aus Sicht der Konfessionen und aus akonfessioneller Sicht

Christentum *H. u. H. Schulze* 246
Krankheit, Leiden und Sterben in biblischen Zeugnissen 246
    Altes Testament 246
    Neues Testament 248
Aus Geschichte und Theologie des Christentums 250
Heutige Glaubensvorstellungen 251
Der Umgang mit Schwerkranken und Sterbenden 252
Konfessionelle Besonderheiten 254
    Katholische Kirche 254
    Evangelische Kirchen 255
Krankheit, Leiden und Sterben bei Kindern 255

Judentum *B. D. Soussan* 260
Krankheit 260
Der Krankenbesuch 261
Patient und Nahrung 262
Leiden 263
Euthanasie 264
    Aktive Euthanasie 264
    Passive Euthanasie 265
Sterben 266
Autopsie 266
Glossar 267

Islam *M. H. Gharevi* 269
Die Sicht des Islam 269
Verhalten des Patienten gegenüber dem Arzt 270
Körper, Nahrung und Medikamente 271
Fasten 272
Hygiene 272
Religiöse Aufgaben 273
Wallfahrt 273
Der Sterbevorgang 273

Krankheit, Leiden und Sterben aus akonfessioneller Sicht *H. Herrmann* 275
Eine notwendige Vorbemerkung 275
Fragestellungen 276
Das in Wandlung begriffene Milieu 276
Probleme der humanen (Sterbe-)Begleitung 278

Sachverzeichnis 283

Mitarbeiterverzeichnis

Ilona Berka
Kreiskrankenhaus Waldbröl
Dr.-Goldenbogen-Straße
51545 Waldbröl

Prof. Dr. med. Karl Otto Bischoff
Abteilung für Kardiologie
Kreiskrankenhaus Waldbröl
Dr.-Goldenbogen-Straße
51545 Waldbröl

Klaus Faller
Geschäftsführer der AOK Baden-Baden
AOK-Bezirksdirektion
Baden-Baden-Bühl
Beim Alten Bahnhof 1a
76530 Baden-Baden

Dr. med. M. Hassan Gharevi
Universität Istanbul
Wellersbergstraße 1
57072 Siegen

Prof. Dr. med. Dr. h. c. Wolfgang Gerok
em. Ärztlicher Direktor
Innere Medizin II
Medizinische Universitätsklinik
Hugstetter Straße 55
79106 Freiburg

Prof. Dr. theol. Johannes Gründel
Institut für Moraltheologie und
Christliche Sozialethik
Ludwig-Maximilians-Universität
Geschwister-Scholl-Platz 1
80539 München

Prof. Dr. med. Peter Helmich
Komm. Direktor
Professur für Allgemeinmedizin
Heinrich-Heine-Universität
Moorenstraße 5
40225 Düsseldorf

Prof. Dr. theol. Horst Herrmann
Institut für Soziologie
Universität Münster/W.
Scharnhorststraße 121
48151 Münster

Prof. Dr. med. Adalbert Keseberg
Lehrbeauftragter für Allgemeinmedizin
an der Universität Bonn
Am Hahnacker 36
50374 Erftstadt-Liblar

Rainer Kortus
Gerontopsychiatrische Klinik
Sonnenberg-Kliniken
Sonnenbergstraße
66119 Saarbrücken

Dr. med. Bernd Krakamp
Medizinische Klinik I
Kliniken der Stadt Köln
Krankenhaus Merheim
Ostmerheimer Str. 200
51109 Köln

Prof Dr. phil. Andreas Kruse
Lehrstuhl für Entwicklungspsychologie
der Lebensspanne/
Pädagogische Psychologie
Ernst-Moritz-Arndt-Universität
17487 Greifswald

Klaus Kutzer
Richter am Bundesgerichtshof
Renchstraße 1
76307 Karlsbad-Spielberg

Prof. Dr. med. Lothar Labedzki
Kreiskrankenhaus Waldbröl
Dr.-Goldenbogen-Straße
51545 Waldbröl

Dr. med. Peter Leidig
Medizinische Klinik I
Kliniken der Stadt Köln
Krankenhaus Merheim
Ostmerheimer Straße 200
51109 Köln

Dr. med. Jan van Lunzen
Bernhard-Nocht-Institut für
Tropenmedizin
Klinische Abteilung
Bernhard-Nocht-Straße 74
20359 Hamburg

Prof. Dr. med. Gerhard Meuret
St. Elisabethen-Krankenhaus
Elisabethenstraße 15
88212 Ravensburg

Prof. Dr. med. Eckehard Renner
Medizinische Klinik I
Städtisches Krankenhaus Köln-Merheim
51109 Köln

Adelheid Schröder
Krankenschwester, Dipl.-Päd.
Barbarossastraße 33a
53489 Sinzig

Prof. Dr. med. Hans-Heinz Schrömbgens †

Klinikseelsorgerin Helga Schulze
Markusplatz 1
70180 Stuttgart

Pfarrer Horst Schulze
Markusplatz 1
70180 Stuttgart

Dr. med. Ulrich Schwantes
Allgemeinarzt/Lehrbeauftragter
Professur für Allgemeinmedizin
Heinrich-Heine-Universität
Moorenstr. 5
40225 Düsseldorf

Benjamin David Soussan
Landesrabbiner
Engelstraße 1
79098 Freiburg

Prof. Dr. med. Johann-Christoph Student
Arbeitsgruppe »Zu Hause sterben«
Ev. Fachhochschule Hannover
Blumhardtstraße 2
30625 Hannover

Vorwort

In seiner Verabschiedung auf dem Symposium »Allgemeinmedizin und Hochschule« drückte *H.-H. Schrömbgens* seine Sorge über die derzeitige Entwicklung der Medizin in folgendem Satz aus:

> »Der Allgemeinarzt wird von Tag zu Tag dringlicher seinen Patienten helfen müssen, den Medienschleier vermeintlich unbegrenzter Machbarkeit von seinem Weltbild zu lüften. Ohne Maß geht nicht nur unser Gesundheitswesen unter, nein, es steht weit mehr auf dem Spiel – die Humanitas.«

Wissenschaftlicher und medizinischer Fortschritt ließen ihn die entstehende Kluft zwischen Arzt und Patient erkennen. Auf der einen Seite diagnostische und therapeutische Erfolge, die vor wenigen Jahrzehnten undenkbar waren, auf der anderen Seite aber auch Leiden und Sterben. Letzteres wird oft durch die Faszination des medizinisch Möglichen verdrängt. Schon in der studentischen Ausbildung entsteht hier eine schwerwiegende Lücke. Auch die Zusammenarbeit zwischen Klinik und niedergelassenem Arzt weist, oft zum Schaden des Patienten, große Defizite auf.

Hans-Heinz Schrömbgens greift die nach seiner Abschiedsvorlesung spontan formulierte Anregung seiner Lektorin ohne Zögern auf. Bereits wenige Wochen später hatte er die in dieses Buch aufgenommene Einführung formuliert und seine Autoren verpflichtet.

Bevor er sich einem operativen Eingriff unterzog, in dessen Gefolge er Wochen später verstarb, „bestellte er sein Haus" und bestimmte dabei auch seinen herausgeberischen Nachfolger. Ich habe seinem persönlichen Wunsch entsprochen und übernahm die mir von Herrn Albrecht Hauff und Frau Dorothee Seiz übertragene Aufgabe.

In der Struktur konnten wir das Werk erhalten, leider sind einige Kollegen zurückgetreten. Um so mehr freut es mich, in der Zielsetzung das vollenden zu können, was dem verehrten Kollegen und Freund *Hans-Heinz Schrömbgens* ein Anliegen war.

Vertreter verschiedener Fachrichtungen haben in diesem Buch fachübergreifend Stellung genommen zur Betreuung Schwerkranker und Sterbender. Aus dem pflegerischen, juristischen und sozialen Bereich kommen ergänzende Beiträge. Ein Schwerpunkt bildet die religiöse bzw. menschliche Betreuung Schwerkranker und Sterbender, vertreten durch Repräsentanten aus dem Christentum, dem Judentum, dem Islam und dem akonfessionellen Bereich, entsprechend unserer inzwischen multikulturellen Gesellschaft. Ein Beitrag zum Thema Euthanasie und Sterbebeistand rundet dieses Kapitel ab.

Dieses Buch soll sowohl dem Studenten wie dem Arzt als auch allen Menschen, die in der Betreuung Schwerkranker und Sterbender tätig sind, eine Hilfe und Nachschlagemöglichkeit bieten.

Bonn, Frühjahr 1995   A. Keseberg

Einführung

H.-H. Schrömbgens †

Heutige Situation

Wissenschaftlicher und technischer Fortschritt verführen in unserem ärztlichen Beruf immer mehr zum medizinischen Perfektionismus. Die Faszination des medizinisch Möglichen läßt uns das Unabwendbare – Leiden und Sterben – allzuleicht verdrängen.
Erkenntnisse, sogenannte »Wahrheiten«, heute gültig, sind morgen veraltet, überholt, werden als Irrtum belächelt.
Die naturwissenschaftliche Überzeugung, alles berechnen und beherrschen zu können, hat in der Gesellschaft religiöse und moralische Maxime überlagert.
Die Frage nach dem Sinn unseres Lebens kann die Wissenschaft, erst recht die Naturwissenschaft, nicht beantworten. Sinnfragen sind individuelle Fragen und bedürfen der personalen Lösung. Quantifizierendes naturwissenschaftliches Denken, wie es die medizinische Aus- und Weiterbildung beherrscht, übergeht diesen existentiellen Tatbestand. Der Arzt findet später in der Fülle seiner Aufgaben selten Gelegenheit, dieses Defizit aufzuarbeiten.
Dem Patienten jedoch kann und darf diese Sinnfrage nicht aufgebürdet werden. Vielmehr muß der Arzt nach seiner eigenen Antwort suchen. Der Gesunde kann sich aus der Sicherheit des Wohlergehens und mit seinem vermeintlichen Wissen selber weiterhelfen. Der Leidende und Sterbende aber ist durch sein subtiles Gefühl in das Dunkel des Nichtwissens, der Angst geworfen. Sie zu lindern durch Therapie und Beistand ist eine elementare ärztliche Aufgabe.

Abwehrmechanismen

Die Begegnung mit Leiden und Tod kann bei denen, die Schwerkranken und Sterbenden Hilfe und Beistand leisten, das Gefühl von **Belastung und Bedrohung** auslösen, das wiederum Abwehrmechanismen hervorruft. Der Zwang, sich durch Abwehrmaßnahmen davor zu schützen, als Mitmensch in den Strudel von Leid und Elend des Patienten hineingezogen zu werden, bleibt gleich, beim ärztlich Erfahrenen wie beim jungen Arzt.

Leshan (1) konnte beim Pflegepersonal eines großen Krankenhauses in New York hierzu eindrucksvolle Beobachtungen machen: Patienten wurden danach eingestuft, wie nahe sie dem Tode waren. *Leshan* saß mit einer Stoppuhr am Ende des Ganges in einer Besuchernische. Von hier konnte er den Lichtruf über jeder Zimmertüre beobachten. Er stoppte die Zeit zwischen dem Aufleuchten des Lichtes und der Befolgung des Rufes durch die Schwestern. Das Pflegepersonal eilte durchwegs schnell in die Zimmer der Patienten, die dem Tode weniger nahe waren, folgte aber dem Ruf Sterbender zeitlich deutlich verzögert.

Auch ich brauchte in meiner Praxis immer wieder eine Anlaufzeit und innere Überwindung, dem dringenden Ruf der Patienten nachzukommen, die unrettbar ihrem Ende entgegengingen.
Dieses Officium nobile unseres Berufes stellt offenbar höhere Ansprüche an unser Pflichtgefühl als es unserer Spontaneität entspricht.
Die hierarchische Struktur jedes Krankenhauses, besonders aber großer Kliniken, kann den einzelnen Arzt in seinem

existentiellen Engagement entlasten und als »Abwehr« wirken.
Die Fachsprache – eine »gläserne Wand« zwischen Arzt und Patient – in der Klinik vielleicht noch möglich, findet in der hausärztlichen Praxis keinen Platz. Hier ist der Arzt dem konkreten Patienten in seiner häuslichen Umgebung »schutzlos ausgeliefert«.
Routiniert gesteuerte Untersuchungsabläufe nach klassischen oder modernen Methoden sind nicht selten nur Auswege, Abwehrmechanismen gegen die Gefahr, sich mit dem Patienten identifizieren zu müssen.
Geschäftige Unpersönlichkeit, als Abwehr eine vielleicht wirkungsvolle Methode, ist keine vertretbare ärztliche Lösung.
Der allein tätige Hausarzt braucht aber ärztliche Abwehrmechanismen. Sie sind besonders dann geradezu überlebensnotwendig, wenn er bei einem ihm über Jahre oder Jahrzehnte bekannten, gar freundschaftlich verbundenen Patienten eine unheilbare Erkrankung feststellt, die schicksalhaft zum Verlust des Patienten führen wird.

Diagnose der unheilbaren Erkrankung

Das Ausschöpfen aller diagnostischen Möglichkeiten ist besonders dann geboten, wenn ein in der Allgemeinpraxis erhobener Erstbefund einen lebensbedrohlichen Verlauf befürchten läßt. Medizinisch wie ärztlich gilt die unabdingbare Forderung:

In diagnostischen Zweifelsfällen keinen falschen Ehrgeiz!

In diesen Fällen ist die Konsultation eines Fachkollegen oder die klinische Abklärung für den Hausarzt eine Selbstverständlichkeit. Hier bewährt sich die **Zusammenarbeit Klinik – Praxis**, die auch im weiteren Krankheitsverlauf unerläßlich ist. Kritische Überprüfung und eigene Wertung fachärztlich oder klinisch erhobener Befunde bleiben jedoch erforderlich. Sie können nur erfolgen, wenn dem Hausarzt persönliche Einsichtnahme in diagnostisch-bildgebendes Material ermöglicht wird.
Jetzt, wie im gesamten weiteren Verlauf einer unheilbaren Erkrankung, gilt grundsätzlich: Der Hausarzt muß über die **Rechtsansprüche Schwerkranker und Sterbender** eingehend informiert sein und sie peinlich genau beachten. Vergessen oder gar Unwissenheit können für den Patienten, für Angehörige oder Hinterbliebene erhebliche Nachteile bringen, wie sie aber auch dem Arzt juristisch erhebliche Unannehmlichkeiten bereiten können.

Eröffnung des letalen Befundes

Bevor der Hausarzt seinem Patienten, den er aus klinischer Behandlung übernimmt, einen schwerwiegenden Befund mitteilt, sollte er sich stets vergewissern inwieweit der Patient in der Klinik in Kenntnis gesetzt wurde. Er kann nicht von vorneherein annehmen, die Klinikärzte haben den Patienten adäquat informiert; ist doch die Mitteilungsbereitschaft an mancher Klinik umgekehrt proportional zur Schwere der Erkrankung.
Bis zu welchem Grade der Patient selbst über die Schwere seiner Erkrankung zu informieren ist, wird für Juristen wie für Ärzte immer problematisch bleiben und sich nicht für alle Fälle gleichmäßig normieren lassen. Nach höchstrichterlicher Entscheidung (siehe »Strahlenurteil« BGH vom 16.1.1957) hat der Patient das Recht auf die volle und uneingeschränkte Wahrheit seines Befundes. Jeder Arzt wird seine eigenen Erfahrungen, Auffassungen und Methoden in diesem schwierigen Konflikt entwickelt haben. Niemals aber darf das im Menschen zutiefst verankerte »dum spiro spero« verletzt werden, oder, wie *Bock* (Tübingen) formulierte:

»Es gehört zur ärztlichen Uraufgabe, Hoffnung und Vertrauen zu erhalten«.

»Empirische Beobachtungen aus der Praxis lehren uns seit eh und je, daß – von Ausnahmen abgesehen – unheilbar Kranke der Wahrheit gerne aus dem Wege gehen, aus der immanenten menschlichen Angst vor der Entdeckung eines unentrinnbaren Schicksals. Angehörige beklagen in solchen Situationen nicht ärztliche Unwahrhaftigkeit, sondern bitten meist ausdrücklich, dem Kranken zu verschweigen, was ihm bevorsteht. Es ist falsch, das Problem zu simplifizieren und auf ›Wahrhaftigkeit‹ oder ärztliche ›Täuschung‹ zu reduzieren. Vielmehr geht es um die Frage, wann, wie und inwieweit der unheilbar Kranke an das Wissen um sein Schicksal heranzuführen ist, ohne ihm folgenschwere psychische Schäden zuzufügen. Dazu gehört vor allem die Erkenntnis, ob der Patient seinerseits wünscht oder bereit ist, über seinen Zustand und seine Aussichten aufgeklärt zu werden oder aus wichtigen Gründen mancherlei Art die Wirklichkeit erfahren muß« (2).

Nach meiner Erfahrung kann die wortgetreue Befriedigung des aktenmäßigen Wahrheitsanspruchs für den Patienten eine grenzenlose Unmenschlichkeit bedeuten. Empirisch und bewußt vereinfacht möchte ich formulieren:

Der Patient muß über seine Krankheit
das wissen,
was er versteht, was er verkraftet
und was ihm seelisch nicht schadet.

Andererseits sollte jedoch, schon aus Rücksicht auf die rechtliche Lage, der Grundsatz immer beachtet werden: Zumindest **einem** Angehörigen des unheilbar Kranken muß die volle Wahrheit über Befund und Prognose mitgeteilt werden. Dies ist notwendig, weil eine sachgemäße Pflege des Patienten gewährleistet sein muß. Darüber hinaus erfordert dies auch die Wahrung eigener, ärztlicher Interessen: Es kann sonst allzuleicht der Vorwurf erhoben werden, der Arzt selbst habe Art

und Schwere der Erkrankung nicht erkannt.

Die seelischen und gelegentlich auch physischen Belastungen verlangen auch die **Betreuung der Familie der Schwerkranken und Sterbenden** durch ihren Hausarzt.

Allein schon die Frage nach finanzieller Absicherung der Familie kann erhebliche Sorgen verursachen. Dabei ist die Mithilfe des Hausarztes oft unerläßlich. Er wird eventuell persönlich mit entsprechenden Dienststellen Verbindung aufnehmen, um **Sozialversicherungsfragen** abzuklären.

Aus der Mitteilung über Ernst und Verlauf der Erkrankung ergibt sich häufig für Patienten, Angehörige wie auch für den Hausarzt die Frage, ob Krankenhauspflege notwendig oder häusliche Pflege vorzuziehen sei. Sicher ist es der Wunsch der meisten Schwerkranken, lieber zu Hause zu bleiben, wenn es die häuslichen Verhältnisse nur irgend zulassen. Der Hausarzt sollte immer bereit sein, den unheilbar kranken Patienten bis zum Tode zu

---

Ziel moderner Hausarztmedizin sollte sein, daß der Patient

– zu Hause möglichst lange sein gewohntes Leben führt,
– Aktivitäten und Aktionsradius möglichst langsam einschränkt,
– möglichst lange außer Bett bleibt,
– möglichst wenig Schmerzen und Leidensdruck erdulden muß,
– schließlich im Kreise und Haus seiner Angehörigen ohne schweren Todeskampf friedlich einschläft (3).

Einen unheilbar kranken Patienten zu haben, bedeutet eine erhebliche Mehrbelastung für den Hausarzt:
Er muß öfter besucht werden als jeder andere Patient,
er braucht mehr Zeit bei jedem Besuch, und endlich
belastet er den Arzt seelisch durch die medizinische Erfolglosigkeit, trotz seiner konsequenten Betreuung.

Hause zu versorgen und ihn jederzeit aus klinischer Behandlung wieder in seine Betreuung zu übernehmen.

Behandlungsziele in den verschiedenen Krankheitsstadien

Für das weitere Vorgehen des Hausarztes ist es wichtig, die Krankheitsstadien seines Patienten richtig einzuschätzen:

- Stadium des Versuches, das Leben zu verlängern,
- Stadium der psychischen und/oder somatischen Analgesie,
- Stadium der psychischen Narkose.

Stadium des Versuches, das Leben zu verlängern

Hier werden sich die Maßnahmen nach den **Besonderheiten der medizinischen Versorgung** verschiedener Krankheitsbilder ausrichten. Der Hausarzt wird alle Mittel einsetzen, die einen therapeutischen Effekt versprechen. Ohne blinder Polypragmasie das Wort reden zu wollen, sollte bei der Betreuung im ersten Stadium an jede Maßnahme gedacht werden, die hoffen läßt.

Häusliche Pflege in Zusammenarbeit mit Sozialstationen und der **Deutschen Hospizhilfe e. V.** ist sicherzustellen. Angehörige werden in den Pflegeplan einbezogen. Der Hausarzt selber wird immer wieder Gelegenheit nehmen, die Angehörigen auf die Bedeutung richtiger Lagerung, Bettung, auf häufigen Wäschewechsel, Einmalwäsche mit saugfähigen Unterlagen sowie geeignete Krankenkost hinzuweisen.

Medikamentös wird man sich auf das Notwendigste beschränken. Die Gefahr liegt sonst nahe, daß Patient und Angehörige, von der Vielzahl der Medikamente erschreckt, in der Compliance erlahmen.

Der Patient wird sich in diesem Stadium noch mit seiner Krankheit auseinandersetzen. Bei diesem für den gesamten weiteren Verlauf entscheidenden Versuch des Patienten, mit seinem Schicksal ins reine zu kommen, darf sich die Hilfe des Arztes nicht nur in somatischer Therapie erschöpfen; vielmehr muß er das Gespräch mit dem Patienten suchen und vertiefen. Autogenes Training in diesem Stadium hat oft überraschende Erfolge.

Der Hausarzt muß notwendige unterstützende, diagnostische oder therapeutische Maßnahmen beim Facharzt oder in der Klinik exakt organisieren. Hierzu gehört vor allem die präzise Absprache mit dem hinzugezogenen Kollegen über Zeitpunkt, Dauer und Umfang der notwendigen Vorhaben. Wartezeiten bedeuten eine ungebührliche Belastung. Sie lassen sich reduzieren oder gänzlich vermeiden, wenn auch das medizinische Hilfspersonal ausreichend informiert wird und den Zeitplan kennt.

Patientenverfügungen gemäß § 226 StGB können therapeutische Maßnahmen des Arztes beeinflussen. Ihre rechtliche Verbindlichkeit ist jedoch jeweils zu klären (Datum der Erklärungsabgabe, Gültigkeit der Unterschrift, Sicherstellung, daß die Erklärung mit freiem Willen abgegeben wurde u. a.). Patientenverfügungen kennen den Unterschied »in dubio pro vita« oder »in dubio pro morte«.

Gelegentlich werden Angehörige oder der Patient selber versuchen, durch paramedizinische Maßnahmen den schicksalhaften Verlauf der Erkrankung noch zu wenden, ein allzu menschliches und verständliches Bemühen. Unter diesem Gesichtspunkt sollte auch der Hausarzt das Problem sehen und mit dem Patienten oder seinen Angehörigen besprechen. Keinesfalls darf er sich verärgert aus der Betreuung zurückziehen oder gar verdrängen lassen. Es ist vielmehr seine Pflicht, ernsthaft und mit Nachdruck darauf hinzuweisen, daß Schäden mehrfacher Art, nicht nur für den Patienten, sondern auch für die Angehörigen aus derartigen Experimenten entstehen können, und seien es auch »nur« unerträgliche finanzielle Belastungen, die nicht selten mit solchen Verzweiflungsversuchen verbunden sind.

Stadium der psychischen und/oder somatischen Analgesie

In diesem Stadium wird der Schmerz immer dominanter. Essentielle Unterschiede in der Verdichtung des Leidens machen es dem Hausarzt oft schwer, den genauen Zeitpunkt für den Einsatz der **Schmerztherapie** zu treffen. Diese sollte für den Patienten möglichst ohne Belästigung einhergehen. Hier können noch somatische Effekte erwartet werden, die frei sind von therapieinduzierter Deformation des Patienten.

Stadium der psychischen Narkose

Es ist gekennzeichnet durch ausschließlichen Einsatz von Morphium, Morphinderivaten und äqui-effizienten Substanzen.
Die Anwendung von Betäubungsmitteln erfordert eine genaue Beachtung der Betäubungsmittel-Verschreibungsverordnung (BtMVV). Spezielle Verordnungsblätter sind vom Bundesgesundheitsamt/Berlin erhältlich. Bei der Rezeptur des gewünschten Betäubungsmittels sind die vom Gesetzgeber vorgeschriebenen Formalitäten zu beachten.
Die BtMVV erfährt laufend Ergänzungen, z. B. durch Neuaufnahmen von Substanzen oder verwaltungstechnische Änderungen. Es ist daher ratsam, mit der Apotheke in ständigem Kontakt zu bleiben, weil sie am frühesten über jeweilige Neuheiten informiert ist.
Die Medikation schwerer Analgetika wird sich nach dem Schmerzerleben des Patienten richten. Falsche Sparsamkeit ist hier nicht am Platz. Mit der Dosis freilich wächst auch die Toxizität der Morphine, ihrer Derivate und/oder der morphinähnlich wirkenden Substanzen. Andererseits verringert die Gewöhnung die Wirkung und zwingt zu ständiger Dosiserhöhung, ein Circulus vitiosus, den erst der Tod des Patienten sprengt (4).

Sterbebeistand

Im Sterbebeistand nimmt der Hausarzt das Recht seines Patienten auf einen natürlichen, ihm gemäßen Tod in Schutz vor sinnlosem, widernatürlich aufgezwungenem Heroismus wahr. Sterbebeistand fordert die therapeutische Anwendung jedes Medikamentes, das Schmerzen und Angst zu lindern vermag, auch unter Inkaufnahme einer Verkürzung des Lebens. »Lebensunwert« ist in jener einzigen Bedeutung zu verstehen, die es als ethischer Begriff haben darf: **Ausschließlich** aus der Innenperspektive des leidenden Betroffenen. **Niemals** aber aus der Perspektive gesellschaftlicher Interessen (5).
Die ärztliche Betreuung des unheilbar Kranken verlangt vom Hausarzt auch die Berücksichtigung der weltanschaulichen Überzeugung seines Patienten. Bei langjährigen Patienten wird er diese Bindungen kennen. In Absprache mit dem Patienten und seinen Angehörigen wird er Verbindung aufnehmen mit der jeweiligen konfessionellen oder weltanschaulichen Gemeinschaft und ihrem Amtsträger. Dieser wird mit dem Patienten Sinn von Krankheit, Leiden und Sterben durchdenken und ihm seinen Beistand leisten. Im Idealfall ergänzen sich ärztliche und geistige Betreuung. Hier ist Zusammenarbeit in Absicht einer Integration eine unschätzbare Hilfe für Patienten und Angehörige.

Verhalten nach dem Tode des Patienten

Für die Angehörigen ist das Gespräch mit dem Hausarzt oft ein großer Trost, besonders dann, wenn er den Patienten bis zum Tode betreute. Gewiß ist ein solcher Besuch keine Routine. Manchem Arzt fällt es schwer, hier die richtigen Worte zu finden. Aber schon das Zeichen persönlicher Teilnahme durch den Besuch des Hausarztes ist trostreich und wird zu Recht als hohe ärztliche Leistung gewertet.

Die psychosoziale Situation Schwerkranker und Sterbender und ihrer Angehörigen

A. Kruse

In den meisten Fällen wird die Betreuung schwerkranker und sterbender Menschen von Allgemeinmedizinern wahrgenommen, denn speziell die Allgemeinmedizin versteht sich als Hausarzt- und Familienmedizin. Die Behandlung und Betreuung chronisch kranker und sterbender Patienten richtet an den Arzt Anforderungen, die über die körperliche Diagnostik und Therapie hinausgehen. Unter diesen Anforderungen sind vor allem Fähigkeiten in der psychologischen Gesprächsführung sowie in der Betreuung der pflegenden Angehörigen zu nennen.

> Die psychologische Gesprächsführung ist wichtig, da sich schwere und zugleich langandauernde Erkrankungen auf die psychische Situation des Patienten auswirken. Dies ist vor allem bei Krankheiten der Fall, die mit chronischen Schmerzen verbunden sind und den Patienten in seiner Fähigkeit zur selbständigen Lebensführung behindern.

Die Betreuung der Angehörigen – und dies heißt auch: die Integration eines familienpsychologischen Ansatzes in das Behandlungskonzept – ist wichtig, da die meisten chronisch kranken und sterbenden Menschen von Angehörigen unterstützt oder gepflegt werden. Auch wenn die Aussage zutrifft, nach der viele Menschen in Institutionen sterben (laut Statistischem Bundesamt (*58*) starben im Jahre 1993 in der Bundesrepublik Deutschland 54,9 % in Kliniken; Heime und andere Institutionen wurden in dieser Zählung nicht berücksichtigt), so darf nicht übersehen werden, daß die meisten Patienten lange von Angehörigen gepflegt werden und erst kurz vor dem Eintritt des Todes, wenn sich der körperliche Zustand deutlich verschlechtert, in ein Krankenhaus kommen. Die Unterstützung und Pflege chronisch kranker und sterbender Menschen geht häufig mit hohen physischen und psychischen Belastungen der Angehörigen einher, die aus diesem Grunde ebenfalls auf psychologische Betreuung angewiesen sind (*6, 11, 25, 54*).

Die psychische Situation Schwerkranker und Sterbender

Phasenmodelle der Belastungsverarbeitung

Bei der Beschreibung der psychischen Situation schwerkranker und sterbender Menschen beziehen sich viele Autoren auf Phasenmodelle der Belastungsverarbeitung, die jedoch kritisch beurteilt werden müssen.

Das in der Öffentlichkeit bekannteste Phasenmodell der psychischen Verarbeitung des herannahendes Todes wurde von *Kübler-Ross* (*28*) in ihrem Buch »*Interviews mit Sterbenden*« (engl. Originaltitel: »*On death and dying*«) vorgestellt. Sie unterscheidet zwischen fünf Phasen, die ihrer Annahme nach bei vielen Sterbenden in der angegebenen Weise aufeinanderfolgen:
- Nichtwahrhabenwollen
- Zorn
- Verhandeln
- Depression
- Zustimmung

Zunächst, so schreibt *Kübler-Ross*, versuchen sterbende Menschen, die Schwere der Erkrankung sowie die Unausweichlichkeit des Todes zu leugnen (»Nichtwahrhabenwollen«). Wenn die Krankheitssymptome zunehmen, so läßt sich diese Leugnung nicht mehr aufrechterhalten; an deren Stelle tritt »Zorn« über die Ungerechtigkeit des Schicksals. In der Phase des »Verhandelns« äußern sterbende Menschen das Verlangen, wenigstens noch eine gewisse Zeit leben zu können. Wenn sie erkennen, daß dieses Verlangen nicht erfüllt werden kann, so reagieren sie in zunehmendem Maße mit »Depression«. Diese durchschreiten sie schließlich bis zur Annahme des herannahenden Todes (»Zustimmung«).

Zur **Kritik** dieses Phasenmodells: Es benennt psychische Reaktionen, von denen einzelne bei den meisten sterbenden Menschen zu beobachten sind. Von daher ist den Aussagen dieses Modells zuzustimmen. Doch bestehen Zweifel hinsichtlich der in diesem Phasenmodell angenommenen Folge der psychischen Reaktionen. *Kübler-Ross* hebt zwar hervor, daß die geschilderte Folge eine gelungene Form der Auseinandersetzung mit dem herannahenden Tod bildet, und sie betont, daß sterbende Menschen möglicherweise über eine frühe Phase (zum Beispiel über das Nichtwahrhabenwollen, über den Zorn oder über die Verhandlung) nicht hinauskommen. Die Autorin vertritt die Annahme, ein Phasenmodell erarbeitet zu haben, welches den Prozeß einer gelungenen Auseinandersetzung mit dem herannahenden Tod beschreibt; sie nimmt weiterhin an, daß das Stehenbleiben in einer früheren Phase mit einer nicht-gelungenen Auseinandersetzung gleichzusetzen ist.

Vor allem wegen der Annahme, die von ihr differenzierten Phasen bildeten einen psychischen Entwicklungsprozeß ab, der beim größeren Teil der Sterbenden zu beobachten sei, wurde *Kübler-Ross* kritisiert. Die genannte Phasen-Sequenz, so lautet die Kritik, trifft höchstens auf einzelne Menschen zu, sie darf jedoch nicht verallgemeinert werden (*5, 34, 51, 65*). Die in allen ähnlichen Phasenmodellen angenommene Möglichkeit ihrer Verallgemeinerung verdeckt zahlreiche Einflüsse auf die Auseinandersetzung mit schwerer Erkrankung und herannahendem Tod, deren Kenntnis nicht nur für die medizinisch-psychologische Forschung, sondern auch für das ärztliche Handeln wichtig ist. Die drei wichtigsten derartigen Einflüsse sind

1. Entwicklungsprozesse in früheren Lebensabschnitten,
2. Einstellung und Verhalten der sozialen Umwelt,
3. eingeschränkte Selbständigkeit, psychische Veränderungen und Schmerzen.

Entwicklungsprozesse in früheren Lebensabschnitten

Voraussetzung für das Verständnis der Auseinandersetzung eines Menschen mit Krankheit und herannahendem Tod ist die Kenntnis der Biographie. Denn diese Auseinandersetzung ist von Erfahrungen im Lebenslauf sowie von der Art und Weise, wie der Patient in früheren Lebensjahren Entwicklungsaufgaben und Belastungen verarbeitet hat, beeinflußt (*9, 24a, 32, 62*). In der psychoanalytischen und psychologischen Forschung wurden mehrere Theorien der Streßbewältigung erarbeitet. Unter diesen Modellen sind vor allem psychodynamische, lerntheoretische und kognitive Theorien zu nennen.

Die **psychodynamischen Theorien** – die vor allem auf Arbeiten von *Sigmund Freud* und *Anna Freud* zurückgehen – gehen von einem reifungstheoretischen Ansatz der Streßbewältigung aus. Diesem Ansatz zufolge sind intrapsychische und zwischenmenschliche Konflikte auch als Reifungsaufgaben zu verstehen; in der Auseinandersetzung mit diesen Konflikten entwickeln sich bestimmte Formen der Konfliktbewältigung. Vor allem den Konflikten in Kindheit und Jugend sowie den in diesen Lebensabschnitten ausgebildeten Formen der Konfliktverarbeitung mißt die Psychoanalyse große Bedeutung für die Art der Auseinandersetzung mit späteren Konflikten und Krisen bei. Ungelöste (dies heißt oft: verdrängte) Konflikte, die fehlende Fähigkeit, Konflikte auszuhalten, sowie unreife Formen der Konfliktverarbeitung führen dazu, daß Menschen in späteren Krisensituationen – zum Beispiel beim Auftreten von schweren Erkrankungen oder bei der Konfrontation mit dem herannahenden Tod – hilflos reagieren, möglicherweise sogar auf frühkindliche Entwicklungsstufen regredieren. Regressionen spiegeln sich zum Beispiel in ausgeprägter Passivität und im übertriebenen Bedürfnis nach Schutz und Fürsorge wider.

Die Psychoanalyse rückt immer weiter ab von der ursprünglichen Annahme, wonach die Entwicklungsfähigkeit (Plastizität) der Person auf die ersten Lebensjahrzehnte beschränkt sei. An die Stelle dieser Annahme tritt hingegen die Hypothese, daß in allen Lebensabschnitten prinzipiell von Entwicklungspotentialen und damit auch von Veränderungsmöglichkeiten der Person auszugehen ist (*10, 16, 23, 42a, 47, 59*). Konflikte und Krisen in späteren Lebensabschnitten sind also ebenso wie jene in früheren Lebensphasen auch als Entwicklungsaufgaben zu verstehen, die den Menschen vor die Notwendigkeit der Weiterentwicklung stellen. Die Fähigkeit und Bereitschaft zur Weiterentwicklung ist dabei in hohem Maße von Reifungsprozessen in früheren Lebensabschnitten beeinflußt.

In neueren Arbeiten werden die lebenslang bestehenden Entwicklungspotentiale des Menschen als Grundlage für die psychotherapeutische Arbeit im mittleren und höheren Erwachsenenalter beschrieben (*47*) und ihre Bedeutung für die Auseinandersetzung mit Grenzsituationen – wie schwerer Erkrankung und herannahendem Tod – betont (*18, 22a, 50, 56, 65*).

Lerntheoretische Beiträge betonen
– die besonderen Einflüsse der sozialen Umwelt und
– der individuellen Deutung einer Situation (»Kognitionen«)

auf die Entwicklung von Bewältigungstechniken (*2*).

Die soziale Umwelt – vor allem die Primärfamilie – dient dem Menschen zum einen als Modell, das heißt, jene Bewältigungstechniken, die die wichtigsten (und zugleich positiv bewerteten) Bezugspersonen bei der Bewältigung von Konflikten und Krisen einsetzen, werden häufig »imitiert«. Zum anderen dient die soziale Umwelt als »Verstärker« einzelner Bewältigungstechniken, das heißt, sie bekräftigt Techniken, die sie als »effektiv« wahrnimmt. Auf Techniken, die als »ineffektiv« oder »schädlich« bewertet werden, reagiert sie hingegen mit Ablehnung oder Ignorieren; dadurch nimmt auch die Wahrscheinlichkeit zu, daß diese Techniken »gelöscht« (aufgegeben) werden.

Für die Entwicklung und Aufrechterhaltung von Bewältigungstechniken sind weiterhin die Kognitionen eines Menschen bedeutsam. Mit dem Begriff der Kognitionen wird die Art und Weise, wie Menschen eine Situation und ihre Möglichkeiten der Situationsbewältigung deuten, umschrieben: Welche Techniken erscheinen dem Menschen als »effektiv« oder »angemessen« für den Umgang mit einer Situation? Die Antwort auf diese Frage hängt zum einen davon ab, welche Möglichkeiten der Situationsbewältigung wahrgenommen werden, zum anderen davon, welche Konsequenzen aus dem Umgang mit einer Situation erwachsen. Die Konsequenzen eigenen Handelns können als »Verstärker« dienen, die von der sozialen Umwelt möglicherweise nicht als solche wahrgenommen werden. Ein Beispiel: Menschen, die auf ihre Erkrankung mit Niedergeschlagenheit und Passivität reagieren, können bei ihren Angehörigen gerade durch dieses Verhalten die Tendenz zur Unterstützung hervorrufen. In der erfahrenen Unterstützung liegt der Verstärker von Niedergeschlagenheit und Passivität. Es ist also durchaus möglich, daß durch übertriebene Unterstützung seitens der Angehörigen ein Verhalten verstärkt wird, das die Wiedergewinnung von Selbständigkeit und Verantwortung behindert (63).

Kognitive Theorien der Streßbewältigung legen besonderen Wert auf die subjektive Wahrnehmung und Deutung einer objektiv gegebenen Situation (31, 62). Die Art und Weise, wie die objektiv gegebene Situation wahrgenommen und gedeutet wird – zum Beispiel als »Herausforderung«, als »Bedrohung«, als bereits eingetretene »Schädigung« –, ist für die Art der Auseinandersetzung mit dieser Situation von größter Bedeutung. Die Wahrnehmung und Deutung einer Situation wird von den Erfahrungen, die Menschen in der Bewältigung ähnlicher Situationen gewonnen haben, beeinflußt. Die Erfahrung, in der Vergangenheit ähnliche Situationen gemeistert zu haben, trägt dazu bei, daß die Situation in der Gegenwart eher als »Herausforderung« denn als »Bedrohung« oder als eingetretene »Schädigung« gedeutet wird. Die Erfahrung, in der Vergangenheit ähnliche Situationen nicht gemeistert zu haben, fördert hingegen die Interpretation der gegenwärtigen Situation als »Bedrohung« oder als bereits eingetretene »Schädigung«. Die Wahrscheinlichkeit, daß auf diese Situation mit Angst, übertriebener und nichtkoordinierter Aktivität, Passivität oder Verdrängung geantwortet wird, nimmt zu.

Im Prozeß der Auseinandersetzung mit Konflikten und Krisen sind nicht selten Veränderungen der Kognitionen (Deutungsformen) erkennbar. *Thomae* (62) spricht in diesem Zusammenhang von »kognitiver Umstrukturierung«, das heißt, von einer »Neubewertung der Situation«. Dieser psychologische Vorgang läßt sich am Beispiel der Verarbeitung einer chronischen Krankheit veranschaulichen. Das Bewußtwerden der Tatsache, daß eine Erkrankung chronisch verläuft, einzelne Symptome also nicht mehr aufgehoben oder wesentlich gelindert werden können, stellt den Patienten vor eine psychologisch neue Situation. Während er früher die Hoffnung hatte, daß er in absehbarer Zeit beschwerdefrei sein werde, wird ihm nun deutlich, daß er auch in Zukunft mit chronischen Schmerzen, mit Einschränkungen seiner körperlichen Leistungsfähigkeit und Mobilität oder mit Veränderungen in seinen Ernährungsgewohnheiten leben muß, und die belastenden Krankheitssymptome möglicherweise an Intensität zunehmen werden. Die Verarbeitung dieser Erkenntnis schließt bei den meisten Patienten Versuche einer Neubewertung der Situation ein. Beispiele für die Neubewertung sind:

– Die Betonung erhaltener Fähigkeiten und Fertigkeiten,
– die Betonung positiver Lebensbereiche (zum Beispiel Partnerschaft, Familie, Freundeskreis),
– die Hervorhebung bestimmter Aufgaben und Interessen, denen man gerne nachgeht und die einem das Gefühl geben, trotz der Krankheit etwas Sinnvolles tun zu können,
– der Vergleich der eigenen Situation mit jener anderer Menschen, die ähnliche oder sogar noch größere Belastungen verarbeiten müssen (23, 32, 40).

Mit dem Begriff der »kognitiven Umstrukturierung« wird ausgedrückt, daß durch die Neubewertung einzelner Lebensbereiche die psychologische Gesamtsituation des Menschen verändert (»umstrukturiert«) wird. – Schon in den ersten Arbeiten zur *Medizinischen Anthropologie* wird betont, daß eine Komponente ärztlichen Handelns in der psychologischen Unterstützung des Patienten bei seinen Versuchen zur Neubewertung der Situation besteht (8, 45, 55, 64).

Auf diese psychologischen Aufgaben des Arztes bei der Betreuung sterbender Patienten hat *Plügge* (45, 46) hingewiesen. Als eine Möglichkeit, zur Neubewertung der Situation im Prozeß des Sterbens zu gelangen, nennt *Plügge* den Lebensrückblick, das heißt, die Vergegenwärtigung persönlich bedeutsamer Erlebnisse in der Biographie. Wenn dieser Lebensrückblick positiv ausfällt, dann gelingt es Menschen eher, den herannahenden Tod hinzunehmen; eine Aussage, die durch empirische Studien gestützt wird (*24b, 37, 53*).

Einstellung und Verhalten der sozialen Umwelt gegenüber Schwerkranken und Sterbenden

Einstellung und Verhalten der wichtigsten Bezugspersonen (zu denen Familienmitglieder und Freunde genauso wie Ärzte und Pfleger gehören können) üben Einfluß darauf aus, inwieweit Patienten Möglichkeiten eines bewußten und verantwortlichen Umgangs mit der Krankheit oder mit dem herannahenden Tod wahrnehmen und wie sie sich mit der Grenzsituation auseinandersetzen. Folgende Einstellungs- und Verhaltensmerkmale auf seiten der sozialen Umwelt sind für die Art der Auseinandersetzung mit schwerer Erkrankung und herannahendem Tod besonders wichtig (*15, 17, 18, 38*):
• Einstellung gegenüber kranken und behinderten Menschen: Werden Kranke und Behinderte als »gleichberechtigte« Menschen angesehen, oder werden diese eher diskriminiert (zum Beispiel durch Hervorhebung der Erkrankung oder Behinderung bei der Wahrnehmung der Person)?
• Verhalten gegenüber kranken und behinderten Menschen: Besteht die Fähigkeit und Bereitschaft zu differenziertem Verhalten gegenüber Kranken und Behinderten, oder ist das Verhalten gegenüber diesen hauptsächlich von der Tatsache der Krankheit und Behinderung bestimmt?
• Welche Einstellung besteht hinsichtlich möglicher Erfolge medizinischer Behandlung: Werden diese zu optimistisch oder zu pessimistisch bewertet?
• Welche Einstellung besteht gegenüber eigener – eingetretener oder möglicher – Erkrankung und Behinderung?
• Traut man dem Patienten zu, durch eigenes Verhalten eine Verbesserung seines Gesundheitszustandes sowie seiner Gesamtsituation zu erreichen, oder spricht man ihm diese Fähigkeit ab?
• Inwieweit besteht die Fähigkeit und Bereitschaft zur Wahrnehmung von Veränderungen im körperlichen und psychischen Zustand des Patienten, seien es positive oder seien es negative Veränderungen? Inwieweit ist man fähig und bereit, das eigene Verhalten an diese Veränderungen anzupassen?
• Inwieweit nimmt man die Notwendigkeit zur Unterstützung des Patienten wahr? Inwieweit ist man fähig und bereit, den Patienten zu gesundheitsförderndem Verhalten und zur Aufrechterhaltung oder Wiedergewinnung möglichst hoher Selbständigkeit zu motivieren?
• In welchem Maße ist man dazu fähig, mit dem Patienten über Konflikte und Krisen zu sprechen?
• Besonders in der Kommunikation mit Sterbenden gewinnen Offenheit und Wahrhaftigkeit der Bezugspersonen großes Gewicht (*48, 52, 57*). Nicht selten sind die Bezugspersonen darüber unterrichtet, daß der Patient an einer tödlichen Krankheit leidet, sie teilen ihm ihr Wissen aber verbal nicht mit. Jedoch geben sie dem Patienten häufig durch ihr non-verbales Verhalten Hinweise auf seinen bedrohlichen Zustand. Diese fehlende Übereinstimmung zwischen verbalem und nonverbalem Verhalten beeinträchtigt die Kommunikation zwischen Sterbenden und ihren Bezugspersonen außerordentlich.

> In einer Untersuchung von *Glaser* und *Strauss* (*12*) wurde deutlich, daß Stationsschwestern auf einen (durch Klingelzeichen gegebenen) Notruf sterbender Patienten sehr viel langsamer antworteten als auf den Notruf von Patienten, die nicht an einer tödlichen Krankheit litten. Die Zeit, die vom Notruf bis zum Besuch des Patienten verstrich, war in der Gruppe der sterbenden Patienten im Durchschnitt doppelt so lange wie in der Gruppe der nicht-tödlich erkrankten Patienten.

Diese Untersuchungsergebnisse, die durch nachfolgende Studien bestätigt wurden, interpretieren *Glaser* und *Strauss* als Zeichen des »sozialen Todes«, den sterbende Patienten zum Teil lange vor dem biologischen Tod erleiden. Der Begriff des »sozialen Todes« beschreibt die wachsende Isolation Sterbender im Vorfeld des Todes. Er ist nicht mit »Nachlässigkeit« oder gar »bösem Willen« zu erklären, sondern mit einer Scheu der Bezugspersonen vor offener Kommunikation mit Sterbenden.

Schmitz-Scherzer nennt vier Formen des Umgangs zwischen Sterbenden und ihren Bezugspersonen. Die drei ersten Formen deuten auf eine gestörte, die letztgenannte Form auf eine intakte Kommunikation hin: »1. Der Sterbende weiß nichts von seinem bevorstehenden Tod, doch die anderen. – 2. Der Sterbende vermutet, was andere über seinen lebensbedrohlichen Zustand wissen, und will dies validieren oder falsifizieren. – 3. Der Sterbende und die anderen wissen um den bevorstehenden Tod, nehmen aber an, der jeweils andere wisse es nicht. – 4. Alle Beteiligten wissen um den bevorstehenden Tod und kommunizieren darüber« (*52*, S. 16).

Eingeschränkte Selbständigkeit, psychische Veränderungen, Schmerzen

Aus der Vielfalt möglicher Krankheitssymptome, unter denen schwerkranke und sterbende Menschen leiden, greifen wir drei Symptombereiche heraus, die einen besonderen Einfluß auf die Krankheitsverarbeitung ausüben:

a) Eingeschränkte Selbständigkeit und dadurch verursachte Hilfsbedürftigkeit oder Pflegebedürftigkeit,
b) psychische Veränderungen,
c) chronische Schmerzen.

Eingeschränkte Selbständigkeit, Hilfsbedürftigkeit, Pflegebedürftigkeit

Das Themengebiet »Selbständigkeit versus Hilfs- oder Pflegebedürftigkeit« wird vor allem in gerontologischen Arbeiten behandelt. Auch wenn festzustellen ist, daß der weit größere Teil älterer Menschen ein selbständiges Leben führt, so nimmt doch im hohen Alter der Anteil jener Menschen, die auf Hilfe oder Pflege angewiesen sind, zu. Erkrankungen im hohen Alter sind sehr viel häufiger mit Einschränkungen der Selbständigkeit verbunden als Erkrankungen in früheren Lebensjahren. Diese Einschränkungen erschweren die Verarbeitung der Krankheit sehr. Patienten müssen sich nicht nur mit körperlichen und/oder psychischen Krankheitssymptomen auseinandersetzen, sondern auch mit der Tatsache, daß sie im Alltag auf Hilfe oder sogar auf Pflege angewiesen sind. Das Angewiesensein auf Hilfe oder Pflege stellt an den Menschen neue Anforderungen, wie zum Beispiel:

– Akzeptieren von Unterstützung durch Familienangehörige und/oder Institutionen,
– abnehmende Gegenseitigkeit im Geben und Nehmen; die von Angehörigen geleisteten Hilfen gehen in der Regel über die von Patienten geleisteten Hilfen hinaus,
– mögliche Konflikte mit den Angehörigen aufgrund der körperlichen und psychischen Belastungen, die mit der Hilfe oder Pflege verbunden sind,
– geringere Selbstbestimmung in der Planung und Gestaltung des Alltags aufgrund der Abhängigkeit von Hilfe oder Pflege durch Angehörige und/oder Institutionen (*20, 42, 42b, 50, 63*).

In einer Untersuchung, in der **objektive Kompetenzmerkmale** (wie Leistungsfähigkeit in neuropsychologischen Funktionen, Selbständigkeit in der Ausübung von Aktivitäten im Alltag, kognitive Fertigkeiten, Gestaltung sozialer Beziehungen) und **subjektive Kompetenzmerkmale** – wie die eigene Einschätzung der Kompetenz, subjektiv wahrgenommene Veränderungsmöglichkeiten und Veränderungsgrenzen – erfaßt wurden, konnte die große Bedeutung, die die Aufrechterhaltung der Selbständigkeit für ältere Menschen besitzt, belegt werden (26). An dieser Untersuchung nahmen 480 Personen der Altersgruppen 70–100 Jahre teil, die sich im Gesundheitszustand, im Bildungsstand, in den verfügbaren materiellen Ressourcen sowie in den Wohnbedingungen deutlich voneinander unterschieden.

Hinsichtlich der *Selbständigkeit vs. Hilfs- oder Pflegebedürftigkeit* (als objektivem Kompetenzmerkmal) wurde in dieser Untersuchung festgestellt: In allen Altersgruppen (also auch in den höchsten Altersgruppen) überwog der Anteil selbständig lebender Menschen den Anteil hilfsbedürftiger oder pflegebedürftiger Menschen deutlich. In den höheren Altersgruppen nahm allerdings der Anteil hilfsbedürftiger und pflegebedürftiger Menschen zu, vor allem ab dem 85. Lebensjahr. Hilfsbedürftigkeit war in dieser Stichprobe um ein Vielfaches häufiger vertreten als Pflegebedürftigkeit. Anders ausgedrückt: Auf umfassende Pflege waren vergleichsweise wenige Menschen angewiesen, hingegen konnten deutlich mehr Menschen einzelne Aktivitäten (z. B. Treppensteigen, Essen zubereiten, öffentliche Verkehrsmittel benutzen) nicht mehr selbständig ausüben. Dieser Befund weist auf die Notwendigkeit der Rehabilitation – mit dem Ziel, Selbständigkeit zu erhöhen und drohende Pflegebedürftigkeit zu vermeiden – hin (7, 11, 27, 33, 35).

Weiterhin wurden enge Zusammenhänge zwischen dem Grad der Selbständigkeit im Alltag und den *Wohnbedingungen* ermittelt. Jene Menschen, die in Wohnungen mit mehreren Barrieren (wie kleine Eingänge, unzureichende Wohnungsausstattung, vor allem in Küche, Bad und WC, Stufen in der Wohnung, hohe Etage bei fehlendem Aufzug, fehlende technische Hilfen) lebten, zeigten im Durchschnitt eine geringere Selbständigkeit als Menschen mit guten Wohnbedingungen. Vor allem bei motorischen und sensorischen Einbußen nahm die Bedeutung der Wohnung für das Ausmaß der Selbständigkeit im Alltag erheblich zu.

Auch zwischen *Schichtzugehörigkeit* und den Merkmalen: Gesundheitszustand, Interessenspektrum, Grad der Selbständigkeit im Alltag ließen sich enge Zusammenhänge nachweisen. Ältere Menschen mit einem niedrigen Bildungsstand und mit geringen materiellen Ressourcen (dies entspricht einer unteren sozialen Schicht) waren im Durchschnitt gesundheitlich höher belastet, ihr Interessenspektrum war deutlich geringer, bei ihnen bestanden größere Einschränkungen der Selbständigkeit.

> Diese Befunde machen deutlich, daß die Lebensführung im Alter – vor allem Gesundheit, Selbständigkeit, Alltagsgestaltung – in hohem Maße von den objektiven Lebensbedingungen eines Menschen beeinflußt wird. Verbesserung der objektiven Lebensbedingungen bilden eine Komponente der Interventionsmöglichkeiten.

Hinsichtlich der subjektiven Kompetenzmerkmale lassen sich aus dieser Untersuchung folgende Aussagen ableiten:

– Die Aufrechterhaltung oder Wiederherstellung der *Selbständigkeit* wurde von allen Personen als wichtigstes Ziel der Gegenwart und Zukunft genannt. Bereits die Vorstellung, in Zukunft möglicherweise nicht mehr selbständig leben zu können, löste bei den meisten unabhängig lebenden Personen Sorgen aus.

– Die größte Sorge war mit der Vorstellung verbunden, möglicherweise einmal an einer *Demenz* zu erkranken und dadurch das Denk- und Handlungsvermögen zu verlieren.

– Auch Einbußen in einzelnen *motorischen* und *sensorischen Funktionen* und dadurch verursachte Erschwernisse in der Alltagsgestaltung wurden von den meisten Personen als psychisch belastend beschrieben. Zugleich wurde deutlich, daß diese Einschränkungen die Verarbeitung einer chronischen Krankheit erschwerten. Jene Menschen, die an diesen Einbußen litten, reagierten auf die Erkrankung(en) eher mit Depressionen als Menschen, die zwar ebenfalls erkrankt waren, bei denen diese Einschränkungen jedoch nicht bestanden.

- Als besonders belastend wurden *polymodale sensorische Einbußen* (vor allem gleichzeitiges Auftreten von Hör- und Seheinbußen) erlebt.
- Bei jenen Menschen, die pflegebedürftig waren, fanden wir am häufigsten *Depressionen*: zudem waren diese Depressionen deutlich stärker ausgeprägt als bei selbständig lebenden oder hilfsbedürftigen Menschen. Vor allem die Tatsache, den Alltag nicht mehr selbstverantwortlich gestalten zu können und von anderen Menschen abhängig zu sein, verursachte hohe psychische Belastungen.

> Diese Aussagen zu den subjektiven Kompetenzmerkmalen machen deutlich, daß die Verarbeitung von Erkrankungen in hohem Maße vom Grad der Selbständigkeit beeinflußt wird. Einschränkungen der Selbständigkeit stellen – neben den psychischen Symptomen und Schmerzen – Krankheitsmerkmale dar, die die Krankheitsverarbeitung am meisten erschweren.

Psychische Veränderungen

Vor allem bei älteren Menschen treten gleichzeitig körperliche und psychische Erkrankungen auf (*4, 13, 14, 29, 30, 39*). Das gleichzeitige Auftreten körperlicher und psychischer Erkrankungen ist vor allem durch Einflüsse körperlicher Erkrankungen auf Gehirnfunktionen bedingt. Hier sind zum Beispiel Multi-Infarkt-Demenz und Verwirrtheitszustände zu nennen. Das Auftreten einer Multi-Infarkt-Demenz läßt sich durch Prävention (Vermeiden der Risikofaktoren für Arteriosklerose) erheblich beeinflussen. Allerdings sind die Behandlungsmöglichkeiten sehr begrenzt. Verwirrtheitszustände, die sich nur über Stunden oder wenige Tage erstrecken, werden vor allem durch verringerte Sauerstoffversorgung des Gehirns (z. B. bei Herz-Kreislauf-Erkrankungen und zerebralen Gefäßprozessen) verursacht. Im Falle hoher psychischer Belastungen nimmt deren Intensität zu.

> Die vorübergehend oder dauernd erfahrenen Veränderungen in der Persönlichkeit und in den kognitiven Funktionen werden von Patienten als höchst bedrohlich erlebt. Patienten, bei denen Verwirrtheitszustände aufgetreten sind, berichten nach Abklingen dieser Zustände über den erfahrenen Verlust der Identität und der Kontrolle über ihr Handeln in Phasen der Verwirrtheit. Auf diesen erfahrenen Verlust reagieren sie häufig mit Rückzug, Depression, Angst, zum Teil auch mit Panikzuständen. Die Möglichkeit des erneuten Auftretens dieser Zustände verstärkt das Gefühl fehlender Kontrolle über den weiteren Krankheitsverlauf und läßt die Bedrohung, die von der Krankheit ausgeht, noch deutlicher ins Bewußtsein treten.

In den ersten Stadien der (Alzheimer- oder Multi-Infarkt-) Demenz nehmen die meisten Patienten die mit dieser Erkrankung verbundenen Symptome deutlich wahr. Auch hier beobachtet man Rückzug, Depression, Angst und Panikzustände als Reaktionen auf die Erkrankung. Wir wissen jedoch nur wenig über die Gedanken und Gefühle von Patienten, bei denen die Demenz schon weit fortgeschritten ist. Die Kommunikation mit diesen Patienten ist schon allein aufgrund mangelnder Verständlichkeit und Nachvollziehbarkeit der Sprache wie des Verhaltens erheblich erschwert, nicht selten sogar unmöglich. Pflegende Angehörige erleben – neben den tiefgreifenden Veränderungen der Persönlichkeit und der

Hilflosigkeit der Patienten – das Fehlen von Kommunikationsmöglichkeiten als besonders belastend (*6, 25, 54*).

Chronische Schmerzen

Im Erleben jener Patienten, die beispielsweise an rheumatischen Erkrankungen, Arthrosen, Erkrankungen des Nervensystems oder malignen Tumoren leiden, stehen chronische Schmerzen häufig im Vordergrund. Der Schmerz wird von diesen Patienten in der Regel als jenes Belastungsmoment genannt, welches die Auseinandersetzung mit der Krankheit am meisten erschwert, den Lebenswillen besonders schwächt, am stärksten zur Verbitterung (häufig beschrieben als »Zermürbung«) beiträgt. Die in den letzten Jahrzehnten beobachtbare Zunahme chronischer Erkrankungen stellt auch in der Hinsicht neue Anforderungen an die medizinische Therapie, als viele chronische Erkrankungen mit bleibenden Schmerzen verbunden sind (s. Kapitel »Schmerztherapie«). Mehrere Mediziner weisen darauf hin, daß beim größeren Teil der Ärzte die für eine Schmerztherapie notwendigen Kenntnisse und Erfahrungen fehlen (*1, 3, 36, 44*). *Paar* (*44*) weist auf einen anderen Mangel bei der Schmerztherapie schwerstkranker und sterbender Patienten hin. Er hebt hervor, daß viele Patienten so viele Psychopharmaka erhalten, daß sie benommen sind und sich mit der Krankheit und dem herannahenden Tod nicht mehr bewußt auseinandersetzen können. Psychopharmaka, so argumentiert *Paar*, würden oft zur »Behandlung« natürlicher psychischer Reaktionen des Patienten auf die erfahrene Grenzsituation eingesetzt. In den meisten Fällen – zum Beispiel, wenn Patienten mit dem herannahenden Tod nicht mehr fertig werden und mit intensiven Ängsten oder mit Panik auf diesen antworten – sei die psychopharmakologische Therapie nur als »zusätzliche Therapie« zu verstehen, die überdies an einem individuellen Therapieplan orientiert sein müsse.

»Im Kontakt mit Sterbenden werden Ärzte, Pflegepersonal und Angehörige mit ihrem Selbstbild und ihren eigenen Todesvorstellungen konfrontiert. Dies kann bei den Betroffenen massive Affekte hervorrufen. So können geradezu Dosis und Anzahl verschriebener Psychopharmaka als Gradmesser der Gegenübertragungsreaktion des behandelnden Personals gewertet werden. ... Bewußtseinsklarheit ist ein von Ärzten und Pflegepersonal nicht unbedingt gewünschter Zustand des zu Tode kranken Patienten, wenn Affekte wie Depression, Angst und Ärger die Behandlungssituation ›stören‹. Eher geschätzt sind ruhige oder ruhiggestellte Patienten, die unauffällig sterben.« (*44*, S. 374).

Die Schmerztherapie konzentriert sich nicht nur auf (psycho)pharmakologische Therapie, sondern schließt auch Entspannungsverfahren (z. B. Autogenes Training) und psychologische Interventionsansätze ein. Unter den psychologischen Interventionsansätzen sind vor allem kognitiv-verhaltenstherapeutische Ansätze zu nennen. Diese zielen zum einen auf eine differenzierte Körperwahrnehmung, die den Patienten in die Lage versetzt, schmerzfreie Körperbereiche und Bewegungen von schmerzhaften Bereichen und Bewegungen abzugrenzen. Zum anderen soll die Aufmerksamkeit des Patienten auf die Differenzierung von Phasen gerichtet werden, in denen

- er Schmerzen empfindet,
- die Schmerzen zunehmen oder besonders intensiv sind,
- er keine Schmerzen empfindet,
- die Schmerzen abnehmen oder nur mit geringerer Intensität auftreten.

Diese Differenzierung von Phasen mit unterschiedlicher Schmerzintensität versetzt den Patienten eher in die Lage, Ursachen für die Zunahme oder Abnahme der Schmerzen zu erkennen. Kann er diese Ursachen identifizieren, so werden in einem weiteren Schritt Verhaltenstechniken entwickelt, die zur Vermeidung jener Bedingungen führen, unter denen Schmerzen auftreten oder an Intensität zunehmen. Dabei ist das Führen eines »**Schmerztagebuches**« eine wichtige Hilfe für die differenzierte Wahrnehmung von Schmerzen.

Psychische Reaktionen Schwerkranker auf Krankheitsfolgen

Anhand der Ergebnisse einer Untersuchung, an der Schlaganfallpatienten und deren pflegende Angehörige teilgenommen haben, lassen sich die erlebten Belastungen chronisch Kranker und deren psychische Reaktionen auf die Erkrankung veranschaulichen (*19, 22b*).

Des weiteren werden Ergebnisse aus Untersuchungen zur Situation pflegender Angehöriger geschildert (*25*); diese geben Einblick in die Anforderungen und Belastungen, die mit der Pflege eines schwerstkranken Menschen verbunden sind. Wir unterschieden zwei Gruppen: Angehörige, die einen körperlich kranken Menschen pflegen, und Angehörige, die einen an Alzheimer-Demenz erkrankten Patienten pflegen.

Erlebte Belastungen und psychische Reaktionen chronisch Kranker

Einen Überblick über jene Belastungen, die von den meisten Schlaganfallpatienten (n = 60 Personen) genannt wurden, gibt *Tabelle 1*. Bei 30 Patienten lag der (erste) Schlaganfall 16 bis 24 Monate vor der Untersuchung, bei weiteren 30 Patienten hingegen vier bis sechs Jahre vor der Untersuchung. Alle Patienten hatten an einer stationären Rehabilitation teilgenommen. Uns interessierte die Frage, ob zwischen Gruppe I (Auftreten des Schlag-

Tab. 1 Psychische Belastungen in einer Gruppe von Schlaganfallpatienten (n=30)

1. Verlust der Kontrolle über einzelne Körperfunktionen (vor allem über die Ausscheidungsorgane), über einzelne Fertigkeiten (vor allem über das Sprechen) und einzelne Bewegungsabläufe	8. Phasen der Einsamkeit
2. Erfahrene Einbußen der kognitiven Leistungsfähigkeit (nachlassendes Gedächtnis, nachlassende Konzentrationsfähigkeit)	9. Bewußtwerdung der Tatsache, daß sich Einbußen in einzelnen Funktionen, Bewegungsabläufen und Fertigkeiten nicht mehr lindern lassen
3. Erfahrene Einbußen der Selbständigkeit und körperlichen Leistungsfähigkeit	10. Sorge vor Verbitterung und Resignation
4. Erfahrene Ablehnung und Diskriminierung durch andere Menschen	11. Sorge, anderen Menschen eine »Last« zu sein und die empfangene Hilfe nicht erwidern zu können
5. Chronische Schmerzen	12. Abnahme einer tragfähigen Zukunfts- und Lebensperspektive
6. Angewiesensein auf die Hilfe anderer Menschen	13. Erfahrung, daß Angehörige und Freunde die Leistungsfähigkeit nicht richtig einzuschätzen vermögen (damit verbunden: Überforderung oder Unterforderung)
7. Konflikte in den Beziehungen zu den unterstützenden Angehörigen	

anfalls vor 16 bis 24 Monaten) und Gruppe II (Auftreten des Schlaganfalls vor vier bis sechs Jahren) Unterschiede in den erlebten Belastungen sowie in den psychischen Reaktionen bestehen. Unsere Hypothese lautete, daß die Patienten der Gruppe II im Vergleich zu den Patienten der Gruppe I die Erkrankung subjektiv deutlich stärker als *chronische Krankheit* erleben, da bei ihnen die Erkrankung bereits seit vielen Jahren bestand, und zudem die Rehabilitation seit vielen Jahren abgeschlossen war. Sowohl in den erlebten Belastungen als auch in den psychischen Reaktionen fanden wir zwischen diesen beiden Gruppen signifikante Unterschiede. Aus diesem Grunde werden im folgenden nur Ergebnisse genannt, die in der Gruppe II (Auftreten des Schlaganfalls vor vier bis sechs Jahren) ermittelt worden waren (n = 30 Personen) (*Tab. 1*).

Die von den Patienten beschriebenen Belastungen wurden Rangplätzen zugeordnet; die Entscheidung für einen Rangplatz war von der Häufigkeit abhängig, mit der in der Patientengruppe eine Belastung genannt wurde.

Unter den genannten Belastungen nehmen die erfahrenen körperlichen und kognitiven Einbußen die bedeutendste Stellung ein. Des weiteren wurden die erfahrenen Einbußen in der Selbständigkeit und chronische Schmerzen von den meisten Patienten als hervorstehende Belastungen genannt. In diesen Belastungen drücken sich eher die physischen Merkmale einer schweren chronischen Krankheit aus.

Daneben beschreibt die in *Tabelle 1* angeführte Rangordnung psychische und soziale Momente, die von den Patienten als belastend erfahren wurden. Diese weisen auf die besonderen psychologischen Anforderungen bei der Behandlung chronisch kranker Menschen hin. Zu nennen sind hier die negativen Veränderungen im Selbstbild, die vor allem in der Sorge, anderen Menschen eine »Last« zu sein und die empfangene Hilfe nicht erwidern zu können, zum Ausdruck kommen. Zugleich werden Konflikte in den Beziehungen zu den Angehörigen genannt, die unter anderem auf die erfahrene Überforderung oder Unterforderung durch diese zurückgehen. Die erfahrene Ablehnung und Diskriminierung spricht zum einen für eine hohe Sensibilität der Patienten gegenüber der Einstellung ihrer sozialen Umwelt, zum anderen für Schwierigkeiten der sozialen Umwelt im Kontakt mit chronisch erkrankten und behinderten Menschen. Nicht zuletzt diese beiden Faktoren tragen zur erfahrenen Einsamkeit und Sorge vor zunehmender Isolation bei.

Ausgehend von diesen Ergebnissen lassen sich die **psychologischen Anforderungen an den Arzt** wie folgt beschreiben:

> Zum einen sind die Patienten auf die Motivation durch den Arzt angewiesen, damit sie sich trotz der erfahrenen physischen und kognitiven Einbußen auch weiterhin um die Aufrechterhaltung ihres Interessenspektrums und ihrer Selbständigkeit bemühen. Die von allen Patienten geschilderte Bewußtwerdung der Tatsache, daß sich Einbußen in einzelnen Funktionen, Bewegungsabläufen und Fertigkeiten nicht mehr lindern lassen, führt zur Gefahr wachsender Resignation und Verbitterung.
>
> Des weiteren muß der Arzt häufig familienpsychologische Aufgaben wahrnehmen. Darauf weisen die Konflikte der Patienten mit den Angehörigen, die erlebte Ablehnung und Diskriminierung durch Angehörige und die erlebte Überforderung oder Unterforderung durch Angehörige hin. Einsamkeit und Sorge vor zunehmender Isolation legen eine stärkere Nutzung sozialer Angebote nahe, die mittlerweile von zahlreichen kommunalen Institutionen unterbreitet werden (z. B. Tagesstätten). Der Arzt sollte im Gespräch mit Patienten und Angehörigen auf diese Angebote hinweisen.

In einem weiteren Schritt wenden wir uns den psychischen Reaktionen der untersuchten Patienten auf die Krankheitsfolgen zu.

Bei allen Patienten, die erst seit kürzerer Zeit (16 bis 24 Monate) erkrankt waren (n = 30), beobachteten wir eine Vielfalt von zum Teil gegenläufigen psychischen Reaktionen: Phasen, in denen die Patienten versuchten, die gesundheitliche Situation durch Befolgen der ärztlichen Empfehlungen zu verbessern, wechselten mit Phasen geringer Aktivität und geringer Compliance ab. Phasen, in denen die Hoffnung auf eine Verbesserung der gesundheitlichen Situation überwog, wurden von Phasen abgelöst, in denen die Patienten nicht mehr an eine Verbesserung der gesundheitlichen Situation glaubten. Die Folge gegenläufiger psychischer Reaktionen weist auf die *psychische Krise* hin, in der sich diese Patienten befanden.

Bei jenen Patienten, die bereits seit vier bis sechs Jahren erkrankt waren (n = 30), war diese Gegenläufigkeit psychischer Reaktionen nicht mehr nachzuweisen. Vielmehr beobachteten wir bei allen Patienten dieser Gruppe homogene Reaktionen (Bewältigungsstile). Dies ist wie folgt zu erklären:

> Patienten entwickeln im Laufe der Zeit bestimmte Formen der Belastungsverarbeitung, wobei Einstellung und Verhalten der sozialen Umwelt – aufgrund ihrer »verstärkenden« Kraft – Einfluß darauf ausüben, welche spezifischen Formen der Verarbeitung ausgebildet werden.

In unserer Untersuchung wurden vier Bewältigungsstile ermittelt (*Tab. 2*). Jeder Patient aus Gruppe II ließ sich einem dieser Bewältigungsstile zuordnen.

Aus diesen Bewältigungsstilen gehen verschiedenartige psychische Verläufe bei einer chronischen Krankheit hervor.

Welche Faktoren haben einen Einfluß darauf, welchen psychischen Verlauf die Krankheitsverarbeitung nimmt? Da sich die verschiedenen Gruppen nicht signifikant in der Lokalisation und Schwere des Schlaganfalls sowie in der Häufigkeit der Schlaganfälle unterschieden, ist anzunehmen, daß zum einen die **prämorbide Persönlichkeit** und zum anderen **soziale Umweltmerkmale** bedeutende Einflüsse ausüben. Diese Annahme wurde in einer weiteren Analyse bestätigt, die enge Zusammenhänge erbrachte zwischen den psychischen Reaktionen auf die Krankheitsfolgen und der Art und Weise, wie sich die Patienten in früheren Lebensabschnitten mit Belastungen auseinandergesetzt haben. Zum anderen wurde deutlich, daß die engsten Bezugspersonen die psychischen Reaktionen der Patienten in hohem Maße verstärkt haben.

Die Art der Verstärkung war dabei unterschiedlich. Zum einen war eine hohe Ähnlichkeit zwischen den Reaktionen der Patienten und jenen der Angehörigen erkennbar: Es ist anzunehmen, daß sich beide Seiten in der Art und Weise, wie sie die Situation interpretierten (»Kognitionen«) und wie sie diese zu bewältigen versuchten (»psychische Reaktionen«), gegenseitig verstärkt haben. Zum anderen wurden die psychischen Reaktionen der Patienten selbst dann durch das Verhalten der Angehörigen verstärkt, wenn die Patienten resigniert und passiv oder gereizt und aggressiv auf die Krankheitsfolgen reagierten. Resignatives und passives Verhalten der Patienten weckte bei vielen Angehörigen die Bereitschaft zur Unterstützung. Auf gereiztes und aggressives Verhalten reagierten sie selbst aggressiv; die dadurch entstehenden Konflikte verstärkten die gereizten und aggressiven Reaktionen der Patienten.

Anforderungen und Belastungen pflegender Angehöriger

Zur Beschreibung der Anforderungen und Belastungen differenzieren wir zwei Gruppen: Angehörige, die einen körperlich kranken Patienten pflegen (n = 80 Personen), und Angehörige, die einen psychisch kranken Patienten pflegen (n = 40 Personen). Diese Differenzierung ist notwendig, da sich Anforderungen und Belastungen in beiden Gruppen deutlich

Tab. 2 Vier Bewältigungsstile in einer Gruppe von Schlaganfallpatienten (n=30)

(I) Intensives Bemühen um weitere Verbesserung der gesundheitlichen, psychischen und sozialen Situation.
Die Patienten befolgten die ärztlichen Therapievorschläge, sie setzten die in der Rehabilitation gelernten Übungen zur Förderung kognitiver und psychomotorischer Leistungen selbständig ein. Sie bemühten sich – trotz bestehender Einbußen – darum, möglichst viele Aktivitäten des täglichen Lebens selbständig auszuführen, Kontakte mit Angehörigen und Freunden aufrechtzuerhalten, neue Aufgaben zu finden. Bei einigen Patienten war die Tendenz zur Leugnung oder Verdrängung der Krankheitssymptome erkennbar.
(II) Bemühen um eine Neubewertung der Situation und um Hinnahme oder Annahme der Krankheitsfolgen, bei einigen Patienten verbunden mit dem Bemühen um weitere Verbesserung der gesundheitlichen, psychischen und sozialen Situation.
Im Vordergrund stand die gedankliche Auseinandersetzung mit der Situation. Bei einem Teil der Patienten war gleichzeitig das Bemühen um weitere Verbesserung erkennbar, doch dominierte auch bei ihnen die gedankliche Auseinandersetzung mit der Situation. Die Patienten betonten, daß trotz erfahrener Einbußen bestimmte Funktionen und Fertigkeiten nicht reduziert seien, so daß es ihnen – im Vergleich zu anderen Menschen – relativ gut gehe. Des weiteren hoben sie positive Momente der persönlichen Lebenssituation, zum Beispiel ihre gute Ehe, den erfolgreichen Lebensweg der Kinder, den erhaltenen Freundeskreis, hervor.
(III) Ausgeprägte Tendenz zur Resignation und Passivität, geringe Aktivität in der Gestaltung des Alltags, geringes Engagement in sozialen Rollen.
Es dominierte die Überzeugung, die eingetretene Situation durch eigenes Handeln nicht mehr verbessern zu können. Die Bereitschaft, den ärztlichen Therapievorschlägen zu folgen (»Compliance«), war gering. Die Patienten hatten resigniert, ihre Aktivität war gering, Kontakte mit anderen Menschen wurden nicht gesucht. Im Erleben dominierten die mit der Erkrankung verbundenen Symptome und Behinderungen, erhaltene Funktionen und Fertigkeiten wurden hingegen kaum wahrgenommen. Die Einstellung gegenüber der Zukunft war negativ. Die Patienten erwarteten eine Verschlechterung ihrer Gesundheit.
(IV) Starke Aggressionen gegen andere Menschen (vor allem gegen Angehörige), intensive Konflikte in sozialen Beziehungen, negativ bestimmtes Selbstbild.
Die Patienten empfanden ihr Schicksal als »ungerecht«, sie haderten mit ihrem Schicksal. In den Kontakten mit Angehörigen, Freunden und Ärzten reagierten sie sehr gereizt. Den Angehörigen machten sie den Vorwurf, sich nicht ausreichend um sie zu kümmern. Den Ärzten wurden mangelnde Therapieerfolge vorgehalten. Das Selbstbild der Patienten war negativ. Sie betonten ausschließlich die eingetretenen Einbußen und waren der Überzeugung, so gut wie keine Tätigkeit selbständig ausführen zu können (diese Aussage stimmte in allen Fällen mit der objektiv gegebenen Situation nicht überein). Entsprechend wurden an die Angehörigen hohe Erwartungen hinsichtlich der von ihnen zu leistenden Hilfe gerichtet. Blieben einzelne Hilfen aus, so reagierten die Patienten gereizt und aggressiv.

unterscheiden (25). In Tabelle 3 sind jeweils jene vier Anforderungen und Belastungen aufgeführt, die von den Angehörigen am häufigsten genannt wurden. Für jede Anforderung und Belastung wird der Prozentsatz von Angehörigen angegeben, die diese genannt haben.
Es fällt auf, daß Unterstützung und Pflege eines Demenzkranken von den Angehörigen ständige Anwesenheit und hohe Anpassungsleistungen in ihrem Verhalten gegenüber dem Patienten erfordern. Eine weitere Anforderung – häufiges Reinigen der Wäsche und Säubern der Wohnung – resultiert aus der verringerten Kontrolle vieler Demenzkranker über die Ausscheidungsvorgänge.

Tab. 3 Erlebte Anforderungen und Belastungen der Angehörigen in der Pflege körperlich und psychisch Kranker.

Pflege körperlich Kranker	Pflege psychisch Kranker
Erlebte Anforderungen	
Unterstützung beim Waschen, Essen, An- und Auskleiden sowie bei der WC-Benutzung (n = 69%)	Ständige Anwesenheit, um das Verhalten des Patienten beaufsichtigen zu können (n = 81%)
Stützen, Heben und Waschen des Patienten (n = 51%)	Sich-Einstellen auf die kognitiven Defizite des Patienten (n = 82%)
Motivation des Patienten zur selbständigen Ausübung möglichst vieler Tätigkeiten im Alltag (n = 48%)	Sich-Einstellen auf die veränderte Persönlichkeit des Patienten (n = 79%)
Sich-Einstellen auf vorhandene und fehlende Fertigkeiten des Patienten (n = 41%)	Häufiges Reinigen der Wäsche und Säubern der Wohnung (n = 72%)
Erlebte Belastungen	
Hohe zeitliche Beanspruchung durch die Pflege (n = 79%)	Persönlichkeits- und Leistungsabbau des Patienten (n = 98%)
Sich-Einstellen auf die verringerten Fertigkeiten des Patienten (n=74)	Notwendigkeit ständiger Anwesenheit (n = 94%)
Vorwürfe des Patienten, sich zu wenig auf ihn einzustellen (n = 67%)	Zunehmender Verlust der Selbständigkeit des Patienten (n = 91%)
Geringe Unterstützung durch Angehörige und Institutionen (n = 61%)	Unkontrolliertes Verhalten des Patienten (n = 89%)

Im Erleben jener Angehörigen, die einen körperlich Kranken unterstützen und pflegen, stehen andere Anforderungen im Vordergrund: Die Hilfe bei der Ausführung einzelner Tätigkeiten im Alltag, die Motivation des kranken Familienmitglieds zur Nutzung bestehender Fertigkeiten, die Orientierung des eigenen Verhaltens an den Fähigkeiten des kranken Familienmitglieds. Diese Anforderungen wurden von Angehörigen psychisch kranker Patienten deutlich seltener genannt (sie sind aus diesem Grunde auch nicht in *Tab. 3* aufgeführt).

Große Unterschiede zwischen den beiden Angehörigengruppen sind auch in den erlebten Belastungen erkennbar. Bei den Angehörigen psychisch Kranker zentrieren sich diese Belastungen um die mit der Demenz einhergehenden Veränderungen der Persönlichkeit des Patienten und um die Notwendigkeit ständiger Anwesenheit aufgrund abnehmender Selbständigkeit und unkontrollierten Verhaltens des Patienten. Vor allem aus den Belastungen, über die die Angehörigen Demenzkranker berichtet haben, geht die Notwendigkeit der Unterstützung durch Sozialstationen, der Urlaubsvertretung und der Teilnahme an Gesprächsgruppen hervor. Denn die ständige Anwesenheit verringert zwangsläufig Kontakte mit anderen Menschen und nimmt den Angehörigen viele Möglichkeiten einer selbstverantwortlichen Gestaltung des Alltags. Persönlichkeits- und Leistungsabbau sowie unkontrolliertes Verhalten des Patienten verringern die Möglichkeiten der Kommunikation mit diesem, wodurch Gefühle der Einsamkeit und des Alleingelassen-Seins entstehen.

> Angehörige wenden sich mit Fragen hinsichtlich institutioneller Unterstützung häufig an den Hausarzt. Dieser kann den Angehörigen durch die Vermittlung ambulanter und sozialer Unterstützung sehr helfen. Des weiteren sollte er die Angehörigen dazu motivieren, die Pflege des Patienten vorübergehend in die Hände teilstationärer Institutionen zu legen (Tagespflege, Urlaubsvertretung, s. Anhang). Auch die Motivation weiterer Familienmitglieder zur Unterstützung der Hauptpflegeperson ist eine wichtige Aufgabe des Arztes.

Die Auseinandersetzung Sterbender mit dem Tod und die psychische Situation betreuender Angehöriger

In diesem Kapitel gehen wir auf eine Untersuchung ein, die die Auseinandersetzung sterbender Patienten mit dem herannahenden Tod und die psychische Situation betreuender Angehöriger zum Gegenstand hatte. Auf der Grundlage der Untersuchungsergebnisse wird die Bedeutung des Arztes für einen fachlich fundierten und humanen Sterbebeistand herausgearbeitet.

An der Untersuchung nahmen 29 Frauen und 21 Männer teil, die mit einer infausten Diagnose aus dem Krankenhaus entlassen worden waren (Altersspanne: 60 bis 85 Jahre). Die Untersuchung erstreckte sich über einen Zeitraum von neun bis 24 Monaten, bis zum Tode der Patienten. Mit dem Zeitraum der Untersuchung variierte auch die Anzahl der Befragungen: Im kürzesten Falle fanden vier, im längsten Falle fanden sechs Befragungen statt. Die Betreuung der Patienten wurde in 30 Familien von der Ehefrau, in 13 Familien vom Ehemann, in 7 Familien von der Tochter übernommen. Auch die betreuenden Angehörigen wurden mehrmals befragt (*21, 24b, 25*).

In die Stichprobe wurden nur Patienten aufgenommen, die nicht an schweren psychischen Krankheiten (z.B. hirnorganischen Psychosyndromen, Alzheimer- oder Multi-Infarkt-Demenz, schweren Depressionen) litten. Diese Einschränkung war notwendig, da bei schweren psychischen Erkrankungen keine zuverlässigen Aussagen über psychische Reaktionen sterbender Patienten möglich gewesen wären.

Die Behandlung der Patienten lag in der Verantwortung mehrerer Hausärzte (praktische Ärzte oder Ärzte für Allgemeinmedizin). Zusätzlich wurden 28 Patienten durch ambulante soziale Dienste betreut. Es bestand eine enge Kooperation zwischen den Hausärzten und den Diensten.

Formen der Auseinandersetzung mit dem herannahenden Tod

Bei allen Patienten (n = 50) wurde die Auseinandersetzung mit dem herannahenden Tod längsschnittlich, also in ihrem Verlauf, erfaßt. In einem weiteren Schritt wurden die 50 Verläufe fünf für die Stichprobe charakteristischen Verlaufsformen zugeordnet. Aus dem im folgenden gegebenen Überblick über diese fünf Verlaufsformen gehen die Veränderungen im Erleben und Verhalten der Patienten deutlich hervor.

Verlaufsform 1 (n = 12):
»Akzeptanz des Sterbens und des Todes bei gleichzeitiger Suche nach jenen Möglichkeiten, die das Leben noch bietet.«

Charakterisierung des Verlaufs. Im Laufe der Zeit nahm die Bereitschaft der Patienten zu, die Krankheit und den herannahenden Tod zu akzeptieren. Auf der Grundlage dieser Akzeptanz wuchs auch die Fähigkeit, jene Möglichkeiten, die das Leben noch bietet, dankbar aufzugreifen und zu verwirklichen.

Zentrale Themen des Erlebens. Bewußte Auseinandersetzung mit Krankheit, Sterben und Tod; hohe Vertrautheit mit der eigenen Endlichkeit. Nutzen der Möglichkeiten, die sich noch bieten, religiöse Einstellung. Beschäftigung mit der Zukunft der Angehörigen und Freunde.

Bedeutung des sozialen Umfeldes für den Patienten. Die Patienten fühlten sich in ihrem sozialen Umfeld geborgen und in ihrer Individualität geachtet. Sie betonten, daß sie mit den Angehörigen offen über ihre Situation sprechen könnten und sich von ihnen verstanden fühlten.

Bedeutung des Arztes im Erleben des Patienten. Die vorsichtige Aufklärung durch den Arzt, der ihnen nie die ganze Hoffnung geraubt habe, wurde sehr positiv erlebt. Die vom Arzt gewährte emotionale Unterstützung erfüllte die Patienten ebenfalls mit Dankbarkeit. Die durch den Arzt vermittelte Überzeugung, den Angehörigen noch viel zu bedeuten, erlebten die Patienten als große Hilfe.

Verhalten des Arztes. Der Arzt unterstützte die Patienten in ihrem Bemühen, trotz der schweren Erkrankung und des herannahenden Todes die sich bietenden Möglichkeiten in ihrem Leben zu nutzen. Da er erkannte, wie wichtig den Patienten die Hoffnung war, nahm er ihnen diese nicht. Er wies die Patienten immer wieder auf ihre Bedeutung für die Angehörigen hin und versuchte, Patienten und Angehörige noch stärker zusammenzuführen, um das Sterben zu einer gemeinsamen Aufgabe zu machen. Es bildete sich so immer stärker die Triade »Patient, Angehörige, Arzt« heraus.

Verlaufsform 2 (n = 10):
»Zunehmende Resignation und Verbitterung, die mit dazu beiträgt, daß das Leben nur noch als Last empfunden wird und die Endlichkeit des eigenen Daseins immer stärker in den Vordergrund des Erlebens tritt.«

Charakterisierung des Verlaufs. Die Patienten wurden im Laufe der Zeit zunehmend verbittert, sie erlebten das Leben nur noch als Last und fühlten sich von anderen Menschen abgelehnt. Die physischen Schmerzen nahmen eine immer zentralere Stellung im Erleben dieser Patienten ein.

Zentrale Themen des Erlebens. Das Erleben zentrierte sich stark um die physischen Schmerzen. Das Leben wurde als Last erlebt. – Sie fürchteten einerseits den Tod, andererseits wünschten sie sich ihn herbei aufgrund des Verlangens, von den Qualen befreit zu werden.

Bedeutung des sozialen Umfeldes für den Patienten. Die Patienten wiesen dem sozialen Umfeld die Schuld für ihre Situation zu. Sie fühlten sich »abgeschoben«, nahmen die Angehörigen als »gleichgültig« wahr und fanden zu anderen Menschen keinen Kontakt mehr.

Bedeutung des Arztes im Erleben des Patienten. Der Arzt wurde für die Patienten immer mehr zur einzigen Vertrauensperson. Die Patienten nahmen die Hausbesuche als eine Bereicherung wahr, weil sich ihnen damit die Möglichkeit bot, mit einem anderen Menschen zusammenzukommen, der Verständnis für sie zeigt. Allerdings wurde bisweilen auch dem Arzt vorgeworfen, er bemühe sich nicht richtig. Diese Vorwürfe waren jedoch meist nur vorübergehender Natur.

Verhalten des Arztes. Der Arzt bemühte sich vor allem darum, den Patienten zu signalisieren, daß er sich ganz für diese einsetzt und sie nicht im Stich läßt. Damit konnte er den Patienten neues Vertrauen geben. Außerdem versuchte er, zwischen den Patienten und den Angehörigen zu vermitteln, um damit eine gegenseitige Entfremdung zu verhindern. Das Verhalten der Patienten wurde oft als Belastung erlebt.

Verlaufsform 3 (n = 9):
»Linderung der Todesängste durch die Erfahrung eines neuen Lebenssinnes und durch die Überzeugung, im Leben noch wichtige Aufgaben wahrnehmen zu können.«

Charakterisierung des Verlaufs. Das Erleben der Patienten war zunächst von Schmerzen und Ängsten bestimmt. Jedoch gelang es ihnen allmählich wieder, sich stärker zu öffnen, an gemeinsamen Unternehmungen teilzunehmen und das Leben als eine »Aufgabe« wahrzunehmen. Sie fühlten sich für den weiteren Lebensweg des Ehepartners und der Kinder verantwortlich. Außerdem wurden sie sich ihrer gemeinsamen Geschichte mit dem Ehepartner bewußt und erblickten darin eine Aufforderung, auch die gegenwärtige und zukünftige Situation gemeinsam zu tragen.

Zentrale Themen des Erlebens. Rückblick auf das bisherige Leben, Erfahren von vielen Gemeinsamkeiten mit dem Ehepartner und den Kindern. Innewerden der eigenen Verantwortung für das Leben der Angehörigen, Freude über das tiefer gewordene Verhältnis zu diesen. Erfahrung eines neuen, tieferen Lebenssinnes.

Bedeutung des sozialen Umfeldes für den Patienten. Die Patienten erlebten den Kontakt zu den Angehörigen, Nachbarn und Freunden als eine Bereicherung und als große Hilfe bei der Auseinandersetzung mit dem herannahenden Tod. Die Gewißheit, nicht alleine sterben zu müssen, ließ sie gefaßt auf ihr Lebensende blicken.

Bedeutung des Arztes im Erleben des Patienten. Durch den kontinuierlichen Kontakt mit dem Arzt erfuhren die Patienten Sicherheit, Schutz und neue Motivation. Sie nahmen in dem Arzt eine wichtige Hilfe wahr, zu einer neuen Lebenseinstellung zu gelangen. Dadurch, daß sie sich mit ihren Ängsten an den Arzt wenden konnten, erfuhren sie eine gewisse Befreiung, die ihnen Kraft für neue Schritte und Aufgaben gab.

Verhalten des Arztes. Die Ärzte betonten, daß ihr Vorgehen sowohl »kathartisch« als auch »appellativ« gewesen sei. Einerseits gaben sie den Patienten die Möglichkeit, sich auszusprechen, andererseits motivierten sie diese dazu, sich bewußt um eine Verbesserung der Lage zu bemühen. Der Appell an die Patienten gründete auf der Gewißheit, daß diese wirklich die Kraft hatten, ihre Situation zu verbessern. Gerade der Tod dieser Patienten wurde von den Ärzten als größer persönlicher Verlust erlebt.

Verlaufsform 4 (n = 8):
»Bemühen, die Bedrohung der eigenen Existenz nicht in das Zentrum des Erlebens treten zu lassen.«

Charakterisierung des Verlaufs. Die Patienten scheuten eine bewußte Auseinandersetzung mit dem Sterben und dem Tod. Diese Tendenz zum Nichtwahrhabenwollen war auch schon in früheren Abschnitten der Krankheit erkennbar, nahm aber mit Schwere der Erkrankung zu. In den letzten Lebensmonaten fanden sich jedoch immer wieder vorsichtige Andeutungen, die auf ein – allerdings nicht voll bewußtes – Wissen um die Bedrohung der eigenen Existenz schließen ließen. Jedoch stand die Hoffnung auf baldige Restitution weiterhin im Vordergrund.

Zentrale Themen des Erlebens. Hoffnung auf Genesung; Bemühen, die früher innegehabten Interessen und Tätigkeiten weiterzuführen. Gelegentlich fanden sich Phasen einer stärkeren Verunsicherung und Ängstlichkeit.

Bedeutung des sozialen Umfeldes für den Patienten. Vor allem das familiäre Umfeld wirkte motivierend und konnte helfen, aus den Depressionen herauszufinden. Kurz vor dem Tode wurden gerade die Angehörigen als eine große Stütze erfahren.

Bedeutung des Arztes im Erleben des Patienten. Die Besuche des Arztes wurden dankbar angenommen, es wurde auch häufig um Besuche gebeten. Vor dem Tod wurde intensiver Kontakt zu dem Arzt gesucht.

Verhalten des Arztes. Die Ärzte schilderten die Patienten als gering motiviert und schwer erreichbar. Sie versuchten zwar häufig, die psychische Situation zu thematisieren, jedoch fanden sie meist nur wenig Resonanz. Im Vorfeld des Todes – so berichten die Ärzte – sei der Kontakt zu den Patienten besser geworden.

Verlaufsform 5 (n = 11):
»Durchschreiten von Phasen tiefer Depression zur Hinnahme des Todes.«

Charakterisierung des Verlaufs. Zunächst reagierten die Patienten depressiv, sie zogen sich immer mehr von ihren Angehörigen und Freunden zurück. Gesundheitliche Belastungen, Schmerzen und der herannahende Tod bestimmten zu Beginn ganz ihr Erleben, positive Erlebnisse wurden nicht erwähnt. Allmählich wandelte sich die Einstellung zur Situation. Die Patienten öffneten sich wieder stärker gegenüber ihren Angehörigen und Freunden, sie äußerten wieder häufiger den Wunsch, Besuche zu empfangen. Des weiteren sprachen sie offen über den herannahenden Tod und betonten, ihr Schicksal nun eher hinnehmen zu können.

Zentrale Themen des Erlebens. Zunächst Angst vor dem herannahenden Tod, wobei der Tod häufig als Zerstörung der eigenen Existenz sowie als Zustand bleibenden Verlassenseins wahrgenommen wurde. Weiterhin standen die gesundheitlichen Belastungen und Schmerzen im Vordergrund des Erlebens. Zu einem späteren Zeitpunkt traten diese Themen zurück; die Patienten betonten nun stärker den Wunsch nach Zusammensein mit ihren Angehörigen und Freunden. Der Tod wurde mehr und mehr als natürliches Ende des Lebens wahrgenommen, auf das man sich allmählich einstellen muß.

Bedeutung des sozialen Umfeldes für den Patienten. Zunächst war die Bedeutung gering; die Patienten zogen sich ganz von Angehörigen und Freunden zurück. Zu einem späteren Zeitpunkt wurde die Nähe der Angehörigen und Freunde als Hilfe wahrgenommen.

Bedeutung des Arztes im Erleben des Patienten. Die Bereitschaft des Arztes, sich um die Patienten zu kümmern, obwohl diese häufig Gesprächsangebote abgelehnt hatten, wurde als Hilfe erlebt. Vom Arzt wurde Verständnis für die psychischen Belastungen und für das häufig abweisende Verhalten erwartet. Da der Arzt diese Erwartung erfüllte, wuchs das Vertrauen zu ihm.

Verhalten des Arztes. Die Ärzte interpretierten die Niedergeschlagenheit und das zurückweisende Verhalten der Patienten als Ausdruck hoher psychischer Belastung. Eine wichtige Aufgabe sahen sie darin, die Gesprächsangebote trotz der erfahrenen Zurückweisung aufrechtzuerhalten. Bei ihnen bestand die Hoffnung, daß die Patienten allmählich die Niedergeschlagenheit und Verbitterung überwinden würden. Die Vermittlung dieser Hoffnung sahen sie als eine weitere wichtige Aufgabe an.

Aus der Beschreibung dieser Verlaufsformen geht die große Bedeutung des Hausarztes für Erleben und Verhalten sterbender Patienten hervor. Die Bereitschaft des Arztes zu ehrlichen Aussagen gegenüber dem Patienten, gleichzeitig seine Fähigkeit, einzuschätzen, wieviel er dem Patienten mitteilen kann und auf welche Weise er dies tun sollte, die dem Patienten gegebene Zusicherung, alles zu tun, um eine fundierte Therapie (zum Beispiel Schmerztherapie) sicherzustellen und die Behandlung bis zum Eintritt des Todes aufrechtzuerhalten, sind wichtige Merkmale hausärztlichen Handelns bei der Begleitung Sterbender. In der Untersuchung wurde deutlich, daß diese Merkmale die bewußte Auseinandersetzung des Patienten mit dem herannahenden Tod förderten und Ängste vor Einsamkeit wie starken Schmerzen im Vorfeld des Todes linderten.

Anforderungen und Belastungen der betreuenden Angehörigen

Bei der Befragung der Angehörigen ging es hauptsächlich um die Anforderungen an sie und um die Belastungen, die für sie mit der Begleitung eines sterbenden Familienmitglieds verbunden sind. Die folgenden Ausführungen beziehen sich auf die Ergebnisse der Befragung von 37 Angehörigen. In *Tabelle 4* sind die erlebten Anforderungen, in *Tabelle 5* die erlebten Belastungen aufgeführt, die von den Angehörigen zum ersten, dritten und sechsten Erhebungszeitpunkt berichtet wurden. Wir beschränken uns auf die Nennung der vier wichtigsten Anforderungen und Belastungen (in Klammern ist die Anzahl der Angehörigen angegeben, die die jeweilige Anforderung und Belastung genannt haben).

Bei der Analyse der erlebten Anforderungen fällt zunächst auf, daß die persönliche Auseinandersetzung mit dem herannahenden Tod des Patienten von den meisten Angehörigen über den gesamten Zeitraum der Sterbebegleitung als zentrale Anforderung wahrgenommen wird. Wir hatten erwartet, daß es den Angehörigen im Laufe der Zeit gelingen würde, den herannahenden Tod des Patienten zu akzeptieren. Doch machen die Befunde deutlich, daß die meisten Angehörigen auch nach längerer Auseinandersetzung den herannahenden Tod des Patienten nicht annehmen konnten.

Die Sterbebegleitung ist nicht nur mit pflegerischen, sondern auch mit psychologischen Aufgaben verbunden, wie die von

Tab. 4 Von Angehörigen erlebte Anforderungen bei der Sterbebegleitung

1. Erhebungszeitpunkt	3. Erhebungszeitpunkt	6. Erhebungszeitpunkt
Fertigwerden mit der Erkenntnis, daß der Patient an einer tödlichen Krankheit leidet (n = 36)	Fertigwerden mit der Erkenntnis, daß der Patient an einer tödlichen Krankheit leidet (n = 34)	Versuche, die Ängste des Patienten vor dem Tod zu lindern (n = 32)
Versuche, die Ängste des Patienten vor dem Tod zu lindern (n = 29)	Unterstützung des Patienten bei der Ausübung von Alltagsaktivitäten (n = 30)	Intensive Pflege des Patienten (n = 32)
Sich-Einstellen auf zunehmende Beschwerden des Patienten (n = 26)	Versuche, dem Patienten bei seinen Ängsten vor dem Tod beizustehen (n = 29)	Fertigwerden mit dem herannahenden Tod des Patienten (n = 32)
Motivieren des Patienten zur Befolgung ärztlicher Therapiemaßnahmen (n = 22)	Motivieren des Patienten zur Ausübung von Interessen (n = 21)	Motivieren von Angehörigen und Freunden, den Patienten zu besuchen (n = 24)

Tab. 5 Erlebte Belastungen der Angehörigen bei der Sterbebegleitung

1. Erhebungszeitpunkt	3. Erhebungszeitpunkt	6. Erhebungszeitpunkt
Antizipation wachsender Hilfsbedürftigkeit des Patienten (n = 33)	Bewußtwerdung des herannahenden Todes des Patienten (n = 34)	Erwartung des in kurzer Zeit eintretenden Todes des Patienten (n = 33)
Konfrontation mit einer infausten Diagnose des Patienten (n = 32)	Phasen der Niedergeschlagenheit und des Rückzugs des Patienten (n = 31)	Antizipation von Einsamkeit nach dem Tod des Patienten (n = 29)
Phasen der Niedergeschlagenheit und des Rückzugs des Patienten (n = 31)	Antizipation von Einsamkeit nach dem Tode des Patienten (n = 24)	Klagen des Patienten wegen zunehmender Beschwerden und Schmerzen (n = 24)
Gespräche mit dem Patienten über den herannahenden Tod (n = 24)	Hohe zeitliche Belastung durch die Unterstützung des Patienten (n = 22)	Zunehmender Rückzug und Depressionen des Patienten (n = 25)

vielen Angehörigen genannte Anforderung »Versuche, die Ängste des Patienten vor dem Tod zu lindern« zeigt. Sie wurde auch von Angehörigen geschildert, die ihr persönliches Verhältnis zum Patienten als gespannt und konfliktbelastet beschrieben. Eine weitere psychologische Aufgabe bestand in der Motivierung des Patienten zur Befolgung ärztlicher Therapiemaßnahmen und zur Ausübung von Interessen.

Bei der Analyse der erlebten Belastungen fällt auf, daß diese nicht nur aus der aktuellen Situation, sondern ebenso aus der Antizipation der persönlichen Zukunft erwachsen. Beim ersten Erhebungszeitpunkt stand die Antizipation zunehmender Hilfsbedürftigkeit des Patienten im Vordergrund, beim dritten und sechsten Zeitpunkt die Antizipation von Einsamkeit nach dem Tod des Patienten. Daneben wurde das Verhalten des Patienten von vielen Angehörigen als Belastung erlebt. Phasen der Niedergeschlagenheit und des Rückzugs des Patienten sowie dessen Klagen wegen zunehmender Beschwerden und Schmerzen wurden als entscheidende Ursachen für diese Belastung genannt.

In den Befragungen der Angehörigen wurde auch die Bedeutung der ärztlichen Hilfe für die Bewältigung der genannten Anforderungen und Belastungen thematisiert.

Die Angehörigen nannten sechs Merkmale ärztlichen Handelns, die sie bei der Sterbebegleitung als Hilfe empfunden hatten:

Offenheit und Wahrhaftigkeit des Arztes in der Kommunikation mit ihnen und mit dem Patienten: Sie erwarteten, daß der Arzt sie und den Patienten über den weiteren Verlauf der Erkrankung und über mögliche Symptome aufklärt.

Sicherheit des Arztes bei der Behandlung und in der Kommunikation: Den Angehörigen war bewußt, daß die Behandlung eines sterbenden Patienten hohe ärztliche Kompetenz in Diagnostik und Therapie erfordert. Die Behandlung der zunehmenden Schmerzen sowie der fachlich-fundierte und einfühlsame Umgang mit psychischen Veränderungen des Patienten wurden von den Angehörigen als höchste Anforderungen an den Arzt beschrieben. Sie erwarteten, daß der Arzt die notwendige Kompetenz und Erfahrung in der Behandlung sterbender Patienten besitzt.

Erreichbarkeit des Arztes: Vor allem in den letzten Tagen vor Eintritt des Todes legten die Angehörigen großen Wert darauf, den Hausarzt zu erreichen. Die Erreichbarkeit des Arztes gab ihnen Sicherheit, daß der Patient auch in den letzten Tagen vor dem Tod nicht an unnötigen Schmerzen leiden müsse.

Offenheit des Arztes für die Anliegen der Angehörigen: Die Angehörigen betonten, daß auch sie auf ärztliche Unterstützung angewiesen seien. Die hohen psychischen Anforderungen, die mit der Begleitung eines sterbenden Familienmitglieds verbunden sind, führen häufig zu Spannungs-und Erschöpfungszuständen, verbunden mit vegetativen oder psychosomatischen Symptomen. Gespräche mit den Ärzten über die eigene psychische Situation wurden als Hilfe im Umgang mit diesen Zuständen und Symptomen wahrgenommen.

Aufklärung durch den Arzt über die von ihm eingesetzten oder geplanten Therapiemaßnahmen: Die Angehörigen äußerten das Bedürfnis, über jene therapeutischen Maßnahmen aufgeklärt zu werden, die zu stärkeren Veränderungen der psychophysischen Situation des Patienten führten (wichtigstes Beispiel: Linderung extremer Schmerzen und Schmerzprophylaxe durch Pharmakotherapie). Von dieser Aufklärung erwarteten sie sich Hilfen für das Verständnis der veränderten Reaktionen des Patienten.

Beratung durch den Arzt hinsichtlich notwendiger Pflegehandlungen und hinsichtlich des Verhaltens gegenüber dem Patienten.

Wenn es Ärzten gelingt, neben der fachlich-fundierten Therapie sterbender Patienten eine medizinisch wie psychologisch ansprechende Begleitung der Angehörigen zu leisten, so verwirklichen sie wichtige Zielsetzungen, die auch im Zusammenhang mit der Betreuung in Hospizen genannt werden *(49, 60, 61)*. Die hausärztliche Behandlung bildet in diesen Fällen eine wichtige Alternative oder Ergänzung zur Sterbebegleitung in Hospizen.

Literatur

1. *Adler, R.*: Schmerz. In R. Adler, J. M. Herrmann, K. Köhle, O. W. Schonecke, Th. v. Uexküll, W. Wesiack (Hg.): Psychosomatische Medizin (S. 573–548). Urban und Schwarzenberg, München, Wien, Baltimore 1990
2. *Bandura, A.*: Human agency in social cognitive theory. American Psychologist 44 (1989) 1175–1184
3. *Becker, P.*: Sterben aus der Sicht der heutigen Medizin. In: R. Schmitz-Scherzer (Hg.): Altern und Sterben. Huber, Bern 1992
4. *Bergener, M., Hasegawa, K., Finkel, S. I., Nishimura, T. (Eds.)*: Aging and mental disorders. Springer, New York 1992
5. *Beutel, M.*: Bewältigungsprozesse bei chronischen Erkrankungen. Weinheim: VCH Edition Medizin, Weinheim 1988
6. *Bruder, J.*: Filiale Reife – ein wichtiges Konzept für die familiäre Versorgung, insbesondere dementer alter Menschen. Zeitschrift für Gerontopsychologie und Gerontopsychiatrie 1 (1988), 95–101
7. *Bundesministerium für Familie und Senioren (Hg.)*: Fragen geriatrischer Rehabilitation. Schriftenreihe des BMFuS, Band 21. Kohlhammer, Stuttgart 1993
8. *Christian, P.*: Ludolf Krehl und der Medizinische Personalismus. In Universitäts-Gesellschaft Heidelberg (Hg.): Heidelberger Jahrbücher (Band VI, S. 207–210). Springer, Heidelberg 1962
9. *Christian, P.*: Medizinische Anthropologie. Springer, Heidelberg 1989
10. *Erikson, E. H., Erikson, J. M., Kivnick, H. Q.*: Vital involvement in old age. Norton, New York 1986
11. Erster Altenbericht der Bundesregierung. Drucksache des Deutschen Bundestages, Bonn 1994
12. *Glaser, B. J., Strauss, A. L.*: Awareness of Dying. Aldine, Chicago 1965
13. *Häfner, H.*: Psychische Gesundheit im Alter. Fischer, Stuttgart 1986
14. *Häfner, H.*: Psychiatrie des höheren Lebensalters. In: P. B. Baltes, J. Mittelstraß (Hg.): Zukunft des Alterns und gesellschaftliche Entwicklung (S. 151–179). De Gruyter, Berlin 1992
15. *Heim, M., Perrez, M. (Hg.)*: Krankheitsverarbeitung. Hogrefe, Göttingen 1994
16. *Heuft, G.*: Persönlichkeitsentwicklung im Alter – ein psychoanalytisches Entwicklungsparadigma. Zeitschrift für Gerontologie 27 (1994) 116–121
17. *Koch, U., Schmeling, C.*: Betreuung von Schwer- und Todkranken. Urban und Schwarzenberg, München 1982
18. *Köhle, K., Simons, C., Kubanek, B.*: Zum Umgang mit unheilbar Kranken. In R. Adler, J. M. Herrmann, K. Köhle, O. W. Schonecke, Th. v. Uexküll, W. Wesiack (Hg.): Psychosomatische Medizin (S. 1199–1244). Urban und Schwarzenberg, München 1978
19. *Kruse, A.*: Die Auseinandersetzung mit chronischer Erkrankung. Zeitschrift für Allgemeinmedizin 62 (1986), 85–93
20. *Kruse, A.*: Kompetenz bei chronischer Erkrankung im Alter. Zeitschrift für Gerontologie 20 (1987) 355–366
21. *Kruse, A.*: Die Auseinandersetzung mit Sterben und Tod – Möglichkeiten eines ärztlichen Sterbebeistandes. Zeitschrift für Allgemeinmedizin 64 (1988) 87–95
22a. *Kruse, A.*: Psychologie des Alters. In: K. P. Kisker, H. Lauter, J. E. Meyer, C. Müller, E. Strömgren (Hg.): Psychiatrie der Gegenwart (Band 8: Alterspsychiatrie, S. 1–58). Springer, Heidelberg 1989
22b. *Kruse. A.*: Psychosoziale Folgen des Schlaganfalls im höheren Lebensalter. In: P. Jacobi (Hg.): Handbuch der Medizinischen Psychologie (Band 2, S. 215–236). Springer, Heidelberg 1989
23. *Kruse, A.*: Potentiale im Alter. Zeitschrift für Gerontologie 23 (1990) 235–245
24a. *Kruse, A.*: Alter im Lebenslauf. In: P. B. Baltes, J. Mittelstraß (Hg.): Zukunft des Alterns und gesellschaftliche Entwicklung (S. 331–355). De Gruyter, Berlin 1992
24b. *Kruse, A.*: Sterbende begleiten. In: R. Schmitz-Scherzer (Hg.): Altern und Sterben (S. 63–105). Huber, Bern 1992
25. *Kruse, A.*: Zur psychischen und sozialen Situation pflegender Frauen. Ergebnisse aus empirischen Untersuchungen. Zeitschrift für Gerontologie 27 (1994) 42–53
26. *Kruse, A.*: Kompetenz im Alter in ihren Bezügen zur objektiven und subjektiven Lebenssituation. Steinkopff, Darmstadt 1995

27. *Kruse, A., Kruse, W.*: Ambulante Rehabilitation älterer Patienten. Zeitschrift für Allgemeinmedizin 66 (1990) 677–686
28. *Kübler-Ross, E.*: Interviews mit Sterbenden. Kreuz, Stuttgart 1971
29. *Lauter, H.*: Epidemiologische Aspekte alterspsychiatrischer Erkrankungen. Der Nervenarzt 45 (1974) 277–288
30. *Lauter, H., Kurz, A.*: Demenzerkrankungen im mittleren und höheren Lebensalter. In: K. Kisker, H. Lauter, J. Meyer, C. Müller, E. Strömgren (Hg.): Psychiatrie der Gegenwart: Alterspsychiatrie (Band 8, S. 135–200). Springer, Heidelberg 1989
31. *Lazarus, R. S., Folkman, S.*: Stress, Appraisal and Coping. Springer, New York 1984
32. *Lehr, U.*: Aging as fate and challenge. In: H. Häfner, G. Moschel, N. Sartorius (Eds.): Mental Health in the Elderly (pp. 57–77). Springer, Heidelberg-New York 1986
33. *Lehr, U.*: Potentiale im Alter – auch ein Aufgabengebiet für die Politik. Zeitschrift für Gerontologie 23 (1990) 288–292
34. *Lehr, U.*: Psychologie des Alterns. 7., neu bearbeitete Auflage. Quelle und Meyer, Heidelberg 1991
35. *Meier-Baumgartner, H. P., Nerenheim-Duscha, J., Görres, S.*: Die Effektivität von Rehabilitation bei älteren Menschen unter besonderer Berücksichtigung psychosozialer Komponenten bei ambulanter, teilstationärer und stationärer Betreuung. Schriftenreihe des BMFuS, Band 12. Kohlhammer, Stuttgart 1992
36. *Melzack, R.*: Morphium und schwere chronische Schmerzen. Spektrum der Wissenschaft (Sonderdruck) 1991
37. *Munnichs, J.*: Old age and finitude. Karger, Basel 1966
38. *Muthny, F. A. (Hg.)*: Krankheitsverarbeitung. Springer, Heidelberg 1990
39. *Oesterreich, K.*: Gerontopsychiatrie. Forschung, Lehre, Praxis, Perspektiven. Quintessenz, München 1993
40. *Olbrich, E.*: Coping and development in the later years. In: J. Munnichs, P. Mussen, E. Olbrich, P. Coleman (Eds.): Life-span and Change in a Gerontological Perspective (pp. 133–155). Academic Press, New York 1985
41. *Olbrich, E.*: Kompetenz im Alter. Zeitschrift für Gerontologie 20 (1987) 319–350
42a. *Olbrich, E.*: Potentiale des Alters: Persönliche und soziale Prozesse ihrer Entwicklung. Zeitschrift für Gerontologie 23 (1990) 246–251
42b. *Olbrich, E.*: Zur Förderung von Kompetenz im höheren Lebensalter. In: R. Schmitz-Scherzer, A. Kruse, E. Olbrich (Hg.): Altern – ein lebenslanger Prozeß der sozialen Interaktion (S. 7–28). Steinkopff, Darmstadt 1990
43. *Olbrich, E.*: Konstanz oder Veränderung der Persönlichkeit im Alter? Befunde und Diskussion einer Kontroverse. Zeitschrift für Gerontologie 27 (1994), 83–95
44. *Paar, G. H.*: Psychopharmaka in der psychosomatischen Medizin und in der Allgemeinmedizin. In: R. Adler, J. M. Herrmann, K. Köhle, O. W. Schonecke, Th. v. Uexküll, W. Wesiack (Hg.): Psychosomatische Medizin (S. 362–381). Urban und Schwarzenberg, München, Wien, Baltimore 1990
45. *Plügge, H.*: Über die Hoffnung. In: A. Sborowitz (Hg.): Der leidende Mensch (S. 221–235). Wissenschaftliche Buchgesellschaft, Darmstadt 1961
46. *Plügge, H.*: Wohlbefinden und Mißempfinden. Niemeyer, Tübingen 1962
47. *Radebold, H.*: Psychodynamik und Psychotherapie Älterer. Springer, Heidelberg 1992
48. *Rest, F.*: Den Sterbenden beistehen. Quelle und Meyer, Heidelberg 1981
49. *Saunders, C., Baines, M.*: Leben mit dem Sterben. Betreuung und medizinische Behandlung todkranker Menschen. Huber, Bern 1991
50. *Schmitz-Scherzer, R.*: Sterben – ein Versuch aus sozialgerontologischer Perspektive. In: R. Schmitz-Scherzer, A. Kruse, E. Olbrich (Hg.): Altern – ein lebenslanger Prozeß der sozialen Interaktion (S. 43–53). Steinkopff, Darmstadt 1990
51. *Schmitz-Scherzer, R.*: Sterben und Tod. In: P. B. Baltes, J. Mittelstraß (Hg.): Zukunft des Alterns und gesellschaftliche Entwicklung (S. 544–562). De Gruyter, Berlin 1992
52. *Schmitz-Scherzer, R.*: Sterben heute. In: R. Schmitz-Scherzer (Hg.). Altern und Sterben (S. 9–26), Huber, Bern 1992
53. *Schmitz-Scherzer, R., Becker, K. F.*: Einsam sterben – warum? Vincentz, Hannover 1982
54. *Schultze-Jena, H.*: Beurteilung der Gesundheit alter Menschen und Wohlbefinden pflegender Angehöriger. Zeitschrift für Gerontologie 20 (1987), 300–304
55. *Siebeck, R.*: Medizin in Bewegung. Thieme, Stuttgart 1953
56. *Spiegel-Rösing, J.*: Psychotherapie mit Sterbenden: Ein kritischer Überblick vorliegender Ansätze. In: J. Spiegel-Rösing, H. Petzold (Hg.): Die Begleitung Sterbender (S. 85–140). Junfermann, Paderborn 1984
57. *Sporken, P.*: Hast Du denn bejaht, daß ich sterben muß? Eine Handreichung für den Umgang mit Sterbenden. Patmos, Düsseldorf 1981
58. Statistisches Bundesamt. Daten zur Bevölkerung in der Bundesrepublik Deutschland 1993. Statistisches Bundesamt, Wiesbaden 1994
59. *Staudinger, U., Dittmann-Kohli, F.*: Lebens-

erfahrung und Lebenssinn. In: P. B. Baltes, J. Mittelstraß (Hg.): Zukunft des Alterns und gesellschaftliche Entwicklung (S. 408–436). De Gruyter, Berlin 1992
60. *Stoddard, S.*: Die Hospiz-Bewegung. Ein anderer Umgang mit Sterbenden. Lambertus, Freiburg 1988
61. *Student, J. Ch. (Hg.)*: Das Hospiz-Buch. Lambertus, Freiburg 1989
62. *Thomae, H.*: Das Individuum und seine Welt, 2. Aufl. Hogrefe, Göttingen 1988
63. *Wahl, H. W.*: Das kann ich allein! Selbständigkeit im Alter: Chancen und Grenzen. Huber, Bern 1991
64. *v. Weizsäcker, V.*: Der kranke Mensch. Eine Einführung in die medizinische Anthropologie. Koehler, Stuttgart 1951
65. *Witzel, L.*. Das Verhalten Sterbender. In: W. Bitter (Hg.): Alter und Tod – annehmen oder verdrängen. Klett, Stuttgart 1984

Zusammenarbeit von Klinik und Praxis bei der ärztlichen Betreuung des Schwerkranken und Sterbenden

W. Gerok

Die ärztliche Betreuung eines Schwerkranken oder Sterbenden erfordert heute mehr denn je die Zusammenarbeit zwischen dem Hausarzt und dem Arzt im Krankenhaus. Der Grund liegt zum einen in der Entwicklung neuer therapeutischer Möglichkeiten bei Schwerkranken und neuer Verfahren der Schmerztherapie, die nur in der Klinik anwendbar sind, zum anderen in der Mentalität unserer Gesellschaft, die gerade in extremen Situationen oft alles Machbare von der Medizin erwartet, zugleich aber Leiden und Tod aus dem persönlichen Lebensbereich verdrängt und deshalb die Aufgabe der Betreuung eines Schwerkranken oder Sterbenden einer Institution überträgt.

Im Verlauf der Betreuung eines Schwerkranken ergeben sich vier Entscheidungsebenen:

I. Entscheidung über Klinikeinweisung (Klinikaufnahme) und die Weiterführung hausärztlicher Betreuung nach der Klinikentlassung
II. Entscheidung über ärztliche Maßnahmen in der Klinik und ihre mögliche Weiterführung durch den Hausarzt
III. Entscheidung über den Umfang der Aufklärung des Kranken in der Klinik in Verbindung mit dem Hausarzt
IV. Entscheidung über einen Behandlungsabbruch

Bei allen diesen Entscheidungen ist eine enge Kooperation zwischen Hausarzt und Krankenhausarzt unumgänglich.

Entscheidung über Klinikaufnahme und Entlassung

Die Entscheidung des Hausarztes über die Einweisung des Schwerkranken in ein Krankenhaus unterliegt verschiedenen Abstufungen.

Die Einweisung ist zwingend, wenn ein Krankheitszustand vorliegt, der sofortige lebensrettende Maßnahmen notwendig macht, die nur im Krankenhaus durchführbar sind, beispielsweise die Behandlung eines Herzinfarkts und kardiogenen Schocks oder eines akuten Nierenversagens. Hier liegt die Aufgabe des Hausarztes im raschen Erfassen der lebensbedrohlichen Situation, in der Einleitung möglicher Notfall- und Überbrückungsmaßnahmen, in der Vermittlung des geeigneten Transportes und – nicht zuletzt – in der Anmeldung des Kranken im Krankenhaus mit Unterrichtung des Krankenhausarztes über Anamnese, Befunde und begonnene Maßnahmen. Patient und Angehörige sind in dieser Notfallsituation von der Notwendigkeit der Krankenhausaufnahme in der Regel leicht zu überzeugen. Das Krankenhaus ist zur Aufnahme des Schwerstkranken verpflichtet.

Schwieriger ist die Entscheidung, wenn es sich um einen Schwerkranken handelt, für dessen Krankheit nur eine geringe Heilungschance besteht oder dessen Krankheit unheilbar ist, beispielsweise bei einem Kranken mit fortgeschrittenem Tumorleiden. Hier muß der Hausarzt »Pro« und »Contra« der Krankenhauseinweisung gegeneinander abwägen. Argumente für die Krankenhausbehandlung sind die Möglichkeiten des Krankenhauses für palliativ-therapeutische Maßnahmen, wie parenterale Ernährung, Schmerztherapie, Freihalten der Atemwege und viele pflegerische Maßnahmen (z. B. Blasen- und Darmtoilette, Dekubitusprophylaxe). Gegen den Krankenhausaufenthalt in dieser Extremsituation sprechen die Trennung des Kranken von der vertrauten Umgebung, die zeitliche Beschränkung der Kontakte mit den nächsten Angehörigen und Freunden, manchmal auch die schwierige Gewöhnung an die Krankenhausatmosphäre.

Diese Problematik wird noch weiter verschärft, wenn es sich um die Einweisung eines Todkranken oder Sterbenden handelt. In dieser Situation tritt neben den medizinischen, pflegerischen und psychologischen Problemen die soziale Situation oft in den Vordergrund.

> Die Entscheidung über die Einweisung des Schwerkranken oder Sterbenden ins Krankenhaus ist jedenfalls nicht allein von medizinischen Kriterien abhängig. Der psychische Zustand des Kranken, seine Einstellung zu seiner Krankheit, seine Erwartungen, seine emotionale Beziehung zur Familie und zu Freunden sind wichtige Faktoren, die die Entscheidung beeinflussen müssen. Soziale Faktoren treten hinzu, so unter anderem die Größe der Wohnung im Vergleich zur Zahl der Familienmitglieder, die Möglichkeiten für pflegerische Maßnahmen, die Nähe und Funktion einer Sozialstation oder die Anwesenheit eines Familienmitgliedes, das auf pflegerischem Gebiet ausgebildet ist und bereit ist (nicht nur mit Worten!), diese Aufgabe zu übernehmen. Der Hausarzt muß schließlich bei der Entscheidung berücksichtigen, welche Komplikationen auftreten können, die er selbst nicht beherrschen kann, und welche Verfahren der Schmerzlinderung ihm zur Verfügung stehen. Nicht zuletzt muß er abwägen, ob seine zeitliche Beanspruchung häufige, oft nicht planbare Hausbesuche zuläßt.

Der Hausarzt kann unvergleichlich viel besser als der Krankenhausarzt diese verschiedenen Faktoren, die für oder gegen die Krankenhauseinweisung sprechen, beurteilen. Deshalb sollte die Entscheidung des Hausarztes vom Arzt im Krankenhaus akzeptiert und nicht in Frage gestellt werden. Auch erneute Diskussionen über die Notwendigkeit der Krankenhauseinweisung mit dem Kranken oder dessen Angehörigen sind in der Regel nicht hilfreich. Dies setzt aber voraus, daß der Hausarzt den Arzt im Krankenhaus bei der Einweisung eingehend informiert, ihm also nicht nur über die medizinischen, sondern auch über die psychologischen Fakten und über die Besonderheiten im sozialen Umfeld des Kranken berichtet. Besonders wichtig ist in diesem Zusammenhang die Information, wie weit der Kranke und seine Angehörigen über Art und Prognose der Krankheit informiert sind.

> Auch die **Entlassung** des Kranken aus dem Krankenhaus in die weitere hausärztliche Betreuung setzt – gerade wenn es sich um Schwerkranke handelt – eine eingehende Unterrichtung voraus. Sie muß rechtzeitig vor der Entlassung und ohne Zeitdruck stattfinden. Der Hausarzt muß in einem kurzen schriftlichen Bericht über die wichtigen medizinischen Fakten und die durchgeführte ebenso wie die vorgeschlagene Therapie informiert werden. Ferner sollte vor der Entlassung geklärt werden, von welcher Seite die erforderlichen pflegerischen Maßnahmen übernommen werden können (Familie? Sozialstation?). Wichtig ist für den Hausarzt auch hier die Kenntnis darüber, in welchem Umfang Patient und Angehörige aufgeklärt wurden. Ein langer Bericht, der erst mehrere Wochen nach der Entlassung des Kranken beim Hausarzt eingeht, ist nutzlos.

Entscheidung über ärztliche Maßnahmen

Die moderne Medizin, insbesondere die Intensivtherapie, hat bei der Betreuung des Schwerkranken einerseits neue Möglichkeiten eröffnet, andererseits aber auch neue Probleme geschaffen. Je mehr machbar ist, desto drängender wird die Frage, ob das Machbare auch sinnvoll ist.
Das Spektrum der therapeutischen Maßnahmen beim Schwerkranken hat sich in den letzten Jahren stark erweitert, beispielsweise in der Behandlung des Schocks, der Lungenembolie, des akuten Infarktes oder der schweren gastrointestinalen Blutung. Der Ausfall der Vitalfunktionen kann durch die Verfahren der modernen Intensivtherapie für einen begrenzten Zeitraum überbrückt werden. Die Erfolge dieser Maßnahmen sind offenkundig. Es ist aber auch unverkennbar, daß der Begriff »Intensivstation« beim Laien und Arzt nicht nur die Assoziation zu intensiver Pflege und Behandlung, sondern auch zu Angst und Bedrückung weckt.
Die Behandlung des Schwerkranken und insbesondere die Intensivtherapie sind ein Feld schwierigster Entscheidungen. Die Schwierigkeit liegt vor allem darin, daß intensivtherapeutische Maßnahmen entsprechend ihrem Charakter als Überbrückungsmaßnahmen nur sinnvoll sind, wenn noch keine irreparablen Schäden an lebenswichtigen Organen aufgetreten sind. Die Beurteilung, ob solche irreparablen Schäden bereits vorliegen, erfordert eine große Erfahrung und kritische Bewertung vieler Fakten, ohne daß jedoch eine absolute prognostische Sicherheit erreicht werden kann.
Wenn man im 18. Jahrhundert von Scheintoten beunruhigt war und den Scheintod fürchtete, gilt die Besorgnis vieler Mitmenschen in unserer Zeit dem »Schein-Lebenden« als Produkt ärztlicher Maßnahmen. Auch wenn die Kriterien für die Indikation intensivtherapeutischer Maßnahmen verbessert werden können, wird ein Bereich der Unsicherheit bleiben, weil die Abstraktion der Krankheit niemals mit dem Individualereignis beim Kranken übereinstimmt.
Der gewissenhafte Arzt muß seine Entscheidungen auf zwei Ebenen treffen:

> Zunächst muß entschieden werden, ob eine diagnostische oder therapeutische Aufgabe indiziert, durchführbar und für den Kranken nützlich ist. Diese Ebene der Entscheidung ist die Domäne des erfahrenen Arztes, nach *J. Habermas* die Ebene der »instrumentellen Vernunft«.
> Sobald die Anwendung des Machbaren zur Diskussion steht, muß die Entscheidung auf einer zweiten, höheren Ebene fallen. Hier wird entschieden, ob das Ziel des Handelns gut und vernünftig, aber auch moralisch vertretbar ist. Da ethische Prinzipien durch Naturwissenschaft und Medizin nicht begründbar sind, haben diese Wissenschaften auf dieser Ebene keine Entscheidungskompetenz. Es ist die Ebene der praktischen Vernunft, der Ethik.

Erst die positive Entscheidung auf beiden Ebenen rechtfertigt das Handeln. *Aristoteles* bezeichnet diese doppelte Entscheidung als Kombination von Klugheit und Tugend, die zusammen erst die eigentliche Vernunft ausmachen. Dieses auf den ersten Blick praxisferne Bild der zwei Entscheidungsebenen soll an einem Beispiel verdeutlicht werden:
Die Anwendung einer eingreifenden Chemotherapie bei einem Tumorkranken setzt ihre technische Beherrschung voraus, also Kenntnisse über Dosierung, Wirkung, Nebenwirkungen und mögliche Komplikationen. Für diese Fragen ist allein der Arzt kompetent. Ein positives Votum auf dieser Ebene der instrumentellen Vernunft rechtfertigt aber noch nicht die Anwendung. Ein positives Ergebnis auf der Entscheidungsebene der ethischen Prinzipien muß hinzukommen. Hier gehen nicht nur medizinische Ge-

sichtspunkte in die Entscheidung ein, und es entscheidet auch nicht allein der Arzt. Der Patient hat das Recht, an der Entscheidung mitzuwirken, und er wird vielleicht auch Familienangehörige, Freunde oder einen Seelsorger um Rat beim Abwägen zwischen den Risiken und Belastungen der Behandlung einerseits und dem Sinn einer begrenzten Lebensverlängerung einbeziehen. Dabei kann es beispielsweise um die Frage gehen, ob diese begrenzte Lebensverlängerung für den Betroffenen dazu dienen kann, »sein Feld zu bestellen«, wobei in dieser Metapher physische, aber auch metaphysische Probleme des Patienten eingeschlossen sind. Wir sollten uns nicht darüber täuschen, daß auch in unserer säkularisierten Welt in solchen Situationen metaphysische Bezüge und Lebensinhalte von vielen Patienten als wesentlich empfunden werden.

> Bei den Entscheidungen auf der zweiten Ebene ist ein Informationsaustausch zwischen Krankenhausarzt und Hausarzt von größter Bedeutung. Auch kann der Hausarzt, der den Kranken in der Regel sehr viel länger kennt als der Krankenhausarzt, dem Kranken in dieser Situation ein vertrauter und verläßlicher Helfer beim Finden einer Entscheidung sein.

Entscheidung über die Aufklärung des Patienten

Bei dieser schwierigen Entscheidung müssen zwei Situationen getrennt betrachtet werden:

– Aufklärung über Nutzen und Risiken von Behandlung und Nichtbehandlung, um dem Kranken die Entscheidung zu ermöglichen (»Selbstbestimmungsaufklärung«).
– Aufklärung bei unheilbarer tödlicher Krankheit über die ungünstige Prognose (»Wahrheit am Krankenbett«).

Aufklärung über Nutzen und Risiko einer Behandlung

Aufklärung, die eine Selbstbestimmung des Patienten ermöglicht, ist ethisch unverzichtbar. Die diagnostischen Maßnahmen sind aufschlußreicher, Therapieformen sind wirkungsvoller, beide aber auch risikoreicher geworden. Dieser Sachverhalt verlangt vom Arzt, den Patienten als Betroffenen in das Abwägen von Nutzen und Risiko einzubeziehen.

> Die Aufklärung darf nicht in einer bloßen Aufzählung von positiven und negativen Fakten für das Treffen einer Entscheidung bestehen, sondern muß in einen ärztlichen Rat ausmünden. Es gehört zum Wesen des Rates, daß nicht abschließend autokratisch verfügt wird. Ein Rat darf auch keine flüchtige Bemerkung sein. Er ist vielmehr verbindlich für den Arzt, der ihn erteilt, insofern er den Rat begründen, für ihn einstehen muß. Nicht verbindlich ist der Rat hingegen für den Betroffenen, also den Patienten. Er kann frei entscheiden, ob er ihn akzeptiert oder ablehnt. Er kann den Rat für falsch, schlecht begründet oder unzumutbar halten. Aber auch der ausgeschlagene Rat hilft, denn er führt zum Abwägen der Argumente, macht die eigene Entscheidung dem Patienten erst möglich. Es ist für den Arzt enttäuschend, wenn sein sorgfältig überlegter und begründeter Rat abgelehnt wird, doch muß er diese Entscheidung des Patienten akzeptieren.

Der Umfang dieser Aufklärung zur Selbstbestimmung ist von der Dringlichkeit der ärztlichen Maßnahmen abhängig; je weniger vital indiziert der diagnostische oder therapeutische Eingriff ist, um so umfassender muß die Aufklärung sein, während sie bei absolut vital indizierten ärztlichen Maßnahmen entfallen kann. Aber welcher Grad von möglicher Gesundheitsschädigung schränkt die Aufklärungspflicht ein, welche Beziehung besteht im Einzelfall zwischen dringlicher

Indikation und Umfang der Aufklärung, was ist inhaltlich für den Patienten wesentlich? – Diese Fragen zeigen, daß der juristischen Regelung der Selbstbestimmungsaufklärung Grenzen gesetzt sind. Sowohl der Hausarzt als auch der Krankenhausarzt stehen hier vor schwierigen ethischen Problemen.

Aufklärung über die Prognose

Bei der Aufklärung des unheilbar Kranken galt lange Zeit als ethische Norm, den Patienten über die ungünstige Prognose im unklaren zu lassen, ja ihn darüber bewußt falsch zu informieren. Schon *Hippokrates* forderte, daß in diesem Fall die Wahrheit vom Kranken ferngehalten werden solle. Auch *Goethe* nimmt zu diesem Problem in gleichem Sinne im westöstlichen Diwan Stellung:

»Wofür ich Allah höchlich danke?
Daß er Leiden und Wissen getrennt.
Verzweifeln müßte jeder Kranke,
das Übel kennend, wie der Arzt es kennt«.

In unserem Jahrhundert sprach der Internist *Kress* von einer »moralischen Schweigepflicht des Arztes gegenüber dem Patienten« in dieser Situation.
Argumente gegen eine wahrheitsgemäße Aufklärung des unheilbar Kranken liegen auf der Hand. Das »Prinzip Hoffnung« wird ausgelöscht; die Wahrheit kann beim Kranken tiefe Depressionen bis zum Suizid bewirken. In einer psychosomatischen Wechselwirkung werden Schmerzen und Beschwerden oft besonders stark empfunden. Auch können die körperlichen Widerstandskräfte durch diese Wechselwirkung beeinträchtigt werden, da alles Leiden ohne Aussicht auf Genesung hingenommen werden muß. Als Hinweis, daß der Schwerstkranke von seiner unheilbaren Krankheit keine genauen Kenntnisse haben möchte, werden Beobachtungen an Ärzten erwähnt, die trotz eindeutiger Symptomatik ihr tödliches Leiden nicht diagnostizierten, sondern verdrängten.

Diesen Beobachtungen können aber mehrere Argumente entgegengesetzt werden, die für eine wahrheitsgemäße Aufklärung sprechen. Entscheidend ist dabei das Recht des Patienten, die Gestaltung auch seiner letzten Lebensphase selbst bestimmen zu können. Er soll die Möglichkeit haben, sein »Feld zu bestellen«. Darin können religiöse Vertiefung, Gespräche mit Angehörigen und Freunden ebenso wie die Regelung materieller Probleme eingeschlossen sein. Nicht zuletzt können Trost und Zuspruch nur auf dem Boden der Wahrheit gelingen.
Die Art, in der diese wahrheitsgemäße Aufklärung erfolgen soll, kann nicht mit allgemein verbindlichen Normen festgelegt werden. Von Schwerstkranken und Sterbenden werden wahrscheinlich verschiedene Phasen der Einstellung zu seinem Leiden und Tod durchlebt, die vom Nicht-wahrhaben-Wollen über Zorn und Depression schließlich zur Annahme des Schicksals führen. Der Arzt muß sich bei der Aufklärung diesen Phasen anpassen. Er darf den Kranken nicht mit der Wahrheit überfallen, sondern sollte ihn allmählich zur vollen Wahrheit leiten und begleiten. Freilich ist dies eine schwer zu erfüllende Forderung. Jeder Arzt weiß um Augenblicke des Versagens vor dieser Aufgabe.
Wichtig ist auch hier die Kooperation von Hausarzt und Krankenhausarzt. Beide müssen sich gegenseitig informieren, wie weit der Kranke über sein Leiden und dessen Prognose unterrichtet wurde. Hier sind kleine Nuancen, beispielsweise in der Wortwahl, oft entscheidend. Das Vertrauensverhältnis zwischen Arzt und Patient ist zerstört, wenn der nicht im Krankenhaus aufgeklärte Patient anschließend beim Hausarzt die wahre Diagnose erfährt oder umgekehrt.

Entscheidung zum Behandlungsabbruch (unterlassene Lebensverlängerung, passive Euthanasie)

Hier ist die rechtliche und ethische Situation eindeutig, wenn der Patient selbst den Abbruch einer lebensverlängernden Behandlung wünscht. Doch ist diese Situation nach meiner Erfahrung sehr selten. Willensäußerungen von todkranken Menschen sind zudem oft unter dem Druck des Leidens verzerrt oder werden nur in Andeutungen erkennbar. Es ist häufig unmöglich, solche Äußerungen als freie Entscheidungen zu werten. Klare Willensäußerungen setzen außerdem eine radikale Aufklärung voraus. In der Regel wird sich also der Arzt nicht auf eine freie Entscheidung des Patienten zum Behandlungsabbruch berufen können.

Drei Faktoren verschärfen die ethische Problematik des Behandlungsabbruchs:

1. Neue Handlungsmöglichkeiten des Arztes eröffnen neue Verantwortungsbereiche. Es resultiert eine »Diskrepanz zwischen Handeln-Können und Verantworten-Können, zwischen Technik und Ethik«.
2. Lebensverlängerung beim Todkranken scheint uns nur berechtigt, wenn dem Leben auch unter diesen erschwerten Bedingungen ein Sinn innewohnt. Dieser Sinn des Lebens mag früher durch religiöse oder andere metaphysische Bedingungen bestimmt worden sein. Seit Auflösung dieser Bindungen muß der Mensch ohne derartige Hilfen den Sinn des Lebens finden.
3. Die Bereitschaft, Leiden zu ertragen, ist nach vielen Beobachtungen geringer geworden, wahrscheinlich im Zusammenhang mit der fehlenden Sinnfindung. In einer primär glücksorientierten Gesellschaft ist Leiden schwer zu akzeptieren.

Der Arzt kann in dieser schwierigen Frage des Behandlungsabbruches die Position beziehen, daß das Leben eines Menschen mit allen Mitteln, die uns gegeben sind, zu schützen und deshalb auch zu erhalten sei. Dieser Primat des Lebens kann sich darauf berufen, daß Leben das höchste uns verliehene Gut und seine Beendigung irreversibel ist. Ein solches Postulat schützt den Arzt. Auch hat der Patient niemals zu befürchten, daß der Arzt über den Sinn und Wert seines Lebens entscheidet. Ein solches Postulat findet sich beispielsweise im Genfer Ärztegelöbnis, wonach menschliches Leben »bedingungslos« geachtet und geschützt werden soll.

In einer anderen möglichen Position begibt sich der Arzt des Schutzes durch solche kaum angreifbaren Normen des Handelns. Diese Position relativiert die Entscheidung in dreifacher Hinsicht:

1. Der Arzt fragt in dieser Position nach den Grenzen seiner Behandlungsmöglichkeit, wägt also ab zwischen üblichen und außergewöhnlichen Maßnahmen.
2. Der Arzt fragt nach der Möglichkeit des Kranken, Sinn in seinem Leiden zu finden oder doch wenigstens ein Vertrauen, das Angst mindern und gegen Verzweiflung zu helfen vermag.
3. Der Arzt fragt schließlich nach der Grenze zumutbaren Leidens.

In der Abwägung dieser Gesichtspunkte, beruhend auf vorsichtig sich vortastenden Gesprächen mit dem Kranken, wird der Arzt dann die Entscheidung über den Behandlungsabbruch zu treffen haben. Der Arzt kann sich dabei nicht auf starre ethische Normen berufen oder gar eine »Checkliste« festlegen, deren einzelne Punkte als pro- und contra-Argumente »abzuhaken« sind.

In dieser Position, in der unangreifbare Normen aufgegeben werden zugunsten einer Abwägung im Einzelfall, ist ein hohes Maß an Entscheidungsfreiheit für den Arzt eingeschlossen, aber zugleich auch die Möglichkeit des Irrtums. Eine Gesellschaft, die eine solche Position akzeptiert, muß deshalb auch das Risiko des Irrtums zu tragen bereit sein.

Wie immer diese Entscheidung im Einzelfall getroffen wird, fordert sie eine andere Haltung des Arztes zum Sterbenden, als sie bisher meist geübt wird. Der Arzt – Hausarzt oder Krankenhausarzt – ist geneigt, diese Phase des Kranken als Phase des ärztlichen Versagens, zumindest doch als Versagen seiner ärztlichen Möglichkeiten zu empfinden. Gerade in dieser Zeit erhofft der Kranke jedoch die besondere Zuwendung des Arztes.

Diese hohen ethischen Forderungen sind freilich nicht immer zu erfüllen, aber die Bedeutung von Idealvorstellungen liegt ja nicht darin, daß sie erreichbar sind, sondern daß sie beständig als Ziel angestrebt werden sollen.

Palliativmedizin in der Hausbetreuung unheilbar Tumorkranker

G. Meuret

Der unheilbar kranke Tumorpatient im Krankenhaus

Die meisten unheilbar Kranken sehnen sich danach, eine möglichst lange Zeit zu Hause zubringen zu dürfen. Sie wollen ihr Leben dort beschließen, wo sie immer gelebt haben. Dieser elementare Wunsch war bei Tumorkrankheiten, die mit quälenden Beschwerden einhergehen, bisher kaum erfüllbar, denn es war nicht möglich, die notwendigen und in der Klinik eingeleiteten intensiven Therapiemaßnahmen zu Hause weiterzuführen. Die meisten schweren Symptome treten erst bei fortgeschrittenem Krebsleiden auf und führen schließlich zur Hospitalisation. Deshalb müssen heute noch über 90% der Krebskranken ihren letzten Lebensabschnitt in der Klinik zubringen.

Moderne Krankenhäuser sind hochtechnisiert und auf eine reibungsarme Funktion hin organisiert. Sie verfügen über ein großes Methodenspektrum zur Diagnostik, zur völligen oder partiellen Heilung. Unheilbar Kranken kommen diese Möglichkeiten nur in begrenztem Maße zugute. Sie laufen in der Klinik Gefahr, auf Nebengleise abgeschoben zu werden, die intensive Kommunikation mit den ihnen Nahestehenden zu verlieren, den »sozialen Tod« zu erleiden, bevor ihr Leben wirklich zu Ende ist.

Die Palliativmedizin als neue Behandlungsnorm

Die englische Krankenschwester und Ärztin *Cicely Saunders* erkannte nicht nur die Not der unheilbar Kranken in den Krankenhäusern, sondern sie zog auch praktische Konsequenzen daraus, um sie zu lindern. In London gründete sie 1967 eine neuartige Einrichtung – das St. Christopher Hospiz. Hier wurde die aktive Begleitung Sterbender durch menschliche Zuneigung in Verbindung mit traditionellen und neuen Methoden der Medizin praktiziert. Die Leitidee drückte sie in folgenden beiden Sätzen aus:

> You matter because you are you, and you matter until the last moment of your life. We will do all we can, not only do die peacefully, but also to live until you die. (Du hast Bedeutung, weil Du Du bist, und Du hast diese Bedeutung bis zum letzten Augenblick Deines Lebens. Wir werden alles tun, was wir können, damit Du nicht nur in Frieden sterben kannst, sondern damit Du leben kannst, bis Du stirbst.)

In diesem Konzept wird jeder Kranke als einzigartiger Mittelpunkt respektiert, als Mikrokosmos, zusammengefügt aus einem nicht wiederholbaren Kaleidoskop von Erinnerungen, Erfahrungen, Freuden, Hoffnungen, Sorgen und Ängsten, geprägt von einem individuellen Lebenskonzept, Wertesystem, Glauben und Netz sozialer Beziehungen.

Alle Bemühungen konzentrieren sich darauf, jedem Kranken so lange wie möglich zur bestmöglichen Lebensqualität zu verhelfen. Sein Wunsch ist oberstes Gebot, an dem alle Entscheidungen auszurichten sind – *voluntas aegroti suprema lex*. In die Sorge wird nicht nur sein körperliches Leiden einbezogen, sondern auch die Not seines Geistes, seiner Seele und seiner Familie (»*Total care*«).

Die Frucht der auf diesem Gebiete in den letzten 25 Jahren geleisteten Anstrengungen ist die heutige Palliativmedizin. Sie stellt eine ideale Verbindung dar zwischen der ärztlichen Tradition und den neu hinzugekommenen Möglichkeiten der Psychologie, Pharmakologie, Medizintechnik einschließlich dem erweiterten Wissen über pathophysiologische Zusammenhänge. Das Spektrum der Palliativmedizin reicht von der Behandlung aller somatischer Beschwerden (»Symptom Control«), der psychotherapeutischen Intervention bis hin zur spirituellen und religiösen Begleitung.

Letztlich setzte die Palliativmedizin im letzten Viertel unseres Jahrhunderts eine neue Norm für die Behandlung unheilbar kranker Tumorpatienten. Sie löste eine globale Bewegung der Neuorientierung aus. Politiker, Ärzte, Pflegepersonal und Kirchen sind bemüht, das Konzept weltweit in die Praxis umzusetzen. Die Weltgesundheitsorganisation (WHO) empfiehlt ihren Mitgliedsstaaten die Integration der Palliativmedizin und der palliativen Hausbetreuung (»Home Care«) in ihre Gesundheitssysteme zu unterstützen.

Übergang von der Tumormedizin zur Palliativmedizin

Wird ein bösartiger Tumor diagnostiziert, dann besteht in etwa der Hälfte der Fälle eine Heilungschance. Um sie dem Kranken zugute kommen zu lassen, sind alle Möglichkeiten der Onkologie auszuschöpfen, selbst wenn dies mit erheblichen vorübergehenden Gefahren und Beschwerden verbunden ist.

Rezidive, abnehmendes oder fehlendes Ansprechen der Krankheit auf die Behandlung, begrenzte therapeutische Toleranz durch Alter oder Multimorbidität deuten die Unheilbarkeit an. Wird sie schließlich zur Gewißheit, dann ist eine aggressive Tumortherapie nicht länger gerechtfertigt.

> Von diesem Zeitpunkt an ist der Kranke intensiv zu schützen, nicht nur vor körperlichen Beschwerden, sondern auch vor geistiger und seelischer Not.

Tumorverkleinernde Maßnahmen sind dann mit größter Sorgfalt abzuwägen. Sie lassen sich nur vertreten, wenn sich voraussagen läßt, daß der subjektive Gewinn für den Kranken mit höchster Wahrscheinlichkeit alle mit dem Eingriff verbundenen Gefahren und Beschwerden eindeutig überwiegen wird.

Mit zunehmender Resistenz, die fast gesetzmäßig der Krankheitsdauer und -ausbreitung parallel geht, verlieren die Maßnahmen der Tumormedizin an Wirksamkeit und Bedeutung. Damit verlagert sich das Behandlungsziel. Es fokussiert sich immer ausschließlicher auf die Beschwerden des Patienten (*Abb. 1*).

Im Rahmen dieser therapeutischen Neuorientierung treten die Möglichkeiten der Palliativmedizin immer stärker in den Vordergrund. Ganzheitlich umfassen sie die Linderung des körperlichen Leidens mit Hilfe der therapeutischen Möglichkeiten zur Symptomkontrolle, außerdem der Beilegung der sozialen, psychischen und seelischen Streß-Situation durch eine geschickte, einfühlsame und professionellerfahrene Beratung des Kranken zusammen mit seiner Familie.

> Die palliative Betreuung – (Palliative Care) – ist eine Symbiose aus Verstehen, einfühlend-zuverlässiger Begleitung, angemessener praktischer Hilfe und den von Beschwerden befreienden Möglichkeiten der Symptomkontrolle. Im Zusammenwirken dieser Komponenten wächst das Bewältigungspotential der ganzen Familie, gedeihen Trost und emotionales Gleichgewicht, werden Würde und Autonomie des Kranken respektiert und gewahrt, entsteht die Basis für ein erfülltes Leben bis zuletzt.

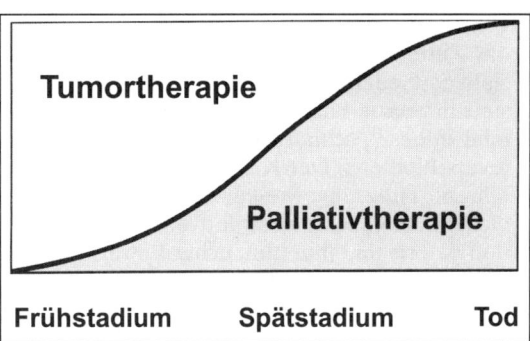

Abb. 1 Wechsel der therapeutischen Strategie und Zielsetzung im Verlaufe einer Tumorkrankheit, die zunehmend resistent wird gegenüber den heilenden oder das Wachstum kontrollierenden Möglichkeiten der Tumortherapie.

Information des Kranken

Der Kranke benötigt eine realistische Vorstellung seiner Situation, um sich angemessen mit ihr auseinandersetzen zu können. Viele verstehen es, die Zeichen ihres Körpers zu empfangen und zu deuten. Sie fühlen und wissen auch durch Interpretation der Mimik, Gestik und Andeutungen der Ärzte oft mehr, als Außenstehende vermuten.

Nach heute gültiger Auffassung ist der Arzt verpflichtet, den Kranken über sein Tumorleiden zu informieren. Diese Information muß jedoch äußerst individuell weitergegeben werden. Ein einzig und allein richtiger Weg existiert nicht.

> Die Basis guter Informationsgespräche sind Wahrhaftigkeit, Einfühlungsvermögen, Maß und Vertrauen. Diese Qualitäten setzen eine ruhige, private Gesprächsatmosphäre voraus, Respekt vor dem persönlichen Wunsch des Kranken, das Vermeiden psychischer Verletzungen, Abfangen schlechter Nachrichten durch ein sorgsam vorbereitetes Hilfsangebot, das realistische Hoffnungen zuläßt. Niemals dürfen dem Kranken Informationen aufgezwungen werden, die er nicht wünscht. Vielmehr sind Mitteilungen über den Ernst der Krankheit abzustimmen auf seine aktuelle Verfassung. Dies gelingt, wenn der Betroffene selbst die Gesprächsführung übernimmt.

Die Darstellung und Deutung der Krankheitssituation erfolgt in der Regel stufenweise in mehreren Gesprächen. Dadurch gewinnen die Unvorbereiteten Zeit, die neue Realität zu begreifen und sich allmählich darauf einzustellen, ohne in Panik zu geraten. Die individuell titrierte Information erlaubt sinnvolle Entscheidungen. Sie schafft Orientierung im Chaos der therapeutischen Möglichkeiten, die wohlmeinend von vielen Seiten angeboten werden.

Der Betroffene

Das Wissen über den Ernst der Krankheitssituation führt zu einer intensiven und dynamischen psychischen Auseinandersetzung mit dem Schicksal. Dabei kann der Patient drei charakteristische Phasen durchlaufen:

Erste Phase:
Die Konfrontation mit einer vorher nie erlebten Bedrohung löst zunächst Ratlosigkeit, Verzweiflung, Unruhe, manchmal Panik aus. Anfangs droht jedes vernünftige Denkvermögen zu erstarren. Psychische Schutzmechanismen können die Realität verschleiern, sie teilweise oder ganz verdrängen bzw.

verneinen, sie nicht wahrhaben wollen, das Zutreffen der Diagnose in Zweifel ziehen. Gedanken und Emotionalität sind in dieser Phase ungeordnet, quälend intensiv, schlafraubend und kräfteverschleißend. Der Kranke ist auf erfahrene Hilfe angewiesen, die ihn aus dieser unangenehm destruktiven Situation befreit und ihm hilft, echte Bewältigungsstrategien anzubahnen.

Zweite Phase:
Legt sich schließlich der emotionale Aufruhr, wird die Diagnose anerkannt, dann tritt der Betroffene in das psychische Stadium der chronischen Krankheit ein. Er trauert um den Verlust seiner Gesundheit und der Integrität seines Körpers, fühlt sich hilflos einer unberechenbaren, immer weiter fortschreitenden Krankheit ausgeliefert. In diesem Stadium kommen depressive Reaktionen vor.

Dritte Phase:
Viele Kranke jedoch entwickeln eine bewundernswerte psychische Kraft und Reife und sind schließlich in der Lage, die Situation zu bewältigen. Sie lösen sich allmählich von äußerem Ballast, wenden sich immer entschiedener ihren inneren Lebensringen zu, ihrem im Verlaufe des Lebens gewachsenen Wertungsprinzip, ihrer eigentlichen individuellen Authentizität. Dieser psychische Reifungsprozeß befähigt viele Kranke zu einer gelassenen Akzeptanz des ihnen auferlegten Schicksals. Entspannung, Gelassenheit und harmonische Gestimmtheit schaffen die Voraussetzungen dafür, die eigene Biographie in Ruhe zu überdenken, Bilanz zu ziehen, klar zu entscheiden und die letzten Dinge zu ordnen, sich mit Nahestehenden zu versöhnen. Früher Erlebtes, die kleinen Schönheiten des gegenwärtigen aktuellen Daseins, Zuneigungen und Hilfen werden mit hoher Sensitivität erfaßt und mit großer Dankbarkeit gewürdigt.

Die Angehörigen

Vielfach durchlaufen auch die Angehörigen ähnliche affektive Phasen wie die Kranken selbst. Anfangs versuchen auch sie, der Realität auszuweichen durch Verdrängung oder Verneinung. Ein Krankheitsproblem, das sich nicht mit der in der Leistungsgesellschaft üblichen aktiven Vorwärtsstrategie bezwingen läßt, erscheint ihnen zunächst fremd und inakzeptabel. Medizinische Koryphäen, Hilfe verheißende Spezialkliniken, Methoden der alternativen Krebstherapie, die das Erhoffte und Erträumte zu versprechen scheinen, werden aufgetan. Es entsteht die Gefahr einer Kraft und Geld verschleißenden, absolut ineffizienten Aktivität und des »Patiententourismus«. Diese Haltung verhindert die für echte Lösungen erforderliche Reflektion und Anpassung an die Situation.

> Manchmal stehen sich in dieser Phase zwei Welten gegenüber. Auf der einen Seite der Kranke, der aufgrund seines Gespürs das therapeutisch nicht mehr zu durchbrechende Gesetz des unbeirrbaren Fortschreitens seiner Krankheit erkannt und bereits akzeptiert hat. Auf der anderen Seite die Angehörigen, die seine schwachen Signale mit der Bitte um Einstellung des bereits verlorenen Kampfes verkennen, die weiterhin unbeirrt an der Strategie des Machbaren festhalten, die nicht bereit sind, den Verlust eines geliebten Menschen hinzunehmen. Sie versuchen, das Schicksal noch einmal abzuwenden, halten weiterhin fest an ihm, obwohl der Weg, den er zu gehen hat, bereits vorbestimmt ist.

Zwar haben die Angehörigen kein Recht, über den Kranken zu verfügen, trotzdem können sie ihn bewußt oder unbewußt, mit Worten oder auch averbal durch Wunschvorstellungen bedrängen, die seine Entscheidungsfreiheit einengen und damit letztlich sein Leiden vergrößern. Im Kranken also reift die Fähigkeit, die Realität zu erkennen und sie zu bewältigen oft schneller als bei den Angehörigen. Die Diskrepanz läßt sich überwinden durch geduldige Gespräche, unter Umständen durch Intervention eines erfahrenen Arztes oder Psychologen.

Eine weitere Gefahr, die häufig in den betroffenen Familien auftaucht, ist die Überlastung. Die Angehörigen sind bereit, sich als letztes Geschenk für den Kranken aufzuopfern. Berufliche Anforderungen aber zwingen sie in eine Doppelrolle. Dies führt zur Streß-Akkumulation, die sie schließlich überfordert und erschöpft. Damit verlieren sie ihre Fähigkeit, dem Kranken in tröstlicher Weise beizustehen. Ihr Verhalten wird unausgeglichen, hektisch, gespannt und verletzlich. Der Kranke, der diese Entwicklung hilflos miterlebt, ist bedrückt. Er fühlt sich schuldig, fürchtet, seiner Familie zur Last zu fallen, ist besorgt, daß sie ohne ihn die Zukunft nur schwerlich bewältigen wird.

Dieses Problem sollte vorausblickend umgangen werden. Es sind praktisch-organisatorische Wege zu finden, welche die Angehörigen so entlasten, daß ihre eigene Gesundheit und Psyche keinen Schaden nimmt.

In den meisten Fällen aber entwickeln die Angehörigen in der Krisensituation erstaunliche Fähigkeiten und können dem Kranken mit unerwartet großer Intuition, Spontaneität und Kraft zur Seite stehen.

Die ungestörte und ununterbrochene Gemeinschaft mit der Familie wird sowohl für den Kranken als auch für seine Begleiter zum einmaligen und unwiederbringlichen Erlebnis. Es führt zu einer vorher nicht erfahrenen menschlichen Tiefe und zu bleibendem Trost. Eine Begleitung dieser Art wirkt über den Tod hinaus. Sie verhilft den Angehörigen zu einem stabilen emotionalen Gleichgewicht, zu einem ganzheitlich abgestimmten Lebenskonzept, zur Fähigkeit, mit Lebenskrisen erfahrener und mit erweitertem Bewältigungspotential umzugehen.

Zu Hause leben bis zuletzt

Bedeutung

Dem Kranken sollte das Privileg zugebilligt werden, sein Leben an dem von ihm gewünschten Lieblingsort beschließen zu dürfen. Dies ist meist das Zuhause, wo er den größten Teil seines Lebens zubrachte. Dort behält er seinen Platz im Familiengefüge, erlebt den weiterfließenden Strom des ihm vertrauten Lebens, wahrt seine Autonomie, spürt Vertrautheit und Geborgenheit, kann teilnehmen an den täglichen Freuden, Sorgen und Entscheidungen. Im Bewußtsein, daß ihm ein anderer Weg bestimmt ist, den er bald alleine gehen wird, bewegt ihn jedes liebgewonnene Detail wie vertraute Geräusche, Gerüche, der Blick aus dem Fenster, Gegenstände und Bilder, die an Erlebtes erinnern. Die Schritte, Blicke, Gesten, Worte, Zuneigungen und Hilfereichungen seiner Angehörigen begleiten und trösten ihn. Die ungestört intime Kommunikation trägt dazu bei, Disharmonien zu überwinden, sich ganz zu versöhnen. Die Angehörigen begleiten den Kranken fast ununterbrochen. Sie erleben sein Schicksal und helfen mit, es zu gestalten. In der Gemeinschaft mit dem Kranken reift die gelassene Annahme des Unausweichlichen.

> Im Unterschied zu früheren Zeiten ist die häusliche Begleitung Tumorkranker, die unter Beschwerden leiden, nicht mehr allein auf die Pflege und empathische Zuneigung beschränkt. Durch neuartige Hausbetreuungsdienste für die palliative Pflege und durch deren Kommunikation mit den Familien, Hausärzten, Sozialstationen und Hospizgruppen, läßt sich heute ein Kontinuum der Betreuung schaffen, das dem Kranken das Gesamtpotential der Palliativmedizin in der Wohnung zur Verfügung stellt. Dadurch erreicht ihn gleichzeitig pflegerische Hilfe, zusammen mit medizinisch-technischen Möglichkeiten zur Kontrolle seiner körperlichen Be-

schwerden, Beratung zu Fragen des Krankheitsverlaufes und für psychosoziale Probleme. Eine derartige Unterstützung bringt das familiäre Pflegepotential voll zur Geltung. Damit leistet die Home Care »Hilfe zur Selbsthilfe«.

Vorbereitung der Wohnung

Solange der Kranke tagsüber nicht vollständig ans Bett gebunden ist und wenige nächtliche Pflegemaßnahmen notwendig sind, schläft er weiterhin in seinem Schlafzimmer. Stolperfallen sind zu entfernen. Schützende Hilfe sollte beim Duschen, Baden und Treppensteigen bereitstehen.

Mit zunehmender Bettlägerigkeit wird es sinnvoll, spezielle Pflegebetten einzusetzen. Am besten eignen sich elektrohydraulisch verstellbare Betten und Sessel. Auch sehr schwache Kranke können mit dieser Hilfe jede gewünschte Lage einnehmen. Um das Aufliegen zu vermeiden, sind diese Betten mit speziellen Matratzen auszurüsten.

Die Pflegebetten werden vorzugsweise nicht im Schlafzimmer, sondern, von allen Seiten zugänglich, im Wohnraum in Fensternähe aufgestellt. Dadurch rückt der Kranke auch räumlich ins Zentrum des Familienlebens, kann nach draußen sehen und außerdem von beiden Seiten des Bettes aus gepflegt werden.

Das Zimmer sollte eine sympathische, geordnet-gepflegte und persönliche Atmosphäre ausstrahlen. Es sollte häufig gelüftet werden und eine angenehm kühle Temperatur haben. Durchzug ist zu vermeiden, denn es besteht die Gefahr der Lungenentzündung.

Es ist günstig, neben dem Bett ein kleines Tischchen aufzustellen mit einem Strauß frischer Blumen, Bildern der Erinnerung, greifbaren Alltagsutensilien und Medikamenten. Eine hinter dem Kopf des Kranken installierte Lampe erleichtert das Lesen und die Genauigkeit der Verrichtungen.

Der Kranke muß jederzeit mit seinen Angehörigen in Kontakt treten können. Hierzu kann eine Glocke dienen. Besser bewährt hat sich ein durch Druckknopf auslösbares elektrisches Signal, das eine Rufanlage betätigt. In Haushalten, in denen nur eine Pflegeperson zur Verfügung steht, hält der Cityruf bei Besorgungen außer Haus die Verbindung aufrecht.

Grundpflege

Als wohltuend empfunden wird die sorgsame Körperhygiene mit Hilfen beim Waschen, sofortigem Entfernen von Verunreinigungen und häufigem Wäschewechsel.

Einfühlsam zubereitete kleine Mahlzeiten schaffen Freude und verbessern die Bereitschaft zum Essen. Etwa sechsmal am Tage sind kleine Portionen zu reichen. Die Kost darf nicht zu heiß serviert werden, sie sollte weichgekocht oder püriert sein. Die Kalorienaufnahme läßt sich unter Umständen steigern durch Zwischenmahlzeiten mit Formeldiäten. Manchmal regt ein Schluck Bier oder Aperitifwein den Appetit etwas an.

Häufig verlieren Schwerkranke das Durstgefühl. Deshalb ist ihnen in kurzen Abständen schluckweise Flüssigkeit anzubieten. Geeignet ist ein Wechsel verdünnter Fruchtsäfte mit Tee und Mineralwasser.

Mundhygiene. Sie bedarf einer besonderen Aufmerksamkeit, denn sie beeinflußt Appetit und Wohlbefinden wesentlich. Mehrfach am Tage müssen Lippen und Mundhöhle gesäubert werden. Beläge auf den Schleimhäuten sind abzulösen. Nach Entfernung der Zahnprothesen ist die Mundhöhle täglich genau zu inspizieren, um Austrocknen, Entzündungen oder Läsionen zu erkennen. Zur Vermeidung von Mundtrockenheit ist die Atemluft mit Hilfe eines Ultraschallverneblers anzufeuchten. Außerdem empfiehlt sich das Lutschen von Grapefruitstücken, von Zitronenkonfekt, Eisstückchen oder gefrorenem Tonicwasser. Künstlicher Speichel (Glandosane®) ist bei Patienten erforderlich, deren Speicheldrüsen nach einer Radiotherapie funktionslos geworden sind.

Symptombehandlung

Obstipation

Bei bettlägerigen Tumorkranken hat die Obstipation einen höheren Stellenwert als bei anderen Patienten. Sie muß deshalb energisch präventiv behandelt werden. Ihre Ursachen sind Inaktivität, ungenügende Nahrungs- und Flüssigkeitsaufnahme, Fehlen von Ballaststoffen, peristaltikhemmende Medikamente, Hyperkalzämie oder Einengungen im Dickdarmbereich.

Zu den Allgemeinmaßnahmen gehören die Steigerung der Flüssigkeitszufuhr und ein ungestörtes Milieu zur Defäkation.

Die meist erforderlichen Laxanzien werden bei geringer Dosierung abends appliziert, bei höherer morgens und abends. Laxanzien sind eine obligatorische Begleitmedikation der Opioidtherapie. Zu den stuhlerweichenden Laxanzien gehört flüssiges Paraffin (Agarol®). Ballaststoffe (Normacol®, Kaoprompt®) normalisieren den Stuhl durch Volumenerhöhung. Einen vorwiegend peristaltikanregenden Effekt besitzen Medikamente wie Dulcolax® und Laxoberal®. Die Lactulose (Lactofalk®) nimmt eine Mittelstellung in diesem Wirkungsspektrum ein. Sie ist geeignet zur Kombination mit den peristaltikauslösenden Laxanzien.

Schlaf

Die »Schlafhygiene« ist von großer Bedeutung. Ein erhaltener zirkadianer Schlaf-Wach-Rhythmus ist notwendig, damit der Kranke während des Tages genügend Kraft besitzt, sein Leben aktiv zu gestalten. Voraussetzung für einen erholsamen Nachtschlaf ist die Befreiung von psychischen Spannungen, Schmerzen, Atemstörungen und Husten. Dann kann die Wirkung von Tranquilizern zur Geltung kommen. Unter ihnen ist Lorazepam (Tavor®) besonders geeignet. Der Therapieeffekt läßt sich durch Neuroleptika verstärken. Zur Linderung von Angst eignet sich das Anxiolytikum Buspiron (Bespar®). Die volle Wirkung dieses Medikamentes wird jedoch erst nach einer Latenzperiode von etwa einer Woche erreicht.

Appetitlosigkeit

Therapeutisch werden Progesterone in hoher Dosierung (z. B. Farlutal® oder Clinovir®) eingesetzt. Eine weitere Möglichkeit sind Kortikoide. Beide Medikamentengruppen haben nicht nur einen appetitsteigernden und das Körpergewicht erhöhenden Effekt, sondern sie dämpfen auch Schmerzen.

Leidet der Patient unter Völlegefühl, so kann eine Entleerungsstörung des Magens vorliegen, die sich unter Umständen durch den Einsatz von Gastroprokinetika (z. B. Paspertin®, Motilium®, Propulsin®) bessern läßt.

Schluckbeschwerden und Schluckauf

Zugrunde liegen in erster Linie Erkrankungen der Mundhöhle, des Kehlkopfs und der Speiseröhre.

Für die Diätetik gelten folgende Richtlinien: Strikt zu vermeiden ist eine schwer zu kauende, trockene und in Partikel zerfallende Kost wie trockenes

Brot, Erdnüsse, festes Fleisch, rohe Früchte und faserreiches Gemüse. Das Schlucken von Flüssigkeiten bereitet bei Läsionen im Pharynxbereich Schwierigkeiten. Bei Ösophagusstenosen hingegen sind Flüssigkeiten oft die einzige Möglichkeit der Nahrungs- und Flüssigkeitszufuhr. Geeignet ist eine mäßig erwärmte, breiige oder passierte Kost ohne freie oder feste Bestandteile. Günstig sind Cremes, Speiseeis, Milch, Sauerrahm, dünnflüssige Breie aus Fleisch, Kartoffeln oder Teigwaren. Zur Erhöhung der Kalorienaufnahme eignen sich Zwischenmahlzeiten mit Formeldiäten.

Falls der Kalorienbedarf durch die orale Ernährung alleine nicht mehr gedeckt werden kann, ist die künstliche Ernährung zu erwägen. Hierfür steht entweder die Einleitung des Nahrungsbreies direkt in den Magen durch eine perkutane endoskopische Gastrostomie (PEG) zur Verfügung oder die parenterale Ernährung über ein Kathetersystem, das in die Vena subclavia implantiert wird.

Bei hochgradiger Schluckstörung gelingt es oft nicht mehr, Speichel und Bronchialsekret vollständig hinunterzuschlucken. Hier kann ein Versuch der Sekretionshemmung unternommen werden, beispielsweise mit trizyklischen Antidepressiva in Form eigens für den Patienten hergestellter Suppositorien (z. B. von Anafranil®) oder durch das Scopolamin®-Membranpflaster.

Schluckauf ist Ausdruck einer unaufhörlich kreisenden Nervenerregung. Sie kann durch Stimulationsmanöver im Gaumen unterbrochen werden. In Frage kommt das Trinken einer größeren Menge von Pfefferminztee. Ein weiterer Rat ist die einige Minuten andauernde Massage des weichen Gaumens mit Hilfe des Zeigefingers. Unter den Medikamenten eignet sich vor allem Haloperidol (Haldol®).

Atemnot

Dieses Symptom ist, ähnlich dem Schmerz, eine subjektive Empfindung. Ursachen können sein: Erregung, Lungenkrankheiten, Blutarmut und Ermüdung der Atemmuskulatur – das »Respiratory Fatigue Syndrome«.

Eine hilfreiche Allgemeinmaßnahme besteht in der nahezu sitzenden Lagerung des Patienten. Sie erleichtert die Brustkorbatmung. Günstig sind die Zufuhr frischer, angenehm kühler Raumluft, das Feuchthalten der Schleimhäute durch Einatmen von ultraschallvernebeltem Wasser oder von Kochsalzlösung.

Zu den medikamentösen und technischen Maßnahmen gehören Erweiterung der Bronchien, Atemstimulation, Beruhigung, außerdem die kontinuierliche Sauerstoffzufuhr. Unter häuslichen Bedingungen werden in der Regel Sauerstoffkonzentratoren (Oxygenatoren) eingesetzt. Um eine Störung durch das Kompressorgeräusch zu vermeiden, werden die Aggregate außerhalb des Krankenzimmers installiert und durch einen Verlängerungsschlauch mit der Nasensonde verbunden. Die Nasenschleimhaut ist durch Cremes vor Irritationen zu schützen. Das insufflierte Sauerstoff-Luftgemisch wird angefeuchtet, um das Austrocknen der Schleimhäute zu vermeiden. Die kontinuierliche Sauerstoffzufuhr verbessert nicht nur das Befinden des unter Sauerstoffmangel leidenden Patienten, sondern sie trägt auch dazu bei, Beschwerden durch die erschöpfte Atemmuskulatur zu lindern.

Husten

Husten entsteht durch Reizung bronchialer Rezeptoren. Zugrunde liegen können Schleimansammlungen, Entzündungen und Infektionen der Bronchien oder Lunge, Tumorzellinfiltration der Lunge und Ergüsse in den Pleurahöhlen. Bei schleimbedingter Irritation sind schleimlösende Mittel wie Ambroxol (Mucosolvan®) und die Inhalation von ultraschallvernebeltem Wasser oder Kochsalzlösung indiziert. Langwirkende Opioide wie Dihydrocodein (Remedacen®, DHC®) oder Levomethadon (Polamidon®) stillen schweren Hustenreiz am zuverlässigsten.

Patientenkontrollierte Analgesie (PCA)

Die von der WHO empfohlene 3stufige Leiter der oralen Analgesie (s. Kapitel Schmerztherapie, Seite 193–211) ermöglicht es 85 % der Tumorschmerzen befriedigend zu kontrollieren. Bei den restlichen 15 % der Kranken liegen entweder extreme oder rasch wechselnde Schmerzen vor, Schwierigkeiten Medikamente zu schlucken, sie zu resorbieren oder bei sich zu behalten. Probleme dieser Art kommen vor allem bei fortgeschrittener Metastasierung präterminal oder terminal Kranker vor. Für die Mehrzahl dieser Fälle bietet die »Patient Controlled Analgesia« (PCA) eine wertvolle Therapiemöglichkeit. Dank verbesserter Infusionspumpentechnologie kann die PCA jetzt auch im häuslichen Bereich sicher und erfolgreich eingesetzt werden.
Bei der PCA wird eine Morphinlösung mit Hilfe portabler computergesteuerter Mikropumpen und angeschlossenem Medikamentenreservoir parenteral infundiert. Die Applikation besteht aus 2 Komponenten: Einer konstanten Hintergrundinfusion, die auf den Pegel des Dauerschmerzes abgestimmt ist. Außerdem kann der Kranke selbst vorprogrammierte Morphinboli abrufen, wenn höhere Schmerzintensitäten auftreten. Im Vergleich zur oralen Anästhesie verkürzt die parenterale die Latenz zwischen der Dosiserhöhung und Schmerzlinderung signifikant. Auf diese Weise läßt sich die Analgesie unter Mitwirkung des Kranken ziemlich exakt auf sein individuelles Schmerzmuster maßschneidern. Durch rechtzeitig prophylaktisch applizierte Morphinboli vor erfahrungsgemäß schmerzauslösenden Situationen können Schmerzspitzen vermieden oder zumindest gedämpft werden. Damit wird die Bewegungsfreiheit des Kranken entscheidend erweitert.

Unser Home Care Team behandelte etwa 150 präterminal und terminal Tumorkranke, die unter Schmerzen litten, die auf die orale Therapie ungenügend ansprachen mit Hilfe der PCA. Diese Studie ergab folgende Resultate:

- Die PCA ist zu Hause durchführbar, wenn ein erfahrenes Pflegeteam mit 24-Stundenbereitschaftsdienst zur Verfügung steht.
- 95 % der konventionell nicht therapierbaren Schmerzen sprechen gut oder zumindest befriedigend auf die PCA an. Zusammen mit der oralen Analgesie ergibt sich eine kumulative Schmerzkontrollrate von 99 %.
- Die Akzeptanz der subkutan applizierten PCA ist gut aufgrund ihrer hohen Effizienz und geringen Nebenwirkungen, aufgrund ihrer Flexibilität, der kurzen Reaktionszeit, hohen therapeutischen Reserve und der Unabhängigkeit, die sie dem Patienten einräumt.
- Die PCA ist vor allem geeignet bewegungsinduzierte Schmerzen, »incidental pain«, wie sie vorwiegend bei ausgedehnter Skelettmetastasierung vorkommen, zu lindern. Der Kranke kann sich dadurch freier bewegen und das eigene Milieu intensiver erleben. Die PCA gibt ihm außerdem ein sicher wirksames Instrument in die Hand, unerwartet auftretende Durchbruchschmerzen, »breakthrough pain«, selbst zu beherrschen. Dies befreit ihn von Angst. Im Terminalstadium dämpft die kontinuierliche Wirkung der PCA psychische Spannung und Hyper-

ventilation ohne Gefahr der Hypoventilation.

Damit besitzt die PCA wesentliche Eigenschaften, um in häuslicher Umgebung die Lebensqualität bei schweren oder komplexen chronisch/akuten Schmerzen zu verbessern.

Sonstige Maßnahmen der Palliativmedizin

Unter der Vielfalt der Symptome sind **Depressionen** schwer erkennbar. Als relativ zuverlässige Zeichen gelten untröstliche Hoffnungslosigkeit, Verzweiflung, Schuldgefühle und der komplette Verlust des Selbstwertgefühls. In dieser Situation sind Therapieversuche mit Antidepressiva angezeigt.

Inkontinenz und Miktionsbeschwerden sind für Kranke lästig. Außerdem gefährden sie die Haut und erschweren die Pflege. Deshalb sollte früh ein Harnblasen-Verweilkatheter eingelegt werden.

Das **»Sterberasseln«** ist die in der Terminalphase charakteristische Atmung. Seine Ursache sind Schleimsammlungen in den großen Bronchien, die wegen erloschener Reflexe nicht mehr abgehustet werden. Auf das in Kliniken übliche regelmäßige Absaugen kann zu Hause verzichtet werden, denn der Schleim gefährdet weder den bewußtlosen Patienten noch dessen Atmung. Dagegen ist die intravenöse Flüssigkeitszufuhr zu vermeiden, da sie die Schleimbildung verstärkt. Empfohlen wird die Sekretionshemmung durch Scopolamin, beispielsweise in Form des Membranpflasters. Die Therapie des Sterberasselns dient in erster Linie den Begleitern, die sich durch die röchelnde Atmung beunruhigt fühlen.

Ödeme, Aszites, Pleura- und Perikardergüsse sind nur in geeigneten Fällen zu Hause therapierbar. Das Lymphödem der Extremitäten spricht häufig auf Aldosteron-Antagonisten kombiniert mit Schleifendiuretika an. Aszites läßt sich meist zu Hause drainieren. Dagegen ist die Behandlung rezidivierender Pleuraergüsse, bei denen aufgrund von Vorbehandlungen mit Kammerungen und Adhäsionen zu rechnen ist, zu Hause kaum mit derselben Sicherheit möglich wie in einer Klinik. Perikardergüsse werden ausschließlich klinisch behandelt. Manchmal genügt die Ambulanz. In anderen Situationen kann der Kranke nach 1-2 Tagen der Hospitalisation wieder nach Hause zurückkehren.

Ähnliche Bedingungen gelten auch für die folgenden Eingriffe: Ableitung supravesikaler Urinabflußstörungen; interne oder externe Gallendrainage; Eröffnung großer Bronchien durch Lasertherapie oder Stent-Implantation; endoskopische Therapie blutender oder passagebehindernder Tumoren des Ösophagus oder Dickdarms; Radiotherapie der Skelettschmerzen; Implantation eines Vena-subclavia-Katheters zur parenteralen Ernährung.

Organisation der palliativen Hausbetreuung

Zunehmend entstehen Hausbetreuungsdienste für hochsymptomatische und durch Komplikationen gefährdete Tumorkranke. Ihre unterschiedliche Struktur beruht auf dem Modellcharakter infolge der relativ kurzen Erfahrung und auf lokalen Gegebenheiten. Eine optimale Erfüllung der gestellten Aufgaben fordert folgende Voraussetzungen:

- **Assoziation an eine Klinik.** Dadurch wird die kompetente Beratung des Teams möglich, ebenso wie ein rasches Eingreifen im Notfall und die vereinfachte Rehospitalisation. Die enge Kooperation mit einer Klinik erhöht die Sicherheit und verbessert die Diagnostik, wodurch sich das therapeutische Spektrum erweitern läßt. Als Beispiel sei die differenzierte Substitution von Blutkomponenten am häuslichen Krankenbett genannt. Sie setzt die Beschaffung der Blutprodukte voraus, die Überprüfung deren Kompatibilität und die Beurteilung des Therapieeffektes.

- **Spezifische Zusatzausbildung der Pflegekräfte.** Für den mobilen Einsatz in der palliativen Home Care eignet sich von vornherein nur erfahrenes und intensivmedizinisch ausgebildetes Pflegepersonal, das motiviert sein muß, sich überdurchschnittlich und selbständig für die Probleme unheilbar Kranker einzusetzen. Entscheidungsvermögen, Sicherheit und Kompetenz der Arbeit werden erhöht durch eine Zusatzausbildung im Pflegebereich einer Tumorklinik, durch berufsbegleitende Kurse in Grundlagen der Tumorkrankheiten, für Schmerztherapie, parenterale Ernährung und Psychoonkologie. Besuche palliativmedizinischer Kongresse zusammen mit dem Studium internationaler Publikationen sichern die Anpassung der Tätigkeit an den aktuellen Stand der Entwicklung in diesem zur Zeit rasch expandierenden Wissensgebiet.
- **Infrastruktur.** Die selbständige häusliche Versorgung hochsymptomatischer, meist terminaler Tumorpatienten durch ein kleines Team setzt eine differenzierte Infrastruktur voraus. Wichtige Komponenten sind exakte Administration und Einsatzleitung, die sofortige Verfügbarkeit aller erforderlichen Pflegemittel, Medikamente, Geräte und ein 24-Stunden-Bereitschaftsdienst.

Die Minimalgröße des Teams von drei, besser vier Pflegekräften darf nicht unterschritten werden.

Palliative Hausbetreuung – ein Luxus?

Angesichts des engmaschigen Netzes gut eingerichteter Krankenhäuser stellt sich die Frage nach der Rechtfertigung einer zusätzlichen Einrichtung, die »lediglich« den Wunsch bestimmter Kranker erfüllt und deren Hospitalisation vermeidet. Betrachtet man diese Frage allein vom ökonomischen Aspekt aus, so ist die Antwort eindeutig: Die häusliche Palliativtherapie von schwerkranken und sterbenden Tumorpatienten kostet einschließlich Pflegebett und Geräten, Pflegematerial und Medikamenten, Hausarzt, Pflegegeld für Angehörige, ggf. Sozialstation, 40–50 % der Hospitalisation. Die Einsparung ist dem familiären Engagement zu verdanken.

Obwohl der Gewinn auf menschlicher Ebene in Zahlen nicht faßbar ist, läßt er sich doch durch verschiedene Beobachtungen belegen:

– In keinem Fall der von uns bisher etwa 600 Behandelten wurde die Rehospitalisation gewünscht.
– Ausnahmslos drücken Kranke und Angehörige in Interviews ihren großen Dank gegenüber der Home Care aus. Der Kreis der unmittelbar Betroffenen beurteilt diese Form der Behandlung einmütig als erleichternd, beruhigend, zuverlässig und sicher, in jeder Hinsicht zufriedenstellend und tröstlich.
– Es wird von »langen Gesprächen« über Themen berichtet, die »sonst nie zur Sprache kommen«.
– Umgekehrt leiden viele Hinterbliebene, deren Kranke vor der Zeit der Home Care in der Klinik behandelt werden mußten, unter dem Verlust unwiederbringlicher Werte, nicht immer dabei gewesen zu sein, sich dem Kranken nicht ganz haben widmen zu können.

Das klinische »Management« neigt dazu, selbst bei Krankheiten, deren Verlauf sich eindeutig als schicksalhaft und therapeutisch unbeeinflußbar herausstellt, das Problem auf die somatische Ebene zu reduzieren, alle erdenklichen Maßnahmen anzuwenden, die organisatorisch wohlvorbereitet zur Verfügung stehen. Dies birgt nicht nur die Gefahr einer belastenden Überdiagnostik und Übertherapie, sondern auch der ungerechtfertigten Einengung des Problems auf das scheinbar Machbare. Im Gegensatz hierzu konzentriert sich die Palliativtherapie auf reelle Hilfen. Läßt sie sich zu Hause durchführen, so entgeht der Kranke den genannten

Risiken und Begrenzungen der Klinik. Zusätzlich zur optimalen Symptomkontrolle ist dann die Chance gegeben, den letzten Lebensabschnitt ungehindert selbst zu gestalten.

> Die Thanatologie betont die harmonische, ganzheitliche Vereinigung aller Dimensionen des Menschseins als wesentliche Voraussetzung für ein »gutes Sterben« in unserer Zeit. Hierzu gehören neben dem »Selbst« mit dessen individuellen psychologischen Gegebenheiten, der Lebenserfahrung und Fakten der aktuellen Welt des Wissens und Könnens, auch die angelegten »Ursphären« wie die Suche nach Gemeinschaft, Spiritualität und Religion.

Tumorkranke befinden sich in einer Ausnahmesituation, wie sie sonst im Leben nicht vorkommt: Die Unausweichlichkeit des Schicksals steht fest. Sie wird von den Betroffenen klar erkannt. Die Lebenserwartung sinkt spürbar und sichtbar. Mit fortschreitender Krankheit zeichnet sich das Lebensende unübersehbar ab. Die geistigen und psychischen Fähigkeiten der Krisenbewältigung sind meist nicht nur vollständig erhalten, sondern aktiviert und verfeinert. Die Krankheit gewährt in der Regel genügend Zeit, um sich in Ruhe mit dem eigenen Sterben auseinanderzusetzen und sich sorgsam darauf vorzubereiten.

In dieser Ausnahmesituation werden Fähigkeiten geweckt, die schließlich in irgend einer Form zur Bewältigung der Krise führen. Sie wachsen durch die Interaktion mit den Angehörigen. Deshalb ist ihre kontinuierliche und ungestörte Präsenz von hoher Bedeutung.

Auffallend ist, daß die Palliativmedizin gerade von denjenigen Staaten am stärksten entwickelt wird, die den größten Beitrag zum naturwissenschaftlich-technologischen Fortschritt geleistet haben. Hier scheinen in gesunden Tagen starke Verwerfungen zwischen den erwähnten Ebenen des Seins aufzutreten, deren spannungsfreie Vereinigung am Lebensende nicht einfach zu bewältigen ist. So ist es möglich, daß das besondere Interesse an dem neuen Vorgehen der Palliativmedizin einen gesellschaftlichen Paradigmawandel signalisiert.

Ausschließlich die Befreiung von Beschwerden kann für einen Kranken mit erkennbar kurzer Lebenserwartung nicht das letzte Therapieziel darstellen. Sie schafft lediglich *eine* der Voraussetzungen, die gegeben sein müssen, um ein erfülltes Leben bis zuletzt führen zu können. Weitere Bedingungen sind zu Hause leichter erfüllbar als in einer Klinik. Hier findet der Kranke meist das am besten geeignete Umfeld, um das Höchstmaß an Lebensqualität zu verwirklichen. Hier können durch die ungestörte einfühlsame Verbindung mit den Nahestehenden Werte gedeihen, die den Tod überdauern. Home-Care-Einrichtungen, die dem Kranken das Gesamtspektrum der Palliativmedizin in der Wohnung zur Verfügung stellen, erweitern das Spektrum des zu Hause Machbaren entscheidend. Sie ermöglichen es neuerdings auch, hochsymptomatische Schwerkranke, die bisher immer hospitalisiert werden mußten, zu Hause zu behandeln. Der Gewinn liegt nicht allein in der Erhaltung unwiederbringlicher menschlicher Werte, sondern auch in einer bedeutenden Kosteneinsparung. Die Hilfe zur familiären Selbsthilfe durch die Home Care führt dazu, daß gegenüber der Klinik eine einzelne Pflegekraft etwa die 3- bis 4fache Zahl von Patienten zu versorgen in der Lage ist und daß die Behandlungskosten um 40–50 % sinken.

Diese Vorteile rechtfertigen uneingeschränkt alle Bemühungen um eine gezielte, wissenschaftlich fundierte Weiterentwicklung der palliativen Home Care und deren Verankerung im Gesundheitssystem.

Literatur

Doyle, D., Hanks, G. W. C., Macdonald, N. (eds.): Oxford Textbook of Palliative Medicine. Oxford University Press, Oxford 1993

Pichlmaier, H.: Palliative Krebsmedizin. Springer, Heidelberg 1991

Rechtsansprüche Schwerkranker und Sterbender

K. Kutzer

Artikel 1 Absatz 1 des Grundgesetzes lautet:

»Die Würde des Menschen ist unantastbar. Sie zu achten und zu schützen ist Verpflichtung aller staatlichen Gewalt.«

Die Würde des Menschen läßt sich nicht abstufen nach der sozialen Wertigkeit, der Nützlichkeit, dem Geisteszustand oder dem Alter des Betroffenen. Sie ist darum bei Todkranken und Sterbenden nicht weniger zu respektieren als bei Menschen auf dem Höhepunkt ihres Lebens und ihrer Schaffenskraft.

Der Umfang der staatlichen Schutzverpflichtung hängt von dem Umfang der Hilfsbedürftigkeit ab. Wer sich selbst schützen kann, bedarf weniger des Schutzes durch die Rechtsordnung als derjenige, der hierzu nicht oder nicht mehr in der Lage ist. Optimale Rechtsverwirklichung kann erwarten, wer im Vollbesitz seiner geistigen Kräfte ist und über ausreichende Mittel verfügt, um seine Vorstellung von einer menschenwürdigen Behandlung zu verwirklichen. Anders ist es mit den Schwachen. Sie können ihre Rechtsansprüche nur in verhältnismäßig wenigen Fällen kraft eigener Machtmittel durchsetzen, sondern sind darauf angewiesen, daß andere ihnen von sich aus beistehen.

In diesem Bereich gewinnt das Berufsethos des Hausarztes eine nicht hoch genug einzuschätzende Bedeutung. Zu den Schwachen im hier gemeinten Sinn gehören nicht nur die wirtschaftlich Armen, sondern alle, die in ihrer Fähigkeit, ihre Wünsche zu befriedigen oder durch andere befriedigen zu lassen, erheblich eingeschränkt sind. Dazu zählen die Schwerkranken, Behinderten und dem Tode Nahen. Eine persönlichkeitsadäquate Behandlung dieser Menschen, die auf die Hilfe anderer angewiesen sind, ist nicht nur ein sittliches Gebot der Humanität, sondern grundgesetzlicher Auftrag an jeden, in dessen Obhut und Verantwortung ein hilfsbedürftiger und zu betreuender Mensch gegeben ist.

Der eigentliche Sinn der sich auch in der Bundesrepublik immer weiter ausbreitenden Hospizbewegung ist, diesen Anspruch auf menschenwürdige Behandlung wieder in den Mittelpunkt ärztlicher, sozialer und auch rechtlicher Bemühungen um den sterbenden Menschen zu stellen (s. S. 233ff).

Dazu besteht besonderer Anlaß. Denn nicht ohne Grund ist vor allem in der älteren Generation das Vertrauen darin erschüttert, in einem herkömmlichen Krankenhaus ruhig, friedlich, möglichst schmerzfrei und unter liebevoller Fürsorge, auch durch die dem Patienten Nahestehenden, sterben zu können. Die angstmachende Medizintechnik, die Anonymität moderner Großkliniken und das auf eine fachspezifische Behandlung reduzierte Verhältnis des Patienten zu dem – häufig wechselnden – Krankenhauspersonal haben dazu geführt, daß sich immer mehr alte und kranke Menschen hilflos und ohnmächtig den Funktionszwängen des modernen Krankenhausbetriebs ausgeliefert sehen und dort gerade in ihrer schwersten Lebenskrise keine Geborgenheit mehr finden können. Sie wünschen, zu Hause – unter Betreuung durch ihren Hausarzt – sterben zu dürfen. Diesem Wunsch kann aus den verschiedensten Gründen vielfach nicht entsprochen werden. Doch gewinnt die hausärztliche Betreuung der Schwerkranken und Sterbenden zunehmend wieder an Bedeutung.

Auch jeder Allgemeinmediziner sollte sich daher mit den Rahmenbedingungen des Rechts befassen, die für den Umgang mit Todkranken und Sterbenden gelten. Nur wenn er sie beherrscht, wird er von seinen ärztlichen Möglichkeiten optimal zum Wohle des Patienten Gebrauch machen können, ohne sich durch rechtliche Fehlvorstellungen oder Unwissenheit eingeengt zu fühlen.

Selbstbestimmungsrecht des Patienten

Der Bundesgerichtshof hat den Hausarzt Dr. W. aus Krefeld von dem Vorwurf der Tötung durch Unterlassen und der unterlassenen Hilfeleistung gegenüber einer schwerkranken alten Frau freigesprochen und in sein Urteil vom 4. Juli 1984 (9) folgende Sätze geschrieben:

> »Maßnahmen zur Lebensverlängerung sind nicht schon deswegen unerläßlich, weil sie technisch möglich sind. Angesichts des bisherige Grenzen überschreitenden Fortschritts medizinischer Technologie bestimmt nicht die Effizienz der Apparatur, sondern die an der Achtung des Lebens und der Menschenwürde ausgerichtete Einzelfallentscheidung die Grenze ärztlicher Behandlungspflicht.«

Ein krasses Schlaglicht auf die desolate Situation mancher Krankenhausstationen, auf denen täglich Patienten sterben, hat das Strafverfahren gegen die Krankenschwester R. aus Wuppertal geworfen. Das Landgericht Wuppertal hat Frau R. u. a. wegen Totschlags in mehreren Fällen zu einer Freiheitsstrafe von insgesamt elf Jahren verurteilt. Sie war Fachschwester für Anästhesie und Intensivpflege auf der Intensivstation eines Krankenhauses. Die Getöteten waren Patienten dieses Krankenhauses. Sie hat Schwerstkranken heimlich tödliche Injektionen verabreicht, um ihnen, wie das Landgericht festgestellt hat, aus Mitleid weiteres, von ihr als sinnlos angesehenes Leiden und einen Todeskampf zu ersparen. Weder die Patienten noch deren Angehörige hatten darum gebeten oder davon gewußt.

Die Staatsanwaltschaft wertete das Verhalten der Krankenschwester als Mord und wollte eine höhere Bestrafung erreichen. Der Bundesgerichtshof hat ihre Revision verworfen. In seinem Urteil vom 8. Mai 1991 (10) heißt es u. a.:

> »Kann der todkranke Patient nicht mehr selbst entscheiden und wird für ihn auch kein Pfleger (jetzt: Betreuer) bestellt, so ist sein mutmaßlicher Wille und nicht das Ermessen der behandelnden Ärzte rechtlicher Maßstab dafür, welche lebensverlängernden Eingriffe zulässig sind und wie lange sie fortgesetzt werden dürfen. Die Ausschöpfung intensiv-medizinischer Technologie ist, wenn sie dem wirklichen oder anzunehmenden Patientenwillen widerspricht, rechtswidrig.«

Ausdrücklich erklärt der Bundesgerichtshof die Nichteinleitung oder den Abbruch lebensverlängernder Maßnahmen für rechtlich zulässig, um dem Sterben – falls erforderlich unter wirksamer Schmerzmedikation – seinen natürlichen, der Würde des Menschen gemäßen Verlauf zu lassen. Damit hat das höchste deutsche Strafgericht erneut allen Auffassungen eine Absage erteilt, die die rechtliche Verbindlichkeit der Entscheidung eines Todkranken, lebenserhaltende Maßnahmen zu beenden, relativieren wollen. Die Freiheit des Kranken, über das Ob und das Wie seiner ärztlichen Behandlung selbst zu entscheiden, gilt grundsätzlich auch dann, wenn es um Leben oder Tod geht. Kein Arzt kann sich nunmehr auf angebliche Erfordernisse des Rechts berufen, wenn er maximale Lebensverlängerung nach eigenem Gutdünken betreibt. Im Gegenteil, er wird sich dann mit dem Vorwurf einer rechtswidrigen Körperverletzung konfrontiert sehen. Und dies mit Recht. Denn die Wehrlosigkeit des Patienten in der Endphase seines Lebens ist kein Grund, sein verfassungsrechtlich verbürgtes Selbstbestimmungsrecht (Artikel 1 und 2 des Grundgesetzes) durch ärztlichen Paternalismus zu ersetzen. Wieviel Unklarheit über die Tragweite des Selbstbestimmungsrechts des Patienten und seines vorrangigen Wunsches nach Leidensminderung früher bei Ärzten bestand und vielfach auch heute noch anzutreffen ist, verdeutlicht die Resolution zur Behandlung Todkranker und Sterbender, die eine vom Präsidium der *Deutschen Gesellschaft für Chirurgie* eingesetzte Arbeitsgruppe am 10. April 1979 *(2)* bekanntgemacht hat. Dort heißt es: »Der erklärte oder aus der Gesamtheit der Umstände zu entnehmende Wille des Kranken auf Erhaltung des Lebens mit allen verfügbaren Mitteln ist im Rahmen des ärztlich Möglichen maßgebend. Bei einsichts- und willensfähigen Kranken soll der erklärte Wille, sich nicht mehr oder nur noch eingeschränkt behandeln zu lassen, respektiert werden.« Diese Entschließung der Chirurgen verkennt, daß der auf Behandlungsabbruch gerichtete Wille des urteilsfähigen Sterbenden für den Arzt nicht weniger verbindlich ist wie der auf Ausschöpfung aller Lebensverlängerungsmöglichkeiten gerichtete Wille.

Daß diese 1979 von der *Gesellschaft für Chirurgie* vertretene Auffassung auch heute noch nicht als überwunden gelten kann, zeigt ein im Dezember 1991 im Deutschen Ärzteblatt veröffentlichter Aufsatz mehrerer Professoren *(1)*. Die Autoren schreiben in rechtlich bedenklicher, mindestens aber mißverständlicher Weise zu den Grenzen der Intensivtherapie: »Therapieverzicht und Therapiereduktion sind als Entscheidungen zu definieren, die für einen früheren Zeitpunkt des Todes eines Patienten ursächlich sein können. Deshalb empfinden es manche Ärzte und Schwestern grundsätzlich als ethisch nicht vertretbar, einem Patienten eine technisch mögliche maximale Therapie vorzuenthalten. Diese Haltung muß respektiert werden.« Die Autoren irren, falls ihre Auffassung dahin zu interpretie-

ren sein sollte, daß der Arzt aus Gründen der Standesethik das Recht habe, sich in den genannten Fällen über den Willen des einwilligungsfähigen Patienten oder dessen mutmaßlichen Willen oder den Willen seines – ggf. mit Zustimmung des Vormundschaftsgerichts – handelnden Betreuers hinwegzusetzen.

> Der Kranke ist kein Objekt ärztlicher Fremdbestimmung. Der Arzt soll ihn und dessen Vertrauenspersonen beraten, ihnen aber nicht sein eigenes Konzept für die Bewältigung einer Existenzkrise durch angemaßte Entscheidungsmacht aufzwingen. Die Beachtung des Willens des Patienten ist auch in der Endphase seines Lebens nicht in das wohlwollende Belieben der Ärzteschaft gestellt.

Ärztliche Aufklärungspflicht

Das Selbstbestimmungsrecht des Patienten kann aber nur bei einer den Umständen des Falles angemessenen Aufklärung wirksam ausgeübt werden. Der Patient muß wissen, worin er einwilligt und welche Gefahren mit den in Betracht kommenden Maßnahmen oder mit ihrer Unterlassung verbunden sein können.

> Die »Empfehlungen zur Patientenaufklärung«, die der Vorstand der Bundesärztekammer im März 1990 als Grundlage beschlossen hat, werden auch dem Hausarzt eine praktische Hilfe sein. Sie sollten vollständig nachgelesen werden *(6)*.

Im folgenden können nur einige Aspekte der ärztlichen Aufklärungspflicht erwähnt werden. Aufzuklären ist über Anlaß, Dringlichkeit, Umfang, Schwere typischer Risiken, Art, Folgen und mögliche Nebenwirkungen des geplanten Eingriffs, seine Heilungs- und Besserungschancen, Folgen einer Nichtbehandlung und über Behandlungsalternativen (Diagnose-, Verlaufs- und Risikoaufklärung).

Aus therapeutischen Gründen kann die Aufklärung über die Diagnose eingeschränkt oder gar kontraindiziert sein. Wenn die Einwilligung des Patienten in eine mit Gefahren verbundene Untersuchungs- oder Behandlungsmaßnahme nur dadurch zu erreichen ist, daß ihn der Arzt auf die Art und Bedeutung seiner Krankheit hinweist, so darf der Arzt davor auch bei schweren Erkrankungen grundsätzlich nicht zurückschrecken. Er muß dabei jedoch die Gebote der Menschlichkeit beachten und das körperliche und seelische Befinden seines Patienten bei der Erteilung seiner Auskünfte berücksichtigen. Ein Patient kann auf die ärztliche Aufklärung ganz oder teilweise verzichten. Ein wirksamer Verzicht setzt voraus, daß er wenigstens in groben Zügen weiß, worum es geht und was mit ihm geschehen soll. Jedenfalls bei gefährlichen und lebensbedrohenden Krankheitszuständen darf eine umfassende Aufklärung auch ohne Verzicht des Patienten unterbleiben, wenn sie zu einer das ärztliche Bemühen erheblich beeinträchtigenden, unverhältnismäßig schweren seelischen Belastung führen würde.

Unärztlich ist es, ohne Rücksicht auf den Zustand des Patienten schonungslos und lückenlos aufzuklären, nur um mögliche Haftungsfolgen aus der manchmal überzogenen zivilrechtlichen Rechtsprechung zur ärztlichen Aufklärungspflicht von vornherein auszuschließen (»Defensivmedizin«).

Aufklärungsadressat ist der einwilligungsfähige Patient, bei Einwilligungsunfähigen deren gesetzlicher Vertreter, z. B. der vom Vormundschaftsgericht bestellte Betreuer (s. u.). Die gebotene Aufklärung kann nicht durch Aufklärung der nächsten Angehörigen ersetzt werden. Für deren ergänzende Aufklärung sind die Regeln über die ärztliche Schweigepflicht zu beachten (s. u.). Sind Jugendliche unter 18 Jahren hinreichend reif, die Bedeutung und Tragweite des ärztlichen Eingriffs oder seiner Unterlassung zu erfassen, besteht die Aufklärungspflicht ihnen gegenüber.

Für die Einwilligungsfähigkeit des Jugendlichen ist nicht die Volljährigkeitsgrenze entscheidend, sondern allein die sog. natürliche Einsichts- und Entscheidungsfähigkeit, die vom Arzt von Fall zu Fall zu beurteilen ist. Sie ist in der Regel mit etwa 16 Jahren gegeben. Jugendliche sind daher selbst zur Erteilung der Einwilligung berechtigt, wenn sie in der Lage sind, Bedeutung und Tragweite der ärztlichen Behandlung bzw. die Folgen eines Unterlassens der Behandlung zu verstehen. Dem Recht der Eltern, die Sorge für ihr Kind dahingehend auszuüben, daß sie einer Behandlung zustimmen oder sie ablehnen, sind also durch die Einwilligungsfähigkeit des minderjähigen Patienten Grenzen gezogen (*16*).

Mutmaßlicher Wille des entscheidungsunfähigen Patienten und Patiententestament

Kann der Patient infolge seiner Krankheit mangels Einsichts- oder Äußerungsfähigkeit nicht mehr selbst über Art und Umfang der Behandlung entscheiden und ist für ihn auch kein gesetzlicher Vertreter vorhanden oder rechtzeitig bestellbar, so kommt es entsprechend den Regeln über die Geschäftsführung ohne Auftrag auf den mutmaßlichen Willen des Patienten, d. h. darauf an, was er bei verständiger Würdigung seiner Lage wollen würde, wenn er noch frei entscheiden könnte. Jedenfalls ist es entgegen einer weit verbreiteten Übung nicht gerechtfertigt, daß der Arzt von vornherein den Ehegatten oder den nächsten Angehörigen als vom Patienten ermächtigt ansieht. Der Arzt muß sich bei der Ermittlung des mutmaßlichen Willens vielmehr der Hilfe derjenigen Personen bedienen, die ihm als dem Patienten tatsächlich nahestehend erscheinen und die deshalb die beste Gewähr für die Ermittlung seines mutmaßlichen (hypothetischen) Willens bieten.

Anhaltspunkte für den mutmaßlichen Willen können auch sog. »**Patiententestamente**« sein. Sie sind an keine bestimmte Form gebunden, sofern aus ihnen nur der vor Eintritt der Entscheidungsunfähigkeit erklärte Patientenwille zu einer bestimmten Behandlung oder Nichtbehandlung erkennbar ist. Sie binden den Arzt nicht in jedem Fall. Er muß prüfen, ob sie dem mutmaßlichen Willen in der aktuellen Entscheidungssituation noch entsprechen. Es ist eine Erfahrungstatsache, daß der Mensch als Gesunder oft anders zu urteilen pflegt als unter gegenwärtiger Lebensbedrohung. Patiententestamente haben daher eine um so größere Indizwirkung für den aktuell nicht mehr zu ermittelnden Willen des Patienten, je kürzer der zeitliche Abstand zu ihrer Errichtung oder Erneuerung ist und je sachkundiger und bereichsspezifischer sie abgefaßt sind.

Der Bundesgerichtshof hat in dem Urteil vom 13. September 1994 (*4*) erstmals auch den Abbruch einer lebenserhaltenden Maßnahme für zulässig erklärt, wenn der Sterbevorgang noch nicht eingesetzt hat und deshalb Sterbehilfe im eigentlichen Sinn noch nicht vorliegt. Es handelte sich um den Abbruch der künstlichen Ernährung mittels einer Magensonde bei einer 70jährigen, irreversibel schwerst cerebralgeschädigten, nicht mehr ansprechbaren Patientin. Da der Sohn als der für die entscheidungsunfähige Kranke bestellte Betreuer mit der Einstellung der Sondenernährung und statt dessen der Verabreichung von Tee einverstanden war, hätte der Arzt diesem zum sicheren Tode der Patientin führenden Ansinnen nur mit Zustimmung des Vormundschaftsgerichts nach § 1904 des Bürgerlichen Gesetzbuchs nachkommen dürfen. Die der Entscheidung des Bundesgerichtshofes vorangestellten amtlichen Leitsätze haben folgenden Wortlaut:

»Bei einem unheilbar Erkrankten, nicht mehr entscheidungsfähigen Patienten kann der Abbruch einer ärztlichen Behandlung oder Maßnahme ausnahmsweise auch dann zulässig sein, wenn die Voraussetzungen der von der Bundesärztekammer verabschiedeten Richtlinien für die Sterbehilfe nicht vorliegen, weil der Sterbevorgang noch nicht eingesetzt hat. Entscheidend ist der mutmaßliche Wille des Kranken.

An die Voraussetzungen für die Annahme eines mutmaßlichen Einverständnisses sind strenge Anforderungen zu stellen. Hierbei kommt es vor allem auf frühere mündliche oder schriftliche Äußerungen des Patienten, seine religiöse Überzeugung, seine sonstigen persönlichen Wertvorstellungen, seine altersbedingte Lebenserwartung oder das Erleiden von Schmerzen an. Lassen sich auch bei der gebotenen sorgfältigen Prüfung konkrete Umstände für die Feststellung des individuellen mutmaßlichen Willens des Kranken nicht finden, so kann und muß auf Kriterien zurückgegriffen werden, die allgemeinen Wertvorstellungen entsprechen. Dabei ist jedoch Zurückhaltung geboten; im Zweifel hat der Schutz menschlichen Lebens Vorrang vor persönlichen Überlegungen des Arztes, eines Angehörigen oder einer anderen beteiligten Person.«

Neues Betreuungsrecht

Seitdem das neue Betreuungsgesetz (*3*) am 1. Januar 1992 in Kraft getreten ist, gibt es außer dem Abfassen eines sogenannten Patiententestaments mit im voraus getroffenen Anordnungen für bestimmte ärztliche Maßnahmen oder deren Ablehnung noch einen anderen Weg, die Beachtung des Patientenwillens für den Fall der Entscheidungsunfähigkeit rechtlich abzusichern. Stellt der Arzt fest, daß ein Patient nicht mehr einwilligungsfähig ist, so kann er beim Vormundschaftsgericht (Amtsgericht) die Bestellung eines Betreuers durch einstweilige Anordnung veranlassen. Diesen Weg wird der Arzt vornehmlich dann wählen, wenn er über die rechtliche Zulässigkeit einer von ihm ärztlich für angebracht gehaltenen Behandlung oder deren Abbruch Zweifel hat oder er sich aus anderen Gründen rechtlich absichern will oder muß.

Hat der Patient früher mündlich oder schriftlich für einen solchen Krisenfall eine bestimmte Vertrauensperson benannt, so ist das Vormundschaftsgericht bei der Auswahl des Betreuers in der Regel an den Vorschlag des Patienten gebunden. Wird ein Betreuer vom Vormundschaftsgericht mit einem Aufgabenkreis bestellt, der die Durchführung der ärztlichen Behandlung einschließt, so entscheidet er anstelle des Patienten. Das Vormundschaftsgericht kann ihn bei Gefahr im Verzug auch vorläufig bestellen. Notfalls kann es selbst an dessen Stelle entscheiden.

Aber auch wenn für den entscheidungsunfähigen Patienten ein Betreuer bestellt worden ist, entscheidet dieser nicht immer allein über Art und Dauer der ärztlichen Maßnahmen. Mit dem Betreuungsgesetz ist gleichzeitig ein neuer § 1904 des Bürgerlichen Gesetzbuchs in Kraft getreten. Über dessen Anwendungsbereich besteht in der vormundschaftsgerichtlichen und ärztlichen Praxis noch keine gesicherte Meinung. Er lautet:

> »Die Einwilligung des Betreuers in eine Untersuchung des Gesundheitszustandes, eine Heilbehandlung oder einen ärztlichen Eingriff bedarf der Genehmigung des Vormundschaftsgerichts, wenn die begründete Gefahr besteht, daß der Betroffene aufgrund der Maßnahme stirbt oder einen schweren und länger dauernden gesundheitlichen Schaden erleidet. Ohne die Genehmigung darf die Maßnahme nur durchgeführt werden, wenn mit dem Aufschub Gefahr verbunden ist.«

Ein Betreuer bedarf also der Genehmigung des Vormundschaftsgerichts, wenn er mit den Arzt bindender Wirkung anordnen will, daß eine an sich ärztlich indizierte lebensverlängernde Maßnahme unterbleiben oder abgebrochen werden soll, weil die Hinausschiebung des Todes dem mutmaßlichen Willen des Patienten widersprechen würde. Dies gilt, wenn der eigentliche Sterbeprozeß noch nicht eingesetzt hat (s. o.). Hat der Sterbeprozeß dagegen bereits eingesetzt, so können Betreuer und Arzt die Einstellung von lebensverlängernden Maßnahmen im Rahmen der sog. passiven Sterbehilfe auch ohne vormundschaftsgerichtliche Genehmigung veranlassen, sofern dies dem erklärten oder mutmaßlichen Patientenwillen entspricht (8).

Der Wille des Patienten oder der für ihn geäußerte Wille seines Betreuers befreit den Arzt nicht von bestimmten rechtlichen Grenzen, beispielsweise der Beachtung der Betäubungsmittel-Verschreibungs-Verordnung und des Verbots der aktiven Sterbehilfe, also der Tötung auf Verlangen. Im Grundsatz gilt: Der Arzt darf nicht mehr tun, als der Patient oder sein Betreuer gestattet; er darf aber nicht alles tun, was dieser von ihm verlangt.

Passive Sterbehilfe

Die verbindliche Geltungskraft des Patientenwillens soll durch einige Auszüge aus dem rechtskräftig gewordenen Urteil des Landgerichts Ravensburg vom 3. Dezember 1986 belegt werden (13). Die Staatsanwaltschaft hatte den Ehemann der Verstorbenen angeklagt und ihm vorgeworfen, sich wegen Tötung auf Verlangen schuldig gemacht zu haben. Der Angeklagte hatte bei seiner im Krankenhaus liegenden Frau, die an einer unheilbaren, im Endstadium begriffenen Krankheit litt, auf deren Wunsch hin, sterben zu wollen, das Beatmungsgerät abgeschaltet, als das Personal abwesend war. Dies hatte zur Folge, daß seine Ehefrau eine Stunde danach verstarb. Bei Weiterbeatmung hätte sie noch ein paar Tage, mindestens jedoch noch 24 Stunden am Leben erhalten werden können. Das Landgericht hat den

Ehemann aus Rechtsgründen freigesprochen. In der Urteilsbegründung heißt es unter anderem:

> »Die Tötung fremden Menschenlebens ist nach unserer Rechtsordnung grundsätzlich verboten (Ausnahme z. B. bei Notwehr). Es handelt sich hierbei um ein Tabu, das aus Achtung vor dem menschlichen Leben schlechthin sowie aus ethischen und auch religiösen Gründen unangetastet bleiben muß. Zu Recht kann daher auch eine Einwilligung des Getöteten in seine Tötung oder gar sein Todesverlangen die Tötung nicht rechtfertigen. Dieses strikte Tötungsverbot hat in gleicher Weise auch bei dem schon dem Tode geweihten Menschen zu gelten... Sinn des Tötungsverbots ist es, das Leben zu erhalten. Die Verwirklichung dieses Ziels gebietet aber nicht, den sich im Todeskampf befindenden Menschen gewaltsam und gegen seinen Willen am Sterben zu hindern. Gerade dies wäre mit dem Gebot der Achtung fremden Lebens, das stets mit dem Tode endet, nicht vereinbar... Beim sterbenden Menschen, der nicht mehr gerettet werden kann, ist der Tod nichts Unnatürliches, das gleichsam wie eine Krankheit mit allen Mitteln bekämpft werden muß... Frau F. konnte daher mit bindender Wirkung verlangen, daß sie nicht künstlich beatmet werde. Dies mußten nicht nur die behandelnden Ärzte im Kreiskrankenhaus respektieren, sondern jedermann, der die tatsächliche Möglichkeit hatte, das Beatmungsgerät einzusetzen. Hatte Frau F. aber die rechtliche Macht, zu verlangen, daß sie künstlich beatmet werde, so hatte sie naturgemäß auch das Recht zu verlangen, daß eine künstliche Beatmung abgestellt werde, wozu hierzu ein Handeln erforderlich ist. Dies gilt umso mehr, als die künstliche Beatmung gegen ihren ausdrücklichen Willen eingeleitet worden war.« Das Landgericht fährt sodann fort: »Im vorliegenden Fall griff ein Nichtarzt in eine ärztliche Behandlung ein. Dieses Abschalten eines Beatmungsgeräts in einem Krankenhaus durch einen Dritten unter Ausnützen der Abwesenheit des Pflegepersonals und der im Krankenhaus beschäftigten Ärzte mag aus Gründen der Ordnung und Sicherheit des Krankenhausbetriebs untragbar gewesen sein. Im Hinblick auf die Strafbarkeit nach § 216 StGB (wegen Tötens auf Verlangen) vermag dieser Umstand allein aber keine andere als die oben gegebene Beurteilung zu rechtfertigen.

Diese Art der Sterbehilfe nennt man **passive Sterbehilfe**. Sie wird geleistet, wenn bei einem Todkranken, dessen Grundleiden mit aussichtsloser Prognose einen irreversiblen Verlauf genommen hat, die der Lebensverlängerung dienende medizinische Behandlung eingestellt wird. Passive Sterbehilfe kann darin bestehen, daß unter Aufrechterhaltung der sogenannten Basispflege, also der somatischen und psychischen Grundversorgung, auf die Überführung in eine Intensivstation verzichtet, eine bereits begonnene Therapie abgebrochen oder eine zusätzlich auftretende Krankheit nicht behandelt wird.

> Passive Sterbehilfe ist stets zulässig und geboten, wenn der hinreichend aufgeklärte Patient sie wünscht.

So muß bei einem terminalen Krebskranken eine Lungenentzündung nicht mehr unbedingt durch Antibiotika behandelt werden. Jeder medizinische Eingriff, der das Sterben nicht erleichtert, sondern zusätzlichen psychosomatischen Streß verursacht, hat von Rechts wegen zu unterbleiben. Labortests sind in diesem Stadium oft sinnlos. Ähnliches kann für die Behandlung mit palliativer Strahlentherapie oder mit Zytostatika gelten.

All dies ist überflüssig, wenn es das Sterben nicht erleichtert. Eher ist es Ausdruck der Hilflosigkeit der behandelnden Ärzte, die durch eine solche medizintechnische Geschäftigkeit sich und den Patienten darüber hinwegtäuschen wollen, daß der Tod unabwendbar bevorsteht. Solche Betriebsamkeit fällt leichter, als sich der Wahrheit am Krankenbett zu stellen und dem Patienten mit liebevoller Zuwendung in seiner schwersten Lebenskrise zur Seite zu stehen.

Aktive Sterbehilfe

Die rechtlich zulässige passive Sterbehilfe ist zu unterscheiden von der rechtlich unzulässigen aktiven Sterbehilfe, nämlich der bereits im Urteil des Landgerichts Ravensburg erwähnten Tötung auf Verlangen. Aktive Sterbehilfe ist nicht wie die passive Sterbehilfe Behandlungsabbruch, sondern die gezielte Tötung eines Menschen, beispielsweise durch die Verabreichung einer den Tod herbeiführenden Injektion oder Infusion.

> Das Recht verbietet es dem Arzt also, das Leben eines Todgeweihten durch aktives Eingreifen, etwa durch eine

Überdosis Morphium, gezielt zu verkürzen, und zwar auch dann, wenn er dem Patienten dadurch schweres Leiden ersparen will und der Patient darum bittet.

Deshalb haben die Krankenpfleger oder Krankenschwestern, die in Wien, Wuppertal und Gütersloh alte Menschen durch gezieltes Eingreifen getötet haben, rechtswidrig gehandelt, und zwar unabhängig davon, ob der Tod für die Kranken eine Erlösung war oder nicht, und unabhängig davon, ob diese ihn gewollt haben oder nicht.

Eine Rechtsordnung, die absichtliches Töten eines anderen als Mittel der Leidhilfe toleriert, mindert den Lebensschutz zum Schaden aller und öffnet Schleusen zur Vernichtung angeblich sinnlosen oder unnützen Lebens. Die heutigen Möglichkeiten der Palliativmedizin (s. S. 51ff) machen es noch weniger als früher erforderlich, dem Sterben durch die Tötung zuvorzukommen.

Beihilfe zum Selbstmord

Von der aktiven Sterbehilfe wiederum zu unterscheiden ist die Beihilfe zum Selbstmord. Nach unserem Recht sind der Selbsttötungsversuch sowie Anstiftung und Beihilfe zur Selbsttötung als solche straflos. Darauf beruht es, daß das Oberlandesgericht München *Professor Hackethal* von der Strafverfolgung freigestellt hat, obwohl er der schwer krebskranken Frau *E.* den Zyankali-Becher besorgt hat. Das Oberlandesgericht München hat in seinem Beschluß vom 31. Juli 1987 (*14*) die Abgrenzung der straflosen Beihilfe zur Selbsttötung von der strafbaren Tötung auf Verlangen danach vorgenommen, ob der Sterbehelfer oder der Kranke das zum Tode führende Geschehen tatsächlich beherrscht hat. Im Einzelfall sei dafür entscheidend die Art und Weise, wie der Kranke über sein Schicksal verfügt habe. Habe sich der Kranke in die Hand des Sterbehelfers begeben, weil er duldend von ihm den Tod entgegennehmen wollte, dann hatte der Sterbehelfer die Tatherrschaft über das Leben des Kranken; es liege daher strafbare Tötung auf Verlangen vor. Behielte dagegen der Kranke bis zuletzt die freie Entscheidung über sein Schicksal, dann tötete er sich selbst, wenn auch mit fremder Hilfe, so daß nur straflose Beihilfe zum Selbstmord vorliege. So habe sich *Professor Hackethal* verhalten.

Dieser Beschluß des Oberlandesgerichts München, der ihn von der Strafverfolgung freigestellt hat, ist nicht unbestritten geblieben. Gegen die Richtigkeit und Weisheit dieser Entscheidung lassen sich Einwände erheben, weil sie die den behandelnden Arzt treffende Garantenpflicht für das Leben des Patienten vernachlässigt und nicht berücksichtigt, daß *Professor Hackethal* zu wenig unternommen hat, um seiner Patientin in einer verzweifelten Lage psychischen Beistand zu leisten und ihr eine wirksame Schmerzlinderung nach modernen wissenschaftlichen Erkenntnissen zukommen zu lassen (*12*).

Hilfspflicht bei Suizid

In Fällen der Beihilfe des Arztes oder des Pflegepersonals zum Selbstmord des Patienten ist also zusätzlich zu prüfen, ob nicht die strafrechtliche Garantenpflicht des Arztes oder des Krankenhauses für das Leben des Patienten ein Einschreiten gebietet mit der Folge, daß Untätigkeit zur Strafbarkeit wegen eines Tötungsdelikts führen kann. Auch kommt in diesen Fällen eine Strafbarkeit wegen unterlassener Hilfeleistung in Betracht. Die Rechtslehre macht eine strafrechtlich gesicherte Hilfspflicht vielfach davon abhängig, ob es sich um einen sogenannten freiverantwortlichen oder einen nicht freiverantwortlichen Suizid handelt. Nur bei einem nicht freiverantwortlichen Suizid soll danach eine allgemeine Hilfspflicht bestehen.

Diese Unterscheidung hat die Rechtsprechung des Bundesgerichtshofs bisher nicht übernommen, auch deswegen nicht, weil derjenige, der einen Suizidenten antrifft, innerhalb der kurzen Zeitspanne, die für die lebensrettende Entscheidung am Unglücksort zur Verfügung steht, in der Regel nicht unterscheiden kann, ob es sich um einen nicht freiverantwortlichen oder einen freiverantwortlichen Selbstmord handelt. Der Bundesgerichtshof hat in der erwähnten Entscheidung vom 4. Juli 1984 (9) ausgeführt: »Gerade derjenige, der die suizidale Situation so einrichtet, daß zwischen Selbstmordhandlung und Todeseintritt eine längere Latenzperiode liegt, in der das Hinzukommen Dritter ermöglicht wird, handelt oft nicht aus einem unerschütterlichen Todeswunsch, sondern in der unterschwelligen Hoffnung, daß sein verzweifelter Schrei nach menschlichem Beistand gehört wird.« In solchen Fällen sprechen wir auch von einem Appell-Selbstmord im Gegensatz zum Bilanzselbstmord, in dem der Suizident nach reiflicher Überlegung bewußt Bilanz aus seinem Leben zieht.

Die Ausführungen des Bundesgerichtshofs zur strafbewehrten Hilfspflicht in Selbstmordfällen sollen durch eine weitere Überlegung ergänzt werden. Der Wegfall der Verpflichtung, Selbstmorde in den Grenzen der Zumutbarkeit zu verhindern, hätte gerade für viele alte Menschen fatale Auswirkungen. Wenn sie unter schwierigen Bedingungen zu Hause oder in Heimen gepflegt werden, könnten sie sich bei Wegfall einer strafrechtlichen Verhinderungspflicht einem Erwartungsdruck ihrer Umwelt ausgesetzt sehen, der, sei es mittelbar oder unmittelbar, ausgesprochen oder unausgesprochen, von dem Pflegepersonal, dem Heimträger oder den die Pflege zu Hause leistenden oder sie bezahlenden Verwandten ausgehen kann. Den pflegebedürftigen Kranken könnte die Auffassung vermittelt werden, daß ihr weiteres Leben sinnlos geworden sei und nur noch unverhältnismäßigen Aufwand verursache, den sie durch einen »Erlösungstod« in Form eines Suizids vermeiden könnten.

Gerade alte und pflegebedürftige Menschen sind höchst sensibel. Sie leiden darunter, daß sie der Umwelt, insbesondere den Menschen, die ihnen nahestehen, Mühe und Geld kosten. Wir wollten nicht zulassen, daß man sie in den Suizid abdrängen kann, eine Folge, die als Langzeitwirkung einer Aufhebung der allgemeinen Hilfspflicht bei Suiziden alter kranker Menschen jedenfalls nicht ausgeschlossen werden könnte. In diesen humanen Überlegungen liegt der tiefere Sinn der Rechtsprechung, daß auch der Freitod alter kranker Menschen grundsätzlich zur Hilfe verpflichtet.

Die Zumutbarkeit der Hilfeleistung kann allerdings bei ganz besonderen Ausnahmesituationen auch für Ärzte entfallen, beispielsweise wenn es sich um einen freiverantwortlichen sog. Bilanzselbstmord eines schwer leidenden, dem Tode geweihten unheilbar Kranken handelt, der den Lebenswillen endgültig verloren hat. Meistens aber sind Selbsttötungen in einem Krankenhaus oder einem Altenheim ein Anzeichen dafür, daß Mängel in der Betreuung vorhanden sind.

> Auch Schwerstkranken kann, wie die tägliche Erfahrung lehrt, durch Zuwendung und wirkungsvolle Schmerzbekämpfung wieder Mut gemacht werden, ihr Schicksal anzunehmen.

Die Hilfspflicht bei Selbstmord ist zu unterscheiden von der oben erörterten, rechtlich zulässigen passiven Sterbehilfe, auch wenn es in Grenzfällen zu Überschneidungen kommen kann. Bei der passiven Sterbehilfe will der Kranke keine lebensverlängernden Maßnahmen mehr; er will dem Sterben seinen natürlichen Lauf lassen. Dieser Wunsch ist grundsätzlich zu respektieren. Beim Selbstmord dagegen greift der Kranke aktiv in den Krankheitsverlauf ein, indem er sich durch gezielte Maßnahmen tötet. Dies ist rechtlich und ethisch etwas anderes als der Wunsch, dem Verlauf einer tödlichen Krankheit nicht durch medizinische Maßnahmen »in den Arm zu fallen«.

Anspruch auf Schmerztherapie

Zur Selbstmordprophylaxe alter kranker Menschen ist es von herausragender Bedeutung, eine Vereinsamung zu verhindern und Schmerzen wirksam zu bekämpfen.

Schmerztherapie als eigenständiger Zweck ärztlichen Handelns wird in Deutschland noch zu wenig anerkannt. Auch in der juristischen Diskussion wird noch nicht genügend herausgestellt, daß der Patient einen Rechtsanspruch gegenüber dem Arzt hat, der beinhaltet, daß dieser alle heute möglichen Verfahren der Linderung schwerster und chronischer Schmerzen zum Vorteil des Kranken ausschöpft (*11*). Das setzt voraus, daß sich der Arzt auf diesem Gebiet ständig aus- und fortbildet.

Häufig wird verkannt, daß Schmerzen mehrere sich gegenseitig verstärkende Ursachen haben und dann multifaktoriell bekämpft werden müssen. Viele Ärzte gehen gegen den Schmerz unsystematisch und unzulänglich vor. Das Gebiet der Schmerztherapie ist zu komplex, als daß es ein in der Praxis tätiger Arzt auch ohne wissenschaftliches Bemühen beherrschen könnte. Das gilt insbesondere für die Behandlung chronischer Schmerzen, deren Ursachen nicht mehr ausgeschaltet werden können.

Einsatz von Opiaten und Opioiden

Die in der Bundesrepublik vielfach geübte Zurückhaltung gegenüber der Verordnung von Betäubungsmitteln bei terminal Kranken sollte aufgegeben werden.

Einen bedeutsamen Schritt in diese Richtung hat der Gesetzgeber mit der Änderung der Betäubungsmittel-Verschreibungs-Verordnung getan, die am 1. Februar 1993 in Kraft getreten ist (*5*). Wichtige Bestandteile dieser Änderungs-Verordnung sind die Anhebung der Höchstverschreibungsmengen und die Verlängerung der Zeiträume, für die ein Betäubungsmittel verordnet werden kann (s. Kapitel Schmerztherapie). Der Präsident der Bundesärztekammer, *Prof. Dr. Vilmar*, hat alle Ärzte aufgerufen, die nunmehr in Kraft getretene Liberalisierung zu nutzen, um den Schmerzpatienten durch eine angemessene Therapie mit Opiaten/Opioiden eine Linderung ihrer qualvollen Leiden zu ermöglichen.

Auch die ordnungsrechtlichen Bestimmungen sind gelockert worden. Die orale Morphin-Therapie zur Behandlung chronischer Tumorschmerzen hat sich inzwischen weltweit bewährt. Aber weniger als 20 % der deutschen Ärzte sind im Besitz der erforderlichen Betäubungsmittelrezepte, die beim Bundesgesundheitsamt bezogen werden können. Bei Erstanforderung ist die Berufsberechtigung durch eine beglaubigte Fotokopie der Approbationsurkunde zu belegen. Die für den Praxisbedarf verordneten Betäubungsmittel müssen auf besonderen amtlichen Karteikarten nachgewiesen werden.

Prof. Dr. med. Student aus Hannover hat die ihm zur Verfügung gestellten Zahlen der Weltgesundheitsorganisation über den Morphinverbrauch in den westeuropäischen Ländern im Jahre 1991 ausgewertet (s. auch Kapitel Hospiz-Pflege) (*15*). Der Pro-Kopf-Verbrauch an Morphin ist ein Kriterium für die Qualität der Schmerztherapie in einem Land. Nach dieser Statistik ist Deutschland in Sachen Schmerztherapie noch immer ein Entwicklungsland. Zum Vergleich beträgt der Morphinverbrauch pro eine Million Einwohner und Jahr in

- Dänemark 52,2 kg
- Italien 44,9 kg
- England 29,1 kg
- Schweden 26 kg
- Norwegen 18,8 kg
- Irland 15,6 kg
- Island 10 kg
- Schweiz 8,75 kg
- Niederlande 7 kg
- Österreich 6,8 kg
- Belgien 4,9 kg
- Frankreich 4,6 kg

Spanien 4,6 kg
Deutschland 4,4 kg
Luxemburg 3,3 kg
Finnland 2,5 kg
Griechenland 0,5 kg.

Bei der Kommentierung der nunmehr möglichen vereinfachten Verschreibung von Betäubungsmitteln schreibt *Strubelt* (7) daher nicht ohne eine gewisse Berechtigung, daß eine nach dem heutigen Kenntnisstand mögliche und notwendige Schmerztherapie derzeit bei uns nicht stattfinde.

Es ist nicht nur unärztlich, sondern auch rechtswidrig, Opiate oder Opioide nur deswegen nicht oder nicht in ausreichender Dosierung zu verabreichen, weil dabei die als lästig und hinderlich empfundenen Vorschriften des Betäubungsmittelgesetzes eingehalten werden müssen. Unterläßt es ein Arzt pflichtwidrig, schwere Schmerzen zu beseitigen, ihnen vorzubeugen oder, wenn beides nicht möglich ist, sie unter Verwertung der gesicherten Erkenntnisse der Schmerzforschung zu lindern, so kann er sich einer Körperverletzung durch Unterlassen schuldig machen. Eine rechtswidrige Körperverletzung durch Tun begeht, wer den Patienten schuldhaft durch eine sachwidrige Überdosierung von Analgetika und Psychopharmaka »ruhigstellt« und ihn damit an einem sonst noch möglichen bewußten Erleben hindert.

Indirekte Sterbehilfe

Eine ärztlich gebotene schmerzlindernde Medikation beim tödlich Kranken wird nicht dadurch unzulässig, daß sie möglicherweise als unbeabsichtigte, aber unvermeidbare Nebenfolge den Todeseintritt beschleunigt. Im letzteren Fall sprechen wir von indirekter Sterbehilfe.
Obwohl der Bundesgerichtshof, soweit ersichtlich, solche Fälle bisher noch nicht entschieden hat, so besteht doch spätestens seit dem 56. Deutschen Juristentag im Jahre 1986 ein nahezu einhelliger Grundkonsens über die Zulässigkeit der indirekten Sterbehilfe. Denn schwerste, als unerträglich empfundene Schmerzen können die Persönlichkeit des Kranken zerstören und seine Würde verletzen, indem sie ihn zum bloßen Objekt erniedrigen und ihm die Fähigkeit nehmen, sein Leiden anzunehmen. Auch der neue Weltkatechismus der katholischen Kirche billigt es, schmerzlindernde Mittel zu verwenden, um das Leben des Sterbenden zu erleichtern, selbst auf die Gefahr hin, sein Leben abzukürzen.
Letztlich werden sich solche Grenzsituationen nur unter Berücksichtigung aller Umstände des Einzelfalls entscheiden lassen. Dabei sollte dem Arzt, der seinem medizinischen Können, seiner sozialen Verantwortung und seinem Gewissen verpflichtet ist, ein rechtlich nicht überprüfbarer Beurteilungsspielraum zugestanden werden.

Ärztliche Schweigepflicht

Auch und gerade bei der Behandlung Todkranker und Sterbender darf die ärztliche Schweigepflicht nicht verletzt werden. Sie ist ein so wesentliches Element ärztlicher Tätigkeit und ärztlichen Berufsethos, daß sie gleich dreifach rechtlich abgesichert ist: Sie folgt aus dem privatrechtlichen Behandlungsvertrag (Arztvertrag), der ärztlichen Berufsordnung und dem Strafgesetzbuch. Die mannigfachen, damit zusammenhängenden rechtlichen Probleme können hier nicht vertieft werden.
Der ärztlichen Schweigepflicht unterliegt alles, was dem Arzt in seiner Eigenschaft als Arzt anvertraut worden oder sonst bekanntgeworden ist. Dazu gehören auch schriftliche Mitteilungen des Patienten, Aufzeichnungen und Untersuchungsbefunde des Arztes. Der Arzt und seine Mitarbeiter haben das Arztgeheimnis auch gegenüber dem Ehegatten und den Familienangehörigen des Patienten zu wahren. Das gilt nicht, wenn der Patient

den Arzt ausdrücklich oder stillschweigend (durch schlüssiges Verhalten) von der Schweigepflicht entbunden hat. Letzteres kann sich aus den Umständen ergeben, beispielsweise daraus, daß der Patient eine ihm nahestehende Person in die ärztlichen Konsultationen von vornherein mit einbezieht.

Kann sich der Patient nicht mehr äußern, den Arzt also nicht mehr von der Schweigepflicht entbinden, so darf sie der Arzt durchbrechen, wenn dies im vermuteten Einverständnis des Patienten zu dessen Wohl geschieht oder wenn höherrangige Interessen es gebieten. Insofern darf, wie auch sonst, auf die Regelung des § 34 StGB zurückgegriffen werden. Danach handelt nicht rechtswidrig, wer in einer gegenwärtigen, nicht anders abwendbaren Gefahr für Leben, Leib oder ein anderes Rechtsgut eine Tat begeht, um die Gefahr von sich oder einem anderen abzuwenden, sofern bei Abwägung der widerstreitenden Interessen das geschützte Interesse das beeinträchtigte wesentlich überwiegt. Ein solcher Fall wird beispielsweise vorliegen, wenn der Patient einen Selbstmordversuch unternommen und der Arzt ihn entgegen dessen Willen zur Rettung in ein Krankenhaus einweist oder Angehörige benachrichtigt.

Die Schweigepflicht gilt grundsätzlich auch gegenüber den Eltern des Patienten, soweit nicht eine Offenbarung aus Gründen der elterlichen Personensorge geboten ist. Minderjährige können den Arzt von der Schweigepflicht entbinden, sofern sie die dazu erforderliche Einsichts- und Urteilsfähigkeit besitzen. Auf die Geschäftsfähigkeit im Sinne des bürgerlichen Rechts kommt es nicht an; sie gilt für vermögensrechtliche Angelegenheiten wie etwa den Abschluß des Arztvertrages.

Die Schweigepflicht erlischt weder mit dem Tode des Patienten noch mit dem Tode des Arztes; denn ein vertrauensvolles Arzt-Patienten-Verhältnis wäre nicht möglich, wenn der Patient nicht über den Tod hinaus mit der Verschwiegenheit des Arztes rechnen dürfte. Aus diesem Grunde können auch Feststellungen, die der Arzt erst nach dem Tode des Patienten trifft, z. B. über die Todesursache, dem Arztgeheimnis unterliegen. Zu dessen Wahrung geben die gerichtlichen Prozeßordnungen dem Arzt ein umfassendes Zeugnisverweigerungsrecht und schützen ihn vor der Beschlagnahme ärztlicher Unterlagen, es sei denn, daß sich ein Strafverfahren gegen den Arzt selbst richtet oder er der Beteiligung an der Straftat eines anderen verdächtig ist. Auch Gegenstände, die der Arzt zur Begehung einer Straftat gebraucht hat, sind ohne Rücksicht auf das Arztgeheimnis beschlagnahmefähig. Dabei ist jedoch schon wegen des möglichen Eingriffs in die Rechte unbeteiligter Patienten der Grundsatz der Verhältnismäßigkeit genau zu beachten.

Testament eines Schwerkranken

Manchmal wird an einen Arzt die Bitte eines Todkranken herangetragen, ihm bei der Errichtung eines Testaments zu helfen. Der sicherste Weg, eine rechtlich einwandfreie letztwillige Verfügung zu garantieren, ist die Beteiligung eines Notars. Davon sollte nicht aus Kostengründen abgesehen werden. Denn in der Praxis gibt es zahlreiche Fälle, in denen die Gültigkeit eines eigenhändigen, insbesondere aber eines sog. Nottestaments zweifelhaft ist und zum Gegenstand teurer Prozesse wird.

Die Gerichte stellen an die Wirksamkeit einer Testamentserrichtung strenge formale Anforderungen. Werden sie nicht beachtet, so sind die Testamente ungültig. Es ist daher jedem Schwerkranken, an dessen Testierfähigkeit Zweifel bestehen könnten oder der das gesamte Testament nicht mehr eigenhändig schreiben kann, dringend die Hinzuziehung eines Notars zu empfehlen. Dieser wird in den meisten Fällen auch bereit sein, selbst zum Krankenbett zu kommen. Will der Kranke das Testament selbst errichten, so muß er das Testament eigenhändig schreiben und mit seinem Vor- und Familiennamen unterschreiben. Unzulässig ist die Benutzung einer Schreibmaschine, die Verweisung auf andere Schriftstücke oder die Errichtung im Auftrag des Erblassers. Der Erblasser muß in der eigenhändigen Erklärung angeben, zu welcher Zeit und an welchem Ort er sie niedergeschrieben hat.

Befindet sich der Kranke in so naher Todesgefahr, daß voraussichtlich die Errichtung eines notariellen Testaments (oder eines Testaments vor dem Bürgermeister) nicht mehr möglich ist, so kann er ein sog. **Dreizeugentestament** errichten. Er muß vor drei Zeugen mündlich seinen letzten Willen erklären; die Übergabe einer Schrift wäre unwirksam. Noch zu seinen Lebzeiten muß hierüber eine Niederschrift angefertigt werden, in der der Erblasser und die Zeugen bezeichnet sind. Außerdem soll die Niederschrift den Ort und den Tag der Verhandlung, nach Möglichkeit auch weitere Feststellungen zur Identität und Testierfähigkeit des Erblassers enthalten.

Anschließend muß die Niederschrift dem kranken Erblasser vorgelesen, von ihm genehmigt und – wenn er dazu noch in der Lage ist – von ihm unterschrieben werden. Auch die Zeugen müssen unterschreiben. Sie können untereinander verwandt oder verschwägert sein. Als Zeugen ausgeschlossen sind der Ehegatte des Erblassers und die mit dem Erblasser in gerader Linie Verwandten. Die Zeugen dürfen durch das Testament nicht bedacht oder als Testamentsvollstrecker eingesetzt werden. Kann der Erblasser nicht mehr selbst unterschreiben, so muß dies in der Niederschrift festgestellt werden.

Das Dreizeugentestament hat nur eine beschränkte Geltungsdauer. Es gilt als nicht errichtet, wenn seit der Errichtung drei Monate verstrichen sind und der Erblasser noch lebt; Beginn und Lauf der Frist sind gehemmt, solange der Erblasser außerstande ist, ein Testament vor einem Notar zu errichten.

Literatur

1. *Beger, H. G., Oettinger, W., Rössler, D., Schreiber, H.-L.*: Sonderdruck »Deutsches Ärzteblatt – Ärztliche Mitteilungen«, 50 (1991) A: 4482 ff., B: 2907 ff., C: 2461 ff.
2. Beilage zu Mitteilungen der Deutschen Gesellschaft für Chirurgie, Heft 3/1979; Materialien zur Sterbehilfe, hrsg. von Eser/Koch. Eigenverlag Max-Planck-Institut für ausländisches und internationales Strafrecht Freiburg, 1991, 145 f.
3. Betreuungsgesetz vom 12. September 1990, Bundesgesetzblatt, Bundesanzeiger, Bonn, I (1990) 2002
4. Bundesgerichtshof, Urteil vom 13. September 1994 – 1 StR 357/94. Neue Juristische Wochenschrift, Beck München 1995, 204.
5. Bundesgesetzblatt I (1992) 2483; I (1993) 1637
6. Dt. Ärztebl. 16 (1990) B: 940
7. Dt. Ärztebl. 24 (1993) B: 1292
8. *Diederichsen in Venzlaff, U., Foerster, K.* (Hrsg.): Psychiatrische Begutachtung. 2. Aufl. G. Fischer, Stuttgart 1994, 545
9. Entscheidungen des Bundesgerichtshofs in Strafsachen. Bd. 32. Heymanns, Köln 1984, 379 f.
10. Entscheidungen des Bundesgerichtshofs in Strafsachen. Bd. 37. Heymanns, Köln 1992, 378
11. *Kutzer, K.*: Rechtliche und rechtspolitische Aspekte einer verbesserten Schmerzbekämpfung in Deutschland, in: Festschrift für Hannskarl Salger, Heymanns Köln 1994, 663, 667
12. *Kutzer, K.*: Strafrechtliche Grenzen der Sterbehilfe. Neue Zeitschrift für Strafrecht 1994, 110 ff.
13. Neue Zeitschrift für Strafrecht, Beck München 1987, 229
14. Neue Juristische Wochenschrift, Beck München 1987, 2940
15. *Student, J.-Ch.*: Hospiz-Bewegung, Deutscher Hospiz-Verlag, Buchholz 1993, 4 f.
16. Wissenschaftlicher Beirat der Bundesärztekammer: Ethische und rechtliche Probleme bei der Behandlung bösartiger Erkrankungen bei Kindern und Jugendlichen. Dt. Ärztebl. 46 (1994) B: 2356

Familien- und Angehörigen-Betreuung

Ulrich Schwantes und Peter Helmich

Wunsch und Wirklichkeit

Die Aufforderung zur Sterbebegleitung klingt sachlich und nüchtern und – für das eigene Leben betrachtet – als etwas absolut Willkommenes. Wer von uns möchte sich in einer schweren Situation nicht der Umsorgung in einer liebevollen Atmosphäre anvertrauen wollen!
Welche Sterbebegleitung mag der Sterbende wollen? Welche wollen wir für uns selbst? Eine professionelle Hilfe, die exakt unsere Bedürfnisse wahrnimmt und befriedigt und uns zu einem »gekonnten« Tod verhilft, wie *A. Huxley* es in der »Schönen neuen Welt« als Moribundenklinik beschreibt? Oder eine persönlich zugewandte, liebende, dafür aber amateurhafte Betreuung in der uns vertrauten häuslichen Umgebung?
Die Mehrzahl der Sterbenden wünscht sich, zu Hause zu sterben, an einem Ort, an dem man sich heimisch fühlen kann.
Dem Sterbenden einerseits nahe sein zu wollen bis zum letzten Augenblick und ihn andererseits hergeben zu müssen, endgültig und für immer, ist ein Leben auf zwei Seiten eines tiefen Abgrundes. Die letzten Bedürfnisse eines geliebten Menschen umsichtig zu befriedigen und gleichzeitig dabei selber unermeßlich trostbedürftig zu sein, scheint für viele der unauflösbare Widerspruch, der sie es vorziehen läßt, den Sterbenden in fremde Obhut zu geben.
Es hängt tatsächlich weitgehend vom Willen der Angehörigen ab, ob der Patient zu Hause oder im Krankenhaus stirbt. Eine adäquate Begleitung hilft ihnen, die »richtige Entscheidung« zu treffen.
In meiner Praxis ist es Regel, einen Krankenhausaufenthalt nur dann zu empfehlen, wenn klar begrenzte diagnostische oder therapeutische Zielsetzungen gegeben sind. Ein Krankenhausaufenthalt nur um des pflegerischen Managements willen ist obsolet.
Die Hilfen, die für eine Betreuung zu Hause unerläßlich sind, haben eine deutliche Wandlung erfahren. Es gab schon in den 70er Jahren Angebote für ambulante Pflege; diese haben sich vervielfältigt und darüber hinaus auch differenziert. Wir werden in Zukunft mit Inkrafttreten des Pflegegesetzes einen wahren Boom erleben von zum Teil unter rein kommerziellen Gesichtspunkten errichteten Organisationen, die ihre Hilfe bei häuslicher Pflege unter mannigfaltigen Aspekten anbieten werden.
Darüber hinaus wirkt sich allmählich aus, was in der Mitte des Jahrhunderts seinen Anfang genommen hat: der Versuch, das Sterben nicht mehr im Verborgenen zu belassen und wieder als der Würde menschlichen Lebens zugehörig zu verstehen.
Elisabeth Kübler-Ross, die sich damals getraute, sich auf Gespräche mit Sterbenden einzulassen, und *Cicely Saunders*, die es wagte, Sterbenden und ihren Angehörigen einen Platz in der Öffentlichkeit zu geben, sind die hervorragenden Ärztinnen, die die Anstöße zu einem anderen Umgang mit dem Tod gegeben haben.
Die Hospizbewegung steht noch in den Anfängen in der Bundesrepublik, aber sie wird sich unaufhaltsam weiterentwickeln und die Betreuung Sterbender vielleicht nachhaltig verändern (s. S. 212 u. 233).
Zu Hause sind wir auf die Hilfe der Familienmitglieder, sonstiger Angehöriger, Freunde und ggf. der Nachbarn angewiesen. Aber auch da, wo es kein gewachsenes soziales Umfeld gibt (z. B. Neuzuzug, Entlassung aus Haft oder aus stationärer Langzeittherapie), wird es durch kompetenten Beziehungsaufbau zwischen Mit-

arbeitern des Hospizes und dem allein lebenden Sterbenden möglich, das Sterben im individuellen häuslichen Rahmen zu gestalten.

Bereitschaft zur Sterbebegleitung

Von der Hausärztin, dem Hausarzt persönlich hängt es zunächst einmal ab, ob sie bereit sind, sich mit dem Sterben eines Menschen auseinanderzusetzen. Ob sie bereit sind zu akzeptieren, daß die Grenzen der medizinischen Möglichkeiten nicht die Grenzen des ärztlichen Handelns sind. Ob sie bereit sind, sich auf die eigenen Ängste und Sorgen einzulassen. Ob sie bereit sind, zusätzliche konkrete Belastungen an Zeit und Arbeit auf sich zu nehmen.

Wenn diese persönliche Bereitschaft gegeben ist, und sie gehört zu den unverzichtbaren Aufgaben der Hausärztin oder des Hausarztes, kann Sterbebegleitung Raum haben. In welchem hohen Prozentsatz dann ein Sterben zu Hause möglich ist, zeigt *Abbildung 1*.

Hausärztliche Sterbebegleitung heißt also, diese zunächst einmal bei sich selbst zu ermöglichen und danach das Sterben im Zuhause des Patienten.

Die wichtigste Ressource, die es im Hause des Sterbenden zu erschließen und zu erhalten gilt, ist die Hilfe der Familie und die von Freunden. Ohne sie müssen im professionellen Hilfssystem erheblich mehr Anstrengungen unternommen werden, um Sterbebegleitung gewährleisten zu können. Ohne sie würde jede Form der Sterbebegleitung versagen; denn die Betreuung eines Sterbenden, die sich auf den professionellen Teil der Hilfe beschränkt, ist keine Begleitung im eigentlichen Sinn, sondern Organisation des Sterbens. Dies wird von uns zu Recht als Versachlichung empfunden. Die Hospizbewegung versucht neben der kompetenten Sachhilfe ganz besonders die persönliche Zuwendung in den Vordergrund zu stellen. Sie ist sich dabei bewußt, daß gewachsene Freundschaften und Familienbeziehungen nur unzureichend durch das Hospiz ersetzt werden können und fördert deswegen die Einbindung von Angehörigen und Freunden und ggf. Nachbarn in ihre Arbeit.

Es ist nicht plausibel, auf die Hilfe der Familie oder der Freunde zu verzichten, weil ein Vielfaches der Energie aufzu-

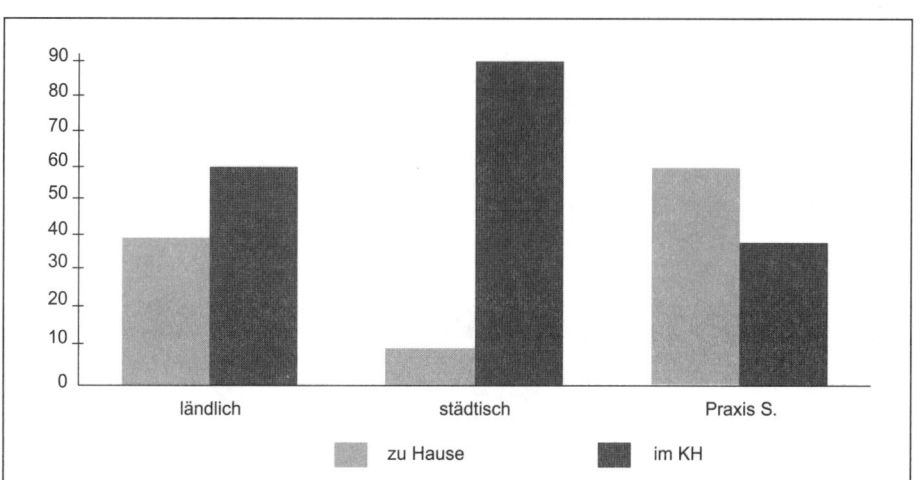

Abb. 1 Sterbedaten aus Nordrhein-Westfalen (*nach Gaßmann 1993, Praxis Schwantes 1989-93*)

wenden wäre, wenn die Hilfe ausschließlich von außen käme. Was aber noch wichtiger erscheint: Familie und Freunde sind Teil des Zuhauses des Sterbenden, Teil seiner Lebensgestaltung. Sie nicht in die Begleitung einzubeziehen hieße, sie bewußt auszuschließen, es sei denn, daß eine klare und deutliche Abgrenzung bekundet wird, die aufzubrechen aussichtslos erscheint.

Es gibt einen weiteren zwingenden Grund, die Familie in der Regel von vornherein einzubeziehen: Hausärztliche Tätigkeit ist, soweit die Familienstrukturen noch leidlich erhalten sind, in der Regel auch Familienmedizin. Man beobachtet, daß oft Menschen eines Freundes- oder größeren Bekanntenkreises, die ähnliche Lebensumstände und Weltanschauungen teilen, häufig auch die gleiche ärztliche Betreuung wahrnehmen.

Für die hausärztliche Sterbebegleitung ist es sinnvoll, die durch ihr Leben miteinander Verwobenen nicht getrennt voneinander psychosozial begleiten zu wollen.

Die Problematik des Sterbens, der Todesannahme und der Trauer ist nicht beschränkt auf das Individuum, dessen persönliches Ende bevorsteht. Sie ist ein sozialer Prozeß, in dem Patient, Angehörige und Arzt, wie auch alle anderen Helfer in der Versorgung des Kranken, gemeinsam verwoben sind. Im idealen Fall wird sich nach einer unterschiedlich langen Auseinandersetzung ein gleicher Stand ergeben, der letztlich die Phase der Zustimmung (nach *Kübler-Ross*) bzw. des neuen Welt- und Selbstbezuges (nach *Kast*) erreicht (*Abb. 2*).

Hausärztliche Sterbebegleitung ist, so will es die Definition, an das Sterben zu Hause gebunden. Die häusliche Umgebung kann gewiß auch außerhalb der Wohnung des Patienten eingerichtet sein. Eine der Möglichkeiten ist z. B. ein stationäres Hospiz. Welche Änderungen sich durch die zunehmende Singularisierung des Individuums in der heutigen Gesellschaft ergeben, kann hier nicht abgeschätzt werden. Derzeit ist hausärztliche Sterbebegleitung in den weitaus überwiegenden Fällen ohne begleitende Familienangehörige oder Freunde nicht möglich, die ja Teil des persönlichen Zuhauses eines Menschen sind.

Korrespondierende Phasen des Sterbens und Trauerns

Sterbephasen (E. Kübler-Ross)	Patient und Angehörige	Trauerphasen (V. Kast)
1. Nicht-Wahrhaben-Wollen		1. Nicht-Wahrhaben-Wollen
2. Auflehnung und Zorn		2. Chaotische Gefühle
3. Verhandeln		3. Suchen, Finden, Sich-Trennen
4. Depression		4. Neuer Welt- und Selbstbezug
5. Zustimmung		

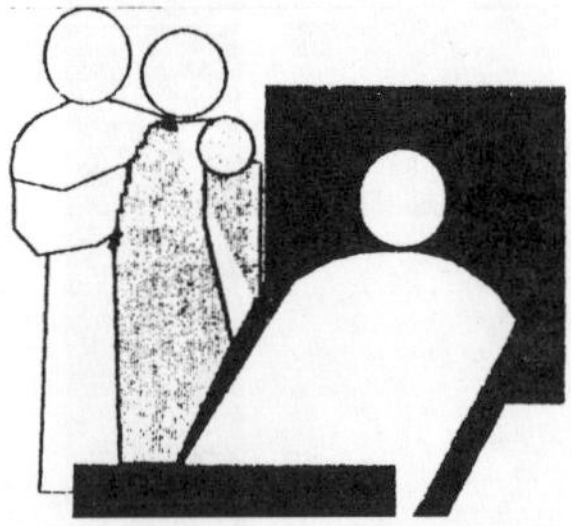

Patient und Angehörige bilden am Krankenbett eine interaktive Einheit. Sterbephasen und Trauerphasen sind miteinander verwoben. Weitere Begleiter in dieser kommunikativen Einheit (Arzt, Pflegerin, Seelsorger, Freunde etc.) agieren mit.

Abb. 2

Patient und Angehörige müssen auf das Sterben vorbereitet werden

Beispiel
Als Herr J. zur weiteren Diagnostik in die gastroenterologische Klinik eingewiesen wurde, war aufgrund der eindeutigen Symptome ein Gallengangs- oder ein Pankreas-Karzinom wahrscheinlich. Mit dem Patienten und den Angehörigen hatte ich wohl schon über die mögliche Bösartigkeit der Krankheit gesprochen; dies war aber bei den Aufregungen um die Vorbereitungen für den Krankenhausaufenthalt und weil alle es nicht wahrhaben wollten wieder untergegangen. Die Verdachtsdiagnose Gallengangs-Karzinom wurde bestätigt. Die Ehefrau von Herrn J. erfuhr, daß es für ihren Mann keine Heilung mehr gäbe. Der Patient blieb noch einige Tage für einen palliativen Eingriff im Krankenhaus und sollte in den nächsten Tagen zur weiteren Betreuung nach Hause entlassen werden.
Frau J. kam schon vor der Entlassung ihres Mannes in die Praxis, um unter Tränen zu erklären, ihr Mann dürfe von seiner Diagnose nichts wissen, weil er sonst sofort jegliche Hoffnung verlieren würde. Man könne sich doch auf einen Begriff wie »chronische Entzündung im Bereich der Galle« einigen. Und noch etwas wolle sie von vornherein klarstellen: Sie sei nicht in der Lage, die kommenden letzten Stunden ihres Mannes zu Hause mitzuerleben.

Es ist nahezu typisch, daß Angehörige die erschreckende Nachricht von der todbringenden Krankheit ähnlich wie der betroffene Patient nicht wahrhaben wollen. Die Annahme, durch Ignorieren die neue Gegenwart und drohende Zukunft fernhalten zu können, bewirkt Erstarrung und Rückwärtswendung auf eine Vergangenheit, die zumindest sorgenloser erscheint und vielleicht sogar war.
Die Ahnung, daß alles Kommende belastend, schwierig, kräftezehrend sein wird, wirkt paralysierend und weckt den Wunsch, den noch schreckfreien Moment festzuhalten. Sich nicht mit der Wahrheit auseinandersetzen zu wollen, entspringt der Vorstellung, es nicht zu können. Diese eigenen Ängste werden projiziert auf den erkrankten Angehörigen, dem man bei seiner jetzt bevorstehenden schweren Zeit »jegliche Aufregung und Belastung ersparen« will.
Die Wahrheit über eine Situation, die den nahen Tod oder die Trennung birgt, läßt sich allerdings nicht verbergen. Keiner, weder Kranker noch Angehöriger wird lange hinzuhalten sein. *Francis Bacon* sagte: »Es ist ein trauriges Los für einen Menschen, wenn jeder außer ihm selbst weiß, daß er stirbt.« Man mag ergänzen: Es ist ein trauriges Los für Menschen, die zusammenleben, wenn sie das, was sie wissen, nicht miteinander besprechen wollen oder können.
Hier muß der Hausarzt helfend und mitfühlend eingreifen. Die individuelle Wirklichkeit des Kranken ist dabei die Leitschiene, die Informationen fließen läßt, die der Patient noch nicht hat und die er jeweils aktuell noch wissen möchte. Wenn das so gesagt wird, bezieht das die Angehörigen in gleicher Weise ein, die ihrerseits in ihrer Individualität stecken, aber gleichzeitig einen großen Teil gemeinsame Wirklichkeit mit dem Kranken teilen.
Die Wahrheit in einer familiären Beziehung kann nur ungeteilt sein. Das heißt, daß verschiedene Informationsebenen für verschiedene Mitglieder der Gemeinschaft nicht möglich sein dürfen. Eine groteske Vorstellung, die dennoch immer wieder gegeben wird, ist das Jonglieren mit den Mitteilungen, um nicht versehentlich Informationen an diejenigen zu geben, für die sie nicht vorgesehen waren.
Familie und Kranker haben ein Anspruch auf Ehrlichkeit, die nichts mit kalter geschäftsmäßiger Aufklärung zu tun hat. Sie haben einen Anspruch darauf, zueinander ehrlich sein zu können. Hausärztliche Sterbebegleitung hat die Atmosphäre zu schaffen, in der diese Ehrlichkeit ermöglicht wird.
Es ist ebenfalls nicht untypisch, wenn sich Angehörige bei der bedrückenden Nachricht, die wie ein unüberwindbarer Berg vor allen Betroffenen steht, nicht vorstellen können, bei der Begleitung des Sterbenden helfen zu können. Ein Gespräch mit (in unserem Beispiel) der Ehefrau kann ihr deutlich machen, daß ihre Situation verstanden wird, daß der Hausarzt diese Belastung wahrnimmt und hilft, sie in vielen Belangen zu unterstützen. Das Gespräch wird wahrscheinlich auch die eigene Todesangst der Ehefrau zutage

bringen. Erst die Auseinandersetzung mit dieser Angst wird durch deren schrittweise Überwindung die Sterbebegleitung für den nahen Angehörigen ermöglichen. Wo dieses auch in wiederholten Gesprächen mit einzelnen von ihrer familiären Stellung her für geeignet angesehenen Menschen nicht möglich ist, sollte man nicht darauf insistieren, diese in die Betreuung einzubeziehen. Die erheblichen Belastungen würden die kommenden Wochen oder Monate nur zusätzlich erschweren. Statt dessen ist mit anderen Angehörigen die Arbeit zu beginnen. Die genaueren Kenntnisse der familiären Situation sind hier hilfreich. Manchmal ist die 80jährige Schwiegermutter oder der 17jährige Sohn in einer stabileren Verfassung als die nächste Bezugsperson. Immer besteht die Möglichkeit, daß sich zunächst völlig ablehnende Angehörige in der Situation zu Helfern weiterentwickeln und später doch noch zu aller Gewinn wichtigen Anteil in der Sterbebegleitung nehmen können.

In dieser frühen Phase, zu Beginn der letzten Begleitung, die ein Mensch erfahren kann, sollte der Hausarzt deutlich machen, daß er bereit ist, den ärztlichen Teil in der häuslichen Sterbebegleitung zu übernehmen. Er kann sogar den Hinweis geben, daß er persönlich den Wunsch hat, die Begleitung zu Hause zu übernehmen. Erste Hinweise auf kommende Schwierigkeiten und Probleme dürfen angesprochen werden und auch, welche Lösungen im gewohnten Umfeld des Patienten möglich sind. Die Familie des Patienten sollte ermutigt werden, sich mit dieser Unterstützung der zweifellos schweren, aber am Ende für alle Beteiligten befriedigenden Aufgabe zu stellen. Der Hausarzt sollte Widerstände erfassen können und sie entsprechend ihrer intra- oder interpersonalen Struktur bearbeiten. Die Angehörigen sollen schon früh mit den Gedanken vertraut sein, daß die Begleitung des sterbenden Kranken eine intensive eigene Lebenserfahrung und -entwicklung ist.

Familienangehörige und Freunde brauchen wie der Patient Unterstützung durch den Hausarzt

Vom Zeitpunkt der Diagnosestellung an beginnt zwischen Arzt, Patient und Angehörigen eine offene Kommunikation. Das ist ein Unterschied zur Aufklärung, wie sie leider vielfach praktiziert wird. So soll es nicht sein: der Experte teilt mit und der Laie hört zu und muß duldend ertragen, während sich der Experte seinen weiteren Aufgaben zuwendet. Ein wissender Mensch tritt mit anderen Menschen, die noch nicht wissen, in ein Gespräch, das nach und nach Wissen angleicht und emotionale Reifung ermöglicht, so wie es die fluktuierenden Bewältigungs- und Abwehrstrategien einzelner Beteiligter gerade zulassen. Dabei sind die Gefühle des miterlebenden Experten von gleicher Bedeutung, da sie einerseits Spiegel der eigenen subjektiven Wirklichkeit sind, andererseits aber auch im Sinne einer Übertragung die Wirklichkeiten der anderen Teilnehmer dieser Kommunikationsgruppe reflektieren.

Mit einem solchen »gesprächstherapeutischen« Ansatz kann den Angehörigen und dem Patienten die notwendige Unterstützung in einer Lebensphase gegeben werden, die unter dem Eindruck der existentiellen Bedrohung steht.

Es müssen Gespräche sowohl einzeln, d.h. mit Patienten und Angehörigen jeweils getrennt, als auch gemeinsam möglich sein. Die Befürchtung, daß chaotische Gedanken und Gefühle, wie sie ja zu erwarten sind, den Nahestehenden verletzen mögen, darf deswegen nicht zum Verschweigen oder Verdrängen führen. Das Angebot getrennter Gespräche, soweit sie sich aus der jeweiligen Situation ergeben, läßt Offenheit gegenüber sich selber zu, die dann wiederum voreinander weitergeführt werden kann. Man kann dem Angehörigen dazu verhelfen, Rückschau auf sein eigenes Leben zu halten und dieses anzunehmen, damit dem Sterbenden aus diesem tiefsten inneren Verständnis heraus die gleiche Hilfe gegeben werden kann. Offene Fragen können so vor einem selbst und vor dem anderen eine Antwort finden. Dinge, die noch gesagt werden sollen, können so für das eigene Leben formuliert und dem anderen im offenen Gespräch dargestellt werden. Das Verständnis darüber, daß viele Dinge zu jedem beliebigen Zeitpunkt eines Lebens noch auf Erledigung warten, läßt bereit sein, dem anderen bei seinen unerledigten Geschäften zu helfen. Das Wissen darum, welche Begegnungen oder Kontakte noch wichtig sein können, läßt verstehen und ermöglichen, daß der Sterbende bestimmte Kontakte braucht, um zur Annahme zu finden. Auch wenn die Erfüllung eines solchen Wunsches für Außenstehende unnötige Kraft kosten mag, sollte aus diesem tiefen Verständnis heraus, mit Phantasie und Kreativität das Un-Mögliche möglich gemacht werden.

Wo Angst in den Gesprächen auftaucht, sollte sie so konkret wie möglich angesprochen werden. Angst davor, schmerzvolles Sterben miterleben zu müssen? Der Arzt kann auf die Möglichkeiten der modernen Schmerztherapie eingehen. Angst davor, wie der Tod letztlich eintritt? Der Arzt kann kompetent mit möglichen Horrorvorstellungen aufräumen. Angst vor dem zukünftigen Alleinsein, Angst vor finanzieller Not, Angst vor Konfrontation mit Menschen, die lange ferngehalten wurden? Angst, ganz gleich wovor, läßt sich mildern oder schwindet, wenn darüber gesprochen werden kann, wenn mögliche Lösungen oder Entwicklungen szenarisch ausgemalt werden können.

Aufkommende Trauer als vorweggenommene Erkenntnis, daß unwiderrufliche Änderungen eintreten, Depression im Bewußtsein des Verlustes, Schuldgefühle, die sich in der Beziehung entwickelt haben, Wünsche, die noch bestehen und die man sich nicht zu äußern traut – alles, was das Leben bewegt, was im Leben bewegt hat, kann im Gespräch vorgetragen werden. Dabei geht es durchaus auch um ganz »alltägliche« Dinge, die zu einer Beziehung gehören.

Beispiel
Der Ehemann einer 58jährigen Frau, die an einem metastasierenden Mamma-Karzinom leidet, teilt mit, daß er sich über sexuelle Wünsche schämt, die er seiner Frau gegenüber habe. Sie habe ja wahrlich genug zu leiden, und sie zöge sich auch mehr oder weniger deutlich zurück. Ich sage ihm, daß es ganz normal und besonders erfreulich sei, wenn in einer langdauernden Beziehung die sexuelle Attraktivität nicht nachgelassen habe und rate ihm, seine Gedanken mit seiner Frau zu besprechen. Bei nächster Gelegenheit greife ich dieses Thema aber auch meinerseits im Gespräch mit der Patientin auf. Dort erfahre ich, daß sie glaubt, durch ihre Krankheit einerseits entstellt und andererseits so stigmatisiert zu sein, daß sie ihre eigenen Wünsche nach Zärtlichkeit von ihrem Mann durch Rückzug vor ihm verberge. Beide Eheleute haben, nachdem sie miteinander sprechen konnten, auch in sexueller Hinsicht ihre Beziehung wieder gelebt und einander geliebt.

Letztlich geht es bei allen unterschiedlichen Zugängen darum, eine Atmosphäre der offenen Kommunikation zu schaffen, die zur eigentlichen Arbeitsweise des Hausarztes gehören sollte. Eine Atmosphäre des ruhigen Zuhörens und Akzeptierens im Gespräch mit dem Patienten oder seinen Angehörigen verhilft diesen dazu, ihr Leben zu überschauen und anzunehmen, damit sie den Tod annehmen können. Fragen sollen gehört und verstanden werden. Sie sind für den Sterbenden wichtig und für diejenigen, die ihm nahestehen. Es geht nicht darum, mit schnellem Wissen die Fragen zu ersticken.

Faktoren, die die Trauerarbeit beeinflussen
- Zeit zur Vorbereitung auf den Tod
- das Gefühl der Nützlichkeit bei der Betreuung des Verstorbenen
- die Annahme der Betreuung durch den Verstorbenen
- die Art der Beziehung zum Verstorbenen
- Persönlichkeitsstruktur des Trauernden

(nach Doyle, D.: Hauspflege bei unheilbar Kranken. Thieme, Stuttgart 1990)

Im idealen Fall werden die so miteinander verbundenen Menschen im Laufe der »Sterbebegleitung« sich nahekommen und im Augenblick des Todes in gleicher Weise Zustimmung zeigen. Der Sterbende wird gehen können, und die Angehörigen werden bleiben können. Wie die Hinterbliebenen die Trauerarbeit bewältigen können, hängt sehr stark von der Zeit vor dem Tode ab:

Mit fortschreitender Zeit wird sich in der Sterbebegleitung beim Patienten zunehmende Pflegebedürftigkeit einstellen. Für die Hilfen, die bei den alltäglichen Verrichtungen erforderlich werden, müssen die Angehörigen genauso wie in der psychischen Unterstützung die notwendige Begleitung erfahren.

Rechtzeitig sollte vom Hausarzt ein »Zeitplan« aufgestellt werden, in dem die weiteren Entwicklungen berücksichtigt werden. Sterbebegleitung umfaßt ja in aller Regel einen Zeitraum von vielen Monaten, in denen immer wieder ärztliche Kontrollen erforderlich werden, palliative Eingriffe oder solche, die für die Symptomkontrolle von Bedeutung sind, beispielsweise die Anlage eines Port-Systems für die Infusionstherapie. Bei aller gebotenen Vorsicht wird der Hausarzt an einer Prognose nicht vorbeikommen. Dabei geht es nicht darum, den Todeszeitpunkt möglichst exakt vorherbestimmen zu wollen. Vielmehr soll man sich Rechenschaft darüber geben, ob in der bevorstehenden Zeit vielleicht noch eine geplante Reise beispielsweise von Kindern oder Freunden fällt. Mit den Angehörigen, nach Möglichkeit auch mit dem Patienten sind solche Planungen aufzustellen, denn die Betreuung ist in jedem Fall kräftezehrend. Eine Einteilung der vorhandenen Kraftreserven ist allein deswegen sinnvoll, damit nicht im letzten Augenblick die wichtigsten Bezugspersonen wegen völliger Erschöpfung nicht mehr einsetzbar sind. Urlaubs- bzw. Erholungsphasen müssen bedacht und eingeplant werden. (Wie lange soll und möchte der Angehörige sich zurücknehmen, ohne Schuldgefühle zu haben? Wo soll und kann er Erholung finden? Erreichbarkeit? Auftrag für den Patienten erfüllen? Gemeinsame Erinnerung einholen? Wer kann in dieser Zeit die Betreuung weiterführen? Gibt es eine Kurzzeitpflegeeinrichtung, die den Kranken vorübergehend betreut? Kann der Urlaub von Angehörigen mit einer notwendigen stationären Kontrollphase verbunden werden?). Aber es geht auch um Fragen, wie z. B. der Tag eingeteilt werden muß, damit nicht völlige Überlastung am Ende die Betreuung erschwert. (Wer hilft mit bei der Betreuung? Welche Hilfsmittel können eingesetzt werden, damit Kraft gespart werden kann?).

Wenn das Ende des Betreuten schließlich immer deutlicher wird und in greifbare Nähe rückt, geht es um weitere Fragen: Sollen Nachtwachen eingerichtet werden? Wer soll sie durchführen? Wann soll damit begonnen werden? Können Angehörige das organisieren? Alle diese Fragen können und müssen schon recht früh geklärt werden. Es hat keinen Sinn, Dinge erst zu regeln, wenn sie drängend werden, zumal dies alles vorhersehbar ist. Vorausgeplantes Handeln ist von besserer Qualität.

Alle Fragen können im Sinne der offenen Kommunikation unter Einbeziehung des Patienten besprochen werden. Dabei sollte dessen »individuelle Wirklichkeit« bestimmen, was er hören und mitbestimmen möchte. Eine Zustimmung des Kranken zu den verschiedenen Lösungen, seine Mitwirkungsmöglichkeit wird die vielfach am Ende Not-wendigen Maßnahmen leicht durchführen lassen. Die Haltung des Patienten, die sich im Laufe der Zeit ändern kann, muß immer wieder neu definiert werden. Krankheitsbedingte Bewußtseinsstörungen können auftreten (z. B. Hirnmetastasen). Das erfordert Kenntnis vom mutmaßlichen Willen des Kranken.

Eine Erholungsreise, der der Kranke zugestimmt hat, wird dem Angehörigen kein schlechtes Gewissen mehr verursachen, wenn er sie antritt, auch dann nicht, wenn zum Zeitpunkt der vorgesehenen Reise der Sterbende in einer zeitlich nicht abzusehenden Bewußtseinsstörung liegt. Auch Art und Form der Mithilfe durch außerfamiliäre Personen lassen sich besser bestimmen, wenn der eigentliche Hilfeempfänger nicht erst seine Abneigung überwinden muß oder überrascht wird.

In Abwandlung des *Bacon*-Zitats kann formuliert werden: Es ist traurig für einen Menschen, wenn alle darüber bestimmen dürfen, welcher Hilfe er bedarf, welche Handreichungen er über sich ergehen lassen soll, und er selbst wird dazu nicht gefragt. Einen Sterbenden an solchen Entscheidungen zu beteiligen heißt, ihn nicht vorzeitig von seinem Leben auszuschließen!

Familiäre Sterbebegleitung im Team mit Helfern

Eine noch so gute Vorbereitung der Familie, eine noch so hohe Einsatzbereitschaft kann nicht bewirken, daß Sterbebegleitung in der Familie ohne zusätzliche Hilfe auskommt.

Die Aufgaben sind zu vielfältig und die zeitlichen Belastungen in der Regel unabsehbar. Es ist nützlich, schon sehr früh die Möglichkeiten weiterer personeller und sonstiger Hilfen zu bedenken und zu organisieren (*Tab. 1*). Hier kommt dem hausärztlichen Begleiter eine wichtige Koordinierungsfunktion zu.

An erster Stelle ist zu überlegen, noch bevor Hilfen in der Pflege notwendig werden, ob der Kranke mit Menschen freundschaftlich verbunden ist, die ggf. in die Betreuung einbezogen werden können oder die ihrerseits gerne einbezogen werden möchten. Genauso wichtig sind Freunde der Familie, soweit sie auch nur zu einzelnen Mitgliedern Verbindung haben. Den Kreis vertrauter Menschen bei der Sterbebegleitung zu vergrößern, bedeutet, die psychischen Ressourcen über die familiäre Gemeinschaft hinaus zu erweitern. Wo sich die Möglichkeit dazu ergibt, wird der Hausarzt diese begleitenden Freunde in die »gesprächstherapeutische offene Kommunikation« einbeziehen. Es ist selbstverständlich, daß dafür das Einverständnis des Kranken eingeholt werden muß.

Auf einer weiteren Ebene und in Ausweitung des Kreises ist zu überlegen, in welcher nachbarschaftlichen Gemeinschaft die betroffene Familie lebt, ob diese in bestimmten Situationen oder zu bestimm-

Tab. 1 Personelle Hilfen in der familiären Betreuung Sterbender

Nichtprofessionell
Erweiterte Familie Freundeskreis Nachbarn Mitglieder gleicher religiöser Gemeinschaft – Seelsorger Arbeitskollegen Vereinsmitglieder, Hobbyfreunde
Professionell
Ambulanter Krankenpflegedienst Mobiler sozialer Hilfsdienst Sozialarbeiter der Krankenkassen oder Gemeinden/Städte Spezialärzte/Medizinischer Dienst Ambulante/stat. Hospizdienste

ten Zeiten herangezogen werden können oder vielleicht auch sogar wollen. Man ist manchmal überrascht, welche personellen Ressourcen sich erschließen lassen, wenn nur daran gedacht wird. Es ist nicht im Desinteresse begründet, wenn der Mangel an nachbarschaftlicher Hilfe beklagt wird. Wie so oft ist es Sprachlosigkeit, die zur Kontaktlosigkeit führt. Die Mitteilung der belastenden Situation, das vermutete Interesse des Nachbarn, die Bitte um Hilfe, kann Schleusen öffnen.

Noch einen Schritt über die Nachbarschaft hinaus sind die Möglichkeiten der nächstgrößeren sozialen Gemeinschaft zu beachten: die Mitglieder einer religiösen oder politischen Gemeinschaft, manchmal des Stammtischs oder des Vereins, überall finden sich Mitmenschen.

Mit entsprechender Kenntnis über die familiären Einstellungen wird der Hausarzt möglichst früh auf die Möglichkeit zur Begleitung durch den Seelsorger der Gemeinde aufmerksam machen. Nicht nur, daß im Sinne der offenen Kommunikation in diesem Rahmen weitere Fragen gehört werden können; vielfach beschränken sich Kirchengemeinden nicht mehr in ihrem Auftrag zur Nächstenliebe auf seelsorgerische Betreuung, sie haben für die pflegerische Versorgung Gemeindeschwestern eingesetzt und oft auch für die ambulante Krankenpflege Diakoniestationen eingerichtet. Viele Hospize sind aus solcher kirchengemeindenaher Sozialarbeit entstanden.

Im Übergang zum professionellen Bereich haben sich an vielen Orten sogenannte »Mobile soziale Hilfsdienste« etabliert, die Familien, Behinderte, Hilfsbedürftige bei den alltäglichen sozialen Aktivitäten unterstützen: Einkauf, bewachende Anwesenheit bei hilflosen Kranken, gemeinsame Spiele, Kommunikation, Begleitung zum Amt, Arzt usw., teilweise auch Hilfe bei den einfachen Haushaltstätigkeiten.

In der Regel werden in diesen freigemeinnützigen Einrichtungen Zivildienstleistende eingesetzt, die in Kurzlehrgängen für ihre soziale Arbeit ausgebildet werden, des weiteren auch Honorarkräfte (Studenten, Hausfrauen, Rentner). In Einzelfällen werden bei Schwerstbehinderten, die sonst keinerlei Hilfen haben, Zivildienstleistende auch rund um die Uhr eingesetzt (ISB = Individuelle Schwerstbehindertenbetreuung). Hier noch an der Grenze zum Laienstand allerdings auf Sterbehilfe zu setzen, schiene doch, die Möglichkeiten der jungen Männer erheblich zu überfordern. Dafür bietet sich dann die Betreuung in einem stationären Hospiz an.

Weitergehende Hilfe, die einer sterbebegleitenden Familie aus dem professionellen System angeboten werden kann, findet sich in den nunmehr flächendeckend verbreiteten ambulanten Krankenpflegediensten. Die hohe Fachkenntnis der überwiegend examinierten Krankenschwestern gewährleistet eine optimale Versorgung des Kranken, gute Verbindung der Laienhilfe zur medizinischen Betreuung und eine deutliche Entlastung der Familie sowohl in verantwortlicher Hinsicht als auch in der körperlichen Beanspruchung. Die Krankenschwestern der ambulanten Dienste unterstützen eine gute Symptomenkontrolle bei Sterbenden, soweit ihre Arbeit noch nicht von Hospizmitarbeitern übernommen wurde, die ihrerseits ambulante Versorgung anbieten. Vielfach waren es Krankenschwestern der Pflegedienste, die in der Betreuung Schwerstkranker und Sterbender den Hospizgedanken aufgegriffen haben und die Initiative ergriffen zur Gründung neuer Einrichtungen.

Die Koordination all dieser Möglichkeiten ist Aufgabe der hausärztlichen Betreuung. Darin einzubinden ist das fachliche Wissen von Sozialarbeitern entweder des allgemeinen sozialen Dienstes der Gemeinden und Städte oder der Krankenkassen, die inzwischen ebenfalls für viele beratende Funktionen ausgebildete Mitarbeiter eingestellt haben. Kollegiale Unterstützung wird der Hausarzt sich bei niedergelassenen Spezialisten oder im Kontakt zu Krankenhausärzten holen, oder er wird sich der Mitarbeit des Medizinischen Dienstes der Krankenkassen versichern (s. S. 91), der teilweise von hervorragender Bedeutung bei der Beratung zur Finanzierung der genannten Hilfen ist. Auch in diesem Bereich muß der Hausarzt erste Funktionen wahrnehmen, damit Familie und Betroffener auf die Möglichkeiten der finanziellen Unterstützung aufmerksam gemacht werden. Die Angehörigen der »sozialen Berufe« müssen ihr Wissen zur Lichtung des inzwischen zum Dschungel gewordenen Paragraphendickichts einsetzen. Allerdings sollte der psychosozial kompetente Hausarzt die wichtigsten Gesetzesstellen ebenfalls kennen (s. S. 93ff).

Er hat es auch als erster und in dieser Situation der Familie nächster in der Hand, die Betroffenen aufzufordern, auch Hilfen solcher Art anzunehmen. Doch oft lassen sich Stolz oder Scham beobachten, die jegliche Unterstützung durch staatliche Stellen als Almosenempfang ablehnen. Mit dem hohen Ansehen, das der Arzt immer noch in der Gesellschaft genießt, ist er wohl am ehesten in der Lage darzustellen, daß es rechtmäßig und anständig ist, die zur Verfügung stehenden Mittel in Anspruch zu nehmen, die ja in der Regel aus Steuermitteln oder Versicherungsbeiträgen eben jener finanziert sind, die sich jetzt zieren, die finanzielle Hilfe zuzulassen.

Nicht nur personelle und finanzielle Hilfen müssen angeboten und koordiniert werden, auch der Einsatz von Sachmitteln sollte wohl überlegt werden (*Tab. 2*). Viele Sanitätshäuser haben sich inzwischen dergestalt auf den Bedarf eingerichtet, daß sie erstens eine große Auswahl verschiedenster Hilfen vorrätig haben (auch verschiedene Apotheken haben sich inzwischen auf diesen Markt spezialisiert), zweitens größere Hilfsmittel wie z. B. ein Krankenbett auch verleihen. Selbst in den Fällen, in denen die Krankenkassen finanzielle Hilfe nicht gewähren können, weil es sich nicht um Mittel zur Durchführung der Krankenbehandlung handelt, kann die Hilfe dennoch in Anspruch genommen werden. Die ab 1995 eintretenden Pflegekassen werden in Fällen der Sterbebegleitung kaum ihre Hilfe versagen. Eine Hürde liegt im § 14 des SGB XI, der die Pflegebedürftigkeit für »körperliche, geistige oder seelische Krankheit« auf Dauer, »mindestens jedoch für 6 Monate« definiert. Inzwischen wird zugesichert, daß Sterbebegleitung per se das gesetzliche Kriterium »dauerhaft« erfüllt. Zu beachten ist auch, daß Zuschüsse zu Hilfsmitteln nur im begrenzten Umfang gewährt werden.

Es soll hier aber nicht nur dem Verbrauch und Gebrauch vieler bunter Gegenstände im »Sozialdesign« das Wort geredet werden. Genauso wichtig, manchmal sogar für das Wohlbefinden wichtiger und angenehmer sind die kleinen Dinge, die selbst entwickelt oder erfunden werden. Ein gemustertes Glas mit Knickstrohhalm tut die gleichen Dienste wie eine Schna-

Tab. 2 Hilfsmittel in der häuslichen Betreuung Sterbender

Toilettenstühle, Toilettensitzerhöhung   Rollstuhl   Badewannenlift
Krankenbett   Dekubitusfell oder -matratze   Windelhosen, Vorlagen
Schnabeltassen u.ä.   Gehhilfen   Gehgestelle

beltasse. Eine kleine Fußbank kann aus dem Speicher hervorgeholt werden, nach gründlicher Reinigung gute Unterstützung beim Sitzen im Krankenbett leisten und gleichzeitig Erinnerungen an vergangene Zeiten mitbringen. Der Buch- oder Zeitungshalter am Bett kann auch selbstkonstruiert sein und dem Kranken ein sichtbares Zeichen der Zuwendung bedeuten. In einem früheren Stadium kann sogar der Kranke selbst aktiv an der Entwicklung der von ihm gewünschten Hilfsmittel beteiligt werden.

Die Fähigkeit und das Wissen der betreuenden Angehörigen aufbauen und nutzen

Trotz Hilfsmittel und helfender Personen haben die Angehörigen, die die Betreuung übernommen haben, die allermeisten Dinge selbst zu tun. Das heißt, daß Laien, die bislang kaum etwas mit Krankenpflege zu tun hatten, in ihre neuen Aufgaben Stück für Stück eingewiesen werden müssen. Fähigkeiten, die in der Versorgung des sterbenden Kranken nützlich sind, müssen vermittelt werden. Nicht immer kann eine Krankenschwester anwesend sein, um die erforderlichen Handgriffe professionell auszuführen. Rund um die Uhr wird nur in den Fällen schwerster Behinderung eine Betreuung durch gelernte Helfer stattfinden. Aber auch weniger Pflegebedürftige benötigen Betreuung zu allen denkbaren Zeiten. Man sollte deshalb mit den Angehörigen besprechen, in welchem Umfang sie hilfsfähig sind, was sie dazu lernen möchten und was sie nach Ansicht des behandelnden Arztes beherrschen sollten.

Es geht um Handgriffe, die in der allgemeinen Pflege eines Kranken unentbehrlich sind, beispielsweise darum, Verbände anzulegen oder (unter bestimmten Umständen) auch subkutane oder intramuskuläre Injektionen zu verabreichen. Die Kontrolle des Blutzuckers kann hierzu gehören oder die Blutdruckmessung. Die Beobachtung von Kathetern kann übertragen werden, der Wechsel von Auffangbeuteln, aber auch Handhabung von Sonden bei Ernährung mittels PEG (s. S. 228).

Es ist wichtig, Angehörige etwas tun zu lassen, sie dem Geschehen nicht passiv auszuliefern, ihnen gar noch das Gefühl vermitteln, daß sie immer, wenn es um Hilfe geht, im Wege sind. Sie werden in die Verantwortung genommen und können selbst ganz konkret »noch etwas für den geliebten Menschen tun.«

Die Handreichungen für den Kranken sind dabei außerdem ein Anlaß für Kommunikation, die durch diese Gespräche über Alltäglichkeiten das Ohr öffnen und die Zunge lösen können für andere wichtige Dinge, die noch gesagt werden wollen. Die Überantwortung gezielter Hilfen für den Kranken hat einen weiteren Effekt: Nach dem Verlust wird das Wissen darum, in der Betreuung des Verstorbenen nützlich gewesen zu sein, sich positiv entfalten können.

Arzt und Krankenpflegerin sind in der gemeinsamen Führung von Patient und betreuenden Angehörigen diejenigen, die die Annahme der Betreuung durch den Kranken fördern helfen. Lobende Unterstützung durch berufliche Helfer im Beisein des Patienten verdeutlicht diesen die Zuwendung, die seine Angehörigen ihm durch ihre persönliche Hilfe zuteil werden lassen.

Es ist selbstverständlich, daß die Fähigkeiten der Familie oder anderer Nahestehender nicht überfordert werden dürfen, wenn der gewünschte Effekt nicht ins Gegenteil verkehrt werden soll. Es kommt aber auch gar nicht darauf an, so viel wie möglich auf die familiären Betreuenden zu übertragen. Viel wichtiger ist es, sie überhaupt einzubeziehen. Es gibt kaum ein einfacheres Mittel als solcherart die Beziehung zum Sterbenden, so sie nicht ohnehin vorhanden ist, sacht zu beginnen, zu pflegen und gedeihen zu lassen.

Auch zwischen Patient, Familie und Arzt läßt sich über einfache Dinge das notwendige Gespräch beginnen und in Gang halten. Niemand kann zur Tür hereinfallen und unmittelbar in die drängenden Fragen eintreten. Die kleinen Anweisungen zur Pflege, die Anerkennung für die Angehörigen helfen dem Arzt »anzukommen« und zu hören, in welche Richtung das Gespräch sich entwickeln kann. Es läßt sich bei solchen Gelegenheiten auch gut auf Körpervorgänge eingehen, die bei der jeweiligen Krankheit eventuell von Bedeutung sind oder im Laufe des Sterbens werden können. Die »offene Kommunikation« in der Sterbebegleitung erlaubt es, daß Wissen um biologische Krankheitsentwicklungen weitergegeben werden kann. In vielen Fällen ist eine behutsame Aufklärung geradezu segensreich, weil dadurch unausgesprochene Ängste an die Oberfläche gebracht und bearbeitet werden können. Das Grauen vor dem Tod hält nur solange an, wie er in unbekannter Gestalt daherkommt. Die Neugierde, wissen zu wollen, was und wie es passiert, hat auch die Funktion, Angst zu adaptieren. In verständlicher Sprache kann der Hausarzt den Patienten und seine Familie auf Bedingungen vorbereiten, die durch die Krankheit geschaffen werden.

Kommunikationsmittel kann unter anderem dabei ein Schmerzmittelplan sein, wie er in *Abbildung 3* gezeigt wird. Es handelt sich nicht um eine starre Verordnung, sondern um die Diskussionsgrundlage für gegenseitige Informationen zur Therapie, um eine rasche und gute Anpassung an die Situation des Kranken offenzuhalten. Das pharmakologische Wissen liegt beim behandelnden Arzt, das Wissen um die fortschreitenden Änderungen beim Patienten und seinen Angehörigen.

Wichtige Absprachen

Es versteht sich von selbst, daß die Betreuung von Sterbenden den ganzen Einsatz des begleitenden Arztes erfordert. Eine conditio sine qua non ist die Bereitschaft zum Hausbesuch, der gewiß nicht immer nur zu den bequemen Zeiten stattfinden kann. Abhängig von der Situation in der Familie werden sich aus den anfangs weiteren Abständen der Hausbesuche letztlich Frequenzen bis zu täglich

Schmerzmittelplan für													
Medikament	06.00	08.00	10.00	12.00	14.00	16.00	18.00	20.00	22.00	24.00	02.00	04.00	Bemerkung

Im Notfall können Sie anrufen:

Praxis	
Privat	
Cityruf/ Mobiltelefon	
Pflegedienst	
Notfallvertreter	

Praxisstempel:

Abb. 3 Beispiel für einen Schmerzmittelplan

(oder mehr) entwickeln können. Täglich heißt täglich: nicht nur werktags, sondern auch samstags und sonntags oder an Feiertagen.
Die Erreichbarkeit des betreuenden Arztes ist für Patienten und Angehörige eine äußerst wichtige Information. Es besteht bei vielen Ärzten eine unerklärliche Scheu davor mitzuteilen, daß sie im Notfall auch nachts erreichbar sind. Für alle Patienten ist es beruhigend und in manchen Situationen von unschätzbarem Wert, daß es einen ärztlichen Notdienst gibt. Aber ein sterbender Mensch und seine Betreuer wünschen im Notfall kaum einen Arzt, der die Lage nicht kennt und vielleicht sogar relative Fehlentscheidungen hinsichtlich weiterer Versorgung trifft. Gewünscht wird der vertraute Hausarzt. Und der hat es durchaus in der Hand, für viele Vorkommnisse und alle Beteiligten befriedigende Vorsorge zu treffen. Ist das geschehen, dann ist die Angst vor häufigen nächtlichen Störungen völlig unbegründet.
Ein sterbender Kranker, der tagsüber gut versorgt wird, braucht nachts keinen Arzt. Es sei denn, es handelt sich um unvorhersehbare ernsthafte Notfälle, die vielleicht sogar eine Intervention unter stationären Bedingungen zwingend erfordern. Diese sind aber außerordentlich selten. In der Regel reicht die Gewißheit, daß der Arzt am nächsten Tag bzw. vereinbarten Termin ins Haus kommt und Hilfe weiß. Wissende Patienten und ihre Angehörigen sind darüber hinaus in der Lage, kleinere Entscheidungen in eigener Verantwortung zu treffen. Natürlich hat der behandelnde Arzt Bedürfnisse, die ihn nicht immer sich in erreichbarer Nähe seiner Patienten aufhalten lassen. Es empfiehlt sich, in solchen Fällen einen Vertreter zu informieren, der im abgesprochenen Sinne in die Versorgung eintreten kann. Patient und Angehörige werden eindeutig in solche besonderen Situationen eingewiesen. Es ist sinnvoll, als Vertreter eine Kollegin oder einen Kollegen zu gewinnen, der der Familie bereits bekannt ist und ebenfalls schon ihr Vertrauen besitzt.

Bezüglich der »Notfälle« ist deutlich zu machen, daß im finalen Stadium Zustände eintreten können, die zwar bedrohlich erscheinen, aber wegen des beginnenden Todeseintritts nicht mehr als medizinischer Notfall im engeren Sinne zu bezeichnen sind. Man kann sehr wohl ganz konkret auch über die Umstände reden, die letztlich den Tod herbeiführen mögen. Obwohl naturgemäß vieles sehr spekulativ bleiben muß, wie auch eine Prognose über den exakten Todeseintritt unmöglich ist, vermittelt die Fähigkeit des Arztes, unklare Dinge benennen zu können, dem Patienten und seinen Betreuern den Eindruck, einen kompetenten Begleiter an der Seite zu haben. Die vor ihnen liegenden Tage verlieren ihre Bedrohlichkeit. Auch die allerletzten Stunden können in geringerer Angst erfahren werden. Je nach Art der Krankheit kann erwähnt werden, welche konkreten biologischen Ereignisse vielleicht zu erwarten sind: z. B. eine innere Blutung, die möglicherweise innerhalb von Sekunden den Tod herbeiführen kann; oder z. B. das Entstehen einer Urämie, die den Patienten final ins Koma gleiten läßt; oder auch nur die Beschreibung von Symptomen wie die terminale Schnappatmung, die dem medizinisch Tätigen bekannt ist, aber dem Laien Angst macht und den Eindruck unsäglicher Qual vermitteln kann.
An dieser Stelle soll nochmal darauf verwiesen werden, daß es nicht um Regeln oder Normen geht, die gegenüber Patienten und Familie oder anderen Betreuern einzuhalten sind, sondern um die beschriebene offene Kommunikation, die die »individuelle Wirklichkeit« der Beteiligten wahrnimmt und respektiert.
Es ist unnötig, daß aus Unkenntnis scheinbare Bedrohungen zu Fehlreaktionen führen. Obwohl von allen zuvor eindeutig erklärt wurde, daß gerade auch das Finalstadium nicht im Krankenhaus verbracht werden soll, führt das qualvoll empfundene Erscheinungsbild zum Wunsch, Linderung mit allen Möglichkeiten, ggf. auch stationär zu verschaffen. Es kann nur immer wiederholt werden, daß

hausärztliche Sterbebegleitung solche Unsicherheiten vermeiden hilft. Wo das vorbeugend nicht oder nicht ausreichend geschehen ist, muß in der akuten Situation ein Hausbesuch Klarheit bringen und ein kompetentes Gespräch den Angehörigen wieder Ruhe geben und die Bestätigung, daß die Entscheidung zur häuslichen Betreuung die richtige war und ist.
In seltenen Fällen kann allerdings die stationäre Kurzzeittherapie doch sinnvoll sein, nämlich wenn eine behebbare schwerwiegende Verschlechterung des Zustandes eingetreten ist, z. B. ein Lungenödem. Dann ist der Kontakt zum Krankenhaus und die klare Mitteilung notwendig, daß der sterbende Kranke nicht etwa abgeschoben werden soll, sondern unmittelbar nach der Intervention wieder entlassen werden kann.
Letztlich ist es unumgänglich, mit den betreuenden Personen zu besprechen, wie sie sich bei Todeseintritt verhalten sollen. Es muß ganz klar und eindeutig geregelt sein, daß der begleitende Hausarzt in diesem Fall informiert werden will – auch nachts. Wenn der Todeseintritt von den Angehörigen nur vermutet wird, sollte sofort der Hausbesuch durchgeführt werden. Ist dagegen der Tod definitiv eingetreten – das können auch Laien feststellen – ist es sicher denkbar, den Hausbesuch mit vertretbarer Verzögerung auszuführen. Der Todesbescheinigung sollen sichere Todeszeichen zugrunde liegen. Eines der frühesten sicheren Todeszeichen, das vom Hausarzt wahrgenommen werden kann, sind die Totenflecken, die sich erst etwa nach 30 Minuten ausbilden. Für die Familie, die betreuenden Angehörigen kann es fatal sein, wenn der behandelnde Arzt oder ein von ihm informierter Vertreter zum Todeseintritt nicht erreichbar sind. Der gerufene Bereitschaftsarzt hat aus Unkenntnis Mühe, die natürliche Todesursache zu bescheinigen. In solchem Fall wird zwangsläufig die Kriminalpolizei eingeschaltet, die Leiche gerichtsmedizinisch untersucht und erst wieder freigegeben, wenn die amtlich erforderlichen Untersuchungen abgeschlossen sind. Das ist eine Belastung, die durch umsichtiges Verhalten des Hausarztes vermieden werden kann.
Dem ersten Gespräch nach Todeseintritt kommt eine besondere Bedeutung zu. Das ist der Moment, in dem unter dem zutiefst bewegenden Eindruck eines abgeschlossenen Lebens den betreuenden Angehörigen aus dem Mund des Arztes stellvertretend für den Verstorbenen ein erster Dank für die geleistete Arbeit gesagt werden kann. Es ist gut, darauf hinzuweisen, daß die medizinische Hilfe nur den kleineren Teil in der menschlichen Begleitung eines Sterbenden ausmacht, und daß die Angehörigen jetzt ihrer Trauer mit einem guten Gefühl nachgeben dürfen. Man sollte bereits überlegen, so das noch nicht vorher gemeinsam mit dem Verstorbenen geschehen ist, in welcher Form und von wem die Bestattung durchgeführt wird.
Wenn die Angehörigen noch Zeit brauchen, um sich vom Verstorbenen lösen zu können, sollen sie darin bestärkt werden, die Leiche eine Zeitlang zu Hause aufzubahren. Selbst ein erwarteter Tod verliert nicht seine Willkürlichkeit. Viele Menschen müssen den Abschied schrittweise vollziehen. Gesetzlich ist es nicht vorgeschrieben, daß nach Todeseintritt sofort die Einsargung zu erfolgen hat und die Leiche aus dem Haus und dem Wirkungskreis der Angehörigen entfernt werden muß.
Wo sich noch Sterberituale erhalten haben, wie z. B. Anhalten der Uhren, Verhängen der Spiegel, Öffnen der Fenster u. ä. können diese behutsam unterstützt, aber keineswegs belächelt werden.
Es ist wünschenswert, nach einem angemessenen Abstand, etwa nach zwei bis drei Wochen, wenn die Bestattungszeremonien vorüber sind, die Familie des Verstorbenen nochmals zu besuchen, damit die »offene Kommunikation« in die Trauerphase hinein fortgesetzt werden kann.
Die Begleitung eines Sterbenden in seiner Familie und mit Freunden ist für den Hausarzt eine wichtige Aufgabe. Er gibt

damit ärztliches Handeln nicht nur in eine interindividuelle Beziehung, sondern stellt es darüber hinaus in einen gesellschaftlichen Rahmen.

»Ich gehe langsam aus der Welt heraus
in eine Landschaft jenseits aller Ferne,
und was ich war und bin und was ich bleibe,
geht mit mir ohne Ungeduld und Eile
in ein bisher noch nicht betretenes Land.

Ich gehe langsam aus der Welt heraus
in eine Zukunft jenseits aller Sterne,
und was ich war und bin und immer
  bleiben werde,
geht mit mir ohne Ungeduld und Eile,
als wär' ich nie gewesen oder kaum.«
(H. Sale)

Literatur

1. *Ardelius, L., Jersild, P.*: Gedanken über den Tod. Insel, Frankfurt a. M. 1994
2. *Aries, P.*: Geschichte des Todes, 6. Aufl. Deutscher Taschenbuch-Verlag, München 1993
3. *Doyle, D.*: Hauspflege bei unheilbar Kranken (übersetzt von Kochen, M. M., Geiger, H.). Thieme, Stuttgart 1990
4. *Drees, A., Huhn-Gathmann, M.*: Sinnlich-metaphorische Sterbebegleitung durch den Hausarzt. Z. Allg. med. Allgemeinarzt 6 (1994) 480–486
5. *Fischer, G. C.* (Hrsg.): Geriatrie für die hausärztliche Praxis. Springer, Berlin 1991
6. *Gaßmann, R., Hünefeld, A., Rest, F., Schnabel, E.*: Untersuchung zur Versorgung Sterbender und ihrer Angehörigen in Nordrhein-Westfalen, Untersuchung im Auftrage des MAGS NW, 1992
7. Gesundheitsreport Nordrhein-Westfalen 1990, Hrsg. MAGS NW, bearbeitet von Laaser, U. Verlag IDIS, Bielefeld 1991
8. *Grof, S., Halifax, J.*: Die Begegnung mit dem Tod. Klett-Cotta, Stuttgart 1980
9. *Harrer, M.*: Psychotherapie und psychische Führung Schwer- und Todkranker mit besonderer Berücksichtigung der Krebspatienten. Vortrag auf der Therapiewoche Karlsruhe, 18.09.1993
10. *Helmich, P., Hesse, E., Köhle, K., Mattern, Hj., Pauli, H., von Uexküll, Th., Wesiack,*

W.: *Psychosoziale Kompetenz in der ärztlichen Primärversorgung.* Springer, Berlin 1991
11. *Howe, J.* (Hrsg.): Lehrbuch der psychologischen und sozialen Alterswissenschaft, Bd. 4: Sterben – Tod – Trauer. Asanger, Heidelberg 1992
12. *Jork, K., Kauffmann, B., Lobo, R., Schuchardt, E.* (Hrsg.): Was macht den Menschen krank? Birkhäuser, Basel 1991
13. *Kast, V.*: Trauern. Kreuz, Stuttgart 1982
14. *Kast, V.*: Selbst- und Weltbegegnung im Trauern. In: Was macht den Menschen krank?, hrsg. von Jork, K., Kauffmann, B., Lobo, R., Schuchhardt, E. Birkhäuser, Basel 1991
15. *Kochen, M. M.* (Hrsg.): Allgemeinmedizin. Hippokrates, Stuttgart 1992
16. *Kruse, T., Wagner, H.* (Hrsg.): Sterbende brauchen Solidarität. Beck, München 1986
17. *Kübler-Ross, E.*: Interviews mit Sterbenden. Kreuz, Stuttgart 1969
18. *Kübler-Ross, E.*: Über den Tod und das Leben danach, 4. Aufl. Verlag »Die Silberschnur«, Melsbach 1985
19. *Kübler-Ross, E.* (Hrsg.): Reifwerden zum Tode. Kreuz, Stuttgart 1975
20. *Nassehi, A., Weber, G.*: Tod, Modernität und Gesellschaft. Westdeutscher Verlag, Opladen 1989
21. *Naujoks, K., Trenk-Hinterberger, P.*: Die Rechte behinderter Menschen und ihrer Angehörigen. Bundesarbeitsgemeinschaft Hilfe für Behinderte e.V., Düsseldorf, 19. Aufl. 1991
22. *Schied, H.-W.*: Sterben in der Klinik oder zu Hause? Z. Allg. Med. 55 (1979) 1270–1274
23. *Schuchardt, E.*: Vom Gesundsein der Kranken. In: Was macht den Menschen krank? hrsg. von Jork, K., Kauffmann, B., Lobo, R., Schuchhardt, E. Birkhäuser, Basel 1991
24. *Schweidtmann, W.*: Sterbebegleitung: Menschliche Nähe am Krankenbett. Kreuz, Stuttgart 1991
25. *Student, J.-C.*: Das Hospizbuch. Lambertus, Freiburg 1989
26. *Student, J.-C.*: Neue Wege der Sterbebegleitung. Z. Allg. Med. 66 (1990) 549–552
27. *Student, J.-C., Busche, A.*: Zu Hause sterben. Broschüre der gleichnamigen Arbeitsgruppe, Hannover 1990
28. *Tausch, A. M., Tausch, R.*: Sanftes Sterben. Rowohlt, Sachbuch 8843, Reinbek 1985
29. *Tress, W.* (Hrsg.): Psychosomatische Grundversorgung. Schattauer, Stuttgart 1994

Soziale Sicherung

K. Faller

Geschichtliche Entwicklung der gesetzlichen Krankenversicherung

Am 15. Juni 1883, also vor rund 110 Jahren, wurde die gesetzliche Krankenversicherung in unserem Land geschaffen. Das Gesetz betreffend die »Krankenversicherung der Arbeiter«, von Kaiser Wilhelm I. in der Kaiserlichen Botschaft vom 17.11.1881 angekündigt, war nicht das erste Gesetz, das sich mit der Absicherung der Arbeiter gegen das Risiko Krankheit und insbesondere seine wirtschaftlichen und sozialen Auswirkungen befaßte. Zuvor gab es bereits gemeinsame Kassen auf der Grundlage der berufsständischen und genossenschaftlichen Selbsthilfe. Geboren aus der Not der abhängig Beschäftigten, faßten die politisch Verantwortlichen zu jener Zeit Beschlüsse, die bis zum heutigen Tag wegweisend sind.

Der Beginn der gesetzlichen Krankenversicherung war geprägt durch eine Vielfalt von Krankenkassen und Kassenarten, die als selbstverwaltete Körperschaften der Versicherten und der Arbeitgeber eingerichtet wurden. Das Prinzip orts-, versicherten- und betriebsnaher Versicherungsträger in »Selbstverwaltung und Selbstverantwortung« hat sich in den zurückliegenden 110 Jahren ohne Zweifel bewährt.

Entscheidenden Anteil an der systematischen Fortentwicklung und Anpassung des Krankenversicherungsrechts hatte die Reichsversicherungsordnung aus dem Jahre 1911, die das bis dahin ungeordnete Nebeneinander von Krankenkassen neu gestaltete.

Die gesetzliche Krankenversicherung, die zunächst nur als ein Instrument zur Vermeidung von Armut und Not und zur »Heilung der sozialen Schäden« (Kaiserliche Botschaft von 1881) gedacht war, hat sich im Laufe der Zeit, besonders nach dem Zweiten Weltkrieg, zu einem wesentlichen und unverzichtbaren Element der sozialen Daseinsfürsorge entwickelt. Der Fortschritt der medizinischen Wissenschaft und Forschung, aber auch die gesellschafts- und sozialpolitische Entwicklung haben dazu beigetragen, daß unser Gesundheitswesen heute modern und leistungsfähig ist.

Die Leistungsarten der gesetzlichen Krankenversicherung

– Stand: 1.1.1993 –

Das am 1. Januar 1989 in Kraft getretene Sozialgesetzbuch V (SGB V) enthält im Ersten Kapitel allgemeine Vorschriften über die gesetzliche Krankenversicherung. Sie stellen die Grundprinzipien dieses Versicherungszweiges dar, die das Wesen der sozialen Krankenversicherung bestimmen.

---

§ 1 Solidarität und Eigenverantwortung

Die Krankenversicherung als Solidargemeinschaft hat die Aufgabe, die Gesundheit der Versicherten zu erhalten, wiederherzustellen oder ihren Gesundheitszustand zu bessern. Die Versicherten sind für ihre Gesundheit mitverantwortlich; sie sollen durch eine gesundheitsbewußte Lebensführung, durch frühzeitige Beteiligung an gesundheitlichen Vorsorgemaßnahmen sowie durch aktive Mitwirkung an Krankenbehandlung und Rehabilitation dazu beitragen, den Eintritt von Krankheit und Behinderung zu vermeiden oder ihre Folgen zu überwinden. Die Krankenkassen haben den Versicherten dabei durch Aufklärung, Beratung und Leistungen zu helfen und auf gesunde Lebensverhältnisse hinzuwirken.

Im Dritten Kapitel des Sozialgesetzbuches V (§ 11 SGB V) sind die nachstehenden Leistungsarten der gesetzlichen Krankenversicherung festgeschrieben:

1. Förderung der Gesundheit (§ 20)
2. Verhütung von Krankheiten (§§ 21 bis 24)
3. Früherkennung von Krankheiten (§§ 25 und 26)
4. Behandlung von Krankheiten (§§ 27 bis 52)
5. Schwerpflegebedürftigkeit (§§ 53 bis 57) und
6. Sterbegeld (§§ 58 bis 59).
7. Härtefallregelungen (§§ 61, 62 SGB V)

Im Bereich der gesetzlichen Krankenversicherung gilt, von wenigen Ausnahmen abgesehen, das **»Sachleistungsprinzip«**. Das gesamte Leistungsgeschehen innerhalb der GKV muß sich verständlicherweise auch den ökonomischen Rahmenbedingungen, die in § 12 SGB V formuliert sind, anpassen. In dieser Rechtsvorschrift ist festgelegt: »Die Leistungen müssen ausreichend, zweckmäßig und wirtschaftlich sein; sie dürfen das Maß des Notwendigen nicht übersteigen«. Leistungen, die nicht notwendig oder die unwirtschaftlich sind, können Versicherte nicht beanspruchen, dürfen Leistungserbringer nicht bewirken und die Krankenkassen nicht bewilligen.

Ist für eine Leistung ein Festbetrag festgesetzt, erfüllt die Krankenkasse ihre Leistungspflicht mit dem Festbetrag. Die Beachtung des Wirtschaftlichkeitsgebotes einerseits und das breite Leistungsspektrum andererseits sowie die bestehende Therapiefreiheit des Arztes führen zwangsläufig zu einem Spannungsfeld im Verhältnis zwischen Arzt und Krankenkasse.

Der Schwerpunkt der nachstehenden Ausführungen liegt auf den Leistungen, die im Hinblick auf die Betreuung schwerkranker Versicherter von besonderer Bedeutung sind.

Ärztliche Behandlung

Der Hausarzt (Vertragsarzt) nimmt im Rahmen der medizinischen, aber auch der menschlichen Betreuung schwerkranker und sterbender Patienten (Versicherten) eine Schlüsselposition ein. Im richtig verstandenen Sinne verkörpert der Hausarzt in unserem Gesundheitssystem nicht nur die »medizinische Kompetenz«; er ist gerade bei schwerkranken, dem Tod nahestehenden Patienten vielfach auch Seelsorger.

Nach den Vorschriften des § 15 Sozialgesetzbuch V (SGB V) wird die ärztliche Behandlung von Vertragsärzten erbracht. Sofern Hilfeleistungen anderer Personen erforderlich sind, dürfen sie nur geleistet werden, wenn sie vom Vertragsarzt angeordnet und von ihm verantwortet werden.

Versicherte, die ärztliche Behandlung in Anspruch nehmen, haben dem Vertragsarzt vor Beginn der Behandlung ihre Krankenversicherungskarte oder – soweit sie noch nicht eingeführt ist – einen Krankenschein auszuhändigen. In dringenden Fällen können die Krankenversicherungskarte oder der Krankenschein nachgereicht werden. Die Inanspruchnahme ärztlicher Behandlung ist für den Versicherten im Regelfalle vollkommen unproblematisch, da jedem Versicherten von seiner Krankenkasse Krankenscheine zur Verfügung gestellt werden.

Die Leistungen der gesetzlichen Krankenversicherung umfassen ein breites Angebot, das ohne Einschränkung über alle medizinischen Fachbereiche hinweg gilt. Die Inanspruchnahme wird nur durch das zu beachtende Wirtschaftlichkeitsgebot nach § 12 SGB V eingegrenzt. Das heißt, daß allen Versicherten, entsprechend den vom behandelnden Vertragsarzt für notwendig erachteten Leistungen, das ganze Spektrum der ärztlichen und medizinisch-technischen Möglichkeiten uneingeschränkt zur Verfügung steht.

Versorgung mit Arznei-, Verband-, Heil- und Hilfsmitteln

Dem behandelnden Vertragsarzt steht innerhalb unseres Krankenversicherungssystems ein umfangreiches Angebot an Arznei-, Verband-, Heil- und Hilfsmitteln, je nach dem individuellen medizinischen Bedarf des Patienten (Versicherten), zur Verfügung. Die rechtlichen Grundlagen der Leistungsgewährung ergeben sich aus den §§ 31 bis 35 SGB V.

---

§ 31

(1) Versicherte haben Anspruch auf Versorgung mit Arzneimitteln, soweit die Arzneimittel nach § 34 a in der vertragsärztlichen Versorgung verordnungsfähig und in der Zusammenstellung nach § 92 a Abs. 8 (Positivliste) enthalten sind, sowie auf Versorgung mit Verbandmitteln.

(2) Für ein Arznei- oder Verbandmittel, für das ein Festbetrag nach § 35 festgesetzt ist, trägt die Krankenkasse die Kosten bis zur Höhe dieses Betrages, für andere Arznei- oder Verbandmittel die vollen Kosten, jeweils abzüglich der vom Versicherten zu leistenden Zuzahlung

(3) Versicherte, die das 18. Lebensjahr vollendet haben, leisten an die abgebende Stelle zu jedem zu Lasten der gesetzlichen Krankenversicherung verordneten Arznei- und Verbandmittel als Zuzahlung bei einem Apothekenabgabepreis
1. bis zum Preis von 30 Deutschen Mark drei Deutsche Mark;
   jedoch nicht mehr als die Kosten des Mittels,
2. über 30 bis zu 50 Deutsche Mark fünf Deutsche Mark,
3. über 50 Deutsche Mark sieben Deutsche Mark.

(4) Ab 1. Januar 1994 beträgt die Zuzahlung zu jedem zu Lasten der gesetzlichen Krankenversicherung verordneten Arznei- und Verbandmittel für kleine Packungsgrößen drei Deutsche Mark je Packung, für mittlere Packungsgrößen fünf Deutsche Mark je Packung und für große Packungsgrößen sieben Deutsche Mark je Packung.

Alternative Heilmethoden

Der Deutsche Bundestag hat in seiner Sitzung vom 20. Juni 1990 von der Regierung gefordert, sie solle die Forscher- und Förderorganisationen auffordern, sich der Naturheilkunde stärker zuzuwenden. Die Versicherten erfahren aus den Medien immer mehr über mögliche schädigende Nebenwirkungen von Heilbehandlungen und Arzneimitteln. Es muß deshalb nicht verwundern, daß immer mehr Patienten auch gegenüber dem behandelnden Vertragsarzt Fragen über »alternative Heilmethoden« stellen.

Von der wissenschaftlichen Medizin nicht anerkannte »alternative Heilmethoden« werden von den gesetzlichen Krankenkassen nicht erstattet. Die Richtlinien des Bundesausschusses der Ärzte und Krankenkassen über die Verordnung von Arzneimitteln in der vertragsärztlichen Versorgung (Arzneimittel-Richtlinien) konkretisieren den Grundsatz der Wirtschaftlichkeit im Hinblick auf die bestehenden gesetzlichen Vorschriften (§§ 2, 12, 34, 92, 135, 138 u. 139 SGB V).

Durch das Urteil des Bundessozialgerichts vom 23.3.1988 (3/8 RK 5/87 = BSGE 63 S. 102 = USK 8836) wurde die Diskussion in Sachen Kostenübernahme von Arzneimitteln im Rahmen von alternativen Heilmethoden neu entfacht.

In diesem Urteil hat das Bundessozialgericht dargestellt, daß ein Anspruch auf Kostenübernahme einer Medikation nicht schon deshalb ausgeschlossen ist, weil die zuständigen Gremien der vertragsärztlichen Versorgung sich bisher nicht für die Behandlung mit dem verordneten Medikament ausgesprochen haben. Darüber hinaus ist ein Anspruch auch nicht schon deshalb ausgeschlossen, weil die Wirksamkeit des Medikamentes noch nicht allgemein wissenschaftlich anerkannt ist. Die Anwendung eines solchen »noch nicht« allgemein wissenschaftlich anerkannten Medikamentes kann vom Vertragsarzt jedenfalls dann in Betracht gezogen werden, wenn im Einzelfall keine anderen Behandlungsmöglichkeiten zur Verfügung stehen und ein Therapieerfolg medizinisch-wissenschaftlich zumindest möglich erscheint oder bereits nachgewiesen ist. Mit Urteil vom 9.2.1989 (3 RK 19/87 – USK 8919) hat das Bundessozialgericht seine Rechtsprechung zu alternativen Behandlungsmethoden fortgesetzt und weiter konkretisiert.

An dieser Rechtslage hat sich auch nach

dem Inkrafttreten des Sozialgesetzbuches V (SGB V) am 1.1.1989 nichts geändert. Zusammenfassend kann gesagt werden, daß eine alternative Heilmethode gewählt werden kann, wenn schulmedizinische Behandlungsmöglichkeiten nicht zur Verfügung stehen oder im Einzelfall aus irgendwelchen Gründen ungeeignet sind. Für die Praxis wird empfohlen, Sachverhalte dieser Art im Gespräch mit dem behandelnden Vertragsarzt und der zuständigen Krankenkasse rechtzeitig zu klären.

Neben den Arznei- und Verbandmitteln ist für die Versorgung schwerkranker Versicherter, besonders bei andauernder Bettlägerigkeit, das breite Angebot von **Hilfsmitteln** von großer Bedeutung.

> **§ 33 Hilfsmittel**
>
> (1) Versicherte haben Anspruch auf Versorgung mit Seh- und Hörhilfen, Körperersatzstücken, orthopädischen und anderen Hilfsmitteln, die im Einzelfall erforderlich sind, um den Erfolg der Krankenbehandlung zu sichern oder eine Behinderung auszugleichen, soweit die Hilfsmittel nicht als allgemeine Gebrauchsgegenstände des täglichen Lebens anzusehen oder nach § 34 Abs. 4 ausgeschlossen sind. Der Anspruch umfaßt auch die notwendige Änderung, Instandsetzung und Ersatzbeschaffung von Hilfsmitteln sowie die Ausbildung in ihrem Gebrauch.

Für die Versorgung schwerkranker Patienten (Versicherter) stehen bei Erfüllung der medizinischen Voraussetzungen beispielsweise folgende Hilfsmittel zur Verfügung:

- Badewannensitz,
- behindertengerechtes Bett für Schwerstbehinderte,
- Bettgalgen,
- Dekubitus-Schutz (Krankenunterlagen bei Stuhl- und Harninkontinenz),
- Duschstuhl, ggf. mit Toiletteneinsatz,
- Gehbock, Gehgestell, Gehwagen etc.,
- Gummihose (bei Blasen- und Darminkontinenz),
- Hebekissen (zur Umbettung, Anhebung und Hochlagerung dauernd Bettlägeriger),
- Krankenlifter (z. B. bei Querschnittsgelähmten, MS-Kranken, Poliomyelitis),
- Toilettenhilfen,
- Urinal, Urinflaschen bei Harninkontinenz.

Im Einzelfall ist eine Beratung durch die zuständige Krankenkasse notwendig.

Häusliche Krankenpflege

Diesem Leistungsbereich ist im Rahmen der Betreuung schwerkranker Patienten (Versicherter) eine besondere Bedeutung beizumessen.

> **§ 37 – Häusliche Krankenpflege**
>
> (1) Versicherte erhalten in ihrem Haushalt oder ihrer Familie neben der vertragsärztlichen Behandlung häusliche Krankenpflege durch geeignete Pflegekräfte, wenn Krankenhausbehandlung geboten, aber nicht ausführbar ist oder wenn sie durch häusliche Krankenpflege vermieden oder verkürzt wird. Die häusliche Krankenpflege umfaßt die im Einzelfall erforderliche Grund- und Behandlungspflege sowie hauswirtschaftliche Versorgung. Der Anspruch besteht bis zu vier Wochen je Krankheitsfall. In begründeten Ausnahmefällen kann die Krankenkasse die häusliche Krankenpflege für einen längeren Zeitraum bewilligen, wenn der Medizinische Dienst festgestellt hat, daß dies aus den in Satz 1 genannten Gründen erforderlich ist.
>
> (2) Die Satzung kann bestimmen, daß häusliche Krankenpflege auch dann erbracht wird, wenn sie zur Sicherung der vertragsärztlichen Behandlung erforderlich ist. Sie kann dabei Umfang und Dauer im Einzelfall erforderlicher Leistungen bestimmen.
>
> (3) Der Anspruch auf häusliche Krankenpflege besteht nur, soweit eine im Haushalt lebende Person den Kranken in dem erforderlichen Umfang nicht pflegen und versorgen kann.
>
> (4) Kann die Krankenkasse keine Kraft für die häusliche Krankenpflege stellen oder besteht Grund, davon abzusehen, sind den Versicherten die Kosten für eine selbstbeschaffte Kraft in angemessener Höhe zu erstatten.

Zum praktischen Ablauf ist folgendes zu beachten:

Unter der Voraussetzung, daß die vorstehend beschriebenen medizinischen und sachlichen Voraussetzungen erfüllt sind,

verordnet der behandelnde Vertragsarzt »Häusliche Krankenpflege«. Bei der in § 37 Abs. 1 SGB V festgelegten Maßnahme handelt es sich um eine Regelleistung, die von allen gesetzlichen Krankenkassen zu erbringen ist.
Demgegenüber handelt es sich bei der in § 37 Abs. 2 SGB V dargestellten Behandlungsmaßnahme um eine satzungsmäßige Mehrleistung, die nur gewährt wird, wenn die Satzung der jeweils zuständigen Krankenkasse eine solche Regelung enthält. Nahezu alle gesetzlichen Krankenkassen bieten Leistungen dieser Art an.
Es wird an dieser Stelle die Empfehlung gegeben, sich bei der zuständigen Krankenkasse eingehend beraten zu lassen.
Eine gewisse Einschränkung erfährt die Leistungsinanspruchnahme dadurch, daß der Anspruch nur realisiert werden kann, wenn eine im Haushalt lebende Person den Kranken nicht im erforderlichen Umfang pflegen und versorgen kann. Insoweit besteht eine Prüfpflicht der zuständigen Krankenkasse.
In der Praxis werden die Leistungen der häuslichen Krankenpflege in der Regel von qualifizierten Mitarbeitern der Wohlfahrtsverbände (Arbeiterwohlfahrt, Diakonie, Caritas, Deutsches Rotes Kreuz, Sozialstationen u. ä.) erbracht. Nur wenige Krankenkassen beschäftigen selbst entsprechendes Fachpersonal. Zwischen den Wohlfahrtsverbänden und den Landesverbänden der gesetzlichen Krankenkassen bestehen entsprechende rahmenvertragliche Regelungen, die den Verfahrensablauf und die Vergütung der Leistungen im Detail regeln. Für den betroffenen Versicherten und dessen Angehörige sind die Leistungsinhalte von großer Bedeutung.

Behandlungspflege
Zur Behandlungspflege gehören ausschließlich solche medizinischen Hilfeleistungen, die nicht vom behandelnden Vertragsarzt selbst erbracht werden. Sie umfassen vor allem

– Verbandwechsel, Wundpflege
– Injektionen,
– Katheterpflege/-wechsel,
– Dekubitusvorsorge/-behandlung,
– Einlauf, Darmentleerung,
– Einreibungen, Wickel,
– Medikamentenverabreichung/-überwachung,
– Bronchialtoilette, Trachealkanülenpflege und
– künstliche Ernährung.

Grundpflege
Gegenstand der Grundpflege sind vor allem pflegerische Maßnahmen. Hierzu gehören besonders

– Betten und Lagern,
– Mobilisieren,
– Körperpflege,
– Hilfen im hygienischen Bereich,
– Körpertemperaturmessen sowie
– Tag- und Nachtwachen.

Hauswirtschaftliche Versorgung
Hierunter sind die hauswirtschaftlichen Arbeiten zu verstehen, soweit sie auf die Versorgung des Versicherten z. B. im hygienischen Bereich (Leib- und Bettwäsche, Zubereitung der Mahlzeiten) gerichtet sind. Nicht hierunter fällt die Weiterführung des gesamten Haushaltes.

Vergütungsregelungen
Als Beispiel sei nachstehend die Vergütungsregelung bei Inanspruchnahme von Mitarbeitern der Wohlfahrtsorganisationen in Baden-Württemberg (Stand 1.10.1993–31.12.1994) dargestellt.

Preis für die Behandlungspflege
Nach § 37 Abs. 1 SGB V für
einen Hausbesuch   17,00 DM.

Preis für die Grundpflege
nach § 37 Abs. 1 SGB V für
einen Hausbesuch   34,00 DM.

Preis für die hauswirtschaftliche Versorgung
nach § 37 Abs. 1 SGB V
je Leistungstag   32,00 DM.

Die Kosten für Einwegmaterial und Einwegspritzen sowie die Fahrtkosten sind mit den vorstehenden Preisen abgegolten.

Leistungen bei Schwerpflegebedürftigkeit

– Einstieg in die Absicherung des Pflegerisikos –

Durch das Gesundheits-Reformgesetz vom 20.12.1988 (BGBl I S. 2477) wurden – als Einstieg in die versicherungsrechtliche Absicherung des Pflegerisikos – für im Privathaushalt lebende Personen ab 1.1.1989 Leistungen bei Schwerpflegebedürftigkeit in den Leistungsrahmen der gesetzlichen Krankenversicherung aufgenommen. Dies geschah aus der Sicht der Politik mit dem Ziel, die pflegenden Angehörigen zu entlasten und gleichzeitig sicherzustellen, daß Pflegebedürftige so lange wie möglich in ihrer gewohnten häuslichen Umgebung leben können.

In den Jahren 1989 und 1990 wurde die häusliche Pflegehilfe dann erbracht, wenn die Pflegeperson wegen Urlaubs oder anderweitiger Verhinderung die Pflege und Versorgung des schwerpflegebedürftigen Versicherten nicht durchführen konnte. Ab 1.1.1991 erweiterte sich das Leistungsangebot bei Schwerpflegebedürftigkeit um die häusliche Pflegehilfe nach § 55 SGB V. Anstelle dieser Sachleistung kann die zuständige Krankenkasse eine Geldleistung (§ 57 SGB V – Pflegegeld) in Höhe von DM 400,00 je Kalendermonat erbringen, wenn der Schwerpflegebedürftige seine Pflege selbst sicherstellt.

Da die Leistungen für Schwerpflegebedürftige für die Betroffenen selbst, aber auch für die pflegenden Angehörigen von enormer Bedeutung sind, bestand von Beginn an bis zum heutigen Tag ein hoher Beratungsbedarf. Nach nunmehr vierjähriger Erfahrung kann festgestellt werden, daß sich die Leistungsgewährung gut eingespielt hat. Durch die ständig steigende Zahl alter und pflegebedürftiger Menschen wird dieser Leistungsbereich zukünftig weiter an Bedeutung gewinnen.

Die Leistungen bei Schwerpflegebedürftigkeit sind auf den häuslichen Bereich konzentriert, weil Pflegebedürftige möglichst in der ihnen vertrauten Umgebung versorgt werden sollen. Weiterhin wird hiermit das Ziel verfolgt, die Fähigkeit und die Bereitschaft der Angehörigen zur Durchführung der häuslichen Pflege zu stärken. Als »Nebenprodukt« wird erwartet, Fehlbelegungen in den Krankenhäusern durch Pflegefälle zu vermeiden bzw. den Anreiz zu vermindern, Schwerpflegebedürftige in das Krankenhaus einzuweisen, ohne daß die Voraussetzungen für eine Krankenhausbehandlung (§ 39 SGB V) vorliegen.

Erläuterungen

Der Begriff »Schwerpflegebedürftigkeit«

Schwerpflegebedürftig sind die Versicherten, die nach ärztlicher Feststellung wegen einer Krankheit oder Behinderung so hilflos sind, daß sie für die gewöhnlichen und regelmäßig wiederkehrenden Verrichtungen im Ablauf des täglichen Lebens auf Dauer in sehr hohem Maße der Hilfe bedürfen. Grundsätzlich handelt es sich dabei um Personen, die sich in ihrem Alltag nahezu in allen Bereichen nicht selbst versorgen können, sondern auf ständige intensive Pflege und in der Regel auch auf hauswirtschaftliche Versorgung angewiesen sind. Dies schließt nicht aus, daß auch Schwerpflegebedürftige in einzelnen Gebieten – gegebenenfalls mit Unterstützung durch Hilfsmittel – noch in begrenztem Umfang Aktivitäten entwickeln können. Aus dieser gesetzlichen Definition ergibt sich, daß anspruchsberechtigt diejenigen sind, die in außergewöhnlich hohem Maße dauernd der Hilfe, der Unterstützung und der Betreuung bedürfen, beispielsweise beim

– An- und Auskleiden,
– Waschen,
– Baden,
– Kämmen,
– Rasieren,
– Essen, Zerkleinern der Speisen,
– Trinken,
– Verrichten der Notdurft,
– Bettenmachen,

Die gesetzlichen Vorschriften für die Leistungsgewährung bei Schwerpflegebedürftigkeit lauten wie folgt:

§ 53 – Personenkreis

(1) Versicherte, die nach ärztlicher Feststellung wegen einer Krankheit oder Behinderung so hilflos sind, daß sie für die gewöhnlichen und regelmäßig wiederkehrenden Verrichtungen im Ablauf des täglichen Lebens auf Dauer in sehr hohem Maße der Hilfe bedürfen (Schwerpflegebedürftige), erhalten häusliche Pflegehilfe.

(2) Der Anspruch nach Absatz 1 entfällt, soweit ein Anspruch nach § 37 besteht.

(3) Die Spitzenverbände der Krankenkassen beschließen gemeinsam und einheitlich Richtlinien zur Abgrenzung des Personenkreises der Schwerpflegebedürftigen. Sie haben die KBV (Kassenärztliche Bundesvereinigung); die Bundesverbände der Pflegeberufe sowie der Behinderten zu beteiligen.

(4) Der BMA kann im Einvernehmen mit dem BMJFFG (Bundesminister für Jugend, Familie und Gesundheit) durch Rechtsverordnung mit Zustimmung des Bundesrates Vorschriften zur Abgrenzung des Personenkreises der Schwerpflegebedürftigen erlassen.

§ 54 Anspruchsvoraussetzungen

(1) Versicherte erhalten häusliche Pflegehilfe, wenn sie seit der erstmaligen Aufnahme einer Erwerbstätigkeit bis zur Feststellung der Schwerpflegebedürftigkeit mindestens 9/10 der 2. Hälfte dieses Zeitraums und in den letzten 60 Kalendermonaten vor Feststellung der Schwerpflegebedürftigkeit mindestens 36 Kalendermonate Mitglied oder nach § 10 versichert waren. Der Mitgliedszeit steht bis zum 31.12.1988 die Zeit der Ehe mit einem Mitglied gleich, wenn die mit dem Mitglied verheiratete Person nicht mehr als nur geringfügig beschäftigt oder geringfügig selbständig tätig war.
Für die Berechnung der in Satz 1 genannten Zeiten werden die nach in § 1 Abs. 2 Nr. 2 und 3 des Gesetzes über die Angelegenheiten der Vertriebenen und Flüchtlinge genannten Personen Zeiten der Zugehörigkeit zu einem staatlichen Gesundheitssystem in den dort genannten Gebieten wie Mitgliedszeiten in der gesetzlichen Krankenversicherung der Bundesrepublik Deutschland berücksichtigt.

§ 55 Inhalt der Leistung

(1) Die häusliche Pflegehilfe soll die Pflege und Versorgung schwerpflegebedürftiger Versicherter in ihrem Haushalt oder dem ihrer Familie ergänzen. Sie ist darauf auszurichten, daß Pflegebedürftige möglichst dort verbleiben können und stationäre Pflege vermieden wird. Sie umfaßt die im Einzelfall notwendige Grundpflege und hauswirtschaftliche Versorgung bis zu 1 Std. je Pflegeeinsatz und bis zu 25 Pflegeeinsätzen je Kalendermonat. An einem Tag können mehrere Pflegeeinsätze in Anspruch genommen werden. Die Aufwendungen der Krankenkasse für die Leistung nach Satz 1 bis 4 dürfen im Einzelfall 750 DM je Kalendermonat nicht übersteigen.

(2) Leistungen nach Absatz 1 werden vom 1.1.1991 an erbracht.

§ 56 Urlaub oder Verhinderung der Pflegeperson

Kann die Pflege und Versorgung schwerpflegebedürftiger Versicherter wegen Erholungsurlaubs oder anderweitiger Verhinderung der Pflegeperson zeitweise nicht erbracht werden, wird die häusliche Pflegehilfe über den Rahmen des § 55 hinaus im erforderlichen Umfang für längstens 4 Wochen je Kalenderjahr erbracht, wenn die Pflegeperson den Schwerpflegebedürftigen vor der Verhinderung mindestens 12 Monate gepflegt hat. Die Aufwendungen der Krankenkasse für die Leistung nach Satz 1 dürfen im Einzelfall 1800 DM nicht überschreiten. Werden die Versicherten während dieser Zeit außerhalb ihres Haushalts oder ihrer Familie gepflegt, übernimmt die Krankenkasse die dadurch entstehenden Kosten bis zur Höhe des Betrages, den sie bei Pflege und Versorgung der Versicherten in ihrem Haushalt oder ihrer Familie aufzuwenden hätte.

§ 57 Geldleistung

(1) Auf Antrag der schwerpflegebedürftigen Versicherten kann die Krankenkasse ihnen anstelle der häuslichen Pflegehilfe einen Geldbetrag von 400 DM je Kalendermonat zahlen, wenn die Schwerpflegebedürftige die Pflege durch eine Pflegeperson in geeigneter Weise und in ausreichendem Umfang selbst sicherstellen können.

(2) Die Geldleistung nach Absatz 1 wird nur gezahlt, wenn die Pflegeperson auch bei Ausübung einer Erwerbstätigkeit zu einer ausreichenden Pflege in der Lage ist.

(3) Besteht der Anspruch nach Absatz 1 nicht für den gesamten Kalendermonat, ist der Geldbetrag entsprechend zu mindern.

(4) Die Geldleistung wird vom 1.1.1991 an gezahlt.

- Bewegen im Raum und außerhalb des Hauses,
- Bewegen mit und ohne Hilfsmittel,
- Aufstehen,
- Hinsetzen und
- Hinlegen.

Die Unfähigkeit zur Ausübung lediglich einzelner dieser Funktionen reicht nicht aus, um Schwerpflegebedürftigkeit zu begründen. Vielmehr führt erst das dauernde Zusammentreffen nahezu aller Funktionsstörungen in den genannten Bereichen zur Erfüllung der Anspruchsvoraussetzungen.

Das Antragsverfahren ist dem Grunde nach sehr einfach; entsprechende Formulare können bei der zuständigen gesetzlichen Krankenkasse angefordert werden. Es ist aber auch möglich, den Antrag formlos zu stellen.

Einschaltung des Medizinischen Dienstes
Aufgrund gesetzlicher Bestimmungen müssen die Krankenkassen das Vorliegen der Schwerpflegebedürftigkeit durch den Medizinischen Dienst der Krankenversicherung prüfen lassen. In der Regel geschieht das im Rahmen einer körperlichen Untersuchung des Betroffenen im häuslichen Bereich. Die Entscheidung nach Aktenlage ist die Ausnahme.

Der Medizinische Dienst hat auch darauf zu achten, daß in geeigneten Fällen Rehabilitationsmaßnahmen eingeleitet werden, um Pflegebedürftigkeit zu verhindern oder zu verringern.

Anspruchsvoraussetzungen
Der Leistungsanspruch ist davon abhängig, daß der Versicherte

1. seit der erstmaligen Aufnahme einer Erwerbstätigkeit bis zur Feststellung der Schwerpflegebedürftigkeit mindestens 9/10 der zweiten Hälfte dieses Zeitraumes
und
2. in den letzten 60 Kalendermonaten vor Feststellung der Schwerpflegebedürftigkeit mindestens 36 Kalendermonate Mitglied oder familienversichert war.

Beide Voraussetzungen **müssen** nebeneinander erfüllt sein.

Maßgebend für die Ermittlung der versicherungsrechtlichen Anspruchsvoraussetzungen ist der Zeitpunkt der ärztlichen Feststellung der Schwerpflegebedürftigkeit, nicht deren gegebenenfalls schon früher erfolgter Eintritt.

Neu ab 1.1.1993 ist, daß für Vertriebene und Flüchtlinge Zeiten der Zugehörigkeit zu einem staatlichen Gesundheitssystem in den dort genannten Gebieten wie Mitgliedszeiten in der gesetzlichen Krankenversicherung in der Bundesrepublik Deutschland berücksichtigt werden.

Bei Problemen im Zusammenhang mit dem Nachweis der Vorversicherungszeiten wird empfohlen, sich von der zuständigen Krankenkasse umfassend beraten zu lassen.

Leistungsinhalte
Die häusliche Pflegehilfe nach § 55 SGB V soll, wie bereits erwähnt, die Pflege und Versorgung schwerpflegebedürftiger Versicherter in ihrem Haushalt oder dem ihrer Familie ergänzen. Die Aufwendungen der Krankenkasse für diese Leistung, die regelmäßig von Sozialstationen, der Arbeiterwohlfahrt, der Diakonie, dem DRK und anderen Wohlfahrtsorganisationen erbracht werden, dürfen 750 Deutsche Mark je Kalendermonat nicht übersteigen.

Aufgrund dieser nach Leistung (25 Pflegeeinsätze) und Geldbetrag festgelegten Begrenzung (750,– DM monatlich) ist dieses Leistungsangebot in vielen Fällen für den Versicherten und dessen Angehörige keine ausreichende Hilfe.

Erfüllt der Schwerpflegebedürftige gleichzeitig auch die Anspruchsvoraussetzungen für die häusliche Krankenpflege nach § 37 SGB V (S. 94), so gehen diese Leistungen vor.

Soweit neben der Grundpflege und hauswirtschaftlichen Versorgung im Einzelfall **Behandlungspflege** gemäß § 37 Abs. 2 SGB V erforderlich ist, wird diese neben den Leistungen nach § 55 SGB V gewährt. Satzungsmäßige Sonderregelungen der

Krankenkassen runden das Leistungsangebot ab.
Sofern die Pflege und Versorgung schwerpflegebedürftiger Versicherter wegen Erholungsurlaubs oder anderweitiger Verhinderung der Pflegeperson zeitweise nicht erbracht werden kann, wird die häusliche Pflegehilfe nach § 56 SGB V im erforderlichen Umfang für längstens vier Wochen je Kalenderjahr erbracht, wenn die Pflegeperson den Schwerpflegebedürftigen vor der Verhinderung mindestens zwölf Monate gepflegt hat. Die Aufwendungen der Krankenkasse hierfür dürfen im Einzelfall 1800 Deutsche Mark nicht übersteigen. Sofern die Versicherten während dieser Zeit außerhalb des Haushalts oder ihrer Familie z. B. in einem Pflegeheim gepflegt werden, übernimmt die Krankenkasse die dadurch entstehenden Kosten bis zum Betrag in Höhe von 1800,– Deutsche Mark.
Diese Art der Leistungsgewährung wurde durch das »Gesundheits-Reformgesetz« (GRG) mit Wirkung ab 1.1.1989 eingeführt.
Für die Betroffenen von größter Bedeutung ist ohne Zweifel die in § 57 SGB V festgelegte Geldleistung für Schwerpflegebedürftige. Auf Antrag erhalten schwerpflegebedürftige Versicherte von der zuständigen gesetzlichen Krankenkasse anstelle der häuslichen Pflegehilfe (Sachleistung) einen Geldbetrag in Höhe von 400 Deutsche Mark je Kalendermonat, sofern der Schwerpflegebedürftige die Pflege durch eine Pflegeperson in geeigneter Weise und in ausreichendem Umfang selbst sicherstellt.
Die Geldleistung wird allerdings nur dann gezahlt, wenn die Pflegeperson auch bei Ausübung einer Erwerbstätigkeit zu einer ausreichenden Pflege in der Lage ist. Sofern der Anspruch nicht für den gesamten Kalendermonat besteht (z. B. wegen Durchführung einer Krankenhausbehandlung), ist der Geldbetrag entsprechend zu mindern.
Die Geldleistung ist eine Regel- und Ermessensleistung, die nur auf Antrag des betroffenen Versicherten gewährt wird.

Grundvoraussetzung ist, daß der Schwerpflegebedürftige in seinem Haushalt oder dem seiner Familie – also nicht in einer stationären Einrichtung – umfassend versorgt wird.
Erfüllt der Schwerpflegebedürftige gleichzeitig auch die Anspruchsvoraussetzungen für die »Häusliche Krankenpflege« nach § 37 Abs. 1 SGB V, geht diese dem Anspruch nach § 57 SGB V vor.
Benötigt der Schwerpflegebedürftige zur Sicherung des Ziels der ärztlichen Behandlung Leistungen nach § 37 Abs. 2 SGB V (Behandlungspflege), dann ist diese neben der Geldleistung nach § 57 SGB V zur Verfügung zu stellen.

In der Praxis bereitet besonders die »medizinische Beurteilung« der Schwerpflegebedürftigkeit erhebliche Probleme. Zur Sicherstellung eines einheitlichen Verfahrensablaufs haben die Spitzenverbände der gesetzlichen Krankenversicherung unter Beteiligung der Kassenärztlichen Bundesvereinigung sowie der Bundesverbände der Pflegeberufe und der Behinderten am 9.8.1989 »Schwerpflegebedürftigkeits-Richtlinien« beschlossen. Diese sind neben der Begutachtungsanleitung »Schwerpflegebedürftigkeit« für den Medizinischen Dienst, vom 8.10.1990, Grundlage für die Beurteilung und Leistungsgewährung der gesetzlichen Krankenkassen.
Bei den am 1.1.1989 eingeführten Leistungen für Schwerpflegebedürftige im Bereich der gesetzlichen Krankenversicherung handelt es sich dem Grunde nach **nicht** um eine versicherungsrechtliche Aufgabe der gesetzlichen Krankenversicherung, sondern vielmehr um ein gesellschaftliches Problem. Es geht letztlich darum, das Risiko der »Pflegebedürftigkeit« sachgerecht und umfassend, entsprechend dem im Grundgesetz verankerten Sozialstaatsprinzip abzusichern. Die Belastung der gesetzlichen Krankenversicherung mit dieser Fremdaufgabe wird mittel- und langfristig nicht beibehalten werden können. Die Diskussion um die gesetzliche Pflegeversicherung tritt seit

geraumer Zeit auf der Stelle, obwohl dieses »gesellschaftliche Problem« bald und befriedigend gelöst werden muß. Dazu sind alle gesellschaftlichen Gruppen in unserem Land aufgerufen.

Das am 1.1.1995 in Kraft getretene Pflegeversicherungsgesetz löst mit Wirkung ab 1.4.1995 die im Sozialgesetzbuch V (SGB V) in den §§ 53–57 enthaltenen Leistungen ab. Ab 1.4.1995 wird der Begriff der Schwerpflegebedürftigkeit erweitert und das Leistungsangebot im Rahmen der Pflegestufen I–III erheblich verbessert.

Fahr- und Transportkosten

Im Rahmen der vertragsärztlichen Versorgung schwerkranker Versicherter ist die Frage der Kostenübernahme für Fahr- und Transportkosten nur dann von Bedeutung, wenn der Versicherte zur Durchführung spezieller Behandlungs- und Untersuchungsmaßnahmen zu einem Facharzt, ärztlichen Institut, Therapeuten oder zur stationären Behandlung in das Krankenhaus transportiert werden muß.

Die Rechtsgrundlage für die Übernahme von Fahr- und Transportkosten bildet § 60 SGB V.

Da Fragen zur Fahr- und Transportkostenübernahme bei der ambulanten vertragsärztlichen Betreuung schwerkranker Versicherter nur im Ausnahmefall von Bedeutung sind, wird an dieser Stelle auf eine umfassende Darstellung des geltenden Rechts verzichtet.

Auch hier sollte der konkrete Leistungsfall mit der zuständigen gesetzlichen Krankenkasse abgeklärt werden.

Sterbegeld

Die Sterbegeldansprüche für die Versicherten der gesetzlichen Krankenversicherung sind seit dem 1.1.1989 einheitlich in den §§ **58** und **59 SGB V** geregelt.

Sterbegeld wird beim Tod eines Versicherten gezahlt. Voraussetzung ist, daß der Verstorbene am 1. Januar 1989 Mitglied einer Krankenkasse oder nach § 10

---

§ 60 SGB V

(1) Die Krankenkasse übernimmt nach den Absätzen 2 und 3 die Kosten für Fahrten einschließlich der Transporte nach § 133 (Rettungsdienstleistungen), wenn sie im Zusammenhang mit einer Leistung der Krankenkasse notwendig werden. Welches Fahrzeug benutzt werden kann, richtet sich nach der medizinischen Notwendigkeit.

(2) Die Krankenkasse übernimmt Fahrkosten in Höhe des 20 Deutsche Mark je Fahrt übersteigenden Betrages,
1. bei Leistungen, die vollstationär erbracht werden,
2. bei Rettungsfahrten zum Krankenhaus auch dann, wenn eine stationäre Behandlung nicht erforderlich ist,
3. bei anderen Fahrten von Versicherten, die während der Fahrt einer fachlichen Betreuung oder der besonderen Einrichtung eines Krankenkraftwagens bedürfen oder bei denen dies aufgrund ihres Zustandes zu erwarten ist,
4. bei Fahrten von Versicherten zu einer ambulanten Krankenbehandlung, wenn dadurch eine an sich gebotene stationäre oder teilstationäre Krankenhausbehandlung vermieden oder verkürzt wird oder diese nicht ausführbar ist.

Im übrigen übernimmt die Krankenkasse die Fahrkosten, wenn der Versicherte durch sie unzumutbar belastet wurde (**§ 61 SGB V**) oder soweit **§ 62 SGB V** dies vorsieht. Soweit Fahrten nach Satz 1 von Rettungsdiensten durchgeführt werden, zieht die Krankenkasse die Zuzahlung von 20,00 DM je Fahrt von dem Versicherten ein.

(3) Als Fahrkosten werden anerkannt
1. bei Benutzung eines öffentlichen Verkehrsmittels der Fahrpreis unter Ausschöpfung von Fahrpreisermäßigungen,
2. bei Benutzung eines Taxis oder Mietwagens, wenn ein öffentliches Verkehrsmittel nicht benutzt werden kann, der nach § 133 berechnungsfähige Betrag,
3. bei Benutzung eines Krankenkraftwagens oder Rettungsfahrzeugs, wenn ein öffentliches Verkehrsmittel, ein Taxi oder ein Mietwagen nicht benutzt werden kann, der nach § 133 berechnungsfähige Betrag,
4. bei Benutzung eines privaten Kraftfahrzeuges für jeden gefahrenen Kilometer 31 Deutsche Pfennige, höchstens jedoch die Kosten, die bei Inanspruchnahme des nach Nummer 1 bis 3 erforderlichen Transportmittels entstanden wären.

SGB V (Familienversicherung) versichert war. Der Nachweis des Todes wird in der Regel durch eine vom Standesamt ausgestellte Sterbeurkunde geführt.

Das Sterbegeld der gesetzlichen Kran-

Tab.1: Eigenbeteiligungen und Leistungsgrenzen (nach Gesundheits-Strukturgesetz, (Stand 1.1.95, DOK 1995 S. 51)

Anwendungsgebiet	Eigenbeteiligung/Leistungsgrenze		Befreiungsmöglichkeit Zuzahlung	
	Alte Bundesländer	Neue Bundesländer	vollständig	teilweise
Arzneimittel	3,– DM, 5,– DM, 7,– DM je Preis des einzelnen Arzneimittels		X	X
Heilmittel	10 v. H. der Kosten des Heilmittels		X	X
Krankenhausbehandlung	12,– DM pro Tag für längstens 14 Tage	9,– DM pro Tag für längstens 14 Tage		
Stationäre Vorsorge-/ Rehabilitationskuren	12,– DM pro Tag	9,– DM pro Tag	X	
Fahrkosten	20,– DM pro Fahrt	20,– DM pro Fahrt	X	X
	bei ambulanter Behandlung volle Eigenbeteiligung, außer bei ambulanten Operationen u. ä. anstelle von Krankenhausbehandlung			
Zahnersatz	40 v. H. der Kosten, bei ausreichenden Vorsorgeleistungen; sonst 50 v. H. der Kosten		X	X
Kieferorthopädische Behandlung	20 v. H. der Kosten bei einem Kind, für jedes weitere gleichzeitig behandelte Kind 10 v. H. der Kosten; Altersgrenze: 18 Jahre		Erstattung des Eigenanteils bei erfolgreichem Abschluß der Behandlung	
Härtefallgrenze vollständige Befreiung (monatlich) Alleinstehender 1 Angehöriger 2 Angehörige 3 Angehörige 4 Angehörige	1 624,00 DM 2 233,00 DM 2 639,00 DM 3 045,00 DM 3 451,00 DM	1 316,00 DM 1 809,50 DM 2 138,50 DM 2 467,50 DM 2 796,50 DM		
Härtefallgrenze teilweise Befreiung (jährlich)	2 v. H. der Einnahmen bis 70 200,– DM, darüber 4 v. H.	2. v. H. der Einnahmen bis 57 600,– DM, darüber 4 v. H.		
Freibetrag für 1 Angehörigen jeden weiteren Angehörigen	7 308,– DM 4 872,– DM	5 922,– DM 3 948,– DM		
Höchstkrankengeld	156,– DM	128,– DM		
	abzüglich Beitrag zur Renten-Arbeitslosen- u. Pflegeversicherung			
Selbstbeschaffte Haushaltshilfe	102,– DM	82,– DM		
Sterbegeld Mitglied Familienangehöriger	2 100,00 DM 1 050,00 DM	2 100,00 DM 1 050,00 DM		

kenversicherung wird als Zuschuß zu den Kosten der Bestattung gezahlt; es ist also nachzuweisen, daß Bestattungskosten entstanden sind. Der Nachweis kann auch durch eine unquittierte Rechnung belegt werden.

Das Sterbegeld beträgt beim Tod eines Mitgliedes 2100,00 Deutsche Mark, beim Tod eines nach § 10 SGB V versicherten Angehörigen 1050,00 Deutsche Mark. Die Zahlung des Sterbegeldes erfolgt an denjenigen, der die Bestattungskosten trägt.

Härtefallregelungen

Die Leistungen der gesetzlichen Krankenkassen entsprechen stets den gesicherten wissenschaftlichen Erkenntnissen einer modernen medizinischen Versorgung. Soweit in den einschlägigen Rechtsvorschriften des Sozialgesetzbuches V (SGB V) nichts anderes festgelegt ist, werden die Leistungen grundsätzlich zeitlich und der Höhe nach unbegrenzt gewährt. Zur Sicherung dieses hohen Leistungsniveaus bei vertretbaren Beiträgen ist die Eigenverantwortung aller Beteiligten unbedingt erforderlich.

Um Zuzahlungen und Eigenanteile für die Versicherten in Grenzen zu halten, d.h. soziale Härten zu vermeiden, hat der Gesetzgeber spezielle Befreiungsvorschriften (§§ 61, 62 SGB V) erlassen.

Damit niemand finanziell überfordert wird, übernimmt die Krankenkasse bestimmte Aufwendungen an Zuzahlungen oder Eigenbeteiligungen

ganz = Befreiung oder
teilweise = Zuzahlungsausgleich.

Eine unzumutbare Belastung liegt vor, wenn die monatlichen Bruttoeinnahmen (einschließlich der Einnahmen der im gemeinsamen Haushalt lebenden Angehörigen) zum Lebensunterhalt 40 v.H. der Bezugsgröße (§ **18 SGB IV**) nicht überschreiten.

Dieser Betrag erhöht sich für den ersten im gemeinsamen Haushalt lebenden Angehörigen um 15 v.H., für jeden weiteren zu berücksichtigenden Angehörigen um 10 v.H.

Die ab 1. Januar 1995 geltenden Eigenbeteiligungen und Leistungsgrenzen können *Tabelle 1* entnommen werden:

Literatur

Sozialgesetzbuch V (SGB V) v. 20.12.1988 (BGBl. I S. 2477, Artikel 1, zuletzt geändert durch G. vom 27.7.1992 (BGBl. I S. 1398) u. 21.12.1992 (BGBl. I S. 2266)

Reichsversicherungsordnung (RVO) i.d.F. vom 15.12.1924 (RGBl I S. 779), zuletzt geändert durch G. vom 27.7.1992 (BGBl I S. 1398) u. 21.12.1992 (BGBl I S. 2266)

Selbstverwaltung der Ortskrankenkassen Nr. 6, Juni 1983

Töns, H.: Hundert Jahre gesetzliche Krankenversicherung. DOK, 1983

Gemeinsames Rundschreiben der Spitzenverbände der gesetzlichen Krankenversicherung vom 28.11.1990

Besonderheiten der medizinischen Versorgung

Die Betreuung HIV-Infizierter

J. van Lunzen

Anfang der achtziger Jahre dieses Jahrhunderts trat zunächst in Nordamerika und später auch in Europa ein Krankheitsbild auf, das als »erworbenes Immunmangelsyndrom (AIDS)« bezeichnet wurde. Unter diesem Begriff wurde eine Vielzahl sogenannter »opportunistischer Erkrankungen« zusammengefaßt, die bis dahin ausschließlich bei iatrogen immunsupprimierten Patienten oder auf dem Boden anderer, vor allem maligner, Grunderkrankungen beobachtet wurden. Charakteristisch für dieses sich schnell ausbreitende Syndrom ist die fortschreitende Beeinträchtigung der normalen menschlichen Immunantwort gegenüber Infektionserregern und malignem Zellwachstum. Die Ausbreitung von AIDS in sogenannten Risikogruppen (homo- und bisexuelle Männer, intravenös Drogenabhängige, Hämophile, Transfusionsempfänger, Sexualpartner der erstgenannten Gruppen) legten frühzeitig den Verdacht nahe, daß es sich um eine parenteral (-sexuell) übertragbare Infektionskrankheit handeln müsse. Als Folge der sodann einsetzenden intensiven biomedizinischen Forschung wurde 1983 ein Retrovirus isoliert, das für die Ätiopathogenese von AIDS verantwortlich gemacht wurde. Der kausale Zusammenhang zwischen dem mittlerweile einheitlich als »Humanes Immunschwäche-Virus (HIV)« bezeichneten Virus und dem erworbenen Immunmangelsyndrom (AIDS) kann heute als gesichert angesehen werden.

Das Virus wird parenteral übertragen; die Infektion führt zu einer schleichenden Immunregulationsstörung, die im Vollbild des AIDS gipfelt und in den meisten Fällen zum Tod führt. Das Virus befällt vorwiegend T-Helferlymphozyten und Monozyten/Makrophagen durch eine Interaktion mit dem CD4-Rezeptor, der auf der Oberfläche dieser Zellen exprimiert wird. In der Folge kommt es zu einem fortschreitenden Verlust und zu funktionellen Einschränkungen dieser zentralen Steuerzellen der Immunantwort. Die hierdurch bedingte Abwehrschwäche des Organismus leistet der Entstehung von opportunistischen Infektionen und Malignomen Vorschub, durch die das Vollbild der Erkrankung definiert ist (*Tab. 1*). Demnach handelt es sich bei der HIV-Infektion um eine klassische Slow-virus-Erkrankung, die in einzelnen, voneinander abgrenzbaren Stadien mit unterschiedlich langer Latenz verläuft.

Man nimmt derzeit eine Gesamtzahl von etwa 60000 HIV-Infizierten in der Bundesrepublik an (Stand 1993); Das Plateau des expositionellen Zuwachses scheint noch nicht erreicht zu sein. Diese Zahlen

Tab. 1 Häufige AIDS-definierende opportunistische Erkrankungen in Europa

– Pneumocystis-carinii-Pneumonie	– Multisegmentaler Herpes zoster
– Toxoplasma-gondii-Enzephalitis	– Kryptokokken-Meningoenzephalitis
– Candida-Ösophagitis	– Kryptosporidien-Enteritis
– CMV-Retinitis, -Ösophagitis, -Kolitis	– Progressive multifokale Leukenzephalopathie (PML)
– Tuberkulose (M. tuberculosis)	– Kaposi-Sarkom
– Atypische Mykobakteriosen (M. avium intracellulare-)	– Non-Hodgkin-Lymphom

verdeutlichen die Wichtigkeit der Erkrankung für den Hausarzt. Die adäquate Behandlung und Begleitung durch ihn setzt nicht nur ein erhebliches Maß an Einfühlungsvermögen und Fachwissen voraus, sondern ist darüber hinaus verknüpft mit der Bereitschaft, neue Wege in der häuslichen Therapie und Pflege zu suchen und zu beschreiben. Er ist Mittler zwischen ambulanter häuslicher Betreuung und Klinik, zwischen Patient und seinem sozialen Umfeld, zwischen Patient und Behörden. Soziale Wertvorstellungen und sexuelle Neigungen dürfen nicht tabuisiert, Kranke nicht ausgegrenzt werden.

Der phasenhafte schleichende Verlauf der Erkrankung erfordert unterschiedliche Hilfestellungen und ärztliche Maßnahmen, abhängig vom Stadium der Erkrankung. Der HIV-infizierte Patient ist ein Langzeitpatient, der während der gesamten Dauer seiner Krankheit einen Anspruch auf die Betreuung durch einen Hausarzt seines Vertrauens hat. Daher soll im folgenden kurz auf die einzelnen Krankheitsstadien der HIV-Infektion (Primärinfektion, asymptomatische Phase/Lymphadenopathiesyndrom, AIDS related complex, Vollbild AIDS) eingegangen werden und nicht nur auf das Vollbild der AIDS-Erkrankung.

Die Primärinfektion

Als Primärinfektion oder »akutes retrovirales Syndrom« wird die Krankheitsphase zwischen der Inokulation des Virus und dem Auftreten initialer Symptome bezeichnet. Dauer und Schweregrad dieser ersten Krankheitsphase sind abhängig von der aufgenommenen Virusmenge, der Virulenz der übertragenen Virusvariante und der darauffolgenden Immunantwort des Organismus. Die Inkubationszeit beträgt meist zwischen 10 und 21 Tage. Bei 35–50% der Patienten entwickelt sich ein mononukleose-ähnliches Krankheitsbild, das oftmals als »Virusgrippe« fehlgedeutet wird. Klassische Symptome sind Fieber, Abgeschlagenheit, Myalgien, Kopfschmerzen (aseptische Meningitis), Lymphknotenschwellungen, Soorstomatitis, nichteitrige Pharyngitis und ein makulo-papulöses Exanthem. Der auffälligste Laborbefund ist eine deutliche Inversion des Verhältnisses von T-Helferlymphozyten zu Suppressor-/zytotoxischen T-Lymphozyten (CD4/CD8-Quotient). Die Symptome bilden sich ohne spezifische Therapie innerhalb von 2–4 Wochen zurück. Die Antikörperbildung (Serokonversion) benötigt zwei Wochen bis drei Monate post infectionem, selten auch länger. Die Symptomatik führt den Patienten nur in Ausnahmefällen in die Klinik, oft wird bei blanden Symptomen überhaupt kein ärztlicher Beistand gesucht.

In diesem Zusammenhang ist die Bedeutung des Beratungsgesprächs über die Durchführung eines HIV-Tests zwischen erstbehandelndem Arzt und Patient hervorzuheben. Der Patient sollte in jedem Fall über die Durchführung eines HIV-Tests aufgeklärt und seine Zustimmung eingeholt werden. Eine Bestimmung von Anti-HIV-Antikörpern trotz Ablehnung durch den Patienten muß nach rechtlicher Absicherung Ausnahmefällen (z. B. Eigenschutz vor elektiven operativen Eingriffen) vorbehalten bleiben. Ebenso sollte sich der anfordernde (Haus-)Arzt über die psychosoziale Dimension eines »positiven« Testbefundes bewußt sein. Aufgrund der Tragweite des Befundes sollte mit dem Patienten besprochen werden, wie er auf ein »positives« Testergebnis reagieren würde und welche psychischen Auffangmöglichkeiten in seinem sozialen Umfeld gegeben sind.

Asymptomatische Phase, Lymphadenopathiesyndrom (LAS)

Im Anschluß an die Primärinfektion kommt es zu einer unterschiedlich langen asymptomatischen Krankheitsphase, die in der Regel 4–10 Jahre anhält. Kohortenuntersuchungen an größeren Patientenkollektiven haben gezeigt, daß sich bei 90 % der Patienten das Vollbild der Erkrankung nach dieser Zeit entwickelt. Bei den verbleibenden 10 % der Patienten werden asymptomatische Krankheitsverläufe mit allenfalls sehr diskreten Veränderungen der Laborwerte über einen Zeitraum von nunmehr 15 Jahren beobachtet.

Der Hausarzt wird dennoch häufig in dieser asymptomatischen Krankheitsphase aufgesucht, da der verunsicherte Patient häufige (Labor-)Kontrollen wünscht und oftmals Störungen des subjektiven Wohlbefindens seiner HIV-Infektion zuschreibt.

> Hier gilt es, dem Patienten Verständnis für seine Lage entgegenzubringen und psychosoziale Hilfestellung zu leisten. In vielen Situationen hat sich die Zusammenarbeit mit Psychologen und Beratungsstellen (z. B. AIDS-Hilfen) außerordentlich bewährt.

Bei ausbleibenden akuten Symptomen empfiehlt sich in dieser Krankheitsphase eine Kontrolluntersuchung des Patienten in sechsmonatigen Abständen. Hinsichtlich der Laborkontrollen gilt auch hier der Leitspruch: »So viel wie nötig, so wenig wie möglich«. Sinnvoll erscheint eine Kontrolle von Differentialblutbild, Entzündungsparametern (BSG, Neopterin oder β_2-Mikroglobulin), Retentionswerten, Transaminasen, Elektrolyten und Lymphozytensubpopulationen. Zusätzliche serologische Untersuchungen der Antikörper-Titer gegenüber Treponema pallidum, Toxoplasma gondii, Epstein-Barr- und Zytomegalievirus alle 6–12 Monate ergänzen die Kontrollen.

Die kontinuierliche Betreuung dieser asymptomatischen Patienten bildet häufig die Grundlage eines Vertrauensverhältnisses, welches in späteren Krankheitsphasen von großer Bedeutung ist. Darüber hinaus erlaubt die regelmäßige ambulante Vorstellung des Patienten eine objektive Einschätzung des Krankheitsverlaufs und bildet damit die Grundlage für weiterführende diagnostische oder therapeutische Maßnahmen. In jedem Fall empfiehlt es sich, frühzeitig Kontakt mit einem HIV-Behandlungszentrum aufzunehmen und den Patienten dort konsiliarisch vorzustellen (s. Anhang).

Nach dieser Phase der asymptomatischen Infektion kommt es zum **Lymphadenopathiesyndrom (LAS)**. Eine generalisierte Lymphknotenschwellung, eventuell mit konstitutionellen Symptomen wie Nachtschweiß, subfebrilen Temperaturen und Leistungsminderung, kennzeichnen diese Krankheitsphase.

> Der Patient erlebt spürbare Veränderungen, die nicht selten mit einer enormen psychischen Belastung einhergehen. Oft treten in dieser Phase erstmals reaktive depressive Verstimmungen und Gedanken an den eigenen Tod auf. Vom behandelnden (Haus-)Arzt werden eine vertrauensvolle Auseinandersetzung mit der Problematik und ein hohes Maß an fachlicher Beratung erwartet.

Pathophysiologische Untersuchungen zeigen eine follikuläre Hyperplasie der Keimzentren der Lymphknoten, in denen sich intakte Viren oder Virusbestandteile anreichern. Es kommt zu einer zunehmenden Immunregulationsstörung, die im peripheren Blut durch ein Absinken der T-Helferzellzahl (200–500/µl), dem Anstieg von zytotoxischen/Suppressor-T-Lymphozyten und damit zu einer zunehmenden Inversion des CD4/CD8-Quotienten gekennzeichnet ist. Die Neopterinspiegel im Serum steigen als Ausdruck einer Makrophagenaktivierung, und häufig findet sich eine Hypergammaglobulinämie aufgrund einer polyklonalen B-Zellaktivierung. Eine antiretrovirale Therapie (z. B. Zidovudin [AZT] 2 × 250 mg/d) sollte bei rascher Verschlechterung der Laborparameter sowie bei konstitutionellen Symptomen erwogen werden.

Durch das Einleiten einer antiretroviralen Therapie nach Auftreten der Lymphadenopathie und konstitutioneller Symptome ändert sich subjektiv die Krankheitsqualität, zumal die antivirale Behandlung mit Nebenwirkungen wie 1. Blutbildungsstörungen, periphere Polyneuropathie, Diarrhöen, Stomatitis und Pankreatitis einhergehen kann. Dieser subjektiv empfundenen Verschlechterung der Lebensqualität ist in dieser Phase besondere Bedeutung zuzumessen und durch eine enge Begleitung des Patienten zu begegnen. Wichtig ist hier auch der Hinweis, daß Symptome wie Kopfschmerzen, Myalgien und gastrointestinale Beschwerden in den meisten Fällen nach einer »Gewöhnungsphase« von 2 – 4 Wochen 2. nach Einleitung einer antiretroviralen Therapie, sistieren.

An dieser Stelle sei auf die Wichtigkeit einer engen Kooperation zwischen Hausarzt und klinisch tätigen Kollegen in einem HIV-Schwerpunktzentrum hingewiesen. Der gute Kontakt zwischen Klinik und Hausarzt gewährleistet die optimale Betreuung des Patienten, sowohl durch die nötige Expertise in Diagnostik und Therapie als auch durch die Möglichkeit, an kontrollierten Therapiestudien teilzunehmen. Der HIV-infizierte Patient sucht oftmals die Teilnahme an Therapiestudien und wissenschaftlichen Untersuchungen, schöpft daraus Hoffnung für die Behandlung der eigenen Krankheit und erhofft neue Erkenntnisse über die HIV-Infektion selbst. Die enge Kooperation zwischen Klinik und Hausarzt versetzt diesen in die Lage, stets gut über solche Aktivitäten informiert zu sein und ggf. unerfüllbaren Erwartungen seitens des Patienten verständnisvoll entgegenzuwirken.

AIDS-related complex (ARC) und Vollbild

Das Entstadium ist durch die »AIDS-definierenden Erkrankungen« auf dem Boden eines manifesten Immundefekts gekennzeichnet. Wegen der massiven Abnahme der T-Helferzellen ($< 200/\mu l$) treten die in *Tabelle 1* aufgeführten opportunistischen Erkrankungen auf. Hierbei handelt es sich meistens um reaktivierte Infektionen oder um bösartige Neubildungen; schwere Krankheitsbilder werden aber auch durch neu erworbene Erreger, die der immunkompetente Organismus abwehren oder kontrollieren könnte, hervorgerufen. Ungewollte Gewichtsverluste über 10 % des Körpergewichts sowie Fieber und Diarrhöen über einen Monat ohne spezifischen Erregernachweis kennzeichnen die Phase des »AIDS-related complex« (ARC). Patienten, die in das Vollbild der Erkrankung eingetreten sind, sterben in der Regel in den darauffolgenden 1–3 Jahren.
Im folgenden sollen die wichtigsten in Europa auftretenden AIDS-definierenden Erkrankungen beschrieben und auf Besonderheiten der hausärztlichen Betreuung eingegangen werden.

Pneumocystis-carinii-Pneumonie

Die durch das Protozoon *Pneumocystis carnii* hervorgerufene Pneumonie (PCP) ist eine der häufigsten opportunistischen Infektionen bei HIV-Infizierten. Sie tritt in der Regel bei T-Helferzellzahlen $< 250/\mu l$ auf und ist durch Fieber, trockenen Husten und Dyspnoe gekennzeichnet. Die Mehrzahl der Erkrankungen wird wohl durch endogene Reaktivierungen einer vorbestehenden Infektion verursacht, obwohl sich in der letzten Zeit die Hinweise darauf mehren, daß eine Neuinfektion von Mensch zu Mensch ebenfalls möglich ist. Der allenfalls sehr diskrete Auskultationsbefund steht im Gegensatz zu den ausgedehnten radiologischen Veränderungen. Typisch ist eine feinfleckig-retikuläre Zeichnungsvermehrung, die perihilär beginnt und bilateral zunehmend auch auf die Peripherie übergreift. Der Husten ist unproduktiv, das spärliche Sputum nicht purulent, oft jedoch weißlich-schaumig. Charakteristisch ist eine deutliche Erhöhung der LDH im Serum und eine Erhöhung der Entzündungsparameter bei meist unauffälligem Differentialblutbild. Die Symptome beginnen schleichend und führen oftmals zu einer verschleppten Diagnose. Abhängig vom Grad der respiratorischen Insuffizienz und dem Ausmaß der Hypoxämie werden leichte ($pO_2 > 80$ mmHg), mittelschwere (pO_2 60–80 mmHg) und schwere ($pO_2 < 60$ mmHg) Verlaufsformen unterschieden. Die Diagnose wird durch den Erregernachweis im (induzierten) Sputum, in der bronchio-alveolären Lavage oder in der transbronchialen Biopsie gesichert. Bakterielle Begleitinfektionen treten bei etwa einem Drittel der Erkrankungen auf. Bei charakteristischen Symptomen und Befunden sollte umgehend die Therapie eingeleitet werden, zunächst auch ohne Erregernachweis, da lebensbedrohliche Komplikationen (z. B. Lungenversagen) drohen. Das Mittel der ersten Wahl ist Trimethoprim/Sulfamethoxazol oral (3 × 320 mg/d TMP, 3 × 1600 mg/d SMX, leichte PCP) oder intravenös (20 mg/kg/d TMP, 100 mg/kg/d SMX, mittelschwere und schwere PCP). Alternativ kommen Pentamidine-Inhalationen (1–2 × 300 mg/d, leichte PCP) oder -Infusionen (2–4 mg/kg/d, mittelschwere und schwere PCP) zum Einsatz. Die Behandlung sollte bis zur Rückbildung der Befunde, mindestens jedoch über 3 Wochen durchgeführt werden. Andere Medikamente wie Clindamycin, Atovaquone und Trimetrexate sind derzeit in der klinischen Erprobung. Eine adjuvante Steroid-Applikation (Prednison 3 × 40 mg/d) ist bei der mittelschweren und schweren PCP indiziert. Diese Fälle sollten stationär behandelt werden, maschinell beatmungspflichtige Fälle haben in der Regel eine infauste Prognose.

Nach durchgemachter PCP oder bei Abfall der T-Helferzellzahl unter 200–250 µl (20 % der Lymphozyten) sollte eine PCP-Prophylaxe mit monatlichen Pentamidine-Inhalationen (300 mg/Monat) durchgeführt werden. Alternativ kann täglich eine Tablette TMP/SMX gegeben werden. Hierunter kam es zu einem deutlichen Rückgang der Erstmanifestationen einer PCP bzw. zu einer verminderten Rezidivhäufigkeit. Diese Primär- bzw. Sekundärprophylaxe sollte lebenslang beibehalten werden. Besondere Beachtung verdienen die Nebenwirkungen der Substanzen. TMP/SMX ist myelotoxisch, und allergische Nebenwirkungen sind häufig, intravenös verabreichtes Pentamidine kann zu Hypo- und Hyperglykämien, Hypotension und Pankreatitis führen.

Soorösophagitis und -stomatitis

Bei nahezu allen Patienten entsteht im Krankheitsverlauf Mundsoor, häufig übergreifend auf den Ösophagus. Diese durch *Candida albicans* hervorgerufene Mykose tritt häufg als erstes Zeichen eines manifesten Immundefekts bei T-Helferzellzahlen < 300 µl auf. *Candida albicans* gehört zur normalen Mund- und Rachenflora und wird normalerweise durch das mukosaassoziierte lymphatische Gewebe (MALT) kontrolliert. Bei unkontrollierter Besiedlung durch Zerstörung dieses Abwehrsystems kommt es zu gestörter Geschmacksempfindung, pelzigen Belägen der Mund- und Rachenschleimhäute und zu Dysphagie bei Übergreifen auf den Ösophagus, gefolgt von Inappetenz und Gewichtsverlust. Weißliche plaqueartige Beläge auf erythematöser Schleimhaut erlauben die Blickdiagnose, der Erregernachweis wird aus Rachenspülwasser, Bürstenabstrichen und endoskopischen Biopsien geführt. Zur Behandlung kommen Antimykotika lokal (Amphotericin B- und Nystatin-Suspensionen) oder systemisch (Ketoconazol 200–400 mg/d, Fluconazol 50–400 mg/d, Itraconazol 100–200 mg/d) zum Einsatz. Multiresistente Candida-Stämme erfordern gelegentlich eine intravenöse Therapie mit Amphotericin B (5–15 mg/d); falls erforderlich in Kombination mit Flucytosin (50–75 mg/d). Eine primäre Soorprophylaxe sollte bei deutlich fortschreitender Immunsuppression zunächst mit lokalen Antimykotika und bei rezidivierenden Stomatitiden durch systemisch wirksame Präparate erwogen werden. Zur Rezidivprophylaxe der Ösophagitis werden ebenfalls die genannten Antimykotika systemisch verabreicht. Als positiver Begleiteffekt der konsequent durchgeführten systemischen Soorprophylaxe traten in den letzten Jahren deutlich weniger andere HIV-assoziierte generalisierte Mykosen (Kryptokokkose, Aspergillose, Histoplasmose) auf.

Disseminierte Cytomegalievirus-Infektionen

Generalisierte CMV-Infektionen traten bislang gehäuft als Folge iatrogener Immunsuppression bei Transplantatempfängern auf. Seit Beginn der HIV-Pandemie ist die Zahl der disseminierten CMV-Erkrankungen drastisch angestiegen. Bei einer hohen Durchseuchung in der Normalbevölkerung und lebenslanger Viruspersistenz werden auch hier endogene Infektionen aufgrund des Immundefekts bei T-Helferzellzahlen < 100/µl reaktiviert. Verschiedene Organe können betroffen sein, die Klinik und Diagnose richtet sich nach Lokalisation und Ausmaß der Erkrankung. Am häufigsten sind die CMV-Retinitis, die CMV-Colitis und -Ösophagitis sowie die CMV-Enzephalitis. Die CMV-Retinitis äußert sich in Lichtblitzen, Visusminderung (insbesondere Fernsicht), Gesichtsfeldausfällen und »Schneegestöber« vor den Augen. Anfangs ist meist nur ein Auge befallen, Schmerzen und Rötung der Konjunktiva sind untypisch. Die Diagnose wird durch den erfahrenen Ophthalmologen fundoskopisch anhand von in der Peripherie beginnenden und zentral in Richtung Makula fortschreitenden Exsudaten mit hämorrhagischer Komponente (»Mayonnaise- und Ketchup-Flecken«) gestellt. Unbehandelt führt die Infektion zur Erblindung.

Die CMV-Kolitis ist gekennzeichnet durch teils blutige Diarrhöen, verbunden mit krampfartigen Bauchschmerzen und Fieber, die Ösophagitis durch Dysphagie. Endoskopisch sind Schleimhautulzera mit zum Teil hämorrhagischer Nekrose zu erkennen, Perforation und Peritonitis sind selten. Bioptisch lassen sich die typischen zytomegalen Riesenzellen (»Eulenaugenzellen«) in der Mukosa erkennen. Zur Behandlung stehen seit kürzerem die Virustatika Ganciclovir (2×5 mg/kg/d i.v.) und Foscarnet (3×60 mg/kg/d i.v.) zur Verfügung. Diese Initialtherapie wird bis zum Rückgang der akuten Entzündung gegeben, bei der CMV-Retinitis schließt sich eine lebenslange Erhaltungstherapie in halbierter Dosierung an. Bei klinischer Resistenzentwicklung kann mit gutem Erfolg auf das jeweils andere Präparat umgestellt werden.

Die lebenslange Erhaltungstherapie und die Nebenwirkungen der Therapie stellen eine große Herausforderung an den betreuenden Hausarzt dar. Die täglichen Infusionen können über implantierte Kathetersysteme (z. B. Port-a-Cath®) und Infusionspumpen verabreicht werden. Die korrekte Benutzung und sorgfältige Pflege dieser Systeme ist von größter Wichtigkeit, um eine bakterielle Besiedlung mit nachfolgender Sepsis zu vermeiden. Ganciclovir ist myelotoxisch, Foscarnet nephrotoxisch und kann bei konzentrierter Ausscheidung infolge mangelnder Hydratation zu ausgedehnten Ulzerationen des Penis und der Harnröhre führen. Daher sind entsprechend häufige Laborkontrollen (Blutbild, Retentionswerte) durchzuführen, auf die ordnungsgemäße Pflege, Hygiene und Applikation ist zu achten.

Abschließend sei darauf hingewiesen, daß der Nachweis von Cytomegalievirus im Untersuchungsmaterial ohne morphologisches Korrelat oder ohne Symptome nicht mit einer akuten CMV-Erkrankung gleichgesetzt werden darf und nur in

Ausnahmefällen behandlungsbedürftig ist.

Tuberkulose und atypische Mykobakteriosen

Die HIV-assoziierte Tuberkulose wurde 1993 in den Katalog der AIDS-definierenden opportunistischen Infektionen aufgenommen. Es treten endogene Reaktivierungen wie auch Neuinfektionen auf. Der immunsupprimierte Organismus setzt sich nur noch inadäquat mit dem Erreger auseinander, es kommt zu disseminierten Krankheitsbildern, da die Granulombildung eingeschränkt bis aufgehoben ist. Miliare Aussaat und extrapulmonale Manifestationen sind daher häufig. Die Therapie sollte empfohlenen Kombinationsschemata (Streptomycin + Rifampicin + Isoniazid + Ethambutol) folgen. Eine Erregeranzucht und kulturelle Resistenzbestimmung sollte in allen Fällen versucht werden. Häufig zeigt sich ein verzögertes Ansprechen auf die Therapie, abhängig vom Ausmaß der Immunsuppression, da der Erfolg einer tuberkulostatischen Therapie abhängig von der Funktion der Monozyten/Makrophagen und dem zellulären Schenkel der Immunantwort ist. Das Verständnis der HIV-Infektion als reine »T-Zell Erkrankung« wäre in diesem Zusammenhang eine sträfliche Vereinfachung.

Besondere Beachtung verdient das Auftreten von multiresistenten Tuberkulosestämmen (MDR) bei HIV-Infizierten in den USA. Einer ähnlichen Entwicklung kann in Europa nur durch eine konsequente Einhaltung der Empfehlungen zur Diagnose, Therapie und Meldepflicht der Tuberkulose vorgebeugt werden.

Die durch atypische Mykobakterien (*M. avium intracellulare, M. kansasii, M. fortuitum*) hervorgerufenen Erkrankungen werden zum wachsenden Problem in der Betreuung HIV-infizierter Patienten. Die für den immunkompetenten Menschen apathogenen Erreger rufen bei HIV-Infizierten mit fortgeschrittenem Immundefekt (T-Helferzellzahl < 100 µl) schwere Krankheitsbilder hervor. Grundsätzlich können alle Organe besiedelt werden, mit Prädilektion der Organe des retikuloendothelialen Systems (Milz, Leber, Knochenmark, Lymphknoten). Es kommt zu fieberhaften Lymphknotenschwellungen, Kachexie, Leberfunktionsstörungen und Diarrhöen. Der intrazelluläre Erreger kann als säurefestes Stäbchen in Blut, Knochenmark, Biopsaten (Leber, Lymphknoten, Mukosa), Sputum, Urin oder Stuhl je nach Organmanifestation nachgewiesen werden. Erregeranzucht und Resistenzbestimmung sind anzustreben.

Die Erreger sind in der Mehrzahl der Fälle gegen herkömmliche Tuberkulostatika resistent. Mit wechselndem Erfolg werden Kombinationen aus Makrolid-Antibiotika (Clarithromycin, Azithromycin), Gyrasehemmern (Ciprofloxacin) und klassischen Tuberkulostatika (Rifampicin, Ethambutol) eingesetzt. Der Stellenwert neuerer Substanzen (z. B. Rifabutin) kann trotz erster hoffnungsvoller Ergebnisse noch nicht abschließend beurteilt werden. Es empfiehlt sich dennoch ein Therapieversuch bei symptomatischen Patienten, da in einigen Studien ein Überlebensvorteil für behandelte Patienten nachgewiesen werden konnte. Eine lebenslange Erhaltungstherapie sollte sich anschließen, eine Keimeradikation gelingt in der Regel nicht. Eine einheitliche Empfehlung zur Primärprophylaxe der Tuberkulose oder der atypischen Mykobakteriosen kann derzeit noch nicht gegeben werden.

Zerebrale Toxoplasmose und andere neurologische Krankheitsbilder

Neurologische Symptome gehören zu den häufigsten Störungen, die den HIV-infizierten Patienten zum Arzt führen. Die Gleichförmigkeit der Befunde und die Diskrepanz zwischen neurologischem Ausfall und morphologischem Korrelat erschweren häufig erheblich die Diagnose. Schon relativ blande Ausfälle (z. B. Vergeßlichkeit, Wortfindungsstörungen) können Ausdruck umfangreicher zentralnervöser Veränderungen sein und schnell fortschreiten. Bei frühzeitiger Diagnose werden bei vielen ZNS-Erkrankungen gute Behandlungsergebnisse erzielt. Neben zentralnervösen Erkrankungen treten auch zahlreiche Störungen des peripheren Nervensystems (z. B. Polyneuropathien) auf, die häufig durch Medikamente hervorgerufen werden.

Die häufigsten Ursachen zentralnervöser Erkrankungen sind die HIV-Enzephalopathie, die zerebrale Toxoplasmose, das primäre ZNS-Lymphom, die progressive multifokale Leukenzephalopathie (PML), die Kryptokokken-Meningoenzephalitis und die CMV-Enzephalitis. Eine Besiedlung des ZNS mit neutrotropen Stämmen des HIV führt zur therapeutisch kaum beeinflußbaren HIV-Enzephalopathie, auch als AIDS-Demenz bezeichnet, die allenfalls durch adjuvante Therapiemaßnahmen wie Krankengymnastik und Bewegungstherapie gemindert werden kann. Die Patienten werden zunehmend zu einer Belastung ihrer sozialen Umgebung; Konflikte, Hilflosigkeit und Versorgungsprobleme sind die Folge. Oftmals führen die Einschränkungen kognitiver Funktionen und die sensomotorischen Störungen zu längeren Hospitalisationsphasen.

Zerebrale Toxoplasmose

Die häufigste fokale Läsion des ZNS ist die zerebrale Toxoplasmose durch Reaktivierung einer vorbestehenden Infektion mit *Toxoplasma gondii*. Serologische Studien zeigen eine hohe Prävalenz des Erregers (50–70%) in der europäischen Normalbevölkerung, abhängig von Nahrungsgewohnheiten (Genuß roher Fleischprodukte) und Katzenkontakten. Die Erreger werden oral aufgenommen und persistieren lebenslang in Zystenform (»Bradyzoiten«) im Gewebe des immunkompetenten Wirtes. Bei Immundefizienten vermehren sich die Erreger ungehemmt (»Tachyzoiten«) und verursachen Abszesse.
Als Folge entstehen in der Regel multifokale Läsionen mit bevorzugter Lokalisation periventrikulär in den Stammganglien, aber auch disseminiert im gesamten Bereich der grauen Substanz des Groß- und Kleinhirns. Die Symptomatik ist abhängig von Ausdehnung und Lokalisation der Raumforderung(en), die teilweise auch zu sekundären Hirndruckzeichen führen. Symptome einer floriden Toxoplasmose-Enzephalitis bestehen in fokalen neurologischen Ausfällen, generalisierter Krampfneigung, Ataxie/Wortfindungs- und Konzentrationsstörungen; bei fortschreitendem Wachstum der Läsionen werden nicht selten komatöse und stuporöse Zustände beobachtet. Begleitend können Fieber und Kopfschmerzen auftreten.

Im EEG zeigen sich regelhaft eine allgemein erhöhte Erregbarkeit mit Krampfpotential und Zeichen fokaler Läsionen. Die Liquordiagnostik erbringt meistens keinen wegweisenden Befund, allenfalls ist eine mäßiggradige Pleozytose auffällig (< 100/3 Zellen). Serologische Untersuchungen aus Liquor und Blut sind zur Diagnosesicherung nicht geeignet, über den Wert einer Toxoplasmose-PCR kann derzeit noch nicht abschließend geurteilt werden. Die Diagnose wird aufgrund der charakteristischen Veränderungen in den bildgebenden Verfahren gestellt.

Bei Verdacht auf eine Toxoplasmose-Enzephalitis sollte bei einer CD4-Zellzahl < 150/µl auch bei relativ blander Symptomatik unbedingt sofort ein Computer- oder Kernspintomogramm des Neurokraniums angefertigt werden. Charakteristisch ist die Darstellung einzelner oder mehrerer fokaler Läsionen, die eine ringförmige Kontrastmittelanreicherung zeigen, sowie ein perifokales Ödem.

Therapeutisch spricht die Toxoplasmose-Enzephalitis in den meisten Fällen sehr gut auf eine Kombinationstherapie aus Sulfadiazin (4–6 g/d) und Pyrimethamin (50–100 mg/d) an. Um myelotoxischen Nebenwirkungen vorzubeugen, wird Folinsäure (z. B Leukovorin® 15 mg/d) verabreicht. Bei ausgeprägten perifokalen Ödemen kommen Steroide (z. B. Fortecortin 4 × 4 mg/d i.v.) zum Einsatz, eine antikonvulsive Therapie empfiehlt sich bei bestehender Krampfbereitschaft (z. B. Phenhydan, Carbamazepin). In jedem Fall sollte ein neurologisches Fachkonsil erbeten werden. Bei Unverträglichkeit von Sulfadiazin, ausbleibendem Behandlungserfolg oder nicht durchführbarer oraler Medikation bei komatösen Patienten kommt alternativ Clindamycin (3 × 1,2 g/d p.o. oder i.v.) in der Kombination mit Pyrimethamin (50 mg/d) zum Einsatz. Sollte es nach zweiwöchiger Behandlung zu keiner Befundbesserung gekommen sein, so sollte ein primäres ZNS-Lymphom ausgeschlossen werden (s. u.), da eine Abgrenzung dieser beiden Krankheitsbilder mit den bislang zur Verfügung stehenden diagnostischen Methoden nur unzureichend möglich ist.

Die Toxoplasmose-Läsionen entwickeln sich rasch in 2–4 Wochen unter der Therapie zurück, wie bei den anderen opportunistischen Infektionen gelingt jedoch keine Keimeradikation. Daher ist eine Sekundär-Prophylaxe nach abgeheilter Toxoplasmose-Enzephalitis zu fordern, da sonst in nahezu 90 % der Fälle kurzfristig Rezidive auftreten. Die Sekundärprophylaxe wird mit Sulfadiazin oder Clindamycin (1,2 g/d) in der Kombination mit Pyrimethamin (2 × 50 mg/Woche) durchgeführt. Regelmäßige Blutbildkontrollen sind erforderlich.

Kryptokokken-Meningoenzephalitis

Die zerebrale Kryptokokkose ist eine durch den Hefepilz *Cryptococcus neoformans* hervorgerufene Meningoenzephalitis. Der Erreger ist ubiquitär verbreitet, Hauptreservoir sind Tauben. Der Erreger wird durch Inhalation von Pilzsporen aufgenommen. Pulmonale Symptome sind häufig sehr blande, daher wird nur sehr selten eine Pneumonitis diagnostiziert. Beim Immungeschwächten kann der Erreger jedoch disseminieren, es entsteht eine Meningoenzephalitis. Charakteristische Symptome sind persistierende Kopfschmerzen, Fieber, Photophobie, Inappetenz, Übelkeit/Erbrechen, Somnolenz, Hirnnervenausfälle und/oder fokale neurologische Ausfälle. Ein Meningismus tritt nur in etwa einem Drittel der Fälle auf. Die Diagnose gelingt durch den Nachweis des Erregers im Liquor nach Tuschefärbung. Häufig läßt sich gleichzeitig Kryptokokken-Antigen in Liquor und Blut nachweisen, eine Kultur aus dem Liquor sollte angelegt werden. Es besteht eine allenfalls mäßiggradige Pleozytose (< 200/3 Zellen), bildgebende Verfahren wie kranielles Computertomogramm und Kernspintomogramm kommen nur bei fokalen Ausfällen zum Einsatz.

Wegen des foudroyanten Krankheitsverlaufs ist die sofortige Einleitung der Diagnostik und ggf. der Therapie von größter Bedeutung. Therapeutisch kommen Amphotericin B (0,5 mg/kg/d i.v.), Flucytosin (150 mg/kg/d i.v.) und Fluconazol (400 mg/d i.v.) als Mono- oder Kombinationstherapie zum Einsatz. Die Substanzen werden über einen zentralen Venenkatheter verabreicht. Zu beachten ist eine ausreichende Flüssigkeitszufuhr, um die nephrotoxischen Nebenwirkungen des Amphotericin B zu mildern. Bei eingeschränkter renaler Elimination (Kreatinin-Clearance) muß die Dosis angepaßt werden. Engmaschige Kontrollen der Elektrolyte und Retentionswerte sind unbedingt erforderlich. Nach abgeschlossener Akuttherapie wird eine lebenslange Suppressionstherapie mit Fluconazol (100–200 mg/d) fortgeführt (regelmäßige Kontrolle der Leberwerte!).

Virale Enzephalitiden

Neben der HIV-Enzephalopathie kommt es bei fortgeschrittenem Immundefekt zu einer Vielzahl zentralnervöser Erkrankungen viraler Ursache. Charakteristisch sind eine fortschreitende Verschlechterung der neurologischen Ausfälle und ein diffuser Befall vorwiegend der weißen Substanz. Im Computer- oder Kernspintomogramm zeigen sich diffuse Erweichungsherde, im Liquor gelingt in einigen Fällen eine Erregerdiagnose. Die häufigsten viralen ZNS-Erkrankungen sind die Herpes-Meningoenzephalitis, die CMV-Enzephalitis und die progressive multifokale Leukenzephalopathie (PML, hervorgerufen durch Papova-Viren, JC-Virus). Therapeutisch sind diese viralen Enzephalitiden nur äußerst schwierig zu beeinflussen. Häufig kann der Krankheitsverlauf nicht aufgehalten werden. Am günstigsten ist die Herpes-Meningoenzephalitis zu behandeln. Aciclovir kommt hier in hoher Dosierung (3 × 250–500 mg/m^2 Körperoberfläche/d i.v.) zur Anwendung, alternativ kann eine Foscarnet-Therapie (3 × 40 mg/kg/d i.v.) versucht werden. Foscarnet oder Ganciclovir (2 × 5 mg/kg/d i.v.) können ebenfalls zur Behandlung der CMV-Enzephalitis eingesetzt werden, häufig bessert sich der Befund jedoch nicht. Ähnlich ungünstig sind die Ergebnisse der Therapie der PML, hier kommt in ausgewählten Fällen Cytosinarabinosid (i.v. oder intrathekal) zum Einsatz.

> Die mäßigen therapeutischen Ergebnisse und das damit verbundene Fortschreiten der Erkrankung lassen die umfassende (häusliche) Betreuung und Pflege des Patienten als wichtigstes therapeutisches Prinzip erscheinen. Vom Hausarzt sollte in diesen Fällen frühzeitig der Kontakt mit ambulanten Pflegeeinrichtungen und Krankengymnasten aufgenommen werden.

HIV-assoziierte Malignome

Wegen der fortschreitenden Zerstörung der Immunabwehr tritt bei HIV-Infizierten eine Vielzahl maligner Erkrankungen auf. Die häufigsten dieser sogenannten HIV-assoziierten Malignome sind das Kaposi-Sarkom und 1. das hochmaligne Non-Hodgkin-Lymphome (NHL). Daneben ist die Inzidenz von Zervix- und Vulvakarzinomen sowie von Analkarzinomen erhöht.

Das Kaposi-Sarkom

Das Kaposi-Sarkom (KS) tritt vorwiegend bei HIV-infizierten homosexuellen Männern auf. Bei dieser Systemerkrankung entarten die Gefäßendothelzellen maligne. Prädilektionsorgane des KS sind die Haut, die Lunge, der Verdauungstrakt und das ZNS; aber auch andere Organe können betroffen sein. Charakteristische Befunde an der Haut sind bläulich-livide verfärbte, makulopapulöse Läsionen, die in Richtung der Hautspaltlinien wachsen. Diese Hautläsionen treten gehäuft im Bereich der Akren auf und infiltrieren die ableitenden Lymphgefäße und regionären Lymphknoten. Ödembildung, Schmerzen und Funktionseinschränkungen können die Folge sein. Diese Läsionen sind äußerlich stigmatisierend und häufig ein kosmetisches und damit auch psychisches Problem. In der Mehrzahl der Fälle treten auch Schleimhautläsionen im Mund auf. Prinzipiell kann das KS an der gesamten Schleimhaut des Gastrointestinaltrakts auftreten. Diese Läsionen neigen nicht selten zu Blutungen.

Die Klinik richtet sich nach der Lokalisation und den betroffenen Organen. Neben den oben geschilderten Symptomen können Dyspnoe, Pleuraergüsse, Aszites und bakterielle Infektionen auftreten. Ein Befall des Auges führt in der Regel zur Erblindung.

Der Patient erlebt den Ausbruch des manifesten Immundefekts anhand äußerlich sichtbarer Zeichen und benötigt daher ein Höchstmaß an sensibler Zuwendung.

Therapeutisch kommen eine Vielzahl verschiedener Verfahren zur Anwendung. Kleinere, kosmetisch störende Läsionen ohne Ödembildung oder Funktionseinschränkung können entweder durch entsprechendes Make-up kaschiert werden, alternativ kommen Kryotherapie oder lokale Strahlentherapie in Frage. Eine Exzision kleinerer Sarkome bleibt Ausnahmefällen vorbehalten, da hier eine ausgeprägte Rezidivneigung besteht. In jedem Fall sollte ein erfahrener Dermatologe hinzugezogen werden.

Tab. 2 Überblick: Klinik, Diagnose und Therapie der wichtigsten HIV-assoziierten Erkrankungen in Europa

Stadium	Symptome	Diagnostik	Maßnahmen
Primärinfektion	Mononukleose-ähnliches Krankheitsbild, Lymphknoten-Schwellung, Kopfschmerzen, Myalgien, Pharyngitis	Ausschluß anderer Ursachen, z. B. EBV, CMV, Influenza, HIV-Test mit Wiederholungs- und Bestätigungstest, Routinelabor + Lymphozytensubpopulationen, Neopterin oder β2-Mikroglobulin, Lues- + Hepatitis-Serologie, p24-Antigen, Dokumentation: Rö-Thorax	Eingehende Beratung des Patienten und seines sozialen Umfeldes (Übertragungsrisiken, Lebensführung) evtl. Kontaktaufnahme mit Psychologen, Beratungsstellen, HIV-Behandlungszentren, Verlaufskontrolle der Laborparameter in 2–4 wöchigem Abstand
Asymptomatische Phase/LAS	Keine, evtl. Leistungsknick, LK-Schwellung, subfebrile Temperaturen, Nachtschweiß (B-Symptomatik)	Routinelabor + Lymphozytensubpopulationen + Neopterin/β2-Mikroglobulin, evtl. Serologie: EBV, CMV, Lues, Hepatitis, Toxoplasmose, p24-Antigen; bei progredienter Lymphadenopathie: LK-Biopsie	Verlaufskontrolle der Laborparameter in 3–6monatigen Abständen, bei Mundsoor: lokale antimykotische Therapie, bei rascher Verschlechterung der immunologisch/virologischen Parameter: Vorstellung in HIV-Zentrum, evtl. Einleitung einer antiretroviralen Therapie bei B-Symptomen
ARC	Fieber, Gewichtsverlust > 10% d. KG, Diarrhöen, Abgeschlagenheit, konstitutionelle Symptome, neurologische Störungen	Ausschluß behandlungsbedürftiger spez. Erreger (Bakterien: Salmonellen, Shigellen, Yersinien, Campylobacter, Cryptosporidien, reaktivierte Lues, Tbc; Parasiten: Lamblien, Amöben, Toxoplasma; Viren: Herpes zoster); bei neurologischer Symptomatik: evtl. CCT/NMR; Routinelabor + Lymphozytensubpopulationen + Neopterin, p24–Ag, Rö-Thorax	konsiliarische Vorstellung bei Fachkollegen (Dermatologie, Neurologie, Radiologie, Innere Medizin); Überweisung an ein HIV-Zentrum zur Mitbehandlung, Einleitung der antiretroviralen Therapie (AZT 2x250 mg/d), Behandlung spez. Erkrankungen,

Tab. 2 (Fortsetzung)

Stadium	Symptome	Diagnostik	Maßnahmen
			Soorbehandlung/-prophylaxe, PCP-Prophylaxe bei T-Helferzellen < 200/µl, engmaschige Laborkontrollen (alle 2–3 Monate, bei AZT zunächst 2-wöchentlich, später monatlich)
AIDS	Symptome je nach AIDS-definierender Erkrankung, Wasting-Syndrom, Demenz bei HIV-Enzephalopathie, opportunistische Infektionen, HIV-assoziierte Malignome	hämatologische, immunologische und klinisch-chemische Kontrolluntersuchungen wie oben, spezielle Diagnostik je nach Symptomatik und vermuteter Oi, bildgebende Verfahren, BGA, virologische Verlaufskontrolle	Klinikeinweisung zur Therapie und/oder Diagnose opportunistischer Erkrankungen, Kooperation mit HIV-Behandlungszentrum, engmaschige Laborkontrollen, antiretrovirale Therapie (AZT, ddI, ddC), Primär- und Sekundärprophylaxe opportunistischer Infektionen

Weiter fortgeschrittene oder disseminierte Sarkome bedürfen einer systemischen Therapie. Mittel der ersten Wahl ist hier Interferon-alfa (IFN-alfa), durch das sich häufig komplette oder partielle Remissionen erzielen lassen. Die Ansprechraten sind hier eng mit der T-Helferzellzahl korreliert. Gute Ansprechraten zeigen sich bei Patienten mit Helferzellzahlen > 250/µl, aber auch bei niedrigeren Werten kommt IFN-alfa zum Einsatz, um einer weiteren Disseminierung vorzubeugen. Die Behandlung wird einschleichend in der Dosierung von 3 Mio. IU/d s.c. begonnen und langsam auf 18–21 Mio. IU/d gesteigert. Die wichtigsten Nebenwirkungen sind Leukopenie, Thrombopenie und grippale Symptome, weshalb die Applikation in den Abendstunden erfolgen sollte. Regelmäßige Blutbildkontrollen sind obligat zu fordern. Die Applikation kann der Patient nach entsprechender Schulung selbst vornehmen. In einigen Studien zeigte sich eine Steigerung der Wirksamkeit von IFN-alfa beim KS durch die gleichzeitige Verabreichung von Zidovudin in der Dosierung von 2×250 mg/d. Hier ist besonders die potenzierte Myelotoxizität zu beachten.

Bei fehlendem Ansprechen auf diese Behandlungsmaßnahmen oder bei Organkomplikationen kann eine kombinierte Chemotherapie bestehend aus Vinca-Alkaloiden (Vinblastin®, Vincristin®) und Bleomycin intermittierend durchgeführt werden. Diese Kombination wird zyklisch in 14tägigen Abständen verabreicht. Das Spektrum der chemotherapeutischen Behandlungsmöglichkeiten wird neuerdings durch liposomales Doxorubicin und Daunorubicin erweitert. Erste Studien erbrachten hoffnungsvolle Ergebnisse für diese Therapie. Die Chemotherapie kann gegebenenfalls durch eine fraktionierte Bestrahlung der beteiligten Areale oder Organe ergänzt werden. In jedem Fall gehören diese Behandlungen in die Hand eines in der Therapie des KS erfahrenen Arztes.

Der psychosozialen Betreuung des Patienten mit einem KS kommt ein hoher Stellenwert zu.

Hochmaligne HIV-assoziierte Non-Hodgkin-Lymphome (NHL)

Neben dem Kaposi-Sarkom sind die hochmalignen NHL die häufigsten HIV-assoziierten Malignome. Die Ätiologie ist noch nicht abschließend geklärt. Diskutiert wird eine maligne Entartung nach einer zunächst polyklonalen B-Zellaktivierung im Rahmen der HIV-Infektion. Die Mehrzahl der HIV-assoziierten NHL sind B-Zell Lymphome, eine Assoziation mit dem EBV wird vermutet. Die HIV-assoziierten NHL zeigen charakteristischerweise ein besonders aggressives Wachstumsverhalten, der extranodale Befall (häufige Infiltration von Knochenmark, Milz, Leber) ist die Regel. Häufig sind die Lymphome ebenfalls im Verdauungstrakt oder im ZNS lokalisiert.

Die klinischen Befunde entsprechen denen einer malignen lymphoproliferativen Erkrankung mit Fieber, Gewichtsverlust, Nachtschweiß und den Folgen einer Zytopenie bei Knochenmarks-Infiltration (Infektneigung, Blutung, Anämie). Lymphknotenvergrößerungen, Splenomegalie und neurologische Ausfälle bei primärem ZNS-Befall sind auffällig. Im Serum sind häufig LDH, quantitative Immunglobuline und BSG erhöht; die Blutbildveränderungen sind abhängig vom Ausmaß der Knochenmarksinfiltration.

Die Diagnose wird durch die histologische Untersuchung von Biopsien aus dem Primärtumor gestellt und durch immunhistochemische Verfahren zur näheren Lymphomeinteilung ergänzt. Die zytologische Untersuchung des Liquors sollte zum Ausschluß einer Meningiosis lymphomatosa durchgeführt werden; in gleicher Sitzung kann Methotrexat 15 mg intrathekal zur ZNS-Prophylaxe appliziert werden.

Bei primärem ZNS-Befall ist jedoch eine sichere Abgrenzung zwischen primären ZNS-Lymphomen und anderen HIV-assoziierten fokalen Raumforderungen durch die o.g. Diagnostikverfahren oftmals nicht zu erreichen.

Die primären ZNS-Lymphome sprechen gut auf eine Strahlentherapie (30–40 Gy fraktioniert) in Kombination mit Steroiden (z. B. Fortecortin®) an, jedoch rezidivieren sie nahezu immer nach kurzem Intervall (2–4 Monate).

Die Therapie bei extrazerebralem Befall richtet sich nach dem Tumorstadium, dem Allgemeinzustand des Patienten und dem Ausmaß des Immundefekts. Sogenannte Normalrisiko-Patienten werden mit einer kombinierten Polychemotherapie (z. B. CHOP) behandelt. Die Chemotherapie gehört in die Hand eines erfahrenen Hämato-Onkologen. Die Remissionsrate unter einer solchen Therapie beträgt im Mittel 65–75 %, die mittlere Überlebenszeit bei HIV-infizierten Patienten 650 Tage.

> Der Patient sollte vom Hausarzt über die relativ guten Behandlungsmöglichkeiten genauso aufgeklärt werden wie über die zu erwartenden Nebenwirkungen der Therapie: Übelkeit/Erbrechen, Alopezie, Panzytopenie, Neuropathie, pulmonale und kardiale Toxizität. Die meisten dieser Nebenwirkungen sind nach Absetzen bzw. Dosisreduktion der Therapie reversibel, engmaschige Kontrolluntersuchungen sind zu fordern.

Bedrohliche Neutropenien ($< 500/\mu l$) kann neuerdings durch den Einsatz von hämatopoietischen Wachstumsfaktoren (z. B. Granulozyten-Kolonie-stimulierender Faktor, G-CSF) begegnet werden. Neben den üblichen supportiven Maßnahmen bei Chemotherapie bedürfen die Patienten mit einem HIV-assoziierten Non-Hodgkin-Lymphom einer konsequenten Primär- und Sekundärprophylaxe opportunistischer Infektionen wie oben beschrieben.

Betreuung Demenzkranker

R. Kortus

Die zunehmende Lebenserwartung in unserer Gesellschaft sowie die damit einhergehende Zunahme von Multimorbidität und Demenzkrankheiten haben dazu geführt, daß die Betreuung schwerkranker und sterbender Demenzpatienten zu einem eigenen Problemkreis wird, zumal die Demenzen unaufhaltsam zum Tode führen. Dabei liegt eine besondere Schwierigkeit darin, daß der Austausch mit dem Patienten immer weniger über verstandesgesteuerte und rationale Kanäle erfolgen kann und demzufolge andere Wege der Kommunikation und des Verstehens eingeschlagen werden müssen. – Da auch heute noch 75–80 Prozent der derzeit 2 Millionen pflegebedürftigen alten Menschen in der BRD von Angehörigen versorgt und gepflegt werden, kommt den Hausärzten bei der Beratung, Behandlung und Begleitung eine zentrale Bedeutung zu.

Die Kenntnis der ständig anwachsenden Zahl Demenzkranker hinterläßt heute allzuoft Ratlosigkeit, Verbitterung und Trauer: In der Gruppe der über 65jährigen leiden etwa 6 % an Demenz und 10 % an leichteren hirnorganischen Psychosyndromen (HOPS), von denen wiederum die Hälfte in eine Alzheimer-Demenz einmündet. Nur die konsequente und verantwortungsbewußte Beschäftigung mit den dringendsten Versorgungsaufgaben könnte Abhilfe schaffen: Neben adäquaten Hilfen für die Kranken und ihre Angehörigen, geeigneten Heimpflegeplätzen und gut ausgebildetem Personal ist die ärztliche Fortbildung in den geriatrischen und geronto-psychiatrischen Fachgebieten eine dringende Notwendigkeit. Ein ernstzunehmendes Hindernis scheint dabei die »Gerontophobie« der Ärzte zu sein, die mit Ausbildungsinhalten, verzerrtem Selbstbild in der Leistungsgesellschaft und mangelnder Selbsterfahrung und Muße begründet werden mag, die dem verantwortungsbewußten Arzt bei der Begleitung Schwerstkranker und Dementer bis zum Tode jedoch besonders hinderlich ist. Die derzeit angenommene Größenordnung von mindestens 800 000 schwer Demenzkranker erfordert daher unbedingt, die Möglichkeiten der heutigen Demenzdiagnostik und -therapie zu kennen und zu nützen.

Begriffsbestimmung

Unter einer Demenz verstehen wir aus psychiatrischer Sicht eine Krankheit, die mit Störungen des Kurz- und Langzeitgedächtnisses, Einbußen des abstrakten Denkens sowie der Urteils- und Kritikfähigkeit einhergeht; hinzu treten Beeinträchtigung höherer kortikaler Funktionen (z. B. Apraxie, Aphasie, Agnosie) oder Persönlichkeitsveränderungen. Die neuesten diagnostischen Richtlinien (ICD – 10) der Weltgesundheitsorganisation fordern neben dem Vorhandensein mehrerer dieser Symptome ein mindestens sechsmonatiges Vorhandensein von Symptomen in dem Ausmaß, daß der Patient in seinem Alltagsleben deutlich behindert ist. Bei einer senilen Demenz vom Alzheimer-Typ (SDAT) darf darüber hinaus auch keine spezielle behandlungsfähige Krankheitsursache vorliegen.

Differentialdiagnostik

Von weitreichender Bedeutung für das Schicksal des Patienten (und seiner Umgebung) ist die frühzeitige und korrekte Diagnose. Wenn auch die definitive Feststellung einer Alzheimer-Krankheit (AK) erst durch eine Hirnbiopsie oder post mortem in einer Autopsie zu sichern ist, so ergeben sich aus klinischen, psychologischen und apparativen Untersuchungen doch genügend Hinweise, um eine Demenz wahrscheinlich oder unwahrscheinlich zu machen. Auch um rechtzeitig die gut und wirksam behandelbaren Erkrankungen zu diagnostizieren, die differentialdiagnostisch zu erwägen sind (z. B. chronische Medikamentenintoxikationen, Stoffwechselentgleisungen, Mangelzustände, chronisch subdurales Hämatom, schwere Depression als sogenannte »depressive Pseudodemenz« u. a.), muß beim Verdacht auf eine Demenzerkrankung die in den entsprechenden Fachveröffentlichungen dargestellte vollständige Diagnostik durchgeführt werden.

Da mindestens 10 % der hirnorganischen Psychosyndrome reversibel sind, haben umfangreiche Laboruntersuchungen, apparative Klärung mit zumindest einmaliger kranialer Computertomographie und nervenärztliche Konsiliaruntersuchungen sicher ihre Berechtigung. Darüber hinaus werden mit frühzeitiger Diagnostik auch rechtzeitig die Weichen zu kurativer Therapie oder Betreuung auf einem langen, schweren Krankheitsweg gestellt. Dies erfordert vom Hausarzt Integrität und Engagement, um dem Vertrauen des Kranken und seiner Angehörigen gerecht zu werden. Immerhin kann durch therapeutische Maßnahmen nach einer Früherkennung der Verlauf der Demenz heute oft dahingehend beeinflußt werden, daß sie langsamer und weniger folgenschwer verläuft; dies bringt zunächst dem Patienten und den Angehörigen eine Zeitspanne mit erhaltener Lebensqualität und verkürzt eventuell die später folgende Zeit der Pflegebedürftigkeit.

Ist eine Demenzerkrankung wahrscheinlich, so ist in 60 % der Fälle mit einer senilen Demenz vom Alzheimer-Typ (SDAT) zu rechnen; in einem Viertel der Fälle besteht eine Mischform aus SDAT und gefäßbedingter Multiinfarktdemenz (MID), und etwa 15 % sind rein vaskulär bedingt (MID und subkortikale Enzephalopathie

= Morbus Binswanger). Seltenere Erkrankungen wie z. B. Pick-Atrophie, Hydrocephalus communicans oder eine chronische Infektion können gelegentlich Demenzursachen sein.

In der Klinik

Diagnostische Schwierigkeiten, der Wunsch nach kompetenter Fachberatung oder das Auftreten besonderer Verhaltensauffälligkeiten im Krankheitsverlauf können die Einweisung in eine gerontopsychiatrische oder geriatrische Abteilung ratsam erscheinen lassen.

> Aus der Sicht der Kliniker herrscht weitgehend Einigkeit darüber, daß ein Klinikaufenthalt manchen Kranken zur Diagnostik oder Entlastung bei situativen Zuspitzungen nicht erspart werden kann, daß er jedoch so kurz wie möglich gehalten werden sollte und daß nach Behandlungseinleitung und Beratung über die Möglichkeiten zukünftiger Hilfs- und Betreuungsmöglichkeiten der Patient baldmöglichst in eine vertraute, stützende und liebevolle Umgebung (zurück-)entlassen werden sollte.

Viele psychiatrische Krankenhäuser in der BRD haben inzwischen gerontopsychiatrische Abteilungen, die über die wissenschaftlichen Erkenntnisse zur Demenz und die gängigen Bewältigungsstrategien und Therapieangebote verfügen. Auch im Rahmen ambulanter Untersuchungen in »Gedächtnissprechstunden« von gerontopsychiatrischen oder geriatrischen Kliniken ist eine kompetente Beratung möglich. – Neben den diagnostischen Möglichkeiten werden in geronto-psychiatrischen Abteilungen besondere »Therapiebausteine« angeboten, die dem Kranken über eine Verbesserung des Befindens sehr helfen; Beispiele sind:

- **Aktivierende Pflege**, die durch Förderung des Kranken versucht, ihn für das Alltagsleben und dessen Bewältigung mit

Übungseinheiten für Aktivitäten des täglichen Lebens (ADL = »activities of daily living«) möglichst selbständig zu erhalten; schwierig ist hier immer die Gratwanderung zwischen Überforderung (durch zu strenge Zielsetzungen) und Unterforderung (durch überfürsorgliche Pflege und Betreuung);

• **Milieutherapeutische Maßnahmen** wie Strukturierung des Tagesablaufes, übersichtliche Raumaufteilung, Hinweisschilder und Herstellen eines angstfreien und ausreichend belebenden Umfeldes, ohne den Kranken zu verwirren. Ein wesentlicher Bestandteil der Milieutherapie ist Fortbildung und Mitarbeiterschulung aus der Erfahrung, daß die Arbeit mit Demenzkranken sinnvoll, hilfreich und notwendig ist;

• **Gruppenarbeit** mit verschiedenen Schwerpunkten wie Gespräche über vergangene Ereignisse, Gedächtnisübungen, Sing- und Musikgruppen, Gymnastikgruppe, Revitalisierungsgruppe zur Anregung der Sinne u. a.;

• **Angehörigenarbeit**, zumeist als Beratungs- und Aussprachegruppen, in denen Schwierigkeiten, Sorgen und Nöte dargestellt werden, die bei der familiären Betreuung erlebt wurden.

Schon bei der Einweisung in eine Klinik sollte zwischen Hausarzt und Krankenhausarzt Einvernehmen bestehen über den Zweck des Aufenthaltes (zur Differentialdiagnostik, Krisenintervention, Beratung, Heimvorbereitung usw.). Insbesondere ist es für den Kranken und die Angehörigen wichtig zu wissen, ob anschließend der Hausarzt den Patienten weiter betreut oder ob eine Umsiedlung in ein Heim außerhalb des Praxisbereiches notwendig werden wird. Verständlicherweise ist es meist eine Beruhigung zu wissen, daß der Hausarzt auch während und vor allem nach dem Krankenhausaufenthalt wieder der Ansprechpartner des Vertrauens sein wird, da er die häuslichen Gegebenheiten kennt und in der Betreuung die persönlichen Bedürfnisse berücksichtigt.

Der weitere Krankheitsverlauf

Bei der Darstellung des weiteren Verlaufes können wir exemplarisch die häufigste Krankheitsform, die Alzheimer-Demenz, betrachten, die nach einer geläufigen Einteilung in drei Schweregrade unterteilt wird:

Stadium I ist charakterisiert vom schleichenden Beginn über zunehmende Gedächtnisstörungen und Beeinträchtigungen der zeitlichen und örtlichen Orientierung sowie höherer intellektueller Leistungen wie Abstraktionsfähigkeit bis zu Intereseneinengung, Wortfindungsstörungen und Apraxien;

Stadium II zeigt neben Zunahme der genannten Störungen ausgeprägte Gedächtnisstörungen und Desorientiertheit, auch zur Situation und zur Person, schwere aphasische Beeinträchtigung sowie oft motorische Unruhe und ratlos-getriebenes Ausdrucksverhalten. Die Bewältigung einfacher Alltagsanforderungen (z. B. Kleiden, Körperhygiene) ist meist nicht mehr ohne Hilfe möglich;

Stadium III setzt den intellektuellen Abbau bis zur völligen Rat- und Hilflosigkeit fort; der Kranke wird harn- und stuhlinkontinent, leidet unter Antriebslosigkeit und psychomotorischer Reduktion einschließlich Eß- und Schluckstörungen. In diesem letzten Stadium kommt es zunehmend zu neurologischen Ausfällen wie Gangunsicherheit, Muskelrigidität und Bewegungsarmut, so daß ein parkinsonähnliches Bild entsteht. Bei der neurologischen Untersuchung finden sich Primitivreflexe. – Der Allgemeinzustand verschlechtert sich häufig so weit, daß der Kranke an einem hinzutretenden Infekt stirbt.

Schon an dieser Stelle soll darauf aufmerksam gemacht werden, daß dem intellektuellen und kognitiven Abbau oft eine erhöhte Sensibilität für Stimmungen und Gefühle quasi als Ersatz für verlorengegangene Verstandesleistung entgegensteht; anders ausgedrückt: mit dem Verlust der Verstandessprache setzt bei vielen Kranken eine besondere Empfänglichkeit für die Herzenssprache ein. Das erfordert vom Betreuer besondere Aufmerksamkeit, Beobachtungsgabe und Feinfühligkeit. Auf diese Weise läßt sich auch mit einem schwerst demenzkranken Menschen noch bis zum Ende kommunizieren.

Während des Krankheitsverlaufes wird es wiederholte Phasen geben, in denen der Hausarzt vom Kranken und den Angehörigen in Anspruch genommen wird. Er ist oft der erste, der den Angehörigen vermittelt, daß Nachlässigkeiten, Ungeschicklichkeit und Wesensänderung beim Kranken nicht böser Wille und Rücksichtslosigkeit sind, sondern auf einer Krankheit beruhen, die ihn immer hilfloser und ratloser macht und von uns Gesunden eine einfühlsame und diskrete Übernahme von Aufgaben und Verantwortung erfordert. Beim Fortschreiten der Erkrankung, oft auch nach einem entsprechenden Krankenhausaufenthalt, weisen die schwer beeinträchtigten Patienten in den Krankheitsstadien II und III folgende **Primärsymptome** der SDAT auf:
– Gedächtnis- und Orientierungsstörungen (Amnesie)
– Sprachstörungen (Aphasie)
– Erkennungsstörungen (Agnosie)
– Handlungsstörung (Apraxie)
– Beeinträchtigung von abstraktem Denken, Kritik- und Urteilsfähigkeit

Teilweise treten noch mehrere **Sekundärsymptome** hinzu:

– Depression
– Verfolgungswahn (Paranoia)
– Motorische Unruhe
– Trägheit (Apathie)
– Tag-Nacht-Umkehr
– Gleichgültigkeit (Indifferenz)
– Pseudoinkontinenz und Inkontinenz
– Persönlichkeitsveränderungen
– »Aggressivität«

Bei der Pseudoinkontinenz kommt es zu Inkontinenzsymptomen, weil der Kranke die Toilette nicht oder nicht rechtzeitig findet oder mit seinen Kleidern nicht zurechtkommt; ansonsten könnte er Urin und Stuhl aber noch halten.

Das Wort »Aggressivität« sollte in Verbindung mit schwer Demenzkranken aus dem Sprachschatz gestrichen werden. Fast immer geht vom Kranken keine feindliche Haltung und Handlung aus, sondern er reagiert ratlos und abwehrend auf Anforderungen, die er nicht versteht. Ein typisches Beispiel: Eine junge Schwester zieht einem alten Mann ohne viel Erklärungen die Hose herunter zum Toilettengang oder Kleiderwechsel; der Patient will jedoch schamhaft seine Hose behalten und wehrt sich! – Die Analyse unzähliger Fälle von »Aggression« zeigt, daß es sich fast immer um **Reaktion** und Folge dementen Nicht-Verstehens handelt. Wenn Betreuer dies wissen und sich entsprechend einfühlsam verhalten, ist echte »Aggressivität« beim Demenzkranken eine Seltenheit!

Medikamentöse Therapie

Eine häufig gestellte Frage seitens der Angehörigen (»kann man noch etwas machen?«) betrifft Auswahl und Dauer medikamentöser Therapien. Bei einer weit fortgeschrittenen Demenz geht es nicht mehr um Besserungsversuche, sondern vor allem darum, die Lebensqualität für Patienten und Angehörige zu erhalten.

> Folglich sind Nootropika wie Piracetam, Memantin, Nimodipin oder Meclofenoxat hier vor allem indiziert, wenn sie die Wachheit, Auffassungsgabe und Pflegesituation verbessern. Symptomorientiert werden bei Unruhe niederpotente Neuroleptika wie Pipamperon, Melperon, Promethazin eingesetzt, bei Halluzinationen auch hochpotente Neuroleptika wie Haloperidol oder Zotepin.

Benzodiazepine, in jüngeren Lebensjahren gut einsetzbar bei Angst und Unruhe, zeigen im höheren Alter und bei schwer Demenzkranken oft unerwünschte Nebenwirkungen wie verlängerte Wirkdauer, Muskelhypotonie, Verwirrtheit sowie paradoxe Effekte und führen leicht zu Komplikationen. Insbesondere sollten die mittel- und langfristig wirksamen Benzodiazepine als Schlafmittel bei Dementen möglichst nicht eingesetzt werden.

> Günstig wirken 200–400 mg Clomethiazol, bei Hypotonie als Ursache der Schlafstörung auch eine Coffein-Comprette, bei unsicherer Nahrungsaufnahme ist zusätzlich eine kleine Spätmahlzeit angezeigt, um Hypoglykämien aufzufangen. Auch nebenwirkungsarme Naturheilmittel wie Baldrian-Tinktur oder Baldrian-Spezialitäten mit Hopfen, Melisse usw. gewinnen zunehmend an Bedeutung.
> Immer sollte jedoch daran gedacht werden, die Medikamentendosis beim Demenzkranken auf die Hälfte bis ein Drittel der Erwachsenendosis zu reduzieren und die besonders leicht auftretenden unerwünschten Nebenwirkungen zu berücksichtigen.

Die Angst, »daß etwas passiert«

Mit zunehmender Gebrechlichkeit und Hilflosigkeit stehen auch die betreuenden Angehörigen vor der Frage, ob und wie sie den Kranken ausreichend versorgen können. Während schon seine Ratlosigkeit und Orientierungslosigkeit, oft durch Umkehrung des Tag-Nacht-Rhythmus kompliziert, durch die dauernde Unruhe und Sorge viele Angehörige überlasten, kommt eines Tages die Gefahr vital bedrohlicher Situationen hinzu. Viele Kranke verschlucken sich und drohen zu ersticken, andere kommen im Rahmen zunächst symptomarmer Infekte in lebensgefährdende Situationen, so daß den Angehörigen plötzlich deutlich wird, daß der Kranke vom Tode bedroht ist. In dieser Phase verlangen viele Angehörige die Einweisung in ein Krankenhaus oder denken daran, die Pflege in einem Heim durchführen zu lassen, da sie sich selbst dieser Situation nicht mehr gewachsen fühlen.

> So wichtig auch die Entlastung der Angehörigen ist, kann in dieser Situation leicht übersehen werden, daß jede Veränderung für den Kranken eine große Gefahr der Dekompensation mit sich bringt und die Einweisung in ein Krankenhaus oder Heim nicht selten eine Verschlechterung oder gar den baldigen Tod des Kranken nach sich zieht.

Wenn nicht bereits früher Einvernehmen zwischen Arzt, Patient und Angehörigen hergestellt wurde, wie die letzte Zeit des Patienten zu betreuen ist, so muß spätestens jetzt darüber gesprochen werden. Während viele Krankenhausärzte dem Tod sehr hilflos gegenüberstehen, da er in einer kurativen Medizinauffassung mit Heilungsauftrag ja die schlimmste Niederlage bedeutet, so sind die Hausärzte durch die Betreuung ihrer chronisch Kranken und alten Patienten hier oft besser in der Lage, Rat zu geben und zu helfen.

Der Arzt sollte befähigt sein, sich dem Tod – auch seinem eigenen – zu stellen, ihn als natürliches Lebensende zu akzeptieren und dem Kranken als Freund und Helfer zur Seite zu stehen, Angst und Schmerzen zu lindern ohne zu betäuben und dem Kranken und den Angehörigen zu erlauben, ein menschenwürdiges Ende zu erleben. In dieser Krankheitsphase wird der Arzt oft von den Angehörigen ebenso gebraucht wie vom Patienten, muß ihnen Mut zusprechen und Vertrauen in ihre Hilfsbemühungen geben, rechtzeitig für Entlastung sorgen und Trost zusprechen können.

Die oben erwähnte »Herzenssprache« ist in der letzten Zeit eines Demenzkranken oft die einzige tragfähige Verbindung; daher ist es besonders wichtig, daß der Hausarzt diese kennt und versteht, das körperliche und psychomotorische Ausdrucksverhalten des Kranken interpretieren kann und für die Angehörigen als »Dolmetscher« fungiert. Viele Angehörige werden völlig hilflos, wenn die übliche Kommunikationsform der Sprache verloren geht; sie haben verlernt, eigene Gefühle und die Gefühle des Gegenüber zuzulassen, zu erkennen und zu beantworten. Oft müssen sie erst animiert werden, den Kranken in den Arm zu nehmen, zu streicheln, zu beruhigen, mit ihm zu sprechen, auch wenn er den Wortsinn nicht mehr versteht, und auf seine Satzfragmente oder Satzmelodien so zu antworten, daß der Kranke sich ernstgenommen und angenommen fühlt.

Immer wieder stellt sich die Frage, welche Wünsche der Demenzkranke wohl habe, da er sie ja nicht äußern kann. Wir sollten uns klarmachen, daß auch ein schwerkranker Mensch immer noch so empfindet und Ängste und Bedürfnisse hat, wie sie uns »Gesunden« bewußt sind. – Die nahestehenden Angehörigen sind diejenigen, die am ehesten die Wünsche und Bedürfnisse des Kranken kennen und erahnen können, da sie mit seinen Einstellungen, Vorlieben und Abneigungen von früher vertraut sind. Grundsätzlich können wir davon ausgehen, daß ein rat- und hilfloser Demenzkranker dieselben Wünsche hat, die wir in seiner Situation auch empfinden würden: Geborgenheit, Sicherheit, Angstfreiheit, Hilfe durch persönliche Zuwendung. Das bedrückendste Vorurteil, das sich bei Laien – und leider auch manchen Ärzten – immer noch findet, ist, daß »die ja doch nichts mehr mitkriegen«! Mit dieser unzutreffenden Einstellung wurden schon viele Rohheiten und schmerzliche Situationen entschuldigt. Wer bereit ist, Demenzkranke auch bis zum Ende zu betreuen, erfährt bald, wie falsch diese Ansicht ist.

Der Arzt als Freund und Betreuer

Aus der geriatrischen und der gerontopsychiatrischen Arbeit kommen viele Impulse, daß der Arzt sich nicht nur als Heiler und Helfer, sondern auch als wohlmeinender »Anwalt« der Patienteninteressen, als Freund und Berater zu verstehen hat. So sollte er die Möglichkeiten und Chancen kennen, die das neue Betreuungsrecht für die Kranken vorsieht, ihre Belange schützt, aber auch das Verhältnis der Angehörigen auf eine sichere und klare Basis zu stellen vermag. Pflegerische Hilfsbedürfnisse und finanzielle Belastungen erfordern Kenntnisse im Sozialrecht, um zumindest die Rechte des Kranken und der Angehörigen wahrzunehmen und auf den richtigen Weg zu bringen (s. a. S. 63ff und S. 91ff).

Schließlich wird auch ethisch-moralische Integrität des Arztes immer wieder gefordert, wenn er sich mit der Frage konfrontiert sieht: »Lohnt sich das überhaupt noch?« oder wenn Kassenleistungen und Versorgungsengpässe sich besonders zuungunsten Dementer auswirken können. Nicht nur die Verantwortung gegenüber derjenigen Generation, die die Grundlagen unseres heutigen Wohlstands gelegt hat, sondern auch unsere unglückselige jüngere Geschichte müssen uns äußerst hellhörig machen, wenn schon wieder über »lebensunwertes Leben« diskutiert und geschrieben wird. Der Arzt hat immer die Interessen seines Patienten zu wahren; so steht die Altersmedizin auf dem Boden der Überlegung: Nützt es dem Patienten? Wie beängstigend wäre es, müßten wir uns am Beginn einer Demenz eines Tages fragen, ob der Arzt unser Freund oder unser »Erlöser« ist!

Nur unter dem Gesichtspunkt einer echten Hilfe für den Patienten kann auch die Frage entschieden werden, ob Nahrungszufuhr über eine Magensonde oder eine PEG-Sonde bzw. eine parenterale Nahrungszufuhr wirklich Erleichterung bringen (s. a. S. 177ff). Im Zweifelsfalle sind auch palliative Maßnahmen immer wieder zu überdenken.

Psychotherapie bei Dementen

Nicht nur der hohe Anteil alter Menschen mit psychiatrischen Krankheiten und seelischen Krisensituationen (u. a. ist die Suizidrate bei über 65jährigen doppelt so hoch wie unter 65 Jahren!), sondern auch die psychischen Begleitstörungen bei Demenzen haben gerontopsychiatrisch-psychotherapeutische Erfahrungen mit sich gebracht, die heute in der Demenzberatung sehr hilfreich angewandt werden können. Die wichtigsten Problemfelder seien hier angedeutet:

Nach neueren Untersuchungen leiden über die Hälfte der Demenzkranken zu Beginn der Krankheit und oft bis zu einem späten Stadium an einer **Depression**, die neben vorsichtiger antidepressiver Medikation (mit einem nicht anticholinergen Antidepressivum) die stützende psychotherapeutische Führung erfordert, die auch sonst in der Depressionsbehandlung üblich ist. Natürlich muß die Therapiemethode dem Krankheitsfortschritt angepaßt werden, um den Kranken nicht zu überlasten.

In der Frühphase der Erkrankung, wenn den Beteiligten der Krankheitscharakter noch nicht deutlich geworden ist, kommt es häufig zu Mißverständnissen, Verdächtigungen und Streitereien, zumal, wenn der Kranke sein Versagen nicht wahrhaben kann und auf Vorhaltungen heftig abwehrend reagiert. Auch hier kommt es auf die psychotherapeutischen Fähigkeiten des Arztes an, Krisen zu entschärfen und aus ihnen eine Entwicklung zur gemeinsamen Krankheitsbewältigung einzuleiten. Dabei ist die sachkundige Beratung zum Erarbeiten einer Perspektive besonders wichtig.

Hierzu gehört auch die Förderung der **»filialen Reife«**, die die betreuende Tochter/Schwiegertochter in die Lage versetzen soll, mit der notwendigen Sicherheit Betreuungsaufgaben zu übernehmen, die früher in der Eltern-Kind-Rolle der Elterngeneration zugewiesen waren. Die Beratung beider Generationen bei der notwendigen Rollenumkehr stellt hohe Anforderungen an psychotherapeutische Erfahrung und Kompetenz des Arztes.

Schließlich ergibt sich im langen Krankheits- und Sterbeprozeß auch wiederholt die Situation, Verlusterlebnisse und Trauerprozesse zu begleiten. Dabei treten wiederholt Spannungen aus früheren innerfamiliären Entwicklungen zutage, die sich jetzt belastend zwischen Patient und Angehörige schieben und das Krankheitserleben noch verschlimmern. Auch hierbei ist die psychotherapeutische Aufgabe des Arztes, im notwendigen Ausmaß zu Gesprächen zur Verfügung zu stehen, um den Beteiligten zu erlauben, alte »Schuldkonten« aufzulösen und sich dann entspannter der gegenseitigen Zuwendung hinzugeben bzw. dem Kranken zu erlauben, entlastet das Leben loszulassen.

Nicht unerwähnt bleiben darf die Gruppenarbeit mit betroffenen Angehörigen, sei es als Beratungsgruppe, sei es als therapeutische Gruppe, in der gemeinsame

Belastungen und Schuldgefühle angesprochen und dadurch abgebaut werden können und die die Betreuer begleitend zu stützen vermag.

Diese Beispiele mögen deutlich machen, daß die Betreuung Demenzkranker im Spätstadium nicht nur Sache des Hausarztes ist, sondern ebenso den Facharzt fordert. Aus der Sicht des Leiters einer geronto-psychiatrischen Klinik bestehen hierzu gute Möglichkeiten durch telefonischen Austausch untereinander, durch gemeinsame Fortbildung mit Fallbesprechungen und durch Abbau der Schranken zwischen Klinik und niedergelassenen Ärzten; dies wird in der Zukunft zum Wohle der Demenzkranken noch wichtiger werden als bisher.

Literatur

Füsgen, I.: Demenz – Praktischer Umgang mit der Hirnleistungsstörung. Schriftreihe Geriatrie Praxis. Münchner Medizin Verlag 1992

Grond, E.: Praxis der psychischen Altenpflege. Werkverlag Banaschewski, München 1987

Gutzmann, H.: Der dementielle Patient. Huber, Bern 1992

Klessmann, E.: Wenn Eltern Kinder werden und doch die Eltern bleiben. Huber, Bern 1990

Mace, N., Rabins, P.: Der 36 Stunden Tag. Huber, Bern 1988

Besonderheiten der medizinischen Versorgung bei Niereninsuffizienz

E. Renner

Der Patient mit nicht mehr heilbarer Nierenerkrankung stirbt heute zumeist nicht an den unmittelbaren Folgen der Niereninsuffizienz. Durch Dialyse und Transplantation können ein Coma uraemicum oder urämische Organkomplikationen als Todesursache verhindert werden. Sie ermöglichen aber durch diese langjährige Überlebenshilfe erst die Entstehung von Begleiterkrankungen an anderen Organen, die dann den Tod herbeiführen. Beispielhaft dafür ist die Entstehung einer diabetischen Gefäßerkrankung, die das Schicksal des Patienten bestimmen kann, nachdem die Frühstadien der diabetischen Nephropathie behandelt wurden und auch eine Urämie abgewendet werden konnte.

Der Hausarzt wie auch der Krankenhausarzt sehen sich daher mit der Notwendigkeit zur Behandlung der terminalen Niereninsuffizienz bei unheilbar Kranken und Sterbenden heute nur dann konfrontiert, wenn die Dialysebehandlung aus medizinischen oder humanen Gründen nicht indiziert oder wenn eine Dialysebehandlung wegen anderer nicht beeinflußbarer quälender Organkomplikationen aus medizinischen Gründen oder auf Wunsch des Patienten beendet werden soll.

Die Behandlungsversuche in dieser Situation sind rein symptomatisch und unabhängig von der Grundkrankheit. Sie zielen darauf ab, dem Kranken in der ihm verbleibenden Lebensspanne quälende Krankheitssymptome zu ersparen. Nur im Ausnahmefall werden sie das Ziel einer Lebensverlängerung in diesem Endstadium haben, wenn beispielsweise der Wunsch des Patienten besteht, einen abwesenden Angehörigen noch zu sehen.

Der Tod in fachgerecht behandelter Urämie, früher wegen der Symptomlosigkeit als »stille Urämie« bezeichnet, ist vergleichsweise leicht, ohne Schmerzen, Luftnot oder Krämpfe, begleitet von zunehmender Müdigkeit und Bewußtseinseinschränkung bis zum Koma. In der Regel verlischt das Leben durch Blutdruckabfall oder Herzstillstand. Die Angehörigen erleben dies als sanftes Einschlafen.

Hat der Arzt sich zuvor durch sorgfältige Untersuchung und Diagnose davon überzeugt, daß eine sinnvolle Beeinflussung des Krankheitsverlaufs nicht mehr erreichbar ist, muß er versuchen, dem Kranken diesen Tod zu ermöglichen.

Es entspricht langjähriger Erfahrung, daß ein Krankheitsverlauf zum Tode symptomloser, ruhiger und leichter verläuft, wenn in dieser Phase auf alle Maßnahmen verzichtet wird, die man in früheren Krankheitsstadien mit Erfolg zur Behandlung der Niereninsuffizienz einzusetzen gewohnt ist, und wenn man sich nur auf die Beeinflussung der Befindensstörung beschränkt, die der Patient zu erkennen gibt. Die Erfahrung zeigt aber auch, daß die Urämie und als ihr Anzeichen das Ansteigen der Blutparameter Kreatinin, Harnstoff und Kalium bei dieser Therapie viel langsamer voranschreiten als zuvor während der noch »aktiven« Therapiephase. Die dabei vielleicht sogar längere Lebens- und Leidensphase kann für Angehörige und auch für die Pflegenden eine besondere Belastung sein, sie kann aber auch eine Chance für alle Beteiligten werden, solange der Patient bei Bewußtsein ist. Wer sich darauf einläßt, wird erfahren, daß er von Sterbenden am meisten für sein eigenes Leben lernt.

Der Entschluß, nicht zu dialysieren

Eine Dialyse ist nicht indiziert, wenn andere Krankheitszustände als die Niereninsuffizienz bestehen, die in einem dem zu erwartenden Tod in Urämie vergleichbaren Zeitraum das Leben beenden.

Im Vergleich zu dieser medizinisch relativ einfachen Situation ist der ärztliche Rat gegen eine Dialysebehandlung bei einem chronisch schwerkranken, zumeist älteren Patienten sehr viel schwieriger mit prognostischen Aussagen zu begründen, besonders, wenn Krankheiten – beispielsweise ein Tumorleiden – vorliegen, die erkennbar, aber in einem nicht vorhersagbaren Zeitraum zum Tode führen.

Wer will sicher vorhersagen, was ein Jahr oder vielleicht auch ein halbes Jahr in erträglichem Zustand, wenn auch den Tod vor Augen, für einen Menschen in seinem Familienkreise bedeuten können? Der Gesunde kann oft nicht sehen, welch eingeschränktes Restleben für einen begrenzten Zeitraum noch Glück bedeuten kann. Die Erfahrung zeigt hier beides: Den Menschen, der die kurze Frist selbst mit Schmerzen und Beschwernissen dankbar genießt, und auch den, der dem Arzt traurig oder vorwurfsvoll sagt: »Sie hätten mich da nicht hineinführen dürfen«.

Die Entscheidung, nicht zu dialysieren, kann sich nur auf viel Erfahrung in diesem Bereich gründen. Deshalb führt nicht selten Unsicherheit in dieser Frage zur Krankenhauseinweisung. Dort traut sich der vielleicht jüngere Dialysearzt, der den Patienten zum ersten Mal sieht, seine Vorgeschichte und seine Krankheit noch nicht so genau kennt, seine Einstellung zum Leben und seinen familiären Hintergrund nicht genügend beurteilen kann, die Entscheidung auch nicht zu und beginnt erst einmal die Behandlung. War schon bei der Einweisung von der Möglichkeit einer Dialysebehandlung die Rede, so ist eine andere Entscheidung oft auch gar nicht zu treffen, da Patient und Angehörige ihre Hoffnung darauf gesetzt haben. Wider besseres Fühlen und manchmal sogar Wissen wird somit eine Therapie begonnen, die zum Martyrium für den Patienten werden kann.

Ist die Entscheidung aus medizinischen Gründen schon schwierig oder scheint die eigene Erfahrung nicht ausreichend, ist es daher besser, den Nephrologen konsiliarisch zuzuziehen, telefonisch den Krankheitszustand zu besprechen, besser noch ihn mit allen Unterlagen aufzusuchen und das Für und Wider abzuwägen. Ist eine Entscheidung auch dann nicht sicher möglich, darf es auf beiden Seiten keine Gründe dagegen geben, daß der Nephrologe zusammen mit dem Hausarzt den Patienten in der Wohnung besucht und – ohne daß dabei die Dialyse angesprochen werden muß – sich selbst ein Bild verschafft. Eine Einweisung unter anderen Gründen kann manchmal notwendig werden, bedarf aber guter Absprache.

All dies dient zunächst der eigenen Meinungsbildung des behandelnden Arztes für seine Beratung des Patienten, der, wo immer möglich, die Entscheidung selbst mit herbeiführen sollte. Beratung heißt auch hier Empfehlung, und dazu gehört die zuvor abgeschlossene Meinung. Dem Patienten selbst oder seinen Angehörigen die Entscheidung durch unklare Stellungnahme zuzuschieben, führt manchmal zu einer unerträglichen Überforderung. Selbstverständlich muß auch hier der Arzt den seiner Empfehlung entgegengesetzten Wunsch des Patienten für oder gegen die Therapie uneingeschränkt akzeptieren.

Medizinische Kriterien für die Entscheidung sind ohnehin relativ weiche Daten. Es gibt keine fixe Grenze des kalendarischen Lebensalters, die als absolute Kontraindikation gegen eine Dialysebehandlung zu gelten hätte. Gefäßveränderungen, die die Anlage notwendiger Zugänge erschweren, lassen sich als Kontraindikation überwinden. Die dekompensierte Herzinsuffizienz kann durch Wasserentzug mittels Dialyse sehr viel erträglicher werden. Systemerkrankungen können bei Niereninsuffizienz und Dialyse inaktiv und symptomärmer werden. Bei eingeschränkter geistiger Leistungsfähigkeit kann die Möglichkeit, nach Beseitigung gastrointestinaler Urämiesyndrome wieder uneingeschränkt zu essen, Anlaß zu erneuter Lebenslust sein.

Man wird also ganz im Einzelfall abzuwägen haben, ob man zur oder gegen die Therapie rät.

> Bleiben Zweifel, so ist der Rat des früheren Bonner Ordinarius für Moraltheologie, *Franz Böckle*, hilfreich: Im Zweifel anzufangen, aber in der späteren Erkenntnis, eine falsche Entscheidung getroffen zu haben, den Mut aufzubringen, die Beendigung der Therapie vorzuschlagen.

Vermeiden quälender Krankheitssymptome

Hat man sich gegen eine Dialysebehandlung entschieden, so nimmt die Urämie unabänderlich ihren Lauf, und der Tod ist in ein bis zwei Wochen, im Ausnahmefall in einem Zeitraum von vier Wochen zu erwarten, wenn der Kreatininspiegel den Bereich von über 10 mg/dl erreicht hat. Bestimmte regelhaft auftretende Krankheitssymptome und Komplikationen sind zu erwarten, denen vorgebeugt werden muß.

Trinkmenge und Wasserbilanz

In aller Regel geht im Terminalstadium die Diurese zurück und es kommt zur Wassereinlagerung mit den Komplikationen pulmonale Stauung, Lungenödem und Hirnödem als Folge der Überwässerung und der Permeabilitätszunahme. Die Überwässerung muß nicht hörbar sein, wenn ein interstitielles Lungenödem besteht (»fluid lung«). Luftnot bei unauffälligem Auskultationsbefund muß daran denken lassen. Feststellbar ist die Überwässerung an erhöhtem Venendruck (Handrücken- und Halsvenen laufen nicht aus, wenn der Meßpunkt etwa 10 cm über Vorhofhöhe angehoben wird) und an Ödembildungen, die beim Liegenden mehr präsakral oder an der Innenseite der Oberschenkel als im Fußbereich zu erwarten sind. Auch die Entgleisung des arteriellen Hypertonus kann Anzeichen für eine vermehrte Wassereinlagerung sein.

Die Vorbeugung geschieht durch Bilanzierung der Flüssigkeitszufuhr, wobei die Aufnahme von 500 ml Flüssigkeit + Ausscheidungsmenge vom Vortag eine ausgeglichene Bilanz erwarten lassen. Hohe Harnstoffwerte und tiefe Azidose-Atmung trocknen die Schleimhäute aus und verursachen quälenden Durst. Deshalb wird es häufig notwendig, die vermehrte Flüssigkeitszufuhr durch Forcierung der Diurese auszugleichen. Wegen des veränderten Wirkungsmechanismus bei terminaler Niereninsuffizienz muß Furosemid (z. B. Lasix) in hoher Dosierung (500 mg-Tabletten) eingesetzt werden, wobei mit 125–500 mg (Applikation in einer Dosis, nicht aufteilen) in der Regel eine Diuresesteigerung erreicht werden kann. Eine höhere Dosis hat meist keine weitere Zunahme der Diurese zur Folge. Eine Mehrausscheidung läßt sich aber oft mit der Kombination von Furosemid und 1 Tablette Metolazon (Zaroxolyn® forte) erreichen.

Das gleiche Vorgehen empfiehlt sich zur Ausschwemmung von Ödemen. Diese ist nur erforderlich, wenn der Patient unter der Wassereinlagerung leidet, beispielsweise durch Unbeweglichkeit ödematös geschwollener Extremitäten oder durch Behinderung der Atmung. Die Ausschwemmung soll grundsätzlich langsam vorgenommen werden, die Gewichtsabnahme nicht mehr als 500 bis maximal 1000 g/die betragen. Bei zu forcierter Ausscheidung droht die Entstehung einer Hypovolämie mit erhöhtem Thromboserisiko.

Wassereinlagerung in die Lunge oder erst recht die Ausbildung eines **Lungenödems** können die Wende des Krankheitsverlaufs zu unmittelbar letalem Ausgang anzeigen. Ergeben sich Hinweise auf eine Verursachung der pulmonalen Stauung durch ein akutes Linksherzversagen als Folge eines akuten kardialen Ereignisses (z. B. Infarkt, Rhythmusstörungen, hypertone Krise, Verschlechterung eines vorbestehenden Klappenvitiums), so sind in diesem Stadium alle weiteren Therapiemaßnahmen sinnlos. Die Sedierung, bevorzugt mit Opiaten, ist das erste Gebot, um dem Patienten das Empfinden der Luftnot zu ersparen.

Kommt das Lungenödem durch Überwässerung, also durch nicht ausgeglichene, positive Flüssigkeitsbilanz zustande, und läßt sich eine primär kardiale Ursache mit Wahrscheinlichkeit ausschließen, dann ist dieser Zustand prinzipiell beeinflußbar. Vor jedem Therapieversuch aber wird man sorgfältig zu überlegen und beurteilen haben, ob die Flüssigkeitseinlagerung auf eine weitere Minderung des Ausscheidungsvermögens der Niere zurückzuführen ist – damit ist trotz Einhaltung der vorgesehenen Flüssigkeitsmenge eine längerfristige Besserung nicht zu erhoffen – und ob damit die Überwindung der Krise wirklich im Interesse des Patienten ist. Liegen Fehler in der Flüssigkeitsbilanzierung vor und ist die Prognose nach Korrektur der überschießenden Zufuhr noch relativ gut oder zumindest nicht absehbar, wird man versuchen, die Überschüsse zu eliminieren.

Entschließt man sich zur Therapie, so sind unter häuslichen Bedingungen folgende Versuche sinnvoll: Der Patient wird in sitzender Position gelagert mit Abstützung nach allen Seiten und herabhängenden Beinen. Durch Einwickeln der Beine in feucht-warme Tücher kann die Verlagerung von Blutvolumen in die unteren Extremitäten noch weiter begünstigt werden. Bei Sedierung mit Opiaten (Dipidolor $1/2$ Ampulle i.v., den Rest s.c.) spielt die atemdepressive Wirkung dieser Präparate hier keine Rolle, da es sich um eine Atembehinderung und keine Störung des Atemzentrums handelt. Der Abstrom von weiterem Blutvolumen in die Peripherie kann durch unblutigen Aderlaß gefördert werden, indem mit Blutdruckmanschette oder Tüchern gestaut wird. Der Staudruck soll im Bereich der Blutdruckamplitude liegen, die peripheren Pulse müssen tastbar sein. Die Umverteilung von Blutvolumen in den venösen Anteil auf medikamentösem Wege durch Nitropräparate ist nur bei der Möglichkeit einer gleichmäßigen Dauerinfusion von nachhaltigem Effekt. Die Ausscheidung kann durch evtl. wiederholte intravenöse Gabe von 80–160 mg Furosemid stimuliert werden; bei höheren Dosen ist eine Injektionszeit von mehreren Minuten zu beachten.

Elektrolystörungen

Ohne besondere Therapiemaßnahmen entwickeln sich bei fortgeschrittener Niereninsuffizienz in der Regel eine Hypokalzämie und eine Hyperphosphatämie. Der Natriumspiegel bleibt meist im Normbereich. Solange eine Polyurie besteht, kann die Kaliumkonzentration vermindert sein, bei zunehmendem Diureserückgang entwickelt sich häufig aufgrund von Infekten mit erhöhtem Stoffwechselumsatz oder durch Gewebsabbau bei hypokalorischer Ernährung eine Hyperkaliämie. Magnesiumspiegelveränderungen haben kaum klinische Bedeutung.

Eine **Hypokalzämie** muß in dieser Phase nur behandelt werden, wenn Muskelkrämpfe auftreten. Dies ist jedoch wegen der gleichzeitigen Azidose mit erhöhtem Anteil an ionisiertem Calcium auch bei erniedrigtem Gesamtserumcalcium relativ selten. 1–2 g Calciumgluconat intravenös pro Tag, als 10 %ige Lösung langsam injiziert, sind in der Regel ausreichend, um die Symptome zu kompensieren. Eine Hypokalzämie kann weiterhin zu Übelkeit und Erbrechen führen, so daß auch hier ein Versuch mit Calciumsubstitution angezeigt ist. Kann der Patient unbeeinträchtigt schlucken, so reicht die orale Zufuhr von 3 × 1–2 Kautabletten zu je 0,5 g Calciumcarbonat aus. Brausetabletten gestatten zwar eine höhere Zufuhr pro Einnahme, werden aber bei Magenreizungen im Terminalstadium oft schlecht vertragen.

Eine Calciumzufuhr oder Vitamin-D-Substitution zur Beeinflussung des Calcium-Phosphat-Produktes – unverzichtbarer Therapieansatz in früheren Krankheitsstadien – erübrigen sich im Terminalstadium, da mögliche Komplikationen nicht mehr erlebt werden.

Im Ausnahmefall kann eine **Hyperkalzämie** bestehen, verursacht durch Immobilität und/oder nicht behandelten sekundären Hyperparathyreoidismus. In der Regel wird dadurch aber nur ein vorher erniedrigter Serumcalciumspiegel in den Normbereich angehoben. Liegt eine Hyperkalzämie vor, muß differentialdiagnostisch auch an die Möglichkeit eines Plasmozytoms oder eines Tumors mit Hyperkalzämie als paraneoplastischem Syndrom gedacht werden. Eine Therapie ist in der Regel nicht indiziert. Sie wäre auch nicht unproblematisch, da sie mit vermehrter Flüssigkeitszufuhr verbunden ist. Ab Serumcalciumwerten von 6–7 mval/l ist mit Bewußtseinstrübungen, bei höheren Werten mit Koma zu rechnen. Wieder ist abzuwägen, ob der Patient von Maßnahmen zur Calciumsenkung profitieren würde.

Soll eine Lebensverlängerung angestrebt werden, so kann man versuchen, dies durch Infusion isotonischer Kochsalzlösung bei stimulierter Diurese mit 80–120 mg Furosemid i.v. und bei gleichzeitiger Gabe von 100 mg Prednisolon täglich zu erreichen. Nur in besonderer Situation wird man die medikamentöse Reduktion des Serumcalciumwertes mit Calcitonin (Karil®) oder Clodronsäure (Ostac®) versuchen. Wenn die Ursache für die Hyperkalzämie nicht beseitigt werden kann, sind alle diese Maßnahmen nur von kurzfristigem Erfolg.

Eine **Hyponatriämie** kann sich als Folge der Harnkonzentrierungsstörung im Rahmen chronischer Nierenkrankheiten zusammen mit medikamentös stimulierter Diurese entwickeln. Serumwerte unter 130 mval/l können sich durch Schwäche, Appetitlosigkeit und Übelkeit äußern. Bei Werten unter 125 mval/l können arterielle Hypotonie, Tachykardie und Verwirrtheitszustände hinzukommen. Diese Störungen sollten auch im Terminalstadium durch Anhebung des Natriumspiegels im Serum behoben werden.

Dies gelingt durch Einschränkung bis Beendigung der Diuretikatherapie, durch Reduktion der Trinkmenge, Trinken von Brühe (Mineralwasser enthalten nicht genügend Natrium für diese Indikation) und evtl. Gabe von Kochsalz-Tabletten. Am besten vertragen wird dies in Form von Slow-sodium-Dragees (6–8 Dragees/die; sie müssen in der Apotheke in der Regel erst bestellt werden, da in Deutschland nicht in dieser Form im Handel). Die intravenöse Gabe von 10–20 ml einer 10 %igen Kochsalzlösung kann nur versucht werden, wenn nicht gleichzeitig eine Überwässerung (Verdünnungshyponatriämie) oder eine stärkere Hypertonie bestehen.

Eine **Hypernatriämie** tritt nur bei Dehydratation nach längerer unzureichender Flüssigkeitszufuhr auf. Klinisch bestehen Exsikkosezeichen wie trockene Schleimhäute, fehlende Halsvenenfüllung in Flachlagerung, stehende bzw. langsam auseinanderweichende Hautfalten. Die Austrocknung verursacht subjektive Symptome und muß deshalb durch Zufuhr von freiem Wasser bzw. Zuckerlösungen behoben werden. Serumnatriumwerte von über 170 mval/l lassen an intrazerebrale Prozesse als Ursache für den Natriumanstieg denken. Der Serumnatriumspiegel läßt sich hier kaum beeinflussen, wenn nicht die Auswirkungen des intrazerebralen Prozesses abklingen.

Am gefährlichsten und u. U. unmittelbar lebensbedrohlich sind stärkere Abweichungen des Serumkaliumspiegels.

Eine **Hyperkaliämie** entwickelt sich häufiger in einer Phase rasch zunehmender Niereninsuffizienz, insbesondere dann, wenn diese mit Hyperkatabolismus bei fieberhaften Erkrankungen oder enteralen Blutungen verbunden ist. Im Terminalstadium mit langsam fortschreitender Einschränkung der Ausscheidungsfunktion bei meist geringer Nahrungsaufnahme und Bettlägerigkeit steigt die Kaliumkonzentration in aller Regel nur langsam an. Deshalb genügt es zur Vermeidung eines Kaliumanstiegs, kaliumreiche Nahrungsmittel zu vermeiden. Tritt eine Hyperkaliämie ein, führt sie in der Regel zum Tod durch bradykarde Herzrhythmusstörungen und Herzstillstand. Sichere klinische Symptome für eine Hyperkaliämie gibt es nicht. Das Elektrokardiogramm kann Hinweise liefern, hierzu gehören die hohen spitzen T-Wellen. Doch ist auch dieser Befund nicht verläßlich, da vorher negative T-Wellen sich bei Hyperkaliämie aufrichten können und so pseudonormale T-Wellen registriert werden. Bei fortgeschrittener Hyperkaliämie kommt es zur Verbreiterung der QRS-Komplexe bis zur monophasischen Deformierung. Während beim Nierengesunden Kaliumwerte etwa ab 7 mval/l unmittelbar bedrohlich werden, toleriert der chronisch Niereninsuffiziente oft höhere Kaliumspiegel ohne kardiale Symptomatik. Auch hier wird man wieder abzuwägen haben, ob diese Elektrolytstörung, die dem natürlichen Ablauf des Endstadiums der Nierenerkrankungen entspricht, behandelt werden sollte.

Ist eine Therapie im Einzelfall indiziert, so müssen zwei Situationen unterschieden werden.

1. Die Vermeidung eines weiteren bedrohlichen Kaliumanstieges bei nachgewiesenen erhöhten aber noch nicht kritischen Serumkaliumwerten.

Wenn also der Kaliumwert zwischen 5,5 und 7,5 mval/l gemessen wird, ohne daß entsprechende EKG-Veränderungen nachweisbar sind, kann man eine enterale Kaliumelimination versuchen. Wirkungsvoll ist das Verfahren über Einläufe. Es werden dazu etwa 30 g eines Austauscherharzes (Resonium A, CPS-Pulver) in etwa 150 ml handwarmer Flüssigkeit mit der Klistierspritze rektal appliziert. Das Volumen soll möglichst nicht größer sein, damit dieser Einlauf vom Patienten eine Stunde gehalten werden kann. Nach einer Stunde folgt ein Reinigungseinlauf mit größerem Flüssigkeitsvolumen. In dieser Zeit beläd sich die Substanz mit Kalium und gibt dafür Natrium oder Calcium ab. Führt man diese Sequenz zweimal hintereinander durch, so wird der Serumkaliumwert um etwa 1 mval/l gesenkt. Weniger aufwendig, aber auch weniger wirksam ist die orale Zufuhr des Austauscherharzes. Hierbei werden ebenfalls 15 bis 30 g in Wasser aufgerührt und getrunken. Man muß dabei für regelmäßigen Stuhlgang sorgen, damit die Substanz zusammen mit dem Kalium ausgeschieden wird. Trotzdem ist die Verweildauer so lang, daß ein Teil des zunächst gebundenen Kaliums wieder von der Substanz gelöst wird. Deshalb ist dieses Verfahren weniger effektiv.

2. Die Absenkung bedrohlicher Kaliumwerte mit bereits nachweisbaren EKG-Veränderungen.

Als erste Maßnahme gilt es, die elektrophysiologischen Auswirkungen am Herzen zu beheben. Dies gelingt mit der intravenösen Injektion von 20–40 ml einer 10%igen Natriumchlorid- oder Calciumgluconatlösung bei einer Injektionszeit von mehreren Minuten. Dabei können lokale Schmerzen und Venenirritationen auftreten, weshalb dieses Verfahren nur als Notmaßnahme zu empfehlen ist. Die Auswirkungen stellen sich aber innerhalb von Minuten ein, und die bedrohlichen EKG-Veränderungen bilden sich in Richtung der Norm während der Injektion oder unmittelbar danach zurück. Als zweiter Schritt folgt dann die Infusion einer Glucose-Insulinlösung, die eine Einheit Alt-Insulin auf 3 g Glucose enthält. Hierdurch kommt es zu einer Verlagerung des Kaliums in den Intrazellulärraum.

Auf diese Weise gelingt es in der Regel, gefährliche elektrophysiologische Auswirkungen der Hyperkaliämie für ein Intervall von etwa 4 Stunden zu beheben. In dieser Zeit muß die Elimination des erhöhten Kaliumspiegels über Einläufe mit Austauscherharzen wie unter 1. beschrieben angeschlossen werden.

Initial wäre die parenterale Zufuhr von Bicarbonat in 8,4%iger Lösung wohl noch effektiver. Doch sollte man wegen der damit verbundenen Änderung des pH-Wertes und damit der Änderung des Ionisierungsgrades von Serumcalcium dies außerhalb der Klinik besser nicht anwenden.

Eine **Hypokaliämie** kann unter längerfristig, mit Schleifendiuretika stimulierter Diurese eintreten. Sie kann auch schon bei Werten über 3 mval/l durch Herzrhythmusstörungen zu Komplikationen führen. Besonders zu beachten ist diese Entwicklung bei Patienten, die Herzglykoside erhalten, da deren Wirkung bei Hypokaliämie verstärkt ist.

Kalium wird unter häuslichen Bedingungen in der Regel oral gegeben. Auch hier sind Brausetabletten zur Substitution geeignet, werden aber bei niereninsuffizienzbedingten Magenreizungen meist nicht längerfristig vertragen. Kalium-retard-Kapseln oder -Dragees sind besser verträglich; nachteilig ist aber der geringere Kaliumgehalt, so daß mehr Tabletten pro Tag eingenommen werden müssen. Ist zur Beseitigung von Luftnot durch eingelagerte Flüssigkeit deshalb eine längerdauernde Diureseanregung mit Furosemid erforderlich, so sollte man bei nachgewiesener Neigung zu Hypokaliämie rechtzeitig an die Zufuhr kaliumreicher Nahrungsmittel denken wie Bananen, Kiwis, Saft von schwarzen Johannisbeeren, Tomatensaft, Saft von Aprikosenkompott. Eine parenterale Zufuhr wäre nur über Infusionen möglich, wobei die Zufuhr von 20 mval Kalium/Stunde nicht überschritten werden darf.

Ernährung

Der Grundsatz aller diätetischen Bemühungen bei Niereninsuffizienz ist die Einschränkung des Eiweiß- und Phosphatgehalts der Nahrung. Im fortgeschrittenen Stadium der Niereninsuffizienz gelingt es damit, den Harnstoffwert im Blut zu senken und damit das Befinden deutlich zu bessern, auch wenn der Kreatininspiegel als wichtigster Parameter für die Nierenfunktion damit nicht beeinflußbar ist.

Wenn man den Proteingehalt der Nahrung auf 40 g tierisches Eiweiß/die beschränkt (unter Nichtanrechnung des pflanzlichen Eiweißes), muß dabei auf die Art der zugeführten Eiweiße nicht streng geachtet werden, da in dieser Menge die essentiellen Aminosäuren für den Strukturstoffwechsel ausreichend vorhanden sind. Bei gut eingestellter und eingehaltener Diät liegt dabei das Verhältnis der Serumwerte von Kreatinin zu Harnstoff im Bereich von 1 : 20 (gemessen in mg/dl). Der Einsatz besonderer Diäten wie der Kartoffel-Ei-Diät ermöglicht es, die Gesamteiweißzufuhr in den Bereich von 18–22 g/die abzusenken ohne – bezogen auf den Aminosäuregehalt – in Mangelernährung zu geraten, und man kann damit den Harnstoffspiegel auch in einem noch weiter fortgeschrittenen Stadium der Niereninsuffizienz in tolerablem Bereich halten. Diese Diätformen bedürfen aber genauer Einhaltung und immer wiederholter Diätberatung.

Im Terminalstadium beim unheilbar kranken und sterbenden Patienten hat dies keine Bedeutung mehr. Die Nahrungszufuhr ist durch die azotämische Stoffwechsellage mit gastrointestinaler Empfindlichkeit sowie auch nach Schmerzmitteln und Sedativa durch Appetitstörungen so gering, daß eine Beschränkung von keiner Seite her notwendig oder sinnvoll ist. Man kann dem Patienten daher gestatten, worauf er gerade noch Appetit hat. Eine geringe Kalorienzufuhr bei ausreichender Flüssigkeitsaufnahme verhindert die Schleimhautaustrocknung und verbessert das subjektive Befinden.

Medikamentöse Behandlung

Es ist wichtig, die Zahl der verordneten Medikamente rechtzeitig auf das notwendige Minimum zu reduzieren. Im Laufe der Behandlungsjahre kommt es bei chronischen Nierenerkrankungen, die ja in der Regel von Herz- und Gefäßerkrankungen sowie Hypertonie begleitet sind, regelmäßig zu einer stattlichen Anzahl gleichzeitig verordneter Substanzen, die die vielfältigen ausgefallenen Funktionen der betroffenen Organe ausgleichen sollen. Ist die Lebenserwartung absehbar begrenzt, müssen rechtzeitig alle Medikamente abgesetzt werden, die der Vorbeugung von Langzeitkomplikationen dienen. Dies gilt für Calcium, Phosphatbinder und Vitamin-D-Substitution bei Niereninsuffizienz ebenso wie für die Vielzahl der Medikamente, die beim Patienten mit asymptomatischer koronarer Herzerkrankung im Frühstadium sinnvoll sind.

Wenn man in der Hauptsache resignieren muß, d. h. in der Behandlung der Grundkrankheit, gibt es sicher nur ganz wenige Medikamente, deren Anwendung dann noch notwendig ist. Dies sind sicher in erster Linie Schmerzmittel und Sedativa bzw. Schlafmittel. Die meisten Nierenerkrankungen verursachen von sich aus zwar keine stärkeren Schmerzen. Eine Schmerztherapie kann aber im Hinblick auf immobilitätsbedingte Muskel- und Knochenschmerzen notwendig werden oder auch im Hinblick auf eine Begleit- oder Grunderkrankung wie ein Tumorleiden, zu dem sich die Niereninsuffizienz als sekundäre, den Krankheitsverlauf aber beendende Begleitkrankheit gesellt hat. Im Stadium der terminalen, nicht weiter zu behandelnden Niereninsuffizienz können praktisch alle Schmerz- oder Schlafmittel eingesetzt werden. Es ist dabei lediglich zu bedenken, daß bei dem in der Regel herabgesetzten Serumeiweißgehalt der Anteil des freien, nicht gebundenen und damit wirksamen Medikamentes größer ist als sonst. Deshalb kann die Wirkung dieser Medikamente stärker und länger anhaltend sein, als man es sonst bei gleicher Dosierung gewohnt ist. Auch Begleitwirkungen, beispielsweise eine Atemdepression, können stärker ausgeprägt sein. Man wird in der Dosierung daher vorsichtiger sein und vielleicht in reduzierter Dosis beginnen, um Wirkung und Begleitwirkung im Einzelfall abzuschätzen, sollte aber nicht zögern, durch notwendige symptomatische Therapie Schmerzen, Unruhezustände oder Schlafstörungen mit allen zur Verfügung stehenden Mitteln zu lindern. Sieht man sich zu eingreifenderer medikamentöser

Therapie veranlaßt, muß die Dosis von Antibiotika, Digitalisglykosiden oder Antiarrhythmika der Niereninsuffizienz angepaßt werden. Den entsprechenden Tabellen bzw. Beipackzetteln ist dann die einem Glomerulusfiltrat von weniger als 5 ml/min entsprechende Dosis zu entnehmen.

Die Frage der Angehörigen, ob der Tod in einem bestimmten Zeitraum, beispielsweise während der kommenden Nacht, zu erwarten sei, ist mit Vorsicht zu beantworten, wenn die Niereninsuffizienz bei noch guter Herzfunktion und ausgeglichener Flüssigkeitsbilanz der ausschlaggebende Faktor ist. In dieser Situation kann es trotz gegenteiligem Anschein und bereits eingetretener Bewußtlosigkeit zu unvorhergesehen langen Verläufen kommen, und andererseits kann überraschend ein Atem- oder Herzstillstand das Ende herbeiführen. Für die Planung der Sterbebegleitung durch die Angehörigen ist es wichtig, diese eingeschränkte Vorhersagbarkeit zu erklären.

Die Betreuung Herzinsuffizienter

K. O. Bischoff

Die Herz-Kreislauf-Erkrankungen stehen mit einer Häufigkeit von 50 % an erster Stelle der Todesursachen. Von allen Herz-Kreislauf-Erkrankungen ist die Herzinsuffizienz (HI) die häufigste zum Tode führende Erkrankung. Die Symptome einer Herzinsuffizienz, gerade beim älteren Patienten, sind vieldeutig und häufig uneinheitlich aufgrund von Begleitkrankheiten wie Lungenemphysem, obstruktive Ventilationsstörung oder konsumierende Erkrankungen.

Die exakte Diagnose einer Herzinsuffizienz ist wichtig, da eine polypragmatische Behandlung des multimorbiden Patienten mit verschiedenen Medikamenten zu Interaktionen oder Intoxikationen führen kann. Allen verschiedenen Formen der Herzinsuffizienz gemeinsam ist definitionsgemäß ein inadäquates, niedriges Herzzeitvolumen, das wiederum bedingt sein kann durch eine systolische oder diastolische Leistungsschwäche, durch eine Rechts- oder Linksherzinsuffizienz oder durch eine Globalinsuffizienz.

Die Herzinsuffizienz ist ferner zu unterscheiden in eine akute Form (z. B. akute Linksherzinsuffizienz bei Lungenödem) und eine chronische Form, die schleichend beginnt und über verschiedene Stadien (Einteilung nach der New York Heart Association, NYHA) in eine manifeste Herzinsuffizienz einmündet. Eine Unterscheidung in diese Formen ist alleine schon wegen der unterschiedlichen Pathophysiologie und der damit verbundenen unterschiedlichen gezielten Behandlung sinnvoll.

> Dabei ist gerade in der medikamentösen Therapie bei ältern, chronisch kranken Patienten der Leitsatz wichtig: »So wenig wie möglich, so viel wie nötig«.

Der über Monate chronisch kranke Herzinsuffizienz-Patient leidet aber infolge der zunehmenden Luftnot unter panischen Ängsten, so daß eine differenzierte Behandlung allein schon aus humanitärer Sicht sinnvoll ist. Um auch diesen schwerkranken Patienten in der hausärztlichen Versorgung gerecht zu werden, ist eine Ursachenforschung sinnvoll, um hieraus die notwendigen therapeutischen Gesichtspunkte abzuleiten. In vielen Fällen gelingt es so, dem Patienten die schwerste Dyspnoe zu erleichtern, auch wenn in vielen Fällen die Prognose nicht wesentlich verbessert werden kann. So haben vergleichende Untersuchungen der letzten Jahrzehnte ergeben, daß der schwerkranke herzinsuffiziente Patient nach richtiger Anwendung der zur Verfügung stehenden Therapeutika nicht den qualvollen Tod einer chronischen Leistungsschwäche des Herzens mit daraus folgender schwerer Dyspnoe stirbt, sondern eher einen akuten Herzrhythmustod erleidet.

Ursachen der Herzleistungsschwäche

Als wesentliche Ursache der Herzinsuffizienz (HI) ist die koronare Herzkrankheit mit 60–70 % der Fälle zu benennen, wobei die Entwicklung der HI nicht unbedingt, aber häufig verbunden ist mit einem vorangegangenen Herzinfarkt.

Eine weitere Ursache der chronischen Herzinsuffizienz ist die latente oder dilatative Kardiomyopathie, die etwa 20 % aller Fälle ausmacht. 10–15 % der Ursachen fallen auf die arterielle Hypertonie; in über 10 % der Fälle liegen andere Ur-

sachen wie Vitien, Stoffwechselerkrankungen (Hypo-/Hyperthyreose), chronische Lungenerkrankungen oder chronische Anämien zugrunde.
Ursachen der reinen Rechtsherzinsuffizienz sind rezidivierende Lungenembolien, chronische Lungenerkrankung wie Asthma bronchiale, chronische obstruktive oder restriktive Ventilationsstörung, die schließlich über den Mechanismus der pulmonalen Druckerhöhung (von Euler-Liljestrand-Reflex) eine chronische Rechtsherzbelastung bedingen, die wiederum in eine chronische oder auch akute Rechtsherzinsuffizienz übergehen kann.
Auch Arrhythmien sind als Ursache einer Herzinsuffizienz in Betracht zu ziehen, sei es die Tachyarrhythmie bei Vorhofflimmern, die durch verminderte Diastolendauer zu einer eingeschränkten Füllung des linken Ventrikels führt und damit zu einer Verminderung des Herzzeitvolumens beiträgt, oder eine Bradyarrhythmia absoluta, aber auch ventrikuläre Herzrhythmusstörungen wie Bigeminus oder ventrikuläre Tachykardien der Klassen IIIb–IVb nach *Lown*.
Die häufigste Form der Herzrhythmusstörungen ist sicherlich die Tachyarrhythmia absoluta, die auch häufig bei Vitien, Mitralklappenstenose oder ventrikulärer Hypertrophie, arterieller Hypertonie, Aortenklappenstenose und hypertropher obstruktiver Kardiomyopathie anzutreffen ist, deren häufigste Ursache wiederum die KHK ist.
Während Vitien und dilatative Kardiomyopathie im jüngeren und mittleren Lebensalter oft Ursachen der Herzinsuffizienz und der Herzrhythmusstörungen sind, ist die koronare Herzkrankheit, vor allem auch die Koronarsklerose, häufigste Ursache im fortgeschrittenen Alter.

Medikamentöse Therapie der Herzinsuffizienz

Eine Behandlung der chronischen Herzinsuffizienz verfolgt das Ziel, die Symptome zu verbessern und die Lebensqualität zu erhöhen. Um diesen Zielen gerecht zu werden, sind pathophysiologische Kenntnisse Voraussetzung.

Bei der chronischen Herzinsuffizienz (HI) ab Stadium III (NYHA) ist die Auswurfleistung unter Ruhebedingungen verringert. Die Auswurfleistung wird neben der Inotropie durch die Vordehnung bzw. Vorlast und die Nachlast (peripherer Widerstand) beeinflußt.

Hieraus ergeben sich drei therapeutische Angriffspunkte (*Abb. 1*):

– positiv inotrope Substanzen
– venöse Dilatatoren
– Substanzen, die den peripheren Gefäßwiderstand senken (sog. Vasodilatatoren).

Bei der chronischen HI kommt es zu sog. neurohormonalen Kompensationsmechanismen. Dies bedeutet, daß Substanzen (Hormone) freigesetzt werden, die vasokonstriktorische sowie natrium- und volumenretinierende Mechanismen in Gang setzen, wobei der Aktivierung der Adrenalinausschüttung in der peripheren Blutbahn die Schlüsselrolle zukommt. Sie führt zur Vasokonstriktion, zur Erhöhung der Reninausschüttung und zu einer Aktivierung des Renin-Angiotensin-Aldosteron-Mechanismus, wodurch wiederum Natrium und Wasser retiniert werden. Die Aktivierung des Angiotensin-II-Systems durch Erhöhung des Reninangebotes führt zu einer Vasokonstriktion. Beide Mechanismen zusammen lassen Vor- und Nachlast ansteigen; Mechanismen, die die chronische HI verstärken.

Während die neurohormonale Katecholaminausschüttung bei der akuten Herzinsuffizienz durchaus sinnvoll ist, indem

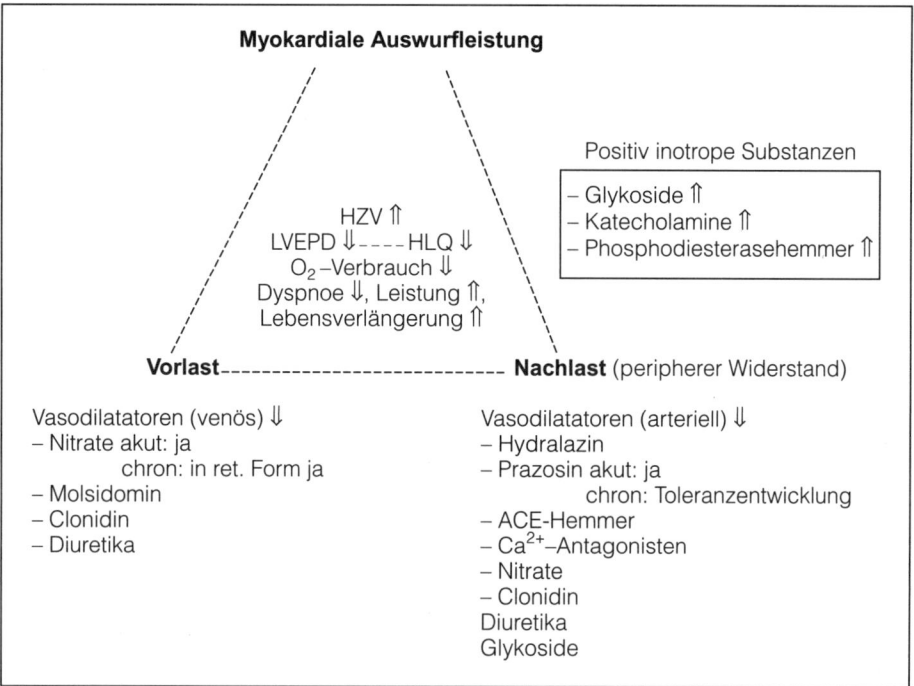

Abb. 1 LVEPD = Linksventrikulärer enddiastolischer Druck, HLQ = Herz-Lungen-Quotient, HZV = Herzzeitvolumen

durch die Noradrenalinausschüttung die Inotropie des Herzens verbessert wird und dadurch das Herzzeitvolumen ansteigt, kommt es bei einer dauerhaften Aktivierung des Noradrenalinsystems zu einer »Down-Regulation« der Beta-Rezeptoren, die von manchen Autoren als »Herzpeitsche« umschrieben wird. Sie bewirkt eine frühzeitige Erschöpfung des gestörten energiebereitstellenden Systems des Herzens.

Bei der chronischen HI führt diese neurohormonale Gegenregulation in einen Circulus vitiosus, der frühzeitig unterbrochen werden sollte. Physiologische Mechanismen als Gegenregulation sind die atrialen natriuretischen Peptide (ANP), die im Vorhof des Herzens akut freigesetzt werden können (Prostaglandin E II, Prostacyclin, EDRF [Endothelium derived relaxing factor] sowie Dopamin-Mechanismen).

All diese Mechanismen zur Aufhebung der Genregulation sind jedoch zu schwach, um eine in Gang gesetzte neurohormonale Regulationsstörung aufzufangen.

Im fortgeschrittenen Stadium (ab Stadium III NYHA) ist eine Monotherapie nicht mehr sinnvoll, eine Kombinationstherapie notwendig. In der Klinik können zur Überwindung der akuten Dekompensation einer chronischen Herzinsuffizienz (Stadium IV) auch Katecholamine wie Dobutamin (z. B. Dobutrex®) und Phosphodiesterasehemmer wie Amrinon (z. B. Wincoram®) eingesetzt werden. Dies kann aber nur unter fortlaufender Kontrolle des Herzrhythmus und der Gesamtbilanz geschehen, so daß diese parenteral zu verabreichenden Medikamente für die Behandlung im hausärztlichen Bereich entfallen.

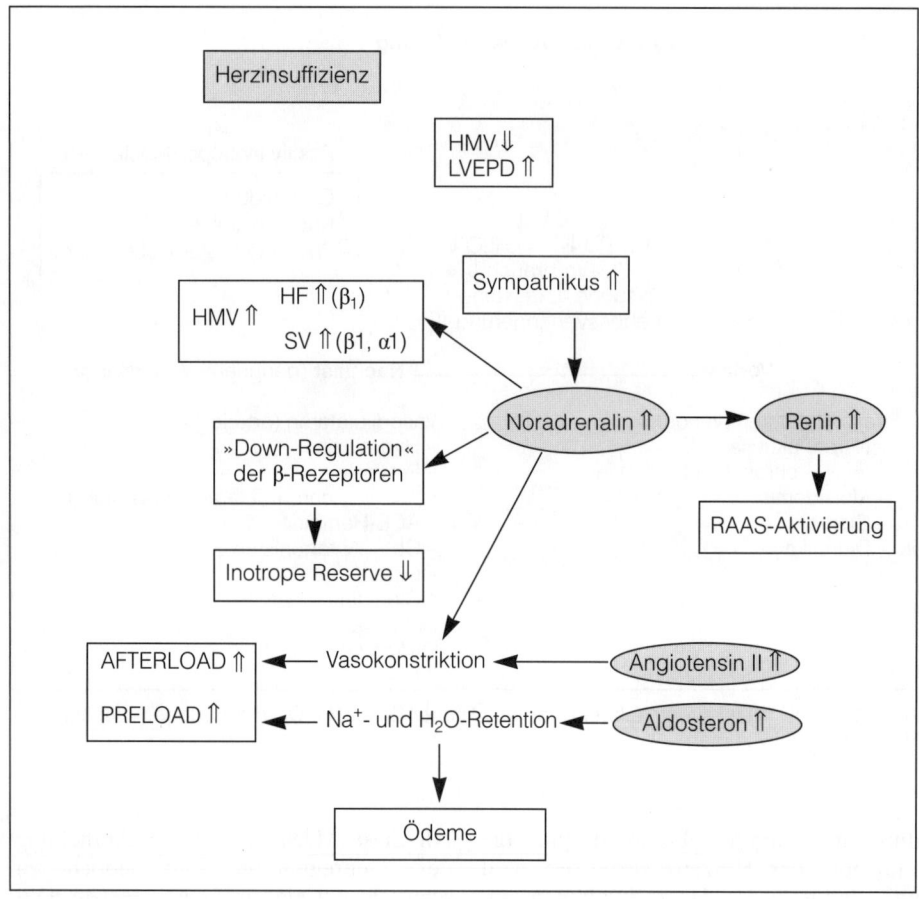

Abb. 2 HMV = Herzminutenvolumen, HF = Herzfrequenz, SV = Schlagvolumen des Herzens

Positiv inotrop wirkende Substanzen

Die bekannteste positiv inotrope Substanz, die bei der Herzinsuffizienz eingesetzt wird, ist das Digitalisglykosid, welches durch *Withering* seit 1785 bekannt ist. Herzglykoside haben neben der positiv inotropen Wirkung (durch die Hemmung der Natrium-Kalium-ATPase) und dem dadurch erhöhten Calciumeinstrom in die Zelle auch elektrophysiologische Wirkungen, besonders bei Vorhofflimmern mit schneller Überleitung: die negativ dromotrope Wirkung infolge Aktivierung der Acetylcholinkonzentration im Vorhofbereich (vagale Wirkung), in höheren Konzentrationen die bathmotrope Wirkung und in therapeutischer Dosierung die negativ chronotrope Wirkung, die zur Verminderung der Herzfrequenz führt.

Die Digitalistherapie ist durch Intoxikationsstudien in den 70er Jahren teilweise in Verruf geraten, hat aber die berechtigte Bedeutung in der Behandlung der Herzinsuffizienz nicht verloren. Die therapeutische Breite ist gering (sie beträgt lediglich 100%), die Erhaltungsdosis ist bei den Digoxinpräparaten abhängig von der renalen Ausscheidung, die sich beispielsweise bei akuter Exsikkose, Fieber, Nierenversagen ändern kann und der Berücksichtigung bedarf. Andererseits gibt es Digitalispräparate wie das Digitoxin, die eine sowohl renale als auch biliäre Ausscheidung aufweisen und damit unabhängig von der Kreatininkonzentration sind.

Da die Digoxin- bzw. Digitoxinkonzentration im Serum nach Abschluß der Verteilungsvorgänge bestimmt werden kann, ermöglicht die Digitalisbestimmung heute eine sichere Therapie. Optimale therapeutische Dosierungen betragen für Digoxin 1,5 bis 2,0 ng/ml, für Digitoxin zwischen 15 und 25 ng/ml bei Sinusrhythmus. Diese therapeutischen Konzentrationen liegen allerdings bei Patienten mit Herzinsuffizienz und gleichzeitigem Vorhofflimmern höher.

Bei älteren Patienten bevorzugen wir in der Klinik die Behandlung mit Digitoxin, da der ältere Patient durch Abbau der Muskelmasse und damit der Verteilungsvolumina, durch wechselnde Hydrierung und damit Anstieg des Kreatinins bei Digoxinpräparaten eher zu Glykosidintoxikationen neigt.

Kommt es bei einer Digitoxintherapie zu Intoxikationszeichen (extrakardial: Übelkeit, Erbrechen, gelegentliches Farbensehen; kardial: Zunahme der PQ-Dauer über 0,26 sec, AV-Block II. Grades, ventrikulärer Bigeminus oder höhergradige brady-/tachykarde Arrhythmien mit Ausnahme der Tachyarrhythmia absoluta bei Vorhofflimmern), dann ist wegen der längeren Halbwertszeit von etwa 7 Tagen evtl. der zusätzliche Einsatz eines gallensäurebindenden Präparates (Colestyramin) ratsam, um den enterohepatischen Kreislauf des Digitoxins zu unterbrechen und damit die Halbwertszeit auf 3 Tage zu reduzieren.

Bei der Erhaltungsdosis ist die Kenntnis der Resorptionsquote des jeweiligen Präparates notwendig, da z. B. beim Digoxin Resorptionsquoten zwischen 70 und 95 % bekannt sind, wogegen die Resorptionsquote beim Digitoxin nahezu immer 100 % beträgt.

Die gute orale Resorption neuerer Digitalispräparate (β-Acetyldigoxin, β-Methyldigoxin) oder des Digitoxins lassen mit Ausnahme der Tachyarrhythmia absoluta eine parenterale Glykosidtherapie nicht mehr notwendig erscheinen. Insbesondere wird die intravenöse Strophantinbehandlung hierdurch überflüssig (Strophantin oral führt nicht zu ausreichenden Wirkspiegeln).

Wegen der langen Halbwertszeit liegt die Digitoxinerhaltungsdosis beim älteren Menschen im Mittel bei 0,07 mg/die, für β-Acetyldigoxin beträgt sie in der Regel 0,2–0,3 mg/die.

Während die Herzglykoside über die Hemmung der Natrium-Kalium-ATPase zu einem erhöhten Calciumeinstrom in die Zelle führen und damit die Kontraktionskraft fördern und die Relaxationsvorgänge aktivieren, erklärt sich die Wirkung der Katecholamine durch höhere Bereitstellung des ATP und die der Phosphodiesterasehemmer durch Verminderung des Abbaues von cAMP in AMP (s. *Abb. 3*).

Katecholamine und Phosphodiesterasehemmer können in der Regel nur unter klinischen Bedingungen und fortlaufender Monitorkontrolle angewandt werden, sie stellen noch keine geeignete Therapieform für den ambulanten Patienten dar.

Diuretika

Neben der Verbesserung der Auswurfleistung des Herzens durch positiv inotrope Substanzen ist als zweite Säule die diuretische Behandlung zu nennen.

Durch Gabe von Diuretika kommt es zu einer Verminderung des Blutvolumens, bei akuter Gabe von Furosemid teilweise auch zu einer Vasodilatation.

Geeignet zur Behandlung von HI sind vor allem die Thiaziddiuretika, die im proximalen Abschnitt der Henleschen Schleife zu einer milden Diurese geeignet, aber auch die Schleifendiuretika (Furosemid) und Etacrynsäure (Hydromedin®), die zu einer drastischeren Diurese durch Einschränkung der Natriumrückresorption

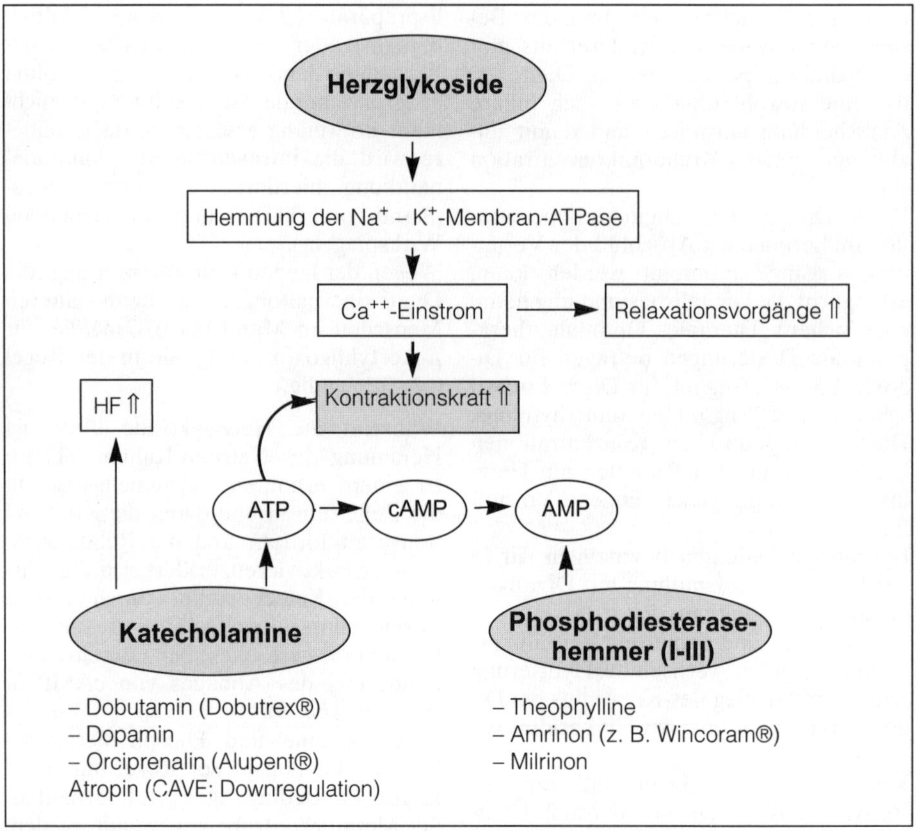

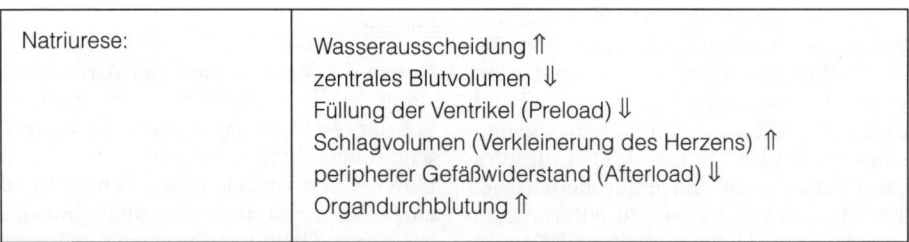

Abb. 3

Natriurese:	Wasserausscheidung ⇑ zentrales Blutvolumen ⇓ Füllung der Ventrikel (Preload) ⇓ Schlagvolumen (Verkleinerung des Herzens) ⇑ peripherer Gefäßwiderstand (Afterload) ⇓ Organdurchblutung ⇑

Tab. 1 Wirkungsmechanismen der Diuretika bei Herzinsuffizienz

führen. Der Wirkungsmechanismus ist in *Tab. 1* dargestellt.
Spironolacton hemmt die Natriumrückresorption und Kaliumsekretion durch Hemmung des Aldosterons und erzeugt dadurch einen diuretischen und antikaliuretischen Effekt, der besonders auch bei Formen der hydropischen HI mit überwiegender Rechtsherzinsuffizienz berücksichtigt werden sollte.
Triamteren und Amilorid, eine Kombination, die sehr häufig bei Kombinations-

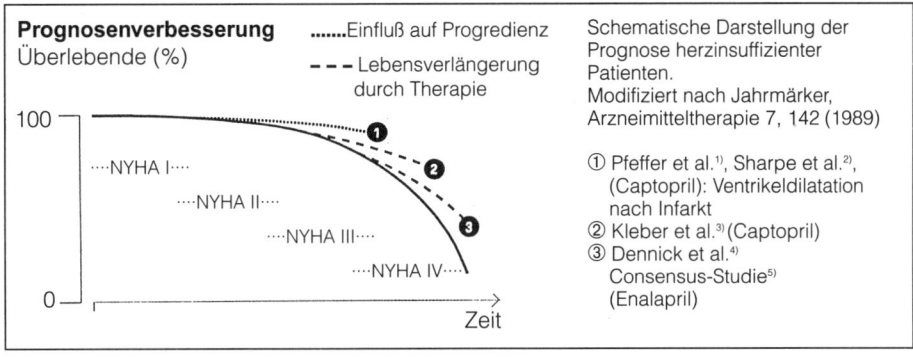

Abb. 4

diuretika vom Thiazidtyp eingesetzt wird (Dytide® H, Neotri® u. a.), blockieren die distale Resorption von Natrium und die Sekretion von Kalium. Diese Diuretika sind jedoch in ihrer Wirkweise abhängig von der Kreatininkonzentration und wirkungslos, wenn der Kreatininspiegel über 1,7 mg/dl ansteigt. Von der Aldosteronkonzentration sind sie in ihrer Wirkung unabhängig.

Während die diuretische Behandlung bei der akuten Herzinsuffizienz Mittel der ersten Wahl ist, sind bei der chronischen Form auch negative Stoffwechseleffekte (Lipid-, Glukosestoffwechsel) durch Diuretika zu berücksichtigen. Außerdem kommt es zur Aktivierung von Gegenregulationsmechanismen (z. B. erhöhte Reninkonzentration).

Durch intravenöse Gabe von Furosemid läßt sich ein Lungenödem positiv beeinflussen. Die vasodilatatorische Wirkung im venösen Schenkel geht hierbei der diuretischen Wirkung zeitlich voran. In der Regel reichen 20–40 mg (1–2 Amp. i.v.) Lasix® aus, um eine richtungsweisende Verbesserung des Lungenödems zu erreichen.

Gefürchtete akute Nebenwirkungen der Diuretika werden durch den Elektrolytverlust oder durch eine Exsikkose hervorgerufen. So kann es zur Verstärkung von Arrhythmien durch Verminderung der Kaliumkonzentration kommen sowie zur metabolischen Alkalose. Der ältere Mensch ist vor allem bei Überdosierung der Diuretika durch eine Exsikkose gefährdet, die zur zerebralen Verwirrtheit führt und häufig als Psychose fehldeutet wird.

Kaliumsparende Diuretika (z. B. Spironolacton) können zur Hyperkaliämie führen, häufig auch zu einem Anstieg des Blutzuckerspiegels. Durch längerdauernde Einnahme von Kombinations- oder Schleifendiuretika kann es zu einer Hypomagnesiämie durch vermehrte Magnesiumausscheidung kommen; die Patienten klagen dann über Wadenkrämpfe.

Die mit einer schlechten Prognose einhergehende Hyponatriämie kann durch Schleifendiuretika verstärkt werden und zu zerebralen Veränderungen führen.

Vasodilatatoren

Die dritte Säule der Behandlung der Herzinsuffizienz stellen die in den letzten Jahren in den Vordergrund gerückten Vasodilatatoren dar (s. *Abb. 1*).

Vasodilatatoren können auf den venösen und arteriellen Schenkel unterschiedlich stark einwirken. Die Nitrate werden bei der akuten Linksherzinsuffizienz mit großem Erfolg eingesetzt (z. B. 1–2 Nitrolingual® Kps. zerbeißen lassen), da sie eine akute Vasodilatation mit Reduktion des erhöhten enddiastolischen Druckes im lin-

ken Ventrikel (venöses Pooling) bewirken.
Nitrate wurden auch oral in der Behandlung der chronischen HI eingesetzt; wegen der Möglichkeit der Nitrattoleranzentwicklung ist der klinische Effekt jedoch nicht überzeugend.

Die Vasodilatatoren haben durch die ACE-Hemmer einen neuen Stellenwert in der Behandlung der HI erfahren. Bei den ACE-Hemmern handelt es sich um Substanzen, die das Angiotensin Converting Enzyme hemmen und dadurch die Konzentration von Angiotensin II vermindern. Inzwischen sind über 10 verschiedene ACE-Hemmer auf dem Markt. Primär wurde die Substanzklasse in der Behandlung der Hypertonie eingesetzt; durch entsprechende Untermauerung großer Studien (z.B. Consensus I-Studie/Enalapril) wurde die Wirksamkeit bei der chronischen HI nachgewiesen.
Aufgrund verschiedener Studien (Consensus I, SAVE, ISIS IV, GISSI III, SOLVD) besteht heute kein Zweifel mehr an der Indikation der ACE-Hemmer bei der chronischen Herzinsuffizienz.
Von den neuen ACE-Hemmern (neben Captopril und Enalapril mit den bestabgesicherten Studien in der Behandlung der HI) haben eine Zulassung für die Herzinsuffizienz die Präparate Lisinopril (Acerbon® Cor), Perindopril (Conversum® Cor), sowie Quinapril (Accupro®).
Die potentielle Gefährdung der Patienten durch Akkumulation des ACE-Hemmers bei eingeschränkter Nierenfunktion ist nicht vergleichbar mit der Intoxikationsgefahr von Digoxin bei zunehmender Niereninsuffizienz.
Hinsichtlich der ACE-hemmenden Behandlung der chronischen HI ist noch kein abschließendes Wort über die Dosierung gesprochen.
Orientiert man sich an den vorhandenen Studien, so scheint die Wirksamkeit von Captopril in einer Dosierung von 2 × 25 mg/die und von Enalapril in einer Dosierung von 2 × 10 mg/die nachgewiesen.
Da die HI im schweren Stadium auch durch Diuretika behandelt wird, besteht bei der Gabe der ersten Dosis des ACE-Hemmers eine geringe Gefahr des sog. »first dose effects«, bei dem es durch die Inhibierung des vasokonstriktorischen Effektes des Angiotensins II zu einem akuten Blutdruckabfall kommen kann. Es empfiehlt sich deshalb bei diuretisch vorbehandelten Patienten, mit sehr geringen Dosierungen des ACE-Hemmers, z.B. bei Captopril (Cor tensobon®, Lopirin Cor®) in einer Dosierung von $^1/_4$ Tbl. (ca. 3 mg) zu beginnen und diese Dosis über 3–4 Tage auf 2 × 12,5 mg zu steigern. Bei noch nicht ausreichender Wirkung kann diese Dosierung weiter auf 2 × 25 mg für Enalapril (Xanef®, Pres®) auf 2 × 10 mg gesteigert werden.
Der Vorteil einer ACE-hemmenden Therapie gegenüber den Vasodilatatoren und Diuretika ist sicherlich die Unabhängigkeit von einer systemischen neuroendokrinen Gegenregulation, die durch den ACE-Hemmer nicht provoziert wird.
Tabelle 2 demonstriert die Vorteile der ACE-Hemmer gegenüber den übrigen Vasodilatatoren.

Tab. 2 Vorteile der ACE-Hemmer gegenüber Vasodilatatoren

- Positive K^+- und Mg^{2+}-Bilanz
- Unterdrücken eines reflektorischen Sympathikotonus
- Abschwächen eines Hyperaldosteronismus
- Kein Wirkungsverlust
- Keine »Reflextachykardie« (O_2-Ersparnis)
- Keine Unterschenkelödeme
- Weniger Nebenwirkungen
- Kardioprotektiver Effekt

Zur rationalen Behandlung der HI ist sicherlich von entscheidender Bedeutung, die Ursache der HI zu erkennen. Die nachfolgende *Tabelle 3* versucht, in Abhängigkeit von der Herzinsuffizienzursache Entscheidungshilfen für Glykosid, Diuretika oder ACE-Hemmer zu geben, ohne Anspruch auf Vollständigkeit zu erheben.
Im einzelnen wird bei verschiedenen Formen der HI (z.B. Cor pulmonale) auf Zusatzbehandlungsmöglichkeiten durch Nitrate, Prazosin und Molsidomin hingewiesen.
Diese Behandlungsübersicht umfaßt nicht das Stadium IV der HI, das die zusätzliche Gabe von Katecholaminen und Phosphordiesterasehemmern erfordert.

Vasodilatatoren, die vornehmlich auf dem arteriellen Schenkel zu einer Dilatation führen, lassen in den ersten Anwendungswochen sehr gute Steigerungen des Herzminutenvolumens erkennen, die durch Verminderung des peripheren Gefäßwiderstandes erklärt werden können. Langfristig wird jedoch das Renin-Angiotensin-Aldosteron-System aktiviert, so daß allmählich ein Wirkungsverlust eintritt. Hydralazin und Prazosin werden daher als Mittel in der Behandlung der chronischen HI nicht mehr als Mittel der ersten Wahl gesehen.
Calciumantagonisten vom Nifedipin-Typ erzielen ebenfalls eine gute vasodilatatorische Wirkung, führen jedoch auch zu einer neuroendokrinen Gegenregulation, weshalb diese Substanzen allenfalls in Kombination mit anderen Medikamenten, die die neuroendokrine Gegenregulation hemmen, eingesetzt werden.
Sonderformen wie z.B. ventrikuläre Arrhythmien, die durch entsprechende Antiarrhythmika behandelt werden (z.B. Amiodaron), sind hier nicht berücksich-

Tab. 3 Differentialtherapie der chonischen Herzinsuffizienz

Grund- und Begleitkrankheiten	Glykoside	Diuretika	ACE-Hemmer
KHK – mit Angina pectoris – Aneurysma – Rhythmusstörungen (ventrikulär) – Z. n. Herzinfarkt	Ø ? +	Ø + +	+, u. Nitrate ++ +++ ++ +++
HI u. Stoffwechselstörungen – Diabetes mellitus – Cholesterinerhöhung – Hyperthyreose	 + + 0	 (+) (+) –	 +++ ++ –
HI u. Elektrolytstörungen – Hypokaliämie – Hyperkaliämie – Hyperkalzämie	 0 0	 + kaliumspa. + Schleifend. (+)	 ++ 0 +
HI u. Niereninsuffizienz	+ Digitoxin	+ Schleifend. Krea. > 2 mg%	+ m. A. Nierenarterienstenose

Tab. 3 (Fortsetzung)

Grund- und Begleitkrankheiten	Glykoside	Diuretika	ACE-Hemmer
Sonderformen			
– Dilat. KMP	+	++	+++
– Dilat. HI	0	+ u.a. Aldost. Anta.	+
– Hydrop. HI	++	++	++
– Asthma cardiale	+	+	++
HI u. Rhythmusstörungen			
– AV- u. SA-Block	Ø	+	++
– Vorhofflimmern			
– tachykard	+++	–	Ø
– bradykard	Ø	+	+
– Extrasystolen			
– supraventrikulär	++	(+)	+
– ventrikulär	+	(+)	+
HI u. arterielle Hypertonie			
– primär	–	++	++
– sekundär		Kausaltherapie	
HI u. Vitien			
– Mitralstenose	++	+	Ø
– insuff.	+	+++	
– Aortenstenose	+	(+)	Ø
– insuff.	Ø	+	+++
Cor pulmonale	+	+ u.a. Aldost. Anta.	(+) ISDN + Prazosin? Molsidomin +

tigt und bedürfen der fachkardiologischen Klärung.

Allgemeine Empfehlungen

Unabhängig von der angegebenen Medikation sind selbstverständlich gerade beim älteren Menschen allgemeine Empfehlungen zu geben. Diese umfassen einmal die physikalische Aktivität, die in Abhängigkeit von der Schwere der Herzinsuffizienz und der klinischen Symptome eingeschränkt werden muß.

Hierbei gilt, daß mit zunehmender Einschränkung der kardialen Reserve die körperliche Aktivität zu reduzieren ist. Nicht allein entscheidend ist dabei die Herzgröße, die in häufiger Diskrepanz (z. B. bei der dilatativen Kardiomyopathie) zu der noch vorhandenen Belastbarkeit steht. Ab Stadium III NYHA ist es sicherlich im Einzelfall sinnvoll, dem älteren Patienten stundenweise

eine Haushaltshilfe anzuraten. Eine strikte Natriumreduktion ist dem Patienten in der Regel nicht zuzumuten, mäßiger Coffeingenuß (1–2 Tassen Kaffee morgens und am Nachmittag) ist ohne nachgewiesene negative Wirkung und kann daher gestattet werden.
In Stadium II und III sind in der Regel begrenzte Reisen, auch mit dem Verkehrsflugzeug, erlaubt.
Hinsichtlich der Urlaubsgegend sind die individuellen Bedürfnisse des Patienten zu berücksichtigen, eine Höhe von über 2000 m ist nicht ratsam. In der Regel wird der Patient durch eine hügelige Landschaft stärker in seiner Aktivität limitiert. Stärkste Sonneneinstrahlung ist zu vermeiden. Es ist sinnvoll, dem Patienten nicht zu viele Verbote zu erteilen, sondern ihn mit dem Ziel zu unterrichten, seine Symptome zuordnen zu können.
Eine Frequenzsteigerung über 100/min bei leichter körperlicher Belastung deutet die Herzinsuffizienz an. Dies kann der Patient durch Pulsmessung selbst erkennen. Darüber hinaus ist ihm zu raten, seine körperliche Belastung nur so weit zu steigern, daß er z. B. während der Belastung noch eine Melodie pfeifen kann.
Kontrolluntersuchungen sind bei Zeichen des Stadiums III in vierteljährlichen Abständen ratsam (Elektrolyte, Kreatinin, Ruhe-EKG, Röntgen-Thorax).
Eine enge Zusammenarbeit mit einem Kardiologen ist ab Stadium III sinnvoll, da häufig akute Verschlechterungen der HI durch Herzrhythmusstörungen ausgelöst werden bzw. die Folge sind. Kommt es aufgrund des verminderten Herzzeitvolumens zu Unterschenkelthrombosen, sollte zusätzlich ein Vitamin-K-Antagonist (z. N. Phenprocoumon) verordnet werden. Hierbei ist ein Quickwert von 30–35 % anzustreben.
Bei malignen, metastasierenden Erkrankungen wird eine Risikoabwägung erforderlich sein.

Bei schwereren Formen der HI erscheint auch wichtig, für einen ausreichenden Nachtschlaf zu sorgen, evtl. durch zusätzliche Gabe leichter (evtl. pflanzlicher) Schlafmittel oder Hypnotika. Die lange Halbwertszeit insbesondere der Diazepamabkömmlinge ist zu beachten, sie sollte nicht zur Kumulation führen. Hier sind kurzwirkende Hypnotika sinnvoll.
Nach einer Herzdekompensation ist eine vollständige Rekompensation nicht innerhalb von Tagen zu erreichen, sie beansprucht mehrere Wochen.
Die Kochsalzreduktion ist dem Patienten durch Auswahl der Speisen anzuraten, er sollte scharfgewürzte und geräucherte Speisen wie Rauchschinken, geräucherte Makrelen, Heringe, Oliven etc. vermeiden und die Kochsalzmenge von 3–6 g/die durch Salzersatzmittel (Kräutersalze, im Reformhaus erhältlich) ersetzen.
Die Flüssigkeitsmenge sollte auf 1,5 l/die (inklusive Flüssigkeitsaufnahme bei festen Mahlzeiten) begrenzt werden. Eine wesentliche Einschränkung der Flüssigkeitsaufnahme kann allerdings zu einer zerebralen Exsikkose führen.
Bei bestimmten Formen der HI (z. B. beim Cor pulmonale) ist die Gabe von Sauerstoff ebenso zu überlegen wie bei der akuten Linksherzinsuffizienz (3–7 l/min). Bei der chronischen Rechtsherzinsuffizienz infolge pulmonaler Druckerhöhung kann dagegen Sauerstoff intermittierend verabreicht werden, um den pulmonalen Druck zu senken. Entsprechende Sauerstoffgeräte können auch im ambulanten Bereich eingesetzt, Krankenhausaufenthalte dadurch reduziert werden. Eine mechanische Entfernung des überflüssigen Wassers, beispielsweise bei schwerem Aszites oder bei Pleuraerguß, setzt in der Regel die Kooperation mit der Klinik voraus und kann in manchen Fällen hilfreich sein, um eine diuretische Behandlung wie-

der effektiver zu machen. In der Regel führt dies auch zu einer rascheren Verbesserung der Dyspnoe.

Eine Hämofiltration oder Hämodialyse mit Ultrafiltration ist nur in Einzelfällen ratsam und in der Klinik durchzuführen. Eine sorgfältige Anamnese hinsichtlich des Stuhlverhaltens ist gerade beim älteren Patienten mit Verwirrtheit wichtig, da Diuretika und einige Vasodilatatoren häufig eine Obstipation hervorrufen. Milde Laxanzien, die nicht in den Elektrolytstoffwechsel eingreifen, können hier Abhilfe schaffen und das Wohlbefinden des Patienten verbessern.

Die Betreuung chronisch Leberkranker

P. Leidig

Chronische Leberkrankheiten nehmen wegen ihrer zunehmenden Häufigkeit einen hohen Stellenwert in der hausärztlichen Versorgung ein. Da mehr als die Hälfte aller Fälle von Leberzirrhose in Europa auf langjährigen Alkoholabusus zurückzuführen sind, ist die Betreuung von chronisch Leberkranken zumeist auch gleichzeitig eine Betreuung von chronisch Alkoholkranken. Mit fortschreitenden Veränderungen an der Leber entstehen Komplikationen wie Aszites, Ösophagusvarizenblutungen, hepatische Enzephalopathie oder schließlich Leberversagen. Aufgabe des Hausarztes sind dann psychische Führung, klinische Verlaufskontrollen und Durchführung von Therapieverfahren, die das weitere Fortschreiten der Erkrankung verhindern sollen. Weiterführende Behandlungsmaßnahmen beim Spezialisten in der Klinik müssen rechtzeitig eingeleitet werden. Bei akuten Komplikationen wie Ösophagusvarizenblutungen ist eine stationäre Behandlung oftmals unvermeidbar.

Hausärztlich betreut werden müssen aber auch schwerkranke junge Patienten mit chronischen Lebererkrankungen aufgrund autoimmuner oder vaskulärer Prozesse. Bei diesen Patienten ist in Zusammenarbeit mit Transplantationszentren der geeignete Zeitpunkt zur Organtransplantation zu bestimmen.

Im Endstadium der Lebererkrankung bestimmen Kachexie, ein therapierefraktärer Aszites oder eine kaum zu beeinflussende Enzephalopathie das klinische Bild, so daß Maßnahmen zur Linderung dieser Beschwerden zusammen mit der Organisation geeigneter Pflegemaßnahmen in den Mittelpunkt der hausärztlichen Therapie treten.

Im folgenden Kapitel soll nach einem kurzen Überblick über die Formen chronischer Lebererkrankungen, ihrer pathophysiologischen Folgen und ihrer Prognose auf therapeutische Maßnahmen eingegangen werden, die bei kompensierter Leberfunktion sowie in fortgeschrittenen Phasen geeignet sind.

Krankheitsformen

Chronische Lebererkrankungen können ihrer Ätiologie entsprechend in posthepatitische, toxische, primär- und sekundärbiliäre sowie in metabolische Formen unterteilt werden. Um klinische, praktische und vor allem auch Fragen zur Prognose beantworten zu können, ist zunächst einmal eine exakte histologische Diagnose, die Klärung der Ätiologie, die Bestimmung des Aktivitätsgrades und eventuell die Feststellung einer (Defekt-)Heilung notwendig. Hier soll vor allen Dingen auf die gemeinsame Endform der chronischen Leberkrankheiten, die Leberzirrhose, eingegangen werden, deren Ätiologie in *Tabelle 1* dargestellt wird.

Pathologisch-anatomisch ist die Leberzirrhose durch eine Vermehrung des intrahepatischen Bindegewebes und durch Regeneratknoten des Leberparenchyms gekennzeichnet. Die Konsequenzen des irreversiblen Leberparenchymuntergangs und des nachfolgenden Bindegewebsumbaus der Leber sind Leberfunktionseinschränkung, veränderte Hämodynamik und Entwicklung eines Leberzellkarzinoms. Die Komplikationen bestimmen den Verlauf der Leberzirrhose (*12*).

Tab. 1 Ätiologie der Leberzirrhose (10)

Toxine und Medikamente – Alkohol – Fremdstoffe und Arzneimittel	Infektionen – Hepatitis B, C, D – Viren
Autoimmunkrankheiten – Autoimmune chronische Hepatitis – Primär biliäre Zirrhose	Gallenwegserkankungen – Chronische Abflußstörung – Primär sklerosierende Cholangitis
Stoffwechselkrankheiten – Morbus Wilson – Hämochromatose, u. a.	Kardiovaskuläre Erkrankungen – Perikarditis – Budd-Chiari-Syndrom
Unbekannt – Kryptogene Zirrhose (20-30%)	

Klinik

Die Leberzirrhose wird in die latente und manifeste Zirrhose eingeteilt; die manifeste Zirrhose wiederum kann kompensiert oder dekompensiert sein.

Die klinischen Erscheinungsformen sind außerordentlich vielfältig: es kann sich das Bild einer akuten Hepatitis zeigen; sie kann chronisch floride verlaufen, andererseits aber auch über Jahre vollständig asymptomatisch sein und erst durch Komplikationen wie Ösophagusvarizenblutung, Aszites oder primäres Leberzellkarzinom manifest werden.

Die Patienten klagen über unspezifische Befunde wie körperliche Schwäche, Dyspepsie oder Gelenkbeschwerden. Teils führt ein Sklerenikterus zum Arzt, teils die zunehmende Einschränkung der körperlichen Leistungsfähigkeit infolge unzureichender Ernährung und zunehmender Kachexie. Die klassischen klinischen Zeichen wie Leberhautzeichen (Lackzunge, Eppinger-Sternchen, Palmarerythem) und venöser Umgehungskreislauf weisen auf eine manifeste Zirrhose hin. Bei noch florider Grunderkrankung spricht man von aktiver Zirrhose mit erhöhten Transaminasen- und Gammaglobulinspiegeln. Häufige Begleitsymptome sind Schmerzen in der Lebergegend und kontinuierliches Fieber, selten höher als 38 °C.

Zu den allgemeinen Beschwerden bei chronischen Leberkrankheiten gehören weiterhin Auffälligkeiten und Störungen im neuropsychischen Bereich wie mangelndes Konzentrationvermögen, Depressionen, Pessimismus und schlechte Laune, häufig auch eine larvierte Depression (4). Die Ausprägung der Depression hängt vom reaktiven Krankheitserleben ab. Es resultiert aus der direkten Wahrnehmung der körperlichen Beschwerden und der physischen Konsequenzen der Erkrankung. Zusätzlich betreiben chronisch Leberkranke häufig Alkoholabusus und weisen daher die typischen psychologischen Charakteristika des Alkoholikers aus. Dies sind Patienten, für die es sehr schwierig sein kann, Spannungen zu ertragen, Befriedigungen aufzuschieben oder auf wirklichkeitsnähere Ziele zu verschieben beziehungsweise ganz auf sie zu verzichten. Wegen dieser Frustrationsintoleranz neigen sie zur Flucht in den Alkohol.

> Bei der psychischen Leitung und Rehabilitation chronisch Leberkranker ist ein therapeutischer Nihilismus abzulehnen (4), um eine Resignation des Patienten zu vermeiden. Es ist wichtig,

eine »Führung des chronisch Kranken« aufzubauen. Die Führung muß auf einer sorgfältigen Detaildiagnostik basieren und sollte mit kritischem Optimismus sowie unermüdlicher Hilfsbereitschaft verknüpft sein. Neben der internistischen Betreuung der Patienten verlangt dieses Konzept, eine »supportive Psychotherapie« anzubieten und durchzuführen. Darunter ist eine seelische Krankenbetreuung zu verstehen, deren beherrschendes therapeutisches Element der Aufbau einer stabilen Objektbeziehung durch Stützen und Ermutigen ist.

Prognose

Die Serumbilirubin- und die -albuminkonzentration gehen als Indikatoren der eingeschränkten Leberfunktion in die von *Child-Turcotte* aufgestellten fünf Kriterien zur klinisch relevanten Beurteilung der Prognose einer Leberzirrhose ein (*Tab. 2*). Sie gehören zu den wichtigsten objektiven Prognoseparametern.

Die Prognose chronischer Leberkrankheiten ist ernst. So beobachtet man zum Beispiel bei chronischer Hepatitis B eine Zirrhose in mehr als 50% der Patienten nach nur 4 Jahren Nachbeobachtungszeit, wenn die Patienten aktive Virusreplikation (HBe-Antigen-positiv) behalten. Auch bei chronisch aktiver Hepatitis C entwickeln im Langzeitverlauf mehr als 60% der Patienten eine Leberzirrhose. Nach Eintritt der Zirrhose beträgt die Überlebenswahrscheinlichkeit für 10 Jahre etwa 50% bei Patienten, welche noch keine Komplikationen erlitten haben. Mit fortschreitender Zirrhose treten andererseits bei 55% der initial nicht dekompensierten Zirrhosepatienten innerhalb von 10 Jahren eine oder mehrere Komplikationen (Aszites, Enzephalopathie, gastrointestinale Blutung) auf. In diesem Fall verschlechtert sich die Prognose rapide; nur weniger als 10% der Patienten überleben danach länger als 5 Jahre.

Die chronische Regeneration stellt wahrscheinlich das wesentliche Risiko für die bei Zirrhose gehäufte Karzinomentstehung dar. Zwar werden auch direkte kanzerogene Effekte etwa für die Hepatitis-B-Infektion, die Hepatitis-C-Infektion, Alkohol und Hämochromatose diskutiert, und es werden auch hepatozelluläre Karzinome (HCC) ohne Zirrhose beobachtet. Unabhängig von der individuellen Ätiologie findet sich aber in allen Studien bei der großen Mehrheit der Untersuchten mit hepatozellulären Karzinomen eine Zirrhose, deren Entwicklung der Karzinomentstehung zeitlich vorangeht (5).

Bezüglich des Verlaufs und der Prognose zeigen Untersuchungen, daß die Ätiologie der Erkrankung keinen wesentlichen Einfluß auf die Überlebenswahrscheinlichkeit hat, ausgenommen schwere Alkoho-

Tab. 2 Prognostische Kriterien der Leberzirrhose nach *Child-Turcotte*

Child A Bilirubin < 2mg/dl, Albumin > 3,5 g/dl, kein Aszites, keine neurologischen Symptome, ausgezeichneter Ernährungszustand
Child B Bilirubin 2,0 – 3,0 mg/dl, Albumin 3,0 – 3,5 g/dl, einfach zu eliminierender Aszites, geringe neurologische Symptome, guter Ernährungszustand
Child C Bilirubin > 3,0 mg/dl, Albumin < 3,0 g/dl, therapierefraktärer Aszites, schwere neurologische Symptome, eventuell Coma hepaticum, schlechter Ernährungszustand

Tab. 3 Haupttodesursachen bei primär kompensierter Leberzirrhose (4)

Todesursache	Patientenzahl	Prozent
Leberversagen	30	27,2
Gastrointestinale Blutung	21	19,2
Leberzellkarzinom	16	14,5
Infektionen	8	7,3
Zerebrovaskuläre Erkrankung	6	5,5
Andere Erkrankungen	10	9,1
Unbekannt	19	17,3

liker. Frauen mit Leberzirrhose leben signifikant länger als Männer. Die Prognose einer latenten und manifesten Leberzirrhose ohne Komplikationen ist, besonders nach Ausschaltung der ätiologisch wirksamen Noxe, nicht signifikant schlechter als bei einem vergleichbaren Kollektiv von Normalpersonen.

Aussagen über den Verlauf beruhen auf der Kenntnis des natürlichen Verlaufs der Erkrankung. Die Haupttodesursachen bei Patienten mit primär kompensierter Leberzirrhose sind in *Tabelle 3* zusammengefaßt.

Pharmakokinetik bei eingeschränkter Leberfunktion

Bei Funktionsstörungen der Leber ändert sich die Pharmakokinetik von Medikamenten teilweise drastisch. Es entstehen Nebenwirkungen, wenn keine Dosisanpassung erfolgt. Aufgrund einer Verminderung der First-pass-Elimination steigt die Serumkonzentration der betroffenen Pharmaka rasch an. Pharmakologisch aktive Metaboliten akkumulieren aufgrund von Störungen der hepatischen Stoffwechselenzyme und führen zu unerwünschten Nebenwirkungen.

Vorsicht ist geboten bei der Gabe von Medikamenten, die das ZNS beeinflussen (Narkotika, Phenothiazine, Benzodiazepine, trizyklische Antidepressiva). Sie können eine hepatische Enzephalopathie hervorrufen oder verstärken und sollten daher nur in niedrigen Dosierungen mit großer Vorsicht gegeben werden. Oxazepam und Lorazepam können bei eingeschränkter Leberfunktion eingesetzt werden, da ihre Leberclearance unbeeinflußt ist.

Therapie bei fortgeschrittener Lebererkrankung

Trotz der teils ausgeprägten histologischen Veränderungen ist die regenerative Kapazität der Leber so groß, daß durch eine entsprechende Behandlung teilweise eine funktionelle Kompensation erreicht werden kann.

Jeder Faktor, der die Leberfunktion negativ beeinflußt, kann eine bis dahin kompensierte Leberfunktion zur Dekompensation bringen. Wichtige Maßnahmen bestehen darin, entsprechend gegenzusteuern: eine gastrointestinale Blutung oder ein Blutverlust nach chirurgischen Maßnahmen müssen durch Transfusionen ersetzt werden. Akute Infektionen müssen behandelt werden. Elektrolytverschiebungen, ob durch Diuretika induziert, oder durch andere Faktoren wie Erbrechen oder Durchfälle, müssen ausgeglichen werden.

Folgende Maßnahmen sind bei Zirrhose ohne Komplikationen anzuwenden
– eventuell Bettruhe
– ausgewogene Ernährung

- kein Alkohol, keine Medikamente
- Ausgleich der Vitaminspiegel (fettlösliche Vitamine A, K, E, D, Folsäure, B1 und B6)

Die **Ernährung** sollte in einer ausgewogenen, schmackhaften Normalkost mit etwa 1 g Eiweiß/kg KG bestehen. Bei den meisten zirrhotischen Patienten genügen dazu 50 g Protein und insgesamt 2500 Kalorien. Fette brauchen innerhalb der Kaloriengesamtzahl nicht reduziert zu werden. Ein Mangel an Folsäure soll ausgeglichen werden. Die möglichst appetitliche äußere Form der Mahlzeiten ist bedeutsam, da der Appetit der Patienten schlecht ist. Darüber hinaus sind keine diätetischen oder medikamentösen Maßnahmen erforderlich. Symptome eines Vitamin-B_1- und -B_6-Mangels sind besonders bei alkoholbedingten Zirrhosen häufig und erfordern eine Behandlung mit 50–300 mg Vitamin B_1 (Thiamin) oder 50 mg Vitamin B_6 (Pyridoxin) täglich.

Die Führung der chronisch Kranken mit Leberzirrhose ohne Komplikationen und ohne wesentliche entzündliche Aktivität besteht in Beratung, auch hinsichtlich einer unkritischen Medikamenteneinnahme und in Überwachung des Patienten (*13*).

Behandlungsbedürftig ist die zur Leberzirrhose führende Grundkrankheit besonders, wenn die Zirrhose aktiv ist: Chronisch aktive Virushepatitiden können in bis zu 50 % der Fälle erfolgreich mit Interferon α behandelt werden. Die autoimmun bedingten Hepatitiden profitieren von einer immunsuppressiven Therapie; die primäre Hämochromatose wird erfolgreich mit Aderlässen behandelt und der Morbus Wilson mit D-Penicillamin. Eine Therapie erfordern aber vor allen Dingen die Komplikationen der Leberzirrhose, die das eigentliche Problem bei der Behandlung und Führung chronisch schwerkranker Leberpatienten sind.

Lebertransplantation

Im Hinblick auf die hausärztliche Betreuung von oftmals jungen Patienten mit fortgeschrittener Lebererkrankung, die als einzige lebensverlängernde Therapie mittels einer Lebertransplantation behandelt werden können, soll auch auf dieses Verfahren eingegangen werden.

Als sichere Indikationen sind chronische cholestatische und chronische parenchymatöse Leberkrankheiten, Zirkulationsstörungen der Leber, Stoffwechselerkrankungen mit Beteiligung der Leber und das akute Leberversagen zu nennen. Durch die derzeit erreichbaren Ergebnisse sind eine Erweiterung des Indikationsspektrums und Vorverlegung des Transplantationszeitpunktes eingetreten. Die Indikation wird nunmehr nicht nur im präfinalen Stadium gestellt, sondern früher, so daß sich die Patienten in einer besseren Ausgangssituation befinden und auch langfristig die Ergebnisse besser werden. Die Faktoren für die Wahl des geeigneten Zeitpunktes zu einer Lebertransplantation sind in *Tabelle 4* zusammengefaßt.

Kontraindikationen sind ein multifokal wachsendes Leberzellkarzinom, Lebermetastasen und alle Begleiterkrankungen, die unter den postoperativen Bedingungen der Immunsuppression mit hoher Wahrscheinlichkeit exazerbieren sowie die nachgewiesene HIV-Infektion. Bei der Planung einer Lebertransplantation ist eine frühzeitige gemeinsam hausärztlich-internistische und pathologisch-chirurgische Beratung über eine mögliche Indikation zur Transplantation anhand des individuellen Krankheitsverlaufs besonders wichtig. Die 5-Jahres-Überlebensrate nach Lebertransplantation beträgt zur Zeit etwa 80 %.

Dem Hausarzt fällt neben der Beratung des Patienten auch die Überwachung des Krankheitsverlaufes als sehr wichtige Aufgabe zu, da die Indikation zur Lebertransplantation je nach Krankheitsphase und -aktivität eine fließende ist und laufend überdacht werden muß.

Tab. 4 Zeitpunkt für die Lebertransplantation

Chronisches Leberversagen	Akutes Leberversagen
Bilirubin > 10–15 mg/dl Albumin < 2–2,5 g/dl Quick < 30–40% Enzephalopathie Hepatorenales Syndrom Refraktärer Aszites Osteopathie Refraktäre Katabolie	Quick < 20% Bilirubin > 20 mg/dl Enzephalopathie (ab Grad 3) Progredientes Nierenversagen

Komplikationen der Leberzirrhose

Zu den Komplikationen der Leberzirrhose zählen Ösophagusvarizenblutung, Enzephalopathie, Aszites, spontane bakterielle Peritonitis und Leberzellkarzinom.

Ösophagusvarizenblutung

Die Letalität jeder Ösophagusvarizenblutung liegt bei 50 %. Varizenblutungen treten bei 25 % der Patienten im Laufe eines Zeitraums von 10 Jahren nach Diagnose einer kompensierten Zirrhose auf.
Die akute Ösophagusvarizenblutung mit massivem Blutverlust erfordert die unmittelbare stationäre, meist intensivmedizinische Behandlung. Zur Kreislaufstabilisierung werden meist Bluttransfusionen notwendig; zur Lokalisation der Blutung und eventuellen Lokalbehandlung mittels Sklerosierung muß die Ösophagogastroskopie durch einen erfahrenen Endoskopiker vorgenommen werden. Alternativ kann durch eine Sengstaken-Blakemore- oder eine Linton-Nachlas-Sonde eine lokale Kompression durchgeführt werden.
Die Letalität einer Ösophagusvarizenblutung ist innerhalb der ersten Stunden und Tage am größten. Der Verlauf und damit die Prognose der Erkrankung hängen wesentlich von der Leberfunktion, beurteilt nach der Child-Klassifikation zum Diagnosezeitpunkt, ab (s. *Tab. 2*). Die Child-Klassifikation korreliert mit der Varizengröße, den endoskopisch sichtbaren Kuppenveränderungen der Varizen und dem Behandlungserfolg. Nach der Notfalltherapie der Ösophagusvarizenblutung durch Blutungsstillung steht die Verhütung eines Blutungsrezidivs als Sekundärprophylaxe an.

Für die hausärztliche Betreuung sind Aspekte der Primär- und Sekundärprophylaxe bei bekannter Leberzirrhose wichtig. Ziel der Blutungsprophylaxe ist eine Reduktion der Blutungsepisoden und damit eine Lebensverlängerung. Dabei wird zwischen der Primärprophylaxe als Prophylaxe vor der ersten Blutung und der Sekundärprophylaxe als Prophylaxe einer Rezidivblutung unterschieden.

Ösophagusvarizenblutung:

Primärprophylaxe
Beta-Rezeptorenblocker
Nitrate
Sklerosierungstherapie bei ausgewählten Patienten

Sekundärprophylaxe
Betarezeptorenblocker, Nitrate
Sklerosierungstherapie, Ligatur?
Shunts: chirurgisch porto-kaval, intrahepatischer Stent-Shunt (TIPS)

Die **Primärprophylaxe** der Ösophagusvarizenblutung wird kontrovers diskutiert. Es ist im Einzelfall zu überlegen, ob der Patient von den Maßnahmen profitiert. Belegter Nutzen besteht am ehesten bei Hochrisikopatienten (Stadium Child C). Das Blutungsrisiko ist durch eine Verminderung des Pfortaderdrucks durch Beta-Rezeptorenblocker wie Propanolol und Nadolol zu vermindern. Die Betarezeptorenblocker werden in einer Dosis gegeben, die die Pulsfrequenz um 25 % gegenüber dem Ausgangswert reduziert. Die zusätzliche Gabe eines langwirkenden vasodilatierenden Medikaments wie Isosorbidmononitrat verstärkt die Drucksenkung in der Pfortader und reduziert die Blutungsgefahr (*7*).

Die Sklerosierungstherapie als Primärprophylaxe der Ösophagusvarizenblutung ist eventuell bei Patienten mit kompensierter Zirrhose und großen Ösophagusvarizen mit Zeichen, die auf eine Blutungsgefahr hindeuten, von Nutzen (*10*). Bei den übrigen Patienten wiesen die Sklerosierten sogar eine schlechtere Langzeitprognose auf. Die Sklerosierung selbst hat Komplikationsraten bis zu 20 %, wie pulmonale Störungen, Blutungen und Bakteriämien. Lokal können Strikturen, Perforationen oder Ulzerationen entstehen. Für eine prophylaktische Shuntoperation besteht keine Indikation, da die Sterblichkeit in operierten und nicht operierten Gruppen identisch ist.

In der **Sekundärprophylaxe** haben sich sowohl die endoskopische Sklerosierung als auch die Behandlung mit Betarezeptorenblockern bewährt. Die endoskopische Sklerosierung bewirkt abhängig von der Leberfunktion (Child A und B) durch wiederholte Sklerosierungen eine Lebensverlängerung. Im Stadium der dekompensierten Leberzirrhose (Child C) ist dies nicht der Fall. Die neuere Methode der endoskopischen Varizenligatur hat eine signifikant niedrigere Letalitäts- und Komplikationsrate, allerdings ist der endgültige Stellenwert derzeit noch nicht beurteilbar (*11*).

Ein portokavaler Shunt reduziert das Blutungsrisiko aus Varizen zweifellos, geht allerdings mit einer Reihe von Komplikationen wie Verschlechterung der Leberfunktion und Entwicklung einer chronischen Enzephalopathie in 20–40 % der operierten Patienten einher. Die Operationsletalität liegt zwischen 5 % bei Patienten in gutem Zustand und steigt über etwa 50 % bei Patienten in schlechtem Zustand auf nahezu 90 % beim Notfallshunt. Die 5-Jahresüberlebensrate liegt bei 65–70 %.

Eine zukünftige Alternative liegt eventuell in der unter Lokalanästhesie möglichen Anlage eines über die Vena jugularis mittels Kathetertechnik eingelegten intrahepatischen Stent-Shunts (TIPS), der über die Senkung des Pfortaderdrucks auch zur Therapie des refraktären Aszites eingesetzt werden kann (*9*).

Hepatische Enzephalopathie

Die hepatische Enzephalopathie ist eine funktionelle, potentiell reversible Störung der Gehirnfunktion. Sie tritt bei chronischen Lebererkrankungen, aber auch bei fulminant verlaufender Hepatitis auf und wird in akute und chronische Form unterteilt. Kennzeichen sind eine Beeinträchtigung des Bewußtseins mit Schlafstörungen sowie ein Rückgang spontaner Bewegungen bis zu einer fixierten Starre und Apathie. Auch das eingetretene Koma erinnert erst an normalen Schlaf, schreitet dann aber zu vollständiger Regungslosigkeit fort.

Wesentliche Kriterien für die Diagnose liefert die klinische Untersuchung mit Beachtung der Bewußtseinslage und extrapyramidaler motorischer Störungen. Ein charakteristisches Zeichen ist der »Flapping-Tremor«. Er wird ausgelöst durch Ausstrecken der Arme und Spreizen der Finger und zeigt typischerweise schnelle Flexions-Extensionsbewegungen in den Metacarpophalangeal- und den Handgelenken. Zusätzliche Untersuchungsverfahren wie EEG, psychometrische Tests und die Serumammoniak-Konzentration können die Diagnose zusammen mit anderen Hinweisen auf eine Lebererkrankung wie Foetor hepaticus, Ikterus oder Aszites untermauern. Die Einteilung folgt einer Graduierung in Komastadien (10):

Stadium I
Prodromalstadium
Verlangsamung, Stimmungsschwankungen, rasche Ermüdbarkeit, Ein- und Durchschlafstörungen, verwaschene Sprache, diskreter Flapping-Tremor, keine EEG-Veränderungen

Stadium II
Drohendes Koma
intensivere Symptome als im Stadium I mit Zunahme der Schläfrigkeit und der Apathie, Veränderungen von Schriftproben und EEG, meist beträchtlicher Flapping-Tremor

Stadium III
Stupor
Patient schläft fast stets, ist jedoch erweckbar. Unzusammenhängende Sprache. Kornealreflexe erhalten, Sehnenreflexe lebhaft, Foetor hepaticus. Flapping-Tremor noch vorhanden. EEG-Veränderungen nachweisbar

Stadium IV
Tiefes Koma
Patient reagiert kaum oder nicht mehr auf Schmerzreize. Kornealreflexe erloschen. Unverkennbarer Foetor hepaticus. Flapping-Tremor fehlt meistens. EEG-Veränderungen vorhanden

Folgende exogene Faktoren lösen häufig die akute Dekompensation eines vorher grenzwertig kompensierten Zustandes aus:

- Infektionen
- Blutungen
- Elektrolytstörungen
- Obstipation
- Proteinreiche Mahlzeiten
- Alkoholintoxikation
- Sedativa
- Exsikkose

Bei der Leberzirrhose besteht ein ausgedehnter portal-systemischer Kollateralkreislauf, seltener ein chirurgisch angelegter portokavaler Shunt. Bei diesen Patienten hängen Schwankungen des Bewußtseinsgrades häufig von der täglichen Proteinzufuhr ab. Neuropsychiatrische Störungen stehen im Vordergrund des klinischen Bildes – die klinischen und funktionellen Zeichen der Leberzirrhose treten demgegenüber zurück.

Eine Reihe von **Differentialdiagnosen** kann die Diagnose erschweren. Oft muß eine alkoholische Gehirnschädigung abgegrenzt werden. Hinweise auf ein Entzugssyndrom im Sinne eines Delirium tremens geben eine kontinuierliche motorische und autonome Überaktivität mit Tachykardien, Hypertonie und vor allen Dingen auch Halluzinationen. Die Elektrolytentgleisung, häufig in Form einer Hyponatriämie, führt ebenfalls zu neurologischen Symptomen.

Bei der Wernicke-Enzephalopathie besteht außer der Desorientiertheit eine ausgeprägte Malnutrition aufgrund des langjährigen Alkoholabusus. Ein Nystagmus und eine teilweise beidseitige Abduzensparese sind weiterhin richtungweisend.

Eine zunehmende Bewußtseinsstörung mit wechselnden lateralisierenden neurologischen Befunden kann Hinweis auf ein subdurales Hämatom sein und muß zu bildgebender Diagnostik des Schädels Anlaß geben. Der Morbus Wilson kann durch das Bild einer Enzephalopathie bei jungen Patienten mit »unklaren neurologischen Symptomen« auffallen. Als Leitsymptom gilt ein Armtremor als Ruhe- oder Intentionstremor, welcher typischerweise kontinuierlich und nicht wie bei der portosystemischen Enzephalopathie fluktuierend auftritt.

Therapie der hepatischen Enzephalopathie

Grundsätzliche Punkte zur Behandlung der hepatischen Enzephalopathie (Präkoma und Koma) sind in *Tabelle 5* aufgeführt.

Tab. 5 Therapie der hepatischen Enzephalopathie

Akutbehandlung von hepatischem Prä-Koma und Koma
Identifikation des auslösenden Faktors
Darmreinigung
Eiweißfreie Kost
Lactulose oder Lactitol 3 x 30 – 50 ml/die
Neomycin oder Paromomycin 4 – 8 g/die oral oder über Magensonde
Kalorien-, Flüssigkeits- und Elektrolytbilanz
Beendigung einer diuretischen Therapie
Behandlung der chronischen hepatischen Enzephalopathie
Stickstoffhaltige Medikamente vermeiden
Proteinzufuhr im Toleranzlimit (etwa 50 g/die)
Möglichst zwei Stuhlentleerungen täglich
Lactulose oder Lactitol
Versuch mit Bromocriptin bis zu 15 mg/die
Verzweigtkettige Aminosäuren
Bei Verschlechterung Wechsel zur Therapie für das akute Koma

Patienten mit fortgeschrittener Leberzirrhose können sinnvolle Allgemeinmaßnahmen wie Diät oder Darmreinigung, die darauf abzielen, Auslöser der hepatischen Enzephalopathie zu beeinflussen, zu Hause selbst durchführen.
Nach Überwindung der Akutphase einer hepatischen Enzephalopathie in der Klinik ist die diätetische Eiweißbeschränkung auf 20–30 g täglich eine sinnvolle weitere Maßnahme. In der Folge wird die tägliche Einweißzufuhr in 5–10tägigen Abständen um jeweils 10 g bis etwa 50 g Eiweiß/Tag gesteigert. Es ist dabei außerordentlich wichtig, die Eiweißzufuhr auf mehrere Mahlzeiten pro Tag zu verteilen, um eine akute Überlastung der stickstoffmetabolisierenden Enzymsysteme zu vermeiden. Bei langsamer Steigerung der Eiweißzufuhr können solche Patienten schließlich bis zu 80 g Eiweiß täglich tolerieren.

Bei andauernd notwendiger Einschränkung der Eiweißzufuhr (unter 40 g täglich) kann die Gesamteiweißmenge durch die Gabe eines Gemisches verzweigtkettiger Aminosäuren ergänzt werden. Auch die Art des Nahrungseiweißes beeinflußt die hepatische Enzephalopathie. Der günstige Effekt von pflanzlichem Eiweiß im Vergleich zu tierischem Eiweiß liegt vor allem darin, daß nach Einnahme von pflanzlichem Eiweiß Stickstoff vermehrt von Stuhlbakterien verstoffwechselt und ausgeschieden wird.

Die Darmreinigung mit Laktulose oder Lactitol hat sich zur Verminderung stickstoffhaltiger Substanzen, die im Dickdarm entstehen, bewährt. Beide nicht resorbierbaren Zucker werden im Dickdarm durch Bakterien zu Milchsäure und weiter zu CO_2 und H_2O abgebaut. Dies führt zu voluminösen, weichen Stühlen. Die Dosierung soll einschleichend bis zu einer Tagesdosis von 60–150 ml erfolgen, wobei die individuelle Dosis so gewählt werden soll, daß täglich 2–3 weiche Stühle auftreten. Zur Behandlung einer Obstipation können Lactulose oder Lactose-Einläufe benutzt werden.

Die Kombination mit einem schwer resorbierbaren Antibiotikum wie Paromomycin oder Neomycin (4–8 g/die) kann die intestinale Ammoniakproduktion weiter verringern und ist bei akuten Episoden der hepatischen Enzephalopathie indiziert.

Da ein Pathomechanismus der Enzephalopathie in der Störung dopaminerger Neurotransmitter besteht, ist eine Behandlung mit Bromocriptin als Dopaminrezeptoragonist in einer Tagesdosis von 15 mg möglich. Die Bromocriptin-Behandlung bietet sich für Patienten mit chronischer Enzephalopathie und noch guter Leberfunktion an, die nicht mit Eiweißrestriktion und Lactulose zu behandeln sind.

Aszites

Aszites ist die häufigste Komplikation einer asymptomatischen chronischen Lebererkrankung. Er tritt bei 50 % der Patienten innerhalb von 10 Jahren nach der Diagnose einer kompensierten Zirrhose auf. Die Aszitesentstehung ist ein schlechtes prognostisches Zeichen: nur 50 % solcher Patienten überleben mehr als 2 Jahre.

Aszites größerer Menge ist unmittelbar durch die klinische Untersuchung feststellbar. Die Differentialdiagnose, häufig in der Klinik mittels diagnostischer Parazentese gestellt, ist bei der hausärztlichen Betreuung nur selten das Problem. Bei plötzlichem Auftreten oder plötzlicher deutlicher Zunahme der Aszitesmenge muß an eine zusätzliche Komplikation der zugrundeliegenden Erkrankung, wie Pfortaderthrombose, spontane bakterielle Peritonitis oder Leberzellkarzinom gedacht werden.

Die beiden wichtigsten Behandlungsprinzipien bei der Aszitestherapie sind das Durchbrechen der positiven Natriumbilanz und der Einsatz von Diuretika. Die Behandlung kann unter täglicher Gewichtskontrolle ambulant durchgeführt werden. Indikationen zur Krankenhausbehandlung ergeben sich, wenn erstens eine intensive Schulung des Patienten zur natriumarmen Ernährung und zweitens eine sorgfältige Kontrolle der Serum- und Urinelektrolyte sowie der Nierenfunktion notwendig ist. Im Krankenhaus kann die Ursache der Lebererkrankung durch invasive Untersuchungen geklärt werden und eventuell gleichzeitig eine Entgiftung bei zugrundeliegender Alkoholkrankheit besser überwacht werden.

Bei ausgeprägtem Spannungsaszites führt eine einmalige Parazentese (bis etwa 5 l) zur unmittelbaren Entlastung, vermindert eine gleichzeitige Kurzatmigkeit und verbessert oft die Nierenfunktion. Die in *Tabelle 6* aufgeführten Basismaßnahmen sollten durch eine

Tab. 6 Therapeutische Maßnahmen bei Aszites

Basistherapie	Kurzfristige Bettruhe Natriumrestriktion (ca. 3 g/die), Flüssigkeitsrestriktion (750 – 1000 ml/die) Kaliumsubstitution tägliche Gewichtskontrolle
Diuretische Therapie	Spironolacton (100 – 400 mg/die) mit Furosemid (40 – 160 mg/die) oder Xipamid (10 – 40 mg/die) tägliche Gewichtskontrolle
Invasive Therapie	Parazentese, peritoneovenöser Shunt, TIPS extrakorporale Ultrafiltration und Reinfusion Transplantation

diuretische Therapie unterstützt werden, da nur etwa 15 % der Patienten auf die alleinigen Basismaßnahmen ansprechen. Darüber hinaus kann allzulange Bettruhe bei den mangelernährten Patienten rasch zu Dekubitalgeschwüren führen.

Der Erfolg der therapeutischen Maßnahmen wird am Verlauf des Körpergewichts gemessen. Die maximale Gewichtsabnahme sollte bei Fehlen von Ödemen 750 mg pro Tag nicht überschreiten. Kombination von Spironolacton und einem Schleifendiuretikum ist notwendig, weil die diuretische Wirkung von Spironolacton allein erst nach etwa zwei Wochen einsetzt. Die Medikamente können in einer morgendlichen Dosis gegeben werden, um der Compliance der Patienten entgegenzukommen. Das Dosisverhältnis von kaliumsparendem Medikament zu kaliumausscheidendem Medikament hat sich als empirisch sinnvoll und nebenwirkungsarm erwiesen. Die Dosis soll schrittweise erhöht werden. Ist der Aszites auch durch die angegebene Maximaldosis nicht zu behandeln, kommen weitere Therapieverfahren in Frage (*Tab. 6*).

Bei Patienten mit refraktärem Aszites ist die Prognose schlecht; nur 25 % leben länger als ein Jahr. Von den erwähnten Therapieverfahren läßt sich nur mit der Lebertransplantation die Prognose entscheidend verbessern.

Die wiederholte Parazentese ist seit längerem etabliert und kann auch ambulant durchgeführt werden. Eine angemessene Plasmavolumensubstitution scheint die Nebenwirkungsrate von Elektrolyt- und Nierenfunktionsstörungen zu senken. Peritoneovenöse Shunts und extrakorporale Ultrafiltration verbessern durch Verringerung des Leibesumfangs die Lebensqualität der Patienten, bieten aber auch zusätzliche Komplikationen, wie Infektionen, Shuntverschluß und Verschlechterung von Gerinnungsstörungen. Das bei der Behandlung der Ösophagusvarizenblutung bereits erwähnte Verfahren des transjugulären intrahepatischen Stent-Shunts (TIPS) verspricht auch hier, in Zukunft eine sinnvolle therapeutische Alternative zu bieten (*8*).

Zunehmendes Leberversagen

Ein zunehmendes Leberversagen kann sich im Ablauf nahezu aller Leberkrankheiten einstellen. In dieser Phase treten zu den direkt durch die Leber bedingten Störungen Komplikationen anderer Organsysteme hinzu, so daß therapeutische Bemühungen mit dem Ziel der Lebensverlängerung immer schwieriger werden. Es wird noch wichtiger, sich auf das therapeutisch Notwendigste zu beschränken, so auf symptomatische Maßnahmen zur Linderung quälender Begleiterscheinungen wie Juckreiz oder abdominelles Spannungsgefühl bei therapierefraktärem Aszites.

Prophylaktische und symptomatische Maßnahmen bei zunehmendem Leberversagen

Allgemeine Pflege
Komaprophylaxe
Infektionsprophylaxe
Flüssigkeitsbilanzierung
Ernährungstherapie
Prurituslinderung
Blutungstherapie
Aszitestherapie

> In den Vordergrund tritt die Krankenpflege unter hausärztlicher Mitarbeit bei der Pflegeplanung, Motivation und Anleitung der Angehörigen. Alle Betroffenen sollten sich grundsätzlich darüber im klaren sein, daß unter einer wirkungsvollen palliativen Therapie intensive Pflege und Beobachtung der jeweiligen Symptome zu verstehen sind. Die pflegenden Angehörigen sollen auf eine mögliche infektiöse Ursache der chronischen Lebererkrankung hingewiesen werden. Damit sollen die üblichen Vorkehrungen zum Schutz vor einer Infektion getroffen werden; dazu gehört Vorsicht beim Umgang mit Körperexkrementen wie Stuhl und Urin. In den meisten Fällen sollte eine häusliche Krankenpflege oder Sozialstation mit in die Versorgung einbezogen sein, damit die Angehörigen durch die Situation nicht überfordert sind.

Der typische süßliche Foetor hepaticus kennzeichnet Patienten mit fortgeschrittener hepatozellulärer Erkrankung, insbesondere jene mit extensivem Kollateralkreislauf. Der Foetor ist ein nützliches klinisches Zeichen bei komatösen Patienten und gilt als Hinweis auf eine schlechte Prognose.

Mit zunehmendem Ausfall der Leberfunktion tritt bei den meisten Patienten ein Zustand tiefer Bewußtlosigkeit ein, das Koma hepaticum. Die neuropsychiatrische Symptomatik ist bei chronischem Verlauf zunächst weniger auffällig als beim Vollbild eines akuten fulminanten Leberversagens, bei dem die neuropsychiatrischen Zeichen im Vordergrund stehen können. Nicht selten geht das Stadium I der hepatischen Enzephalopathie (s. S. 154), gekennzeichnet durch Persönlichkeitsänderungen, Schläfrigkeit, Sprachstörungen und Dauertremor, unmittelbar in das Komastadium IV über. Mitauslösend ist nicht selten eine fortgeführte diuretische Therapie aufgrund von Aszites bei gleichzeitig unzureichender Trinkmenge oder einem begleitenden fieberhaften Infekt.

Fieber und Septikämien sind bei Leberversagen häufig und werden auf eine Störung der Körperabwehr zurückgeführt. Zwei Drittel der Infektionen werden durch grampositive Keime hervorgerufen, meist Staphylokokken, und ein Drittel durch gramnegative Keime. Die Bakteriämien betreffen gewöhnlich Patienten mit Zirrhosen im Stadium Child C. Konsequenterweise sollte bei allen Patienten mit Störung der Leberfunktion bei invasiven Eingriffen eine prophylaktische Antibiotikatherapie betrieben werden, um einer Dekompensation vorzubeugen.

Ein Zeichen der fortgeschrittenen Leberkrankheit sind zunehmende Malnutrition und Kachexie. Der Grund für die reduzierte Kalorien- und Flüssigkeitsaufnahme liegt im verminderten Appetit. Hepatomegalie und Aszites können durch mechanische Verdrängung des Magens früh zu einem Sättigungsgefühl führen, so daß die Nahrungsaufnahme unzureichend bleibt. Hyponatriämie und zunehmende Enzephalopathie unterstützen diesen Mechanismus.

Gegenmaßnahmen bestehen in einer regelmäßigen pflegerischen Kalorien- und Flüssigkeitszufuhr, eventuell auch durch eine dünne Magensonde, und auf der anderen Seite in Maßnahmen, die die Aszitesmenge in tolerablen Bereichen hält.
Der Aszites infolge der portalen Hypertension oder einer Peritonealkarzinose bewirkt eine abdominelle Distension mit Schmerzen, Anorexie, Übelkeit, Erbrechen und Luftnot. Die erwähnte vorsichtige diuretische Therapie steht an erster Stelle der therapeutischen Maßnahmen. Bei einigen Patienten ist die, auch zu Hause gut wiederholbare, Parazentese nicht zu umgehen. Beim refraktären Aszites müssen die erwähnten invasiveren Verfahren in Betracht gezogen werden, um die Lebensqualität des Schwerkranken zu verbessern.

Komaprophylaxe beim terminal Kranken

Frühzeitige prophylaktische Antibiotikatherapie
Aszites nicht vollständig therapieren; wenig Aszites, evtl. auch Ödeme belassen
Evtl. Diuretika absetzen
Regelmäßige Gabe kleinerer Mengen an Flüssigkeit und Nahrung, evtl. über Magensonde

---

Cholestatisch verlaufende Lebererkrankungen sind zumeist mit einem quälenden Juckreiz verbunden. Nach Ausschluß einer durch drainierende Verfahren zu behandelnden Ursache bleibt die symptomatische medikamentöse Therapie.
An erster Stelle steht dabei die Gabe von Colestyramin (5–25 g/die) oder Colestipol (2 × 6–12 g/die). Die Nebenwirkungen dieser Medikamente bestehen in Übelkeit, Obstipation oder Interaktionen mit anderen Medikamenten durch Störung der Absorption.

Die Therapie mit UV-Licht kann bei cholestatischem Pruritus versucht werden. Darüber hinaus profitieren manche Patienten von einer fettarmen Diät.
Mit Phenobarbital kann ebenso wie mit Antihistaminika eine symptomatische Besserung erreicht werden, allerdings darf der sedierende Effekt nicht zu ausgeprägt werden.
Teilweise läßt sich der Juckreiz auch durch Rifampicin (3 × 150 mg/die oral bei Bilirubin < 3 mg/dl und 2 × 150 mg/die ab einem Bilirubinspiegel von 3 mg/dl) lindern.
Bei den terminal Kranken sollte in Notfällen wie einer massiven oberen gastrointestinalen Blutung durch eine Ösophagusvarizenblutung Angst und Panik durch eine entsprechende Medikation verhindert werden (5). Die beste Behandlung besteht in diesem Fall in der sofortigen Gabe von Morphin subkutan oder intramuskulär, beispielsweise in einer Dosierung von 10–20 mg. Alternativ können 3–6 mg Hydromorphin, eventuell in Kombination mit Scopolamin appliziert werden. Diese Kombination bewirkt eine effektive Analgesie, aber auch eine retrograde Amnesie, die wertvoll ist, wenn der Patient sich von einem derartigen Blutungsnotfall wieder erholt. Wenn eine Sedierung unvermeidlich ist, kann man Oxazepam oder Phenobarbital verwenden, die weitgehend über die Nieren abgebaut werden. Die Dosis muß nach klinischer Wirkung gewählt werden.

Literatur

1. *Bode, J. C.*: Epidemiologie und sozioökonomische Bedeutung der chronischen Lebererkrankungen. In: Der chronisch Kranke in der Gastroenterologie, hrsg. von Goebell, H., Hotz, J., Farthmann, E. H., Springer, Berlin – Heidelberg 1984
2. *Böker, K. H. W., Manns, M. P.*: Progressionshemmung bei chronischen Leberkrankheiten. Internist 34 (1993) 316–325
3. *Freyberger, H.*: Psychosomatische Aspekte bei Krankheiten der Leber und Gallenwege.

In: Klinische Hepatologie, hrsg. von Kühn, H. A. Thieme, Stuttgart – New York 1979
4. *Gines, P., Quintero, E., Arroyo, V., Teres, J., Bruguera, M., Rimola, A., Caballeria, J., Rodes, J., Rozman, C.*: Compensated cirrhosis. Natural history and prognostic factors. Hepatology 1 (1987) 122–128
5. *Levy, M. H., Catalano, R. B.*: Control of common physical symptoms other than pain in patients with terminal disease. Semin. Oncol. 12 (1985) 411–430
6. *Maier, K. P.*: Hepatitis – Hepatitisfolgen. Thieme, Stuttgart – New York 1991
7. *Pagliaro, L., D'Amico, G., Sorensen, T. I. A., Lebrec, D., Burroughs, A. K., Morabito, A., Tine, F., Politi, F., Triana, M.*: Prevention of first bleeding in cirrhosis. A meta-analysis of randomized trials of nonsurgical treatment. Ann. intern. Med. 117 (1992) 59–70
8. *Runyon, B. A.*: Care of patients with aszites. New Engl. J. Med. 330 (1994) 337–342
9. *Rössle, M., Haag, K., Ochs, A., Sellinger, M., Nöldge, G., Perernau, J. M., Berger, E., Blum, U., Gabelmann, A., Hauenstein, K. H., Langer, M., Gerok, W.*: The transjugular intrahepatic portosystemic stent-shunt procedure for variceal bleeding. New Engl. J. Med. 330 (1994) 165–171
10. *Sherlock, S., Dooley, J.*: Diseases of the liver and biliary system. Blackwell, Oxford 1993
11. *Stiegmann, G. V., Goff, J. S., Michaletz-Onody, P. A., Korula, J., Lieberman, D., Saeed, Z. A., Reveille, R. M., Sun, J. H., Lowenstein, S. R.*: Endoscopic sclerotherapy as compared with endoscopic ligation for bleeding esophageal varices. New Engl. J. Med. 326 (1992) 1527–1532
12. *Stremmel, W., Strohmeyer, G.*: Leberzirrhose. In: Innere Medizin in Praxis und Klinik, Bd. IV, hrsg. von Hornbostel, H., Kaufmann, W., Siegenthaler, W. Thieme, Stuttgart – New York 1992
13. *Strohmeyer, G.*: Therapie der chronisch-aktiven Hepatitis und der posthepatitischen Leberzirrhose-Indikation zur medikamentösen Therapie. In: Der chronische Kranke in der Gastroenterologie, hrsg. von Goebell, H., Hotz, J., Farthmann, E. H. Springer, Berlin – Heidelberg 1984

Die Betreuung bei chronisch-obstruktiver Lungenerkrankung

L. Labedzki

Gemeinsame Merkmale des Asthma bronchiale, der obstruktiven Bronchitis und des Lungenemphysems ist die Behinderung des Atemflusses, vor allem bei Exspiration durch Einengung der kleinen Bronchien.
Obwohl immer der Versuch unternommen werden sollte, diese verschiedenen Krankheitsbilder zu differenzieren, ist dies in fortgeschrittenen Krankheitsstadien immer schwieriger, da das Emphysem ebenso Folgeerscheinung eines lang andauernden Asthma bronchiale wie einer chronischen Bronchitis ist. Das klinische Bild der Bronchitis mit asthmatischer Komponente überlappt sich mit dem des Asthma bronchiale.
Durch den Begriff »chronisch-obstruktive Lungenerkrankung« (engl. COPD) werden die Merkmale »chronisch« und »obstruktiv« als das gemeinsame Kennzeichen der genannten Lungenerkrankungen in ihrem fortgeschrittenen Stadium zusammengefaßt. Im Endstadium nach jahrelangem Verlauf kommt es zur respiratorischen Insuffizienz und zum Cor pulmonale bis hin zum Rechtsherzversagen.

Aufgabe des Hausarztes ist es nicht nur, den Patienten in diesem Endstadium zu begleiten, sondern bereits frühzeitig einzugreifen, den Patienten zu führen, so gut das nur möglich ist, wachsam die Krankheitsbilder »herauszufiltern«, die mit einer schlechten Prognose behaftet sind, wie beispielsweise den α1-Proteinase-Inhibitormangel. Der Hausarzt muß – in Zusammenarbeit mit dem Pneumologen – den Patienten mit schwerem Asthma bronchiale konsequent beraten, welche Situationen zu meiden sind und wie er im Notfall reagieren muß. Eine vornehme Aufgabe des Arztes ist es, ein Fortschreiten der Krankheit zu verhindern; das gelingt beim Asthma bronchiale besser als bei der chronischen Bronchitis und beim Emphysem, ist aber auch bei letzteren notwendig und möglich. Eine Rehabilitation ist auch bei Lungenkrankheiten erfolgversprechend. Und selbst bei weit fortgeschrittenen Krankheitsbildern bleibt es das Ziel, dem Leben nicht nur Quantität, sondern auch Qualität hinzuzufügen.

Chronische Bronchitis

Die chronische Bronchitis ist nach der alten Definition der WHO eine Krankheit, die »durch übermäßige Schleimproduktion im Bronchialbaum gekennzeichnet ist und sich mit Husten mit oder ohne Auswurf an den meisten Tagen von mindestens 3 aufeinanderfolgenden Monaten während mindestens 2 aufeinanderfolgenden Jahren äußert«.
Von den Erscheinungsformen der chronischen Bronchitis lassen sich abgrenzen die chronische Bronchitis ohne Obstruktion, die chronisch-obstruktive Bronchitis mit asthmatischer und die mit emphysematöser Komponente.
Noxen der unterschiedlichsten Art schädigen das Bronchialepithel und führen zu einer mukoziliären Insuffizienz, wodurch die bakterielle Kolonisierung des normalerweise sterilen Bronchialbaums mit nachfolgender Infektion ermöglicht wird. Beim prädisponierten Patienten führt die Bronchitis zu einer obstruktiven Ventilationsstörung. die chronische Entzündung

des Bronchialsystems begünstigt die Entstehung eines Lungenemphysems.
Der wichtigste Risikofaktor für das Entstehen der chronischen Bronchitis ist das inhalative Rauchen: über 90% der Patienten mit chronischer Bronchitis sind Raucher. Das Einstellen des Rauchgenusses führt zwar zu keiner Restitution der eingeschränkten Lungenfunktion, aber die rasch fortschreitende Verschlechterung der Lungenfunktion mit Abfall des forcierten exspiratorischen Einsekundenvolumens (FEV_1) um etwa 50 ml pro Jahr beim Patienten mit chronischer Bronchitis wird nach dem Wegfall von Noxen verlangsamt und nähert sich dem altersentsprechenden Verlust von etwa 10 bis 20 ml pro Jahr.
Weitere Schadstoffe für das Bronchialsystem sind vor allem Schwefeldioxid, Stickoxide, Ozon und berufsbedingte Belastungen am Arbeitsplatz. Seltene, prädisponierende Erkrankungen sind der Mangel an α1-Proteinase-Inhibitor, die Mukoviszidose, angeborene Funktionsstörungen des Ziliarapparates und das Antikörpermangelsyndrom. Virusinfekte (RS-Virus, Influenza, Parainfluenza, Mykoplasmen, Rhinoviren), teilweise gefolgt von bakteriellen Superinfektionen, sowie primäre bakterielle Infektionen können Schäden hinterlassen, die die Entstehung einer chronischen Bronchitis begünstigen. Beim Erwachsenen mit chronischer Bronchitis sind Pneumokokken und Haemophilus influenzae die häufigsten Erreger, seltener sind Branhamella catarrhalis, Pseudomonas und Staphylococcus aureus.

Lungenemphysem

Die Definition der WHO von 1991 definiert das Lungenemphysem als »irreversible Dilatation der Lufträume distal der Bronchioli terminales infolge Destruktion« und beschreibt damit den erhöhten Luftgehalt der Lunge als Folge einer Zerstörung von alveolären Strukturen.
Morphologisch läßt sich vom Pathologen – nicht vom Kliniker – das zentrilobuläre vom panlobulären Emphysem unterscheiden. Pathogenetisch kann das primäre Emphysem vom sekundären Emphysem unterschieden werden; letzteres wird als Folge einer chronischen Überblähung des Lungengewebes durch stenotische Bronchien angesehen.
Die Entstehung eines Lungenemphysems wird neben dem altersbedingten Verlust an elastischem Lungengewebe durch ein gestörtes Gleichgewicht in der Belastung der Lungen durch Proteasen und schützende Antiproteasen erklärt. Als Oberflächenorgan wird die Lunge belastet durch neutrophile Granulozyten, die bei ihrem Untergang Proteasen freisetzen, deren wichtigste die Elastase ist. Auch die reichlich in der Lunge vorhandenen Makrophagen setzen Proteasen frei und »dauen« Lungengewebe an. Neben den Proteasen setzen die Entzündungszellen auch Oxidanzien frei, die Lungengewebe schädigen und zugleich die vorhandenen Antiproteasen inaktivieren.
Die wichtigste Antiprotease der Lunge ist in der α1-Globulinfraktion der Elektrophorese zu finden, daher wurde sie früher α1-Antitrypsin genannt. Da die Hemmkapazität dieses Proteins nicht nur gegen Trypsin gerichtet ist, wird sie als »α1-Proteinaseinhibitor« (α1-PI) bezeichnet. Nur etwa 2 % aller Emphyseme werden durch einen α1-PI-Mangel verursacht. Dennoch sollte hieran gedacht werden, besonders bei Emphysempatienten die jünger als 40 Jahre sind. Eine therapeutische Substitution ist bei kooperativen Patienten möglich.

Folgen der COPD

Allen chronisch-obstruktiven Lungenerkrankungen gemeinsam sind die Entzündung im Bereich des Bronchialsystems, die obstruktive Ventilationsstörung und die Ausbildung eines Emphysems.
Als Folge des Lungengewebeverlustes wird auch das Gefäßsystem in der Lunge rarefiziert. Eine regionale Minderbelüftung von Alveolen führt über den *v. Euler-Liljestrand*-Reflex zu einer Minder-

durchblutung in diesem Bereich mit entsprechender Umverteilung des Blutstromes. Die hypoxische Vasokonstriktion führt im Zusammenhang mit der Verminderung des Gefäßquerschnitts zu einem erhöhten Druck im kleinen Kreislauf, zum Cor pulmonale und schließlich zur Rechtsherzinsuffizienz.

Normalerweise besteht ein Gleichgewicht zwischen dem System der Antiproteasen und den Proteasen. Bei einer chronischen Entzündung im Bronchialsystem sowie bei Rauchern mit dem erhöhten Gehalt an Makrophagen und Granulozyten im Bronchialsystem und in den Alveolen, wird das Proteasen/Antiproteasen-Gleichgewicht verschoben zugunsten der Proteasen. Es kommt zu einer vorzeitigen Destruktion von Lungengewebe.

Hierdurch vermindert sich die elastische Rückstellkraft der Lunge. Die kleinen Bronchien, die durch die elastische Spannung der Lungen offengehalten werden, kollabieren, insbesondere bei Exspiration. Die Atemmittellage verschiebt sich zugunsten der Inspiration bei nachlassender elastischer Rückstellkraft der Lunge.

Der erhöhte Widerstand in den Atemwegen erfordert eine erhöhte Atemarbeit, die Atemmittellage nähert sich durch Emphysem und durch Behinderung der Exspiration der Inspirationsstellung, das Zwerchfell flacht sich ab. Die Inspirationsmuskulatur hat ihre optimale Vorspannung und Kraft im Zustand der funktionellen Residualkapazität, die nicht mehr erreicht werden kann. Dadurch tritt ein Wirkungsverlust dieser Muskulatur ein, so daß zusätzlich die Atemhilfsmuskulatur eingesetzt werden muß.

Läuft normalerweise die Exspiration passiv ab durch den elastischen Zug des Lungengewebes, so wird die Exspiration bei Engstellung der Atemwege behindert und dadurch verlängert. Die Exspirationsmuskulatur wird bei Bedarf eingesetzt, mit der Folge einer weiteren Kompression der Atemwege durch den exspiratorischen Druck im Thorax. Auch Kraft und Ausdauer der Inspirationsmuskulatur, die ständig überlastet wird, sind vermindert.

Es besteht ein erhöhter Kalorienverbrauch, der bis zur pulmonalen Kachexie führen kann. Die Ermüdung der Atempumpe begrenzt die Leistungsfähigkeit der Patienten und kann zur akuten Dekompensation mit respiratorischer Insuffizienz führen.

Therapie

Der therapeutische Ansatz beginnt mit der Erziehung des Patienten. Sollte er wirklich noch nicht auf inhalatives Rauchen verzichtet haben, dann wäre hier der erste Angriffspunkt, um das weitere Fortschreiten der Krankheit zu verlangsamen. Die zeitlich begrenzte Verordnung von Nikotin in Form von Kaugummi oder Pflastern oder von Clonidin kann hilfreich sein, ebenso wie Anschauungsmaterial, Verhaltenstherapie und Hypnose. Die Mitarbeit in einer Gruppe von Kranken mit dem gleichen Problem kann den Patienten aus seiner Isolierung führen.

Als mögliche Ursachen für das Krankheitsbild sollten eine Allergie, ein Mangel an α1-Pl, ein Antikörpermangelsyndrom sowie angeborene Mißbildungen ausgeschlossen werden.

Ein Fortfall von Reizstoffen kann eine verstärkte Sputumproduktion mit Husten meist bessern.

Die Impfung mit Pneumokokkenvakzine ist nicht unumstritten. Sollte sie durchgeführt werden, dann wäre sie alle 5 Jahre zu wiederholen, damit der Impfschutz gewährleistet bleibt. Die jährliche Influenzaschutzimpfung ist zu empfehlen.

Exazerbationen einer chronischen Bronchitis sollten Anlaß zu einer raschen antibiotischen Abdeckung sein. Die *Deutsche Gesellschaft zur Bekämpfung von Atemwegserkrankungen* empfiehlt den primären Einsatz von oral anwendbaren Antibiotika, und zwar von Aminopenicillin mit oder ohne Beta-Lactamaseinhibitoren, Cephalosporinen, insbesondere Cefaclor oder Cefuroxim und von Makroliden. Chinolone empfehlen sich besonders bei komplizierenden Infektionen mit gramnegativen Keimen.

Die Expektoration von Sputum kann durch technische Hilfsmittel wie Flutter, die PEP-Maske oder krankengymnastische Übungen erleichtert werden. Sputumverflüssigende Medikamente sind zwar eine der häufigsten Verordnungen bei Bronchitis, ihre Effektivität ist aber nach wie vor diskussionsbedürftig, obwohl Acetylcystein durch das Aufbrechen von Sputumbestandteilen das Abhusten erleichtern kann.

Vermehrte Flüssigkeitszufuhr oder die Inhalation von Kochsalzlösungen sind von beschränktem Wert; bei Herzinsuffizienz kann eine Flüssigkeitsüberladung mehr Schaden als Nutzen anrichten, bei einem hyperreagiblen Bronchialsystem kann durch die Inhalation ein Bronchospasmus ausgelöst werden.

Medikamentöse Therapie

Der wichtigste Baustein in der Therapie der Atemwegsobstruktion sind die β_2-**Mimetika**, am besten anzuwenden als Dosieraerosol oder als Pulverinhalation. Die optimale Dosis muß gefunden werden. Es empfiehlt sich eine Dosierung nach festem Plan und nicht nur bedarfsangepaßt wie bei Asthma bronchiale.

Anticholinergika (Ipratropiumbromid, Oxitropiumbromid) stehen den β_2-Mimetika in ihrer bronchodilatierenden Wirkung nicht nach und haben weniger Nebenwirkungen. Sie dürfen höher dosiert werden als die üblicherweise empfohlenen 4 × 2 Hübe. Der Nebeneffekt einer verminderten Sputumproduktion ist nicht unerwünscht. Der Wirkungseintritt von Anticholinergika ist langsamer als bei β_2-Mimetika, vielleicht mit ein Grund für ihre seltenere Anwendung im Vergleich zu der erstgenannten Gruppe bronchodilatierender Medikamente.

Theophyllin wirkt bronchodilatierend. Als extrapulmonale Wirkungen sind der positiv-inotrope Effekt auf die Atemmuskulatur und die Stimulation des Atemzentrums aufzuführen. Theophyllin wird hauptsächlich oral als Retardpräparation in einer Dosis bis zu 1 g/die eingesetzt. Die Dosierung muß individuell gefunden werden; Spiegelbestimmungen von Theophyllin sind hilfreich.

Corticosteroide stehen zur systemischen – hauptsächlich oralen – Anwendung wie auch zur topischen inhalativen Applikation zur Verfügung. Sie wirken antiphlogistisch, vermindern die Schleimproduktion und sind »β-permissiv«. Bei der chronisch-obstruktiven Lungenerkrankung empfiehlt sich die systemische Anwendung eines Corticosteroids unter kontrollierten Bedingungen, beginnend mit einer mittleren Dosis von beispielsweise 40 mg/die für einen Zeitraum von 14 Tagen. Zeigt sich eine subjektive und auch lungenfunktionsanalytisch objektivierbare Besserung, so kann fortgefahren werden; dabei wird die Dosis schrittweise reduziert. Als Erhaltungstherapie empfiehlt sich eine Dosis von 5 bis 10 mg/die Prednisolonäquivalent.

So effektiv inhalativ angewendete Corticosteroide bei Asthma bronchiale sind, bei chronisch-obstruktiver Lungenerkrankung ist ihr Effekt unsicher. Ein Behandlungsversuch ist aber gerechtfertigt, besonders bei nachgewiesener Hyperreagibilität des Bronchialsystems.

Die Anwendung wird vereinfacht durch eine Inhalationshilfe (Spacer). Die Dosis, die nach festem Plan gegeben wird, beträgt bis 1000 µg/die.

Sauerstoff-Langzeitinhalationstherapie

Pulmonalarterielle Hypertonie. Die hypoxische Vasokonstriktion und der Verlust an Lungengewebe bei Emphysem sind die Ursachen für eine pulmonalarterielle Hypertonie.

Eine Behandlungsmöglichkeit zur Senkung des Pulmonalarterienduckes bietet die Sauerstoff-Langzeitinhalationstherapie, durch die der Druck in der Lungenstrombahn mit Hilfe eines Anstiegs des Sauerstoffdruckes gesenkt werden kann. Die gleichzeitige Therapie der pulmonalarteriellen Hypertonie mit Vasodilatanzien kann vorsichtig versucht werden (z. B. mit ACE-Hemmern, Nifedipin, Nitraten) unter streng kontrollierten Bedingungen. Eine häufige Nebenwirkung ist die systemische Hypotonie, ohne daß eine Besserung der Sauerstoffsättigung des Blutes bei Veränderung des Ventilations-/Perfusionsverhältnisses durch Eröffnen von Gefäßen in minderbelüfteten Bereichen erreicht wird.

Die Indikation zur **Sauerstoff-Langzeittherapie** (O_2-LZT) ist gegeben bei manifester respiratorischer Insuffizienz mit einem in Ruhebedingungen wiederholt gemessenen Sauerstoffdruck unter 60 mmHg, nachdem alle therapeutischen Möglichkeiten ausgeschöpft sind. Der Patient sollte sich in einer stabilen Krankheitsphase befinden (*4*).

Eine begleitende pulmonalarterielle Hypertonie und eine sekundäre Polyglobulie erleichtern die Entscheidung zum Beginn einer Sauerstoff-Langzeittherapie. Der Patient muß zur Kooperation fähig sein.

Durch Studien konnte belegt werden, daß eine konsequente Sauerstoff-Langzeittherapie das Leben verlängert. Die Ergebnisse sind am besten bei kontinuierlicher Gabe von Sauerstoff über 24 Stunden, eine Sauerstoffgabe über 16 Stunden des Tages, insbesondere zur Nachtzeit, ist aber noch ausreichend effektiv.

Die Indikation zu dieser Behandlung wird durch den Lungenfacharzt gestellt, der apparativ so ausgestattet ist, daß er die notwendigen Untersuchungen (z. B. auch nächtliches Monitoring der Sauerstoffsättigung, besser noch Blutgasanalyse) durchführen kann.

Eine Nachsorge der Patienten mit Sauerstoff-Langzeittherapie zur Überprüfung der Wirksamkeit und der Verträglichkeit ist notwendig, anfangs in Abständen von 3 Monaten, bei Exazerbation der COPD auch häufiger.

Ein pCO_2 über 45 mmHg ist keine Kontraindikation zur Sauerstoff-Langzeittherapie. Sollte sich ein nächtlicher Anstieg des Kohlensäure-Partialdruckes unter Sauerstoff-Insufflation zeigen, müßte zusätzlich mechanisch beatmet werden. Das Schlafapnoe-Syndrom ist keine Indikation zur alleinigen Sauerstoff-Langzeittherapie.

Als Sauerstoffquellen stehen O_2-Konzentratoren zur Verfügung, die aber aufgrund ihres Gewichtes und der Notwendigkeit einer Stromversorgung nur im Hause anwendbar sind. Als (teurere) Alternative bietet sich bei noch aktiven und mobilen Patienten die Versorgung mit flüssigem Sauerstoff an, der in Tanks angeliefert wird und in kleinen Portionen, die für mehrere Stunden ausreichen, mitgenommen werden kann und die Sauerstoffversorgung auch außerhalb des Hauses und bei körperlicher Aktivität erlaubt. Ein weiterer Vorteil von Flüssigsauerstoff ist das Fehlen des Motorenlärms der Konzentratoren.

Sauerstoff wird in einer Menge von 1 bis 3 l/min über Nasenbrillen appliziert. Eingreifender, aber auch effektiver, ist eine perkutane, transtracheale Applikation. Die Sauerstoff-Flußmenge sollte so eingestellt werden, daß mindestens ein Sauerstoffpartialdruck von 65 mmHg erreicht wird.

Ernährung

Die erhöhte Atemarbeit bei COPD führt zu einem erhöhten Kalorienverbrauch, der häufig nicht gedeckt werden kann.

Etwa ein Drittel der Patienten mit chronisch-obstruktiver Lungenerkrankung ist untergewichtig, Extrembeispiel ist der »pink puffer«. Ein Gewichtsverlust aufgrund mangelhafter Kalorienzufuhr führt zu einem Verlust der Muskelmasse, so auch bei der Atemmuskulatur. Die Leistungsfähigkeit der Atempumpe wird weiter vermindert.

> Die Lebenserwartung hängt vom Ernährungszustand ab: Patienten mit Untergewicht haben eine kürzere Lebenserwartung als Patienten mit Idealgewicht. Hier ist die Möglichkeit der therapeutischen Beeinflussung gegeben durch diätetische Maßnahmen, die darauf zielen, das Körpergewicht in den Idealbereich anzuheben. Bei übergewichtigen Patienten mit COPD (»blue bloater«) ist die Reduktion des Körpergewichtes auf das Idealgewicht hin anzustreben.

Maschinelle Beatmung

Eine Atemstimulation durch **Analeptika** kann nur indiziert sein, wenn der Atemantrieb unzureichend ist. Dies ist u. a. der Fall nach Einnahme von Sedativa oder bei CO_2-Narkose als Folge einer Sauerstofftherapie. Überwiegend ist der Atemantrieb bei chronisch-obstruktiver Lungenerkrankung nicht gestört, vielmehr arbeitet die Atempumpe am Rande der Leistungsfähigkeit, und eine Stimulation der Atmung ist weder möglich noch angebracht. Der Einsatz von Doxapram, Amiphenazol und Almitrin gehört in die Hand des Spezialisten und kann keine Dauerlösung bei einer Ateminsuffizienz sein.

Die Indikation zur **Beatmung** ist gegeben bei Erschöpfung der Atemmuskulatur mit zunehmender Ateminsuffizienz. Sie zeigt sich in einem Anstieg der Atemfrequenz über 40/min und in einem Anstieg des pCO_2 bei gleichzeitig zunehmender Hypoxie. Die Indikationsstellung fällt leicht, wenn eine mutmaßlich therapierbare Störung oder eine akut nicht beherrschbare Exazerbation der COPD vorliegt.

Problematisch ist die Entscheidung zur Respiratorbehandlung bei weitgehend ausgebranntem Erkrankungsbild, bei dem alle therapeutischen Möglichkeiten ausgeschöpft sind und wenn damit zu rechnen ist, daß eine Dauerbeatmung notwendig sein wird, womit der Patient überfordert wäre. Hier kann der Behandlungsverzicht segensreicher sein als Aktivismus.

Es gibt bisher keine allgemeingültigen Kriterien für die Entscheidung »beatmen oder nicht beatmen«. Ein Alter von über 65 Jahren, ein forciertes exspiratorisches Einsekundenvolumen (FEV_1) unter 1 l in einer stabilen Phase, ein pulmonal-arterieller Druck über 30 mmHg, ein pO_2 unter 50 mmHg und ein pCO_2 über 50 mmHg sowie Zweiterkrankungen wie koronare Herzkrankheit, Diabetes mellitus und Hochdruck gelten als prognostisch ungünstig. Etwa 70 % der Patienten in der ersten akuten Dekompensation überleben; nach ein, zwei, fünf Jahren überleben jedoch nur noch 50 %, 30 % 10 %. Deutlich schlechter ist die Prognose bei einer wiederholten Behandlung nach vorangegangener Dekompensation.

> Durch die Respiratorbehandlung wird die lebensbedrohliche Situation aufgefangen, ein Gasaustausch ist wieder gewährleistet. Die Atempumpe kann sich nach Entlastung wieder erholen. Nach Überwindung der akuten Dekompensation muß die Extubation baldmöglichst versucht werden, da die Atemmuskulatur schnell atrophiert. Gelingt es nicht, den Patienten vom Respirator zu entwöhnen, so kann die Situation in eine Langzeitbeatmung münden, die durchaus bei geeigneten Patienten zu Hause möglich ist nach entsprechender Anleitung und Hilfe von Familienangehörigen. Neben der Anwendung einer Trachealkanüle gibt es die bessere Möglichkeit, durch eine angepaßte nasale Maske zu beatmen. Vielleicht entschärft sich die brisante

Frage, ob man einen Patienten mit schwerer COPD beatmen soll, durch die Möglichkeit einer nichtinvasiven intermittierenden Selbstbeatmung.

Behandlung im Endstadium

Es bleibt das Problem des austherapierten Patienten mit schwerer COPD, mit Cor pulmonale und Rechtsherzinsuffizienz, der weitgehend »gefesselt« durch seine schwere Lungenerkrankung zu Hause lebt. Seine Mobilität ist in Abhängigkeit von seiner körperlichen Leistungsfähigkeit weitgehend eingeschränkt, unter Umständen bis zur Bettlägrigkeit und Pflegebedürftigkeit. Die geringste körperliche Belastung verursacht Luftnot, bei fortgeschrittenem Krankheitsbild besteht Ruhedyspnoe. Die Einschränkung der Mobilität hat eine soziale Isolierung zur Folge.

Die Medikation wird weitgehend beibehalten mit Vagolytika, β_2-Mimetika, systemischer Corticosteroidgabe, Aminophyllin, Diuretika, ACE-Hemmern. Der Patient mit Ruhedyspnoe sucht sich die für ihn optimale Lage, meist mit hochgelagertem Oberkörper oder sitzend, da so die Atemhilfsmuskulatur am besten eingesetzt werden kann. Während der »blue bloater« kaum eine Reaktion auf sein schweres Leiden zeigt, kämpft der »pink puffer« um jeden Atemzug, er »ringt« um Luft. Die extreme Luftnot verursacht Angst. Bei sehr starken subjektiven Beschwerden mit Angstgefühlen bleibt zu Hause oft nur die Sedierung des Patienten, z. B. mit Promethazin in geringer Dosis. Stärker dämpfend auf das Atemzentrum wirken Opiate, beispielsweise oral anwendbare Morphinretard-Präparate. Wünschenswert wäre hier natürlich, die Opiatdosis mit Hilfe der Blutgasanalyse individuell zu ermitteln, da mit einem Anstieg des pCO_2 zu rechnen ist. Die Hyperkapnie kann akzeptiert werden, wenn sich dadurch Luftnot und Angst vermindern lassen. Es bleibt im Ermessen des Hausarztes, mit dem Patienten und seiner Familie zu entscheiden, wie auf die zum Teil extreme Luftnot des Patienten mit schwerer COPD in einem Endstadium reagiert werden soll, ob eine Krankenhauseinweisung angezeigt ist, evtl. noch vorhandene Möglichkeiten einer Therapie auszuschöpfen sind oder ob es am sinnvollsten ist, lediglich die Beschwerden so erträglich wie möglich zu machen.

Literatur

1. Deutsche Gesellschaft für Pneumologie: Empfehlung zur Sauerstoff-Langzeittherapie bei schwerer chronischer Hypoxämie. Pneumologie 47 (1993) 2
2. *Fabel, H.* (Hrsg.): Pneumologie. Urban und Schwarzenberg, München – Wien – Baltimore 1989
3. *Ferlinz, R.*: Pneumologie in Praxis und Klinik. Thieme, Stuttgart – New York 1994
4. *Konjetzko, N.*: Chronische Bronchitis. In: Manuale Pneumologicum, hrsg. von D. Nolte. Dustri, München 1992
5. *Schmidt, E. W.*: Lungenemphysem. In: Manuelle Pneumologicum, hrsg. von D. Nolte. Dustri, München, 1992

Die Betreuung nach Schlaganfall

L. Labedzki, I. Berka

Der Schlaganfall ist in Deutschland die dritthäufigste Todesursache nach den ischämischen Herzerkrankungen und den bösartigen Tumoren. 80–85 % der Schlaganfälle sind Folge einer Ischämie, Thrombose oder Embolie. Etwa 10 % der Schlaganfälle werden durch Blutungen verursacht, deutlich seltener sind apoplektische Krankheitsbilder durch Tumoren, Subarachnoidalblutungen, entzündliche oder degenerative Gefäßerkrankungen.

Etwa 20 % der Patienten sterben am ersten Schlaganfall, bei den übrigen tritt in etwa der Hälfte der Fälle ein oft tödliches Rezidiv innerhalb von 5 Jahren auf (1).

Der wichtigste Risikofaktor für einen Schlaganfall ist die Hypertonie. Je älter der Hypertoniker und je höher der Blutdruck, desto größer das Risiko. Jeder dritte Schlaganfallpatient leidet an Diabetes mellitus; hier ist die Hypoglykämie als Differentialdiagnose zum Apoplex zu erwägen.

Weitere Risikofaktoren sind Nikotinabusus und Fettstoffwechselstörungen. Die Kombination von Ovulationshemmern und Nikotinkonsum geht mit einer erhöhten Frequenz an Schlaganfällen im Präklimakterium einher. Krankheitsbilder mit Thrombenbildung im Herzen sind ein Risikofaktor für kardioembolische Schlaganfälle.

Die häufigste Ursache für zerebrale Embolien ist Vorhofflimmern mit oder ohne Mitralklappenfehler, des weiteren der Myokardinfarkt, eine Aneurysmabildung im Bereich des linken Ventrikels oder eine künstliche Herzklappe.

Bei 5 % der Bevölkerung findet sich ein Mitralklappenprolaps, der ein erhöhtes Schlaganfallrisiko bei jüngeren Menschen bringt. Ein weiterer Risikofaktor für das Entstehen eines ischämischen Insultes ist die Polyglobulie mit Erhöhung der Blutviskosität sowie die Anämie mit Mangel an Sauerstoffträgern.

Ein Absinken der Durchblutung unter 30 % des Normalwertes in einem umschriebenen Gebiet führt zu diesem funktionellen Ausfall. Die Struktur bleibt erhalten bis zu einer Minderung der Durchblutung unter 15 %. Erst dann kommt es zu einem anämischen Infarkt, der durch sekundäre Einblutung hämorrhagisch werden kann. Im ischämischen Bezirk erweitern sich die Gefäße durch Abfall des pH-Wertes. Die Reperfusion führt zu einer »Luxusperfusion« bei verminderter Sauerstoff- und Glukoseaufnahme. Die Therapie mit Vasodilatatoren hat also bei einem ischämischen Insult keinen Sinn, die Gefäße sind maximal weitgestellt. Im ischämischen Bezirk kommt es zu einem Verlust der Autoregulation mit Vasoparalyse, die Durchblutung hängt dann direkt vom Perfusionsdruck ab. Solange kein Strukturverlust eingetreten ist, kann sich eine Durchblutungsstörung in einem umschriebenen Bezirk vollständig zurückbilden. Hier setzen die therapeutischen Möglichkeiten an.

Der Begriff »Schlaganfall« beschreibt den plötzlichen Ausfall von Gehirnfunktionen, der meist den Patienten aus dem Wohlbefinden ohne Vorboten »zu Boden schlägt«. Der Untergang von Parenchym, der Hirninfarkt, führt zu einem bleibenden neurologischen Defizit.

Die Klassifikation der ischämischen Insulte kann nach verschiedenen Kriterien vorgenommen werden, so nach dem zeitlichen Ablauf der zu Beginn des Ereignisses nicht vorausgesagt werden kann, nach pathogenetischen Gesichtspunkten oder nach der Lokalisation.

Bei einer transitorisch-ischämischen Attacke (TIA) hat sich ein Funktionsverlust innerhalb von 24 Stunden vollständig zurückgebildet. Dauert die Erholung Tage bis zu einer Woche, dann ist von einem prolongierten reversiblen ischämischneurologischen Defizit (PRIND) die Rede. Ein kompletter ischämischer Infarkt liegt bleibenden Ausfällen zugrunde.

Länger bestehender Bluthochdruck führt zu einer Arteriosklerose der kleinen Hirngefäße. Diese Gefäße können thrombosieren und dann zu lakunären Infarkten führen, besonders in den Stammganglien, im Marklager und im Hirnstamm. Die klinischen Erscheinungen hängen von der Größe der lakunären Infarkte und der betroffenen Region ab. Auch eine kleine Nekrose im Bereich der Capsula interna führt zu einer motorischen Hemiparese, im Bereich des Hirnstammes kommt es beispielsweise zu Schwindel und Nystagmus.

Eine Sonderform der Mikroangiopathie stellt die subkortikale arteriosklerotische Enzephalopathie (M. Binswanger) dar, die neben multiplen Lakunen eine spongiöse Demyelinisierung des Marklagers erkennen läßt und zu rezidivierenden ischämischen Schlaganfällen mit psychoorganischen Veränderungen bis zur Demenz führt.

Verschlüsse distaler großer Hirnarterien, die zu Territorialinfarkten führen, können durch lokale Thrombose entstehen oder – häufiger – durch Embolien, die entweder aus kardialen Thromben oder von Gerinnseln stammen, die im Bereich von Stenosen der großen Halsgefäße aufgetreten sind. Daneben kann es zur Embolisierung von Material aus aufgebrochenen arteriosklerotischen Plaques kommen.

Extraterritoriale Infarkte treten im Grenzgebiet zweier Gefäßterritorien oder im Gebiet nicht kollateralisierter Arterien auf.

Des weiteren können Infarkte im Bereich des vorderen Kreislaufes (A.-carotis-Gebiet) von Infarkten im Versorgungsgebiet der A. vertebralis und A. basilaris unterschieden werden.

Die Infarzierung des Versorgungsgebietes der A. cerebri media ist der häufigste Infarkt, der »klassische, Schlaganfall«. Er zieht eine kontralaterale, brachiofazial betonte sensomotorische Hemiparese nach sich, bei Befall der dominanten Hirnhälfte verbunden mit einer Aphasie. Die anfängliche Reflexabschwächung der betroffenen Seite weicht später einer Spastik. Die Blickwendung zur infarzierten Seite ist ein spätes Zeichen (»Der Patient schaut sich die Bescherung an«). Bewußtseinstrübungen und primär vorhandene Kopf- und Blickwendungen sind Zeichen einer Blutung oder eines großen raumfordernden Infarktes mit ernster Prognose.

Ein Territorialinfarkt im Bereich der A. cerebri anterior hat eine beinbetonte kontralaterale Hemiparese zur Folge. Der akute Verschluß der A. carotis interna kann, muß aber (bei guter Kollateralisierung) nicht zu einer kontralateralen Hemiparese mit begleitender, häufig reversibler ipsilateraler Amaurosis führen. Eine Hemianopsie zur kontralateralen Seite ist Folge eines Verschlusses der A. cerebri posterior.

Ataxie und Dysarthrie können häufig Symptome eines ipsilateralen Kleinhirninfarktes sein. Große raumfordernde Kleinhirninfarkte können zur Kompression des 4. Ventrikels und des Aquädukts mit Hirndrucksteigerung und Okklusionshydrozephalus oder zur transforaminalen Einklemmung führen. Dann ist ein rasches Eingreifen notwendig.

Der akute Verschluß der A. basilaris hat eine rasche tiefe Bewußtlosigkeit zur Folge. Er beginnt häufig mit Hirnstammsymptomen wie Schluckstörungen, Dysarthrie und Schwindel. Ohne sofortige Behandlung ist der Verlauf meist tödlich.

Die meisten Schlaganfälle treten ohne Vorboten auf. Die Kenntnis möglicher Prodromi ist wichtig, um mit adäquater Diagnostik und Therapie in einigen Fällen den kompletten Schlaganfall zu verhindern. Die Symptome lassen eine Unterscheidung zwischen Ausfällen im Carotisbereich und der vertebro-basilären Insuffizienz zu. Bei stenosierender Arteriosklerose im Carotisgebiet werden passagere ipsilaterale Sehstörungen bis zur homonymen Hemianopsie, eine passagere Hemihypästhesie und Hemiparese oder Aphasie beobachtet. Schwindelattacken, Ohrgeräusche, Doppelbilder, Dysarthrien, Schluckstörungen sowie Sturzanfälle ohne Bewußtseinsverlust sprechen für eine vertebro-basiläre Insuffizienz.

Der akute Schlaganfall ist als Notfall zu behandeln; der Patient sollte ins Krankenhaus eingewiesen werden. Dort kann eine adäquate Diagnostik und Therapie rasch eingeleitet werden; je früher die Therapie einsetzt, desto geringfügiger sind bleibende neurologische Defizite.

Der klassische Schlaganfall im Großhirnbereich tritt aus dem Wohlbefinden heraus oder im Schlaf ein. Eher selten sind vorangegangene Kopfschmerzen zu beobachten, manchmal entwickeln sich die Symptome innerhalb von Stunden oder Tagen langsam fortschreitend.

Am Krankenbett wird eine anfangs schlaffe Lähmung gefunden, man sucht nach Kommunikationsstörungen, Störungen der Sprache, nach Sehstörungen, Störungen im Sinne einer Hemianopsie. Ein Meningismus besteht beim unkomplizierten ischämischen Insult nicht (13).

Der bewußtlose Patient fordert die Fähigkeiten des Untersuchers. Er sollte wissen, daß beim frischen Insult Kopf und Blick von der Herdseite weg gewendet werden. Der Untersucher kann neurologische Defizite durch Provokation von Schmerzreaktionen nachweisen. Auf der paretischen Seite ist das Bein stärker außenrotiert, der Tonus der Extremitäten ist auf der paretischen Seite schlaffer. Reflexdifferenzen und Pyramidenbahnzeichen können vorhanden sein. Etwa 10–20 % der Schlaganfälle können mit epileptischen Anfällen einhergehen.

Im zerebralen Computertomogramm ist die Unterscheidung zwischen Blutung und Ischämie möglich. Eine Dichteminderung bei Ischämie ist frühestens nach 12–24 h nachweisbar. Bei großen Insulten kann es zu den Zeichen einer intrakraniellen Raumforderung kommen. Nach etwa 3 Monaten ist die Resorption des Infarktgebietes soweit abgeschlossen, daß sich der endgültige Defekt liquordicht darstellt.

Das EEG und die Liquoruntersuchung sind nur in Ausnahmefällen hilfreich.

Bei jedem Insultpatienten sollte eine dopplersonographische Ultraschalluntersuchung der exkraniellen Hirngefäße durchgeführt werden. Bei negativem Befund ist eine transkranielle Dopplersonographie anzustreben, sofern die entsprechende Erfahrung und technische Ausrüstung vorhanden sind.

Eine Angiographie ist bei ischämischen Insulten nur dann erforderlich, wenn ein Verdacht auf Dissektion von extra- und intrakraniellen Hirnarterien oder auf eine Basilaristhrombose besteht. Zur weiteren Diagnostik bei zerebralem Insult gehören das EKG und evtl. die Echokardiographie mit der Frage nach einer Trombenbildung im Herzen.

Therapie des ischämischen Insultes

Die Therapie des ischämischen Insultes wird nach wie vor uneinheitlich gehandhabt. Erkenntnisgewinne sind nur durch die mühsame kritische Zusammenarbeit in großen Studien zu gewinnen (4).

Die Akutbehandlung des ischämischen Schlaganfalles beinhaltet die Wiederherstellung oder zumindest Verbesserung der Perfusion des ischämischen Bezirkes. Bei den häufiger älteren Patienten sind Atmung und Kreislauf zu überwachen. Eine Hypoxie und Hyperkapnie verschlechtern die Prognose und verstärken ein Hirnödem. Blutgasanalysen oder zumindest die Messung der O_2-Sättigung sind notwendig. Gelingt es mit Sauerstoffnasensonden nicht, die Oxygenierung zu bessern und zeigt sich im Verlauf der Erkrankung ein Anstieg des pCO_2, so sollte die Beatmung erwogen werden.

Eine Herzinsuffizienz bedarf der Behandlung zur Verbesserung der zerebralen

Perfusion. Ein Hochdruck sollte sehr vorsichtig gesenkt werden, beispielsweise mit Urapidil oder Nifedipin. Sollte eine Hypotonie Folge einer Exsikkose sein, so ist die Flüssigkeitszufuhr die geeignete Maßnahme. Bei einem Versagen der zentralen Blutdruckregulation kommen Katecholamine in Frage.

Hyperglykämien sind zu vermeiden, da hohe Blutzuckerspiegel die Prognose verschlechtern. Also Vorsicht mit hochkalorischer parenteraler Ernährung! In der akuten Krankheitsphase kommt bei erhöhten Blutzuckerwerten Insulin zum Einsatz. Eine Magensonde ist notwendig, um bei bewußtlosen oder bewußtseinsgetrübten Patienten einer Aspiration vorzubeugen. Nur über die Magensonde können vom ersten Tag an peroral Kalorien angeboten werden. Die Thromboseprophylaxe mit niedrigdosiertem Heparin ist erforderlich und ohne erhöhtes Einblutungsrisiko bei ischämischem Insult möglich.

Bei Fieber ist die Senkung der erhöhten Körpertemperatur mit medikamentösen und physikalischen Mitteln notwendig. Eine frühzeitige antibiotische Therapie ist bei eventuellen Mikroaspirationen angezeigt. Die krankenpflegerische Versorgung mit Lagerung und die frühzeitige krankengymnastische Mobilisation sind wichtige Bausteine der Therapie. Eine logopädische Betreuung sollte früh einsetzen. Verständliche reaktive Depressionen können gesprächstherapeutisch und medikamentös beeinflußt werden. Der Patient braucht in seiner Situation ein Ziel; er muß wissen, daß sich sein Zustand noch bessern wird und daß ein Leben mit neurologischen Defiziten möglich ist.

Ziel der Hämodilutionstherapie ist die Verbesserung der Perfusion im ischämischen Bezirk. Die Ergebnisse der Studien sind uneinheitlich, so daß keine generelle Empfehlung gegeben werden kann. Sollte eine Hämodilution durchgeführt werden, dann muß das Blut isovolämisch oder hypervolämisch verdünnt werden. Sie orientiert sich am Hämatokrit, empfohlen wird ein Wert unter 0,38. Hydroxyäthylstärke hat in letzter Zeit Dextran wegen der geringeren Nebenwirkungen verdrängt.

Die manifeste Herzinsuffizienz verbietet eine Hämodilutionstherapie.

Die thrombolytische Therapie des ischämischen Insultes ist Gegenstand von Studien und bisher nur in einigen Institutionen möglich. Ein früher Therapiebeginn nach einer adäquaten Diagnostik einschließlich einer Arteriographie ist hierzu notwendig. Die regionale Lyse, beispielsweise bei Thrombose der A. basilaris, kann lebensrettend sein.

Zur Behandlung der intrakraniellen Drucksteigerung stehen die optimale Lagerung mit leicht erhöhtem Oberkörper, die Hyperventilation (bei Beatmung) und osmotisch wirksame Substanzen (Glycerin oder Mannit) zur Verfügung. Cortison und Diuretika sind zur Behandlung des Hirnödems obsolet.

Die frühe Antikoagulation kommt in Betracht zur Prophylaxe von Rezidivinsulten, vor allem nach kardialen Embolien, aber auch bei Insulten infolge thrombotischer Gefäßverschlüsse und hochgradiger Stenosen sowie Dissektionen von großen Hirnarterien.

Die Therapie beginnt mit einem Bolus von 5000 IE, die weitere Heparindosierung wird nach der PTT gesteuert, die auf das Doppelte verlängert werden sollte. Die Dauer der Therapie beträgt bis zu 14 Tage. Voraussetzung für diese Therapie ist ein zerebrales Computertomogramm zum Ausschluß einer Hirnblutung. Das Risiko einer Hirnblutung als Folge der Heparintherapie liegt bei Beachten der Kontraindikationen um 2 %. Kontraindikationen sind große raumfordernde Infarkte, Hypertonie, die zerebrale Mikroangiopathie, die Vorbehandlung mit Thrombozytenaggregationshemmern sowie hohes Alter.

Hirnblutungen lassen sich von ischämischen Insulten nur durch bildgebende Verfahren unterscheiden. Risikofaktoren sind Gerinnungsstörungen, insbesondere die Marcumarbehandlung, Alkoholabusus, Hypertonie und Mikroaneurysmen

bei hypertensiven Patienten. Die Symptome hängen von der Lokalisation der Blutung mit entsprechendem Ausfall von Gehirnarealen ab.
Das häufige perifokale Ödem erfordert eine antiödematöse Therapie. Größere Blutungen können operativ entfernt werden. Die internistische Therapie ist auch hier die Basis der Behandlung, insbesondere sollte ein Hochdruck vorsichtig gesenkt werden. Gerinnungsstörungen müssen ausgeglichen werden. Die verbleibenden Defekte nach einer Hirnblutung können nach Resorption der Blutung relativ gering sein, wenn die Blutung überlebt wird.

Ein Beispiel
Der 67jährige Patient erwachte frühmorgens mit einer Lähmung der rechten Körperhälfte. Der Schlaganfall hatte sich in der Nacht nach einer längeren Wanderung während einer Hitzeperiode am Vortag ereignet. Es waren keine Vorboten zu erfragen. Die Anamnese ergab einen Nikotinabusus mit 40 pack years und eine Grenzwerthypertonie, die vom Patienten ignoriert worden war. Keine Dauermedikation.
Der klinische Aufnahmebefund ergab eine Halbseitenlähmung rechts sowie Somnolenz und Aphasie, eine rhythmische Herzaktion; der Blutdruck war erhöht auf 170/100 mmHg, Zeichen einer Herzinsuffizienz bestanden nicht. Das Computertomogramm erbrachte einen ischämischen Insult. Ein Stenosegeräusch ließ sich über der linken A. carotis auskultieren. Dopplersonographisch wurde eine etwa 80 %ige Stenose der linken A. carotis interna nachgewiesen; echokardiographisch gelang kein Nachweis von Thromben.
Die Therapie im Krankenhaus wurde eingeleitet mit intravenöser Gabe von Acetylsalicylsäure, daneben Flüssigkeitszufuhr und vorsichtige Blutdrucksenkung.
Der Krankenhausaufenthalt gestaltete sich langwierig, unter anderem wegen zunehmender Eintrübung aufgrund einer Aspirationspneumonie; schließlich stabilisierte sich das Krankheitsbild, es verblieb eine schlaffe rechtsseitige Hemiplegie mit Aphasie.
Im CCT ließ sich ein großer Defekt im Mediagebiet links nachweisen. Nach sechswöchigem Krankenhausaufenthalt wurde der Patient als Pflegefall mit Dauerkatheter und Magensonde entlassen. Eine Rehabilitation wurde als nicht erfolgversprechend angesehen.
Die Frage nach Resignation oder aber Bewältigung der Erkrankung stellte sich für den Patienten nicht. Er war apathisch und unfähig zu kommunizieren, aber beobachtend und abwartend geduldig. Der bis dahin aktive und vitale, die Familie dominierende Mann blieb auf Dauer hilfsbedürftig als Schwerstpflegefall. Eine Aufnahme in ein Pflegeheim kam für die Familie nicht in Frage. Die resolute Ehefrau nahm die Krankenpflege selbst in die Hand und organisierte in Zusammenarbeit mit dem Hausarzt die angebotenen Hilfen für die häusliche Krankenpflege.
Die »Aktivitäten des Lebens« waren seit dem Schlaganfall extrem eingeschränkt, der Patient blieb weitgehend immobil wegen der Halbseitenlähmung rechts und unzureichenden Antriebs. Eine konsequente Lagerung wurde zumindest anfangs zu Hause in einem möglichst regelmäßigen Rhythmus vorgenommen. Die Mobilisierung war möglich bis zum Sitzen im Sessel oder Rollstuhl für 2 Stunden. Trotz der bleibenden Aphasie war eine Kommunikation auf einer gefühlsmäßigen Ebene möglich.
Die Nahrungsaufnahme gestaltete sich schwierig wegen der unzureichenden Möglichkeit einer Mitarbeit. Eine PEG ersetzte die Magensonde, regelmäßiger Stuhlgang wurde erzwungen durch »Drill«, faserreiche Kost und Laxanzien oder Klysmen. Die bestehende Blasenentleerungsstörung veranlaßte das Legen eines suprapubischen Katheters.
Als Beschäftigung machte Fernsehen Freude.
Eine Pneumonie im linken Oberlappen knapp 3 Jahre nach dem akuten Ereignis beruhte auf einer poststenotischen Pneumonie aufgrund eines histologisch gesicherten Bronchialkarzinoms. Auf eine Therapie wurde verzichtet. Der Patient starb 6 Wochen später zu Hause.
Die vergangene Zeit wurde von der Ehefrau keineswegs als sinnlos abgetan oder als verlorene Zeit angesehen, vielmehr positiv bejaht: »er war da«.

> Der Schlaganfallpatient zu Hause ist mehr eine pflegerische als ärztliche Herausforderung. Es gilt, die durch den Verlust an Hirngewebe entstandenen Defizite auszugleichen, so gut dies möglich ist. Der Hausarzt führt und begleitet den Patienten. Seine Aufgabe ist einmal die sekundäre Prophylaxe bei einem Schlaganfall, zum anderen hilft er der Familie bei der Organisation der Krankenpflege, die bei zunehmend selbständigen und selbstbewußten Pflegekräften an diese abgegeben werden kann. Er wird Entscheidungen über ärztliche und pflegerische Maßnahmen fällen müssen (was soll wann wie und überhaupt durchgeführt werden).

Die **Mobilität** ist in Abhängigkeit von der Schwere des Schlaganfalles mehr oder weniger eingeschränkt bis hin zur kompletten Bettlägerigkeit. Der anfänglich verminderte Tonus der betroffenen Seite erhöht sich im Verlauf der Zeit, Spastik tritt ein, Massenbewegungen werden möglich auf der betroffenen Seite. Der Patient erlebt seine gelähmte Körperhälfte nicht richtig, er vernachlässigt sie, wenn er nicht ständig dazu angehalten wird, sie »mitzunehmen«. Er hat beim Stehen oder vorsichtigem Gehen Angst, auf die betroffene Seite zu fallen.

> Angehörige, Besucher, Ärzte und Pflegende sollen sich dem Patienten über die betroffene Seite nähern. Dort soll auch das Nachtkästchen stehen, die kranke Seite sollte dem Zentrum des Familiengeschehens zugewandt sein, damit der Patient genötigt ist, sich über seine kranke Seite hinweg zu orientieren.
> Die Lagerung in der Initialphase beinhaltet möglichst die Seitenlagerung in häufigem Wechsel. Beim Liegen auf der gesunden Seite ist der gelähmte Arm nach vorne und etwas erhöht auf ein Kissen gelagert, das gesunde Bein gestreckt, das Bein der kranken Seite leicht angewinkelt und etwas mit einem Kissen angehoben. Damit der Patient nicht zurückfällt, wird er mit Kissen im Rücken abgestützt.
> Beim Liegen auf der kranken Seite wird der gelähmte Arm flach im rechten Winkel zum Körper gelagert, der gesunde Arm ist frei beweglich. In Rückenlage wird die gelähmte Schulter leicht gestützt durch ein untergelagertes Kissen, der Arm leicht erhöht. Am gelähmten Bein soll eine Außenrotation verhindert werden durch entsprechendes Abstützen mit Kissen. Der Kopf soll leicht erhöht, die Matratze flach sein.

Hochlagerung der Knie durch eine »Knierolle« führt zu Kontraktionen in den Kniegelenken und Hüftgelenken. Eine Überstreckung der Kniegelenke durch Hochlagerung der Unterschenkel ist zu vermeiden. Der »Bettkasten« zum Abstützen der Füße ist obsolet, da er eine Spastizität im kranken Bein fordert. Ebenfalls nicht mehr empfehlenswert ist der Ball, der in die Hand des gelähmten Armes gelegt wird, um den Patienten zu beschäftigen oder zu Aktivitäten anzuhalten, da er nur eine Flexorspastizität fordert.

Die Lage sollte anfangs zumindest in zwei- bis dreistündigen Abständen gewechselt werden. Diese 24-Stunden-Aufgabe kann in der Klinik durchgehalten werden; den Lagewechsel in dieser Frequenz zu Hause anzumahnen, ist wahrscheinlich illusorisch, auch mit Hilfen. Wiederholtes passives Durchbewegen der kranken Seite bei der Umlagerung ist notwendig.

Ziel der Bemühungen ist eine möglichst rasche Mobilisierung, um Komplikationen durch Bettlägerigkeit wie Dekubitalulzera, Thrombosen, Pneumonien u. a. im hohen Alter zu vermeiden. Das wird in erster Linie Aufgabe des Krankenhauses oder der Rehabilitations-Klinik und des geschulten Personals sein. Als Behandlungskonzept hat sich das von *Bobath* entwickelte Vorgehen durchgesetzt. Es hat unter anderem zum Ziel, Spastik durch gezielte Übungen zu mindern, die kranke Seite miteinzubeziehen (*3*). Bei manchen Patienten mit ausgedehnten Lähmungen ist die Mobilisierung bis zum Sitzen im Rollstuhl allerdings oft das äußerste erreichbare Ziel, aber selbst dies ist ein Gewinn, da das Sitzen eine zeitweilige Teilnahme am gesellschaftlichen Leben ermöglicht.

> **Aphasie.** Eine Läsion im Bereich der dominanten Hemisphäre kann zu einem Ausfall des Sprachzentrums führen. Erste therapeutische Anstrengungen durch Logopäden werden bereits im Krankenhaus einsetzen, fortgeführt und intensiviert in einer Rehabilitations-Klinik, wenn möglich und erfolgversprechend auch zu Hause, um die Verständigungsmöglichkeiten des Patienten zumindest zu bessern.
> Ein vollständiger Ausfall des Sprachzentrums wird alle Bemühungen ohne Erfolg enden lassen. Der Patient wird auf nonverbale Kommunikation ange-

wiesen sein; das Feingefühl von Familienangehörigen, Freunden, Ärzten und Pflegenden wird aushelfen müssen.

Essen und Trinken kann Schwierigkeiten bereiten bei sensiblen und motorischen Ausfällen im Bereich von Mund und Rachen. Kleine Hilfen, beispielsweise das Abstützen der gelähmten Gesichtshälfte mit der Hand, können hilfreich sein. Nahrungsmittel mit »Joghurtkonsistenz« lassen sich anfänglich besser schlucken als Flüssigkeiten oder feste Nahrung.
Der Patient soll zur aktiven Teilnahme aufgefordert werden. Sobald ein Sitzen möglich ist, sollen im Bett sitzend oder in halbliegender Stellung Speisen und Getränke angeboten werden. Baldmöglichst soll der Patient dann an den Tisch gebeten werden, wenn die Mobilisierung des Patienten dies erlaubt. Gelingt eine orale Ernährung nicht, beispielsweise aufgrund von Verwirrung, Unfähigkeit mitzuarbeiten oder Schluckstörungen, ist man rasch auf Nahrungszufuhr durch eine Magensonde oder PEG angewiesen, um eine ausreichende Ernährung sicher zu gewährleisten.

Ein großes Problem ist die **Inkontinenz**. Beim Schlaganfall-Patienten ist die Urge-Inkontinenz häufiger als die Streßinkontinenz; hinzu kommt die Überlaufblase bei Entleerungsstörungen. Eine Ursache für die Inkontinenz sollte gesucht und behandelt werden. Ein Toilettentraining gehört mit zu einer guten Betreuung bei Inkontinenz. Als Ausweg bleiben Inkontinenzhilfen wie Windeln oder Einlagen. Als Dauerlösung empfiehlt sich ein suprapubischer Katheter. Eine Stuhlinkontinenz ist nicht so häufig wie die Harninkontinenz. Regelmäßiger Toilettengang oder Defäkation zu festen Zeiten können hilfreich sein. Bei Demenz infolge eines Schlaganfalles helfen häufig nur Windeln. Organische Erkrankungen im Enddarmbereich müssen lege artis ausgeschlossen werden.

Schlafstörungen. Viele Patienten mit zerebralen Durchblutungsstörungen leiden an Schlafstörungen oder Umkehr des Tag-Nacht-Rhythmus. Bei Schlafstörungen helfen Neuroleptika in niedriger Dosierung, z. B. Pipamperon (Dipiperon®), oder Stimulanzien, z. B. Coffein oder Theophyllin (Aminophyllin®).

Prävention

Da die heutigen therapeutischen Möglichkeiten bei einem ischämischen Insult sehr begrenzt sind, stellt sich die Frage nach einer Primärprävention des Schlaganfalles.
Eine primäre Prävention ist bei Vorhofflimmern zu fordern. 25–35 % der Patienten mit Vorhofflimmern erleiden im Verlauf der Zeit einen apoplektischen Insult. Idiopathisches Vorhofflimmern bei Patienten unter 60 Jahren geht nicht mit einem erhöhten Embolierisiko einher, es ist jedoch im Alter über 60 Jahren um das Vierfache erhöht.
Bei rheumatisch bedingtem Vorhofflimmern ist das Schlaganfallrisiko um das 17fache erhöht.

Zur **Embolieprophylaxe** bei Vorhofflimmern empfiehlt sich folgendes Vorgehen:
Hochrisikopatienten mit einem Mitralfehler und/oder durchgemachter Embolie sollten konsequent antikoaguliert werden mit einem angestrebten Quickwert zwischen 15 % und 25 %. Liegt ein nichtvalvuläres Vorhofflimmern vor, so ist ein Quickwert zwischen 25 % und 50 % ausreichend. Bei idiopathischem Vorhofflimmern im Alter über 60 Jahren reicht ebenfalls die niedrigdosierte Marcumarisierung. Als Alternative bietet sich bei Kontraindikation zu Marcumar Acetylsalicylsäure in einer Dosis von 300 mg/die an (15).

Eine primäre Prävention des Schlaganfalles durch Acetylsalicylsäure ist nicht möglich. ASS reduzierte in Studien zwar die Häufigkeit von Herzinfarkten, aber nicht die von Schlaganfällen in den behandelten Gruppen.
Die Carotischirurgie bei asymptomatischen Carotisstenosen hat sich nicht bewährt und ist deshalb verlassen worden.
Die Primärprävention von Schlaganfällen muß sich deshalb in erster Linie auf die bekannten Risikofaktoren für Gefäßkrankheiten konzentrieren, insbesondere auf den Hypertonus.

Eine **Sekundärprävention** nach transitorisch-ischämischer Attacke oder leichtem Schlaganfall ist operativ möglich bei Carotisstenosen, zur konservativen Therapie sind Acetylsalicylsäure und Ticlopidin geeignet.

Die relaitve Risikoreduktion für ipsilaterale Insulte betrug in der Nordamerikanischen Studie (*14*) 65 % zugunsten der operierten Patienten im Vergleich zur Kontrollgruppe. Beide Gruppen erhielten 1300 mg Acetylsalicylsäure/die.
In der Europäischen Studie (*5*) erlitten 11,3 % der operierten Patienten und 18,2 % der nicht operierten Patienten nach dreijähriger Verlaufsbeobachtung einen Schlaganfall. Die konservative Therapie lag im Ermessen der einzelnen Zentren und umfaßte auch die Gabe von ASS.
Die Patienten mit symptomatischer Carotisstenose (Stenosegrad über 70 %) profitieren also von der Operation. Zu bedenken ist allerdings, daß die Operation nur für einen kleinen Teil der Patienten mit Arteriosklerose der Hirngefäße in Frage kommt. So beträgt die Inzidenz von TIA und leichtem Schlaganfall etwa 100/1 Mio. Einwohner/Jahr, die von Schlaganfällen etwa 6000/1 Mio Einwohner/Jahr. Die Häufigkeit von Carotisstenosen ist in beiden Gruppen gleich.
Die kombinierte perioperative Morbidität und Mortalität lag bei 5 % – 7 % in der Hand erfahrener Chirurgen mit hoher OP-Frequenz (*10*).
Die Sekundärprävention des Schlaganfalles mit Hilfe von Acetylsalicylsäure ist seit vielen Jahren etabliert.
So fanden sich in der Europäischen Studie (*18*) in der Gruppe der mit Acetylsalicylsäure (dreimal 325 mg/die) in Verbindung mit Dipyridamol (dreimal 50 mg/die) behandelten Patienten nach 2 Jahren 31 % weniger Schlaganfälle und Todesfälle.
Weitere Studien mit der Fragestellung eines protektiven Effektes von ASS zeigen ebenfalls eine Reduktion von sekundären Schlaganfällen in der Größenordnung von 26 %.
Die Dosis von ASS lag in der Mehrzahl der Studien bei 975–1300 mg/die mit dem Effekt einer Verminderung von Zweitschlaganfällen um 30 % (*7, 16, 17*).
Die UK-TIA-Studie (*6*) von 1991 wies keinen Unterschied zwischen 1200 und 300 mg ASS/die auf mit einer Risikoreduktion um 15 %, bezogen auf Schlaganfall, Tod und Herzinfarkt. Auch 75 mg ASS/die (*14*) führt zu einer Verminderung der Schlaganfallhäufigkeit um 18 % im Vergleich zu Plazebo.
Acetylsalicylsäure hat dosisabhängige, vorwiegend gastrointestinale Nebenwirkungen. Als Dosis von ASS in der Sekundärprävention werden überwiegend 300 mg/die als tägliche Einmalgabe vorgeschlagen, eher ein Kompromiß zwischen Effektivität und Nebenwirkungen von ASS. Auch wenn sich unter ASS eine Verminderung der Häufigkeit sekundärer Schlaganfälle zeigen läßt, so treten unter dieser Behandlung noch viele Insulte auf. Die Mehrzahl der behandelten Patienten wird also vergeblich behandelt werden.
Eine Alternative zu ASS als Thrombozytenaggregationshemmer ist Ticlopidin. In der Ticlopidin-Aspirin-Studie (TASS, *9*) waren nach 3 Jahren einer Therapie mit Ticlopidin zweimal 250 mg/die 17 % der Patienten gestorben oder hatten einen nicht tödlichen Schlaganfall erlitten. In der Aspiringruppe mit ASS (1300 mg/die) waren 19 % der Patienten gestorben. Ticlopidin war also wirksamer.
Im Vergleich von Ticlopidin (zweimal 250 mg/die) mit Plazebo (*8*) betrug in der Ticlopidingruppe die durchschnittliche

jährliche Rate von sekundären Schlaganfällen, Herzinfarkten oder Tod durch vaskuläre Ereignisse 10,8 %, in der Plazebogruppe 15,3 %, was einer relativen Risikoreduktion von 30 % entspricht. 3 % der Patienten mit Plazebo brachen die Studie ab, 12 % der Patienten mit Ticlopidin. Als Nebenwirkung in dieser Studie waren Neutropenie, Hautausschlag, Durchfall und Blutungen zu verzeichnen, die in der Ticlopidingruppe doppelt so häufig waren wie in der Plazebogruppe. Ticlopidin ist also eine gute Alternative zu ASS und deswegen indiziert bei Kontraindikationen gegen ASS wie Ulzera, Asthma, Unverträglichkeit oder bei einem weiteren Insult unter ASS.

Abgesehen von der Hirnembolie bei Vorhofflimmern haben sich Antikoagulanzien in der Sekundärprävention aufgrund des erhöhten Blutungsrisikos nicht bewährt.

Literatur

1. *Alexander, K.*: Krankheiten der Arterien. In Innere Medizin in Klinik und Praxis, Band 1, hrsg. von H. Hornborstel, W. Kaufmann, W. Siegenthaler (Hrsg.). Thieme, Stuttgart – New York 1992
2. *Bousser, M. G., Eschwege, E., Hagueneau, M.* et al.: A.I.C.L.A. A controlled trial of aspirin and dipyridamole in the secundary prevention of atherothrombotic cerebral ischemia. Stroke 14 (1983) 5–14
3. *Davies, P. M.*: Hemiplegie. Springer, Berlin – Heidelberg 1986
4. *K. Einhäupl*: Behandlung des ischämischen Insultes. Dtsch. Ärztebl. 90 (1993) 909–913
5. European Carotid Surgery Trialist's Collaborative Group: MCR European Carotid Surgery Trial. Interim results for symptomatic patients with severe (70–99 %) or with mild (0–29 %) carotid stenoses. Lancet 337 (1991) 1235–1256
6. *Farrell, B., Godwin, J., Richard, S.* et al.: The United Kingdom transient ischaemic attack (UK-TIA) aspirin trial: Final results. J. Neurol. Neurosurg. Psychiat. 54 (1991) 1044–1054
7. *Fields, W. S., Lemack, N. A., Frankowski, R. F.*, et al.: Controlled trial of aspirin in cerebral ischaemia. Stroke 8 (1977) 301–316
8. *Gent, M., Blakely, J. A., Easton, J. D.* et al.: The Canadian American Ticlopidine Study (CATS) in thromboembolic stroke. Lancet I (1989) 1215–1220
9. *Hass, W. K., Easton, J. D., Adams, H. P. J.* et al.: A randomized trial comparing ticlopidine hydrochloride with aspirin for the prevention of stroke in high risk patients. Ticlopidine-Aspirin-Stroke Study Group. New Engl. J. Med. 312 (1989) 501–507
10. *Hennerici, M. G.*: Carotisendarterektomie – Aktuelle Studienergebnisse und ihre Konsequenzen. Med. Klin. 88 (1993) 856–591
11. *Langhorne, P., Williams, B. O., Howie, K.*: Do stroke units save lives? Lancet 342 (1993) 395–398
12. *Mischo-Kelling, M., Zeidler, H.*: Innere Medizin und Krankenpflege. Urban und Schwarzenberg, München – Wien – Baltimore 1989
13. *M. Mumenthaler*: Neurologie. Thieme, Stuttgart – New York 1982
14. North American Symptomatic Carotid Endarterectomy Trial Collaborators: Beneficial effect of carotid endarterectomy in symptomatic patients with high grade carotid stenosis. New Engl. J. Med. 325 (1991) 445–453
15. *Scheininger, M., Theisen, K.*: Therapie des Vorhofflimmerns. Internist 34 (1993) 478–488
16. The Canadian Cooperative Study Group: A randomized trial of aspirin and sulfinpyrazone in threatened stroke. New Engl. J. Med. 299 (1978) 53–59
17. The Dutch TIA Trial Study Group: A comparison of two dosis of aspirin (30 mg versus 283 mg a day) in patients after a transient ischaemic attack or minor ischaemic stroke. New Engl. J. Med. 325 (1991) 1261–1266
18. The ESPS Group: The European Stroke Prevention Study (ESPS). Principal endpoints. Lancet II (1987) 1351–1354
19. The Salt Collaborative Group: Swedish Aspirin Low-dose Trial (SALT) of 75 mg as secondary prophylaxis after cerebro-vascular ischaemic events. Lancet 338 (1991) 1345–1349
20. *Weiller, C., Diener, H. C.*: Ticlopidin – Sekundärprävention des ischämischen Schlaganfalles. Arzneimitteltherapie 6 (1993) 182–189

Ernährungsberatung und Ernährung Schwerstkranker und Sterbender

B. Krakamp

Der Volksmund formuliert die Notwendigkeit einer adäquaten Nahrungs- und Flüssigkeitszufuhr zum subjektiven und objektiven Wohlergehen einfach: »Essen und Trinken hält Leib und Seele zusammen«. Doch so einfach ist die Situation bei Schwerstkranken und Sterbenden nicht. Dies soll an drei Beispielen verdeutlicht werden:

Erstes Beispiel
Bei einer 45jährigen Patientin besteht seit 14 Jahren ein zerebraler Lupus erythematodes, der sich über die Jahre langsam verschlechtert hat und nur durch kurze Phasen des Krankheitsstillstandes charakterisiert war. Alle Therapieversuche konnten den Krankheitsverlauf nicht entscheidend aufhalten.
Die Patientin ist über ihre Krankheit voll informiert, sie erlebt die Krankheitsprobleme und erfaßt auch ihr fortgeschrittenes Krankheitsstadium, welches langsam in die Terminalphase eintritt. Als sie erneut in die Klinik zur routinemäßigen Cyclophosphamid-Stoßtherapie aufgenommen wird (20. Zyklus), ist im Vergleich zur letzten Therapie vor 4 Wochen eine deutliche Verschlechterung des Allgemeinbefindens eingetreten. Die Patientin war bereits fest an den Rollstuhl gebunden und weitgehend auf fremde Hilfe angewiesen: sie kann nur noch hell und dunkel unterscheiden, und ihr Schemensehen ist auch kaum noch vorhanden. Sie ist geistig voll orientiert. Die seit Jahren bestehende Spastik an allen Extremitäten hat sich in den letzten 8 Wochen so verstärkt, daß die Patientin nicht mehr in der Lage ist, zu greifen und zu telefonieren – einer ihrer Lebensinhalte in den letzten Monaten und selbständig zu essen. Zusätzlich sind eine Inkontinenz für Urin und Schluckstörungen neu aufgetreten. Der Allgemein- bzw. Ernährungszustand ist sehr schlecht; wegen der Schluckstörung ist eine Aspirationspneumonie aufgetreten.
Trotzdem strahlt die Patientin nach wie vor, wie während des gesamten Krankheitsverlaufes, einen ungebrochenen Optimismus und Lebenswillen aus. Sie will ihre Cyclophosphamid-Stoßtherapie, eine antibiotische Therapie gegen die Pneumonie und auch unbedingt eine gute Ernährung – »denn nur so kann ich mich wieder erholen und nach Hause gehen«. Schweren Herzens wurde die Entscheidung zur enteralen Ernährung über eine perkutane Gastrostomie (PEG) getroffen und mit der Patientin besprochen.« Machen Sie es so, wie Sie es für richtig halten, Sie haben mich all die Jahre gut und richtig behandelt, und auch diesmal vertraue ich Ihnen«.
Die Pneumonie heilte innerhalb von 10 Tagen aus. Die PEG wird nach 4 Wochen trotz bestehender Schluckstörungen entfernt, da die Patientin auf eigenen Wunsch ohne »Schläuche« nach Hause entlassen werden will. Weitere 4 Wochen später kommt sie unter dem Bild einer kompletten Halbseitensymptomatik erneut zur stationären Aufnahme und stirbt nach weiteren 14 Tagen an einer wiederum eingetretenen Aspirationspneumonie.

Zweites Beispiel
Ein 83jähriger Mann erleidet einen linkshemisphärischen Schlaganfall mit Hemiparese rechts und kompletter Aphasie. Er lebt in einem Seniorenheim in einem Ein-Zimmer-Apartment und versorgt sich bisher weitgehend selbst, auch wenn eine koronare Herzkrankheit mit Herzinsuffizienz (NYHA II – III) ihn dabei ebenso behindert wie sein degeneratives Hüftleiden. Seit dem Tode seiner Ehefrau war er depressiv und hatte sich oft über die Sinnlosigkeit seines Lebens geäußert und auch schriftlich niedergelegt, daß er sterben möchte und keine intensivmedizinischen Maßnahmen über sich ergehen lassen will. Lediglich körperliches Leiden soll ihm genommen werden. Nach einer vierzehntägigen Krankenhaustherapie ohne Besserungstendenz der neurologischen Symptomatik tritt ein Myokard-Reinfarkt mit globaler Herzinsuffizienz und nachfolgender Stauungspneumonie ein.
In diesem Stadium legt der Sohn die Willenserklärung des Patienten vor. Es wird daher nur noch eine symptomatische Therapie mit Analgetika und Flüssigkeitszufuhr durchgeführt. Ein Kammerflimmern führt zum Tode, ohne daß intensivmedizinische Maßnahmen durchgeführt werden.

Drittes Beispiel
Ein 52jähriger Mann mit Diabetes mellitus, Hypertonie und kompensierter Niereninsuffizienz erleidet einen Herzinfarkt und wird von dem zugezogenen Hausarzt mechanisch und mittels Kardioversion reanimiert und in die Klinik eingewiesen. Die Latenzzeit zwischen Infarkt und Reanimation beträgt etwa 15 Minuten. Der Patient hat sich zu Hause vollständig alleine versorgt. Trotz der schlechten Prognose werden alle sich im Krankheitsverlauf einstellenden Komplikationen (Sepsis bei Aspirationspneumonie, akutes Nierenversagen, mehrfaches Kammerflimmern) behandelt, und es kommt zu einer Stabilisierung der Vitalfunktionen Atmung, Herz-Kreislauf-

und Lungenfunktion. Es bleibt aber ein kompletter Ausfall der zerebralen Funktion als Folge einer hypoxischen Hirnschädigung bestehen. Unter enteraler Ernährung über eine PEG wird der Patient in ein Pflegeheim verlegt. Angehörige existieren nicht.

Entscheidende Merkmale, die für den Umgang mit schwerstkranken Patienten wichtig sind, werden an diesen Beispielen verdeutlicht:

- ein unbändiger und ungebrochener *Lebenswille* von unheilbar Kranken, die sich im Terminalstadium ihrer Krankheit befinden
- der *Wille des Patienten* bzw. sein *Selbstbestimmungsrecht* über sich und seinen Körper müssen respektiert werden
- eine *Hilflosigkeit* des Patienten der Krankheit gegenüber und das Flüchten aus dem unausweichlichen Schicksal, indem anderen, meist den behandelnden Ärzten oder den betreuenden Menschen, die Verantwortung übertragen wird
- die *Verantwortung des behandelnden Arztes* dem Schwerkranken und Sterbenden gegenüber.

Entscheidung für oder gegen die Ernährung

Solange die betroffenen Patienten ihren Willen bei vollem Bewußtsein erklären können oder klare Willensäußerungen aus einer Zeit vor der Krankheit vorliegen, sind die Entscheidungsvorgänge für Arzt und Betreuer einfach, da das Selbstbestimmungsrecht des Individuums über sich selbst in jedem Fall zu respektieren ist. Schwierig wird die Situation aber, wenn der schwer bzw. unheilbar kranke oder sterbende Patient keine eindeutige Willensäußerung mehr geben kann oder will. Eine Ernährung ohne Zustimmung des Betroffenen ist nur im Notfall erlaubt, da sie eine invasive Therapie darstellt. Bei fehlender klarer Einwilligung sind Angehörige oder Vormund einzuschalten, die die Zustimmung für den Kranken geben können (*16*). Eine Dokumentation des Arztes über die Zustimmung vor Beginn der Ernährung ist in jedem Falle notwendig, entweder handschriftlich, evtl. mit Unterschrift eines Zeugen, oder in Form einer schriftlichen Einwilligung von Betreuern oder Vormund.

Für sein Handeln muß der Arzt mehrere Entscheidungsebenen zusammenführen (*Abb. 1*).

Die Entscheidungsfindung zur Ernährungstherapie ist das eigentliche Problem, vor dem der Hausarzt jedesmal steht und bei dem er alleine die Indikation unter Wertung aller medizinischen und ethisch-moralischen Gesichtspunkten das weitere Vorgehen festlegen muß (s. auch S. 260ff und S. 269ff). Die folgenden Ausführungen zur Ernährungstherapie behandeln nur die medizinisch-naturwissenschaftlichen Standpunkte. Sie setzen also nach der eigentlich problematischen Entscheidung, d. h. nach der Indikationsstellung zur Ernährungstherapie, ein.

> Zu den Grundbedürfnissen des Menschen gehören körperliche Pflege, Schmerzlinderung und auch eine adäquate Ernährungs- und Flüssigkeitszufuhr (*18*).

Die Ernährung von Schwerkranken und Tumorpatienten stellt nicht selten ein Problem dar. *Lübke* berichtet, daß 30–50 % aller internistischen und chirurgischen Patienten bei der Klinikaufnahme mangelernährt sind (*16*). Dies bedeutet, daß bei diesem hohen Patientenanteil, der vom Hausarzt versorgt wurde, das Problem der Ernährung ambulant nicht zu lösen war. Hinzu kommt, daß der Anteil der hochbetagten Menschen an der Gesamtbevölkerung zunimmt (*2, 4, 19*).

Ein erhöhtes Lebensalter geht nicht nur mit einem erhöhten Mortalitätsrisiko, sondern auch mit einer erhöhten Morbidität einher (*2, 3, 4, 11, 15, 24*), die den Arzt vor zahlreiche diagnostische und therapeutische Herausforderungen stellt. Für Tumorkranke gibt es keine »kurative Diät« (*23*), wie viele sogenannte Krebsdi-

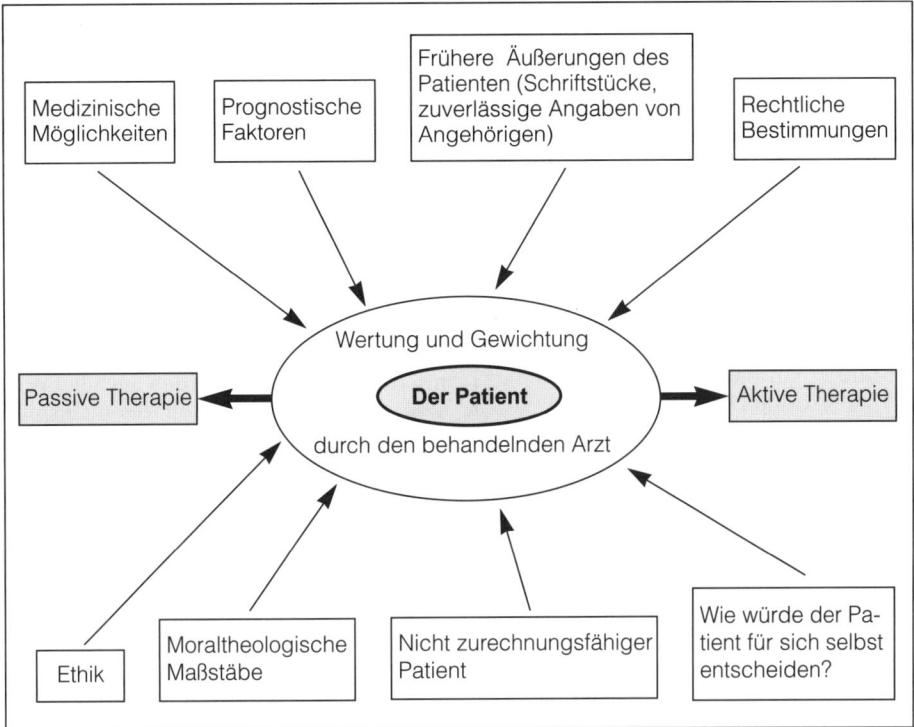

Abb. 1 Entscheidungsebenen zum Umgang mit schwerstkranken Patienten, die keinen eigenen Willen äußern können. Aktive Therapie bedeutet Durchführung aller Maßnahmen nach rein medizinischen Notwendigkeiten und Möglichkeiten.
Passive Therapie bedeutet lediglich Gabe von Analgetika, Flüssigkeitszufuhr und Pflege.

äten enttäuschend gezeigt haben. Lediglich eine Verbesserung des Ernährungszustandes kann diesen tumorkranken Patienten Erleichterung schaffen.

Ziele einer Ernährungstherapie sollten sein:

- Keine Lebensverlängerung um jeden Preis, aber eine Steigerung der Lebensqualität (*11, 15, 17, 18, 19, 21*)
- Aufrechterhaltung der Körperfunktionen durch Zufuhr lebenswichtiger Nährstoffe (*11*)
- Steigerung der Immunität und damit Senkung von infektiösen Komplikationen (*2, 3, 5, 27*)
- Senkung der Behandlungskosten (*4*)
- Verbesserung der Pflegemöglichkeiten (*9, 24*)
- Möglichst geringe Belästigung für den Patienten durch die Ernährungsmaßnahmen (*10, 11, 12*)
- Verringerung der Komplikationen nach operativen Eingriffen und während zytostatischer und Strahlentherapie (*11, 12, 22, 23, 27*)
- Verkürzung von Krankenhausaufenthalten und schnellere Rückführung in die häusliche Betreuung, Vermeidung von Heimeinweisungen (*12, 13, 14, 18*)
- Verbesserte Rehabilitationsfähigkeit (*12, 24*)

Das Stufenschema zur Ernährungstherapie

Wann stellt sich nun die Indikation zur bzw. die Frage nach einer Ernährungstherapie und wie soll die erforderliche Ernährung durchgeführt werden?
Eine Ernährungstherapie kann in mehreren Stufen durchgeführt werden, die *Hammann (8)* in seinem Stufenschema vorgestellt hat.

Stufe 1	Normalkost bzw. spezielle orale Diätformen
Stufe 2	Trinken von Nährlösungen
Stufe 3	Intragastral-, Duodenal- oder Jejunalsondenernährung
Stufe 4	Periphervenöse Ernährung
Stufe 5	Zentralvenöse Ernährung

Zum Leben und zur Erhaltung der Lebensqualität gehören ausreichende Zufuhr von Flüssigkeit und Nährstoffen.
Bei der Behandlung Schwerstkranker und Sterbender ist oft eine analgetisch-sedierende Therapie alleine sinnvoll. Falls die Dauer einer solchen Therapie 2–3 Tage voraussichtlich überschreitet, ist zusätzlich eine **Flüssigkeitszufuhr** erforderlich und sinnvoll, die intravenös oder über perorale bzw. pernasale Magensonde erfolgen soll. Diese reine Flüssigkeitssubstitution dient zur Verflüssigung von Sekreten, die insbesondere in Mund und Nasen-Rachen-Raum dem Kranken Erleichterung verschaffen soll. Sie macht aber auch über eine Verflüssigung des Bronchialsekretes erst ein Abhusten und ein Absaugen möglich, so daß der Patient nicht unter Dyspnoe leidet oder gar erstickt.

Eine längerfristige Lösung stellt aber die reine Flüssigkeitssubstitution nicht dar. Es wird eine **Ernährungstherapie** erforderlich. Bei mehr als 3–4 Wochen Lebenserwartung sollte eine Ernährungstherapie eingeleitet werden, um dem Patienten seine Überlebenszeit zu erleichtern.

Die Ernährung sollte bereits beginnen, wenn eine ungenügende Flüssigkeits- und Nahrungsaufnahme diagnostiziert wird, die voraussichtlich länger als 2–3 Tage anhalten wird.

Bei der Betreuung von alten und schwerkranken Menschen sollte der Hausarzt die Ursachen für eine Mangel- und Fehlernährung erkennen und bereits in der Frühphase der Erkrankung behandeln (*Tab. 1*).

Eine Fehlernährung bietet vielfältige klinische Bilder. Diese werden auch bei verschiedenen Erkrankungen, die nichts mit Fehlernährung zu tun haben, beobachtet, so daß man an Mangel- oder Fehlernährung als Krankheitsbild besonders bei älteren Menschen immer denken sollte, wenn nicht eine klare andere Ursache erkennbar ist. Eine Kachexie als Vollbild einer Mangelernährung ist auf den ersten Blick erkennbar. Von Erkrankungen, die rein durch Ernährungsdefizite bedingt sein können, sollen nur einige erwähnt werden (*Tab. 2*).

Zur Langzeiternährungstherapie stehen prinzipiell nur drei Wege zur Verfügung:

– Orale Zusatzernährung
– Enterale Ernährung
– Parenterale Ernährung.

Rektale Einläufe oder Subkutaninfusionen sind nur noch historisch erwähnenswert, periphervenöse Ernährungen sind als Dauerlösung nicht ausreichend. Orale Ernährungsformen sollten als einfach zu handhabende, physiologische, sichere und kostengünstige Kompletternährung oder Zusatzernährung angestrebt werden. Die orale Ernährungsform wird in der Regel aber nicht gesondert als Ernährung empfunden, sie stellt die normale Aufnahme von Flüssigkeit und Nährstoffen dar. Die orale Gabe von Vitaminen oder kalorienhaltigen Trinklösungen gehört im Alltag zur Routine.

Eine parenterale Ernährung kommt für die hausärztliche Behandlung nur in seltenen Fällen zur Anwendung.

Tab. 1 Ursachen von Mangel- und Fehlernährung im Alter. Modifiziert nach *Seiler* (25)

---

1. Physiologische Altersveränderungen
- Abnahme des Geruchssinns
- Abnahme des Geschmackssinns
- Abnahme des Durstgefühls
- Weniger Appetit

2. Sozialmedizinische Aspekte
- Einsamkeit
- Depression
- Alkoholismus
- Schwierigkeiten beim Einkauf
- Schwierigkeiten bei der Zubereitung der Speisen
- Schwierigkeiten beim Essen
- Falsche Ernährungsgewohnheiten
- Finanzielle Sorgen

3. Krankhafte Prozesse
- Schlechte Zahnversorgung
- Schluckstörungen (Apoplex, Morbus Parkinson, Myasthenie, AIDS, zerebrovaskuläre Insuffizienz)
- Krankheiten des Magen-Darm-Traktes
- Resorptionsstörungen
- Passagestörungen (Ösophagusstenose, Sooroesophagitis)
- Konsumierende Krankheiten
- Niereninsuffizienz
- Herzinsuffizienz
- Alkoholismus
- Senile Demenz
- Depression
- Medikamente
- Anorexia senilis
- Anorexia nervosa

Indikation zur parenteralen Heimdauerernährung

- Kurzdarmsyndrom nach Operation einer Dünndarmnekrose (Ischämie oder Thrombose), posttraumatisch oder postentzündlich
- Terminalstadium eines Morbus Crohn
- Enterale Passagestörung, z. B. tumorbedingt

Diese parenteralen Ernährungstherapien sind nur über spezielle Katheter (Broviak, Hickman, Port [12]) möglich. Diese müssen unter stationären Bedingungen zum Teil in Vollnarkose gelegt werden.

Die hausärztliche Versorgung konzentriert sich bei diesen Erkrankungen in einer Überwachung einer bereits eingeleiteten parenteralen Ernährungstherapie. Dabei ist die individuelle Anpassung von Ernährungsbausteinen sehr wichtig. Die Industrie fertigt Standard-Infusionslösungen zur totalen parenteralen Ernährung an, die jedoch noch Korrekturen bzw. Zumischungen von Elektrolyten, Spurenelementen, Aminosäuren, Vitaminen und essentiellen Fettsäuren bedürfen. Hier sind Kenntnisse und die subtile Überwachung durch den Hausarzt gefordert. Dabei sollte jedoch immer ein enger Kontakt mit speziell ausgebildeten Kollegen, z. B. über entsprechende

Tab. 2 Fehlernährungssyndrome bei Vitamin- und Spurenelementmangel

MANGEL AN	SYNDROM
Ernährungsmangel aller Nahrungskomponenten	Kachexie, vermehrte Infektanfälligkeit, Schwäche, Apathie
Eiweißmangel	Muskelatrophie
Vitaminmangel	
Vitamin A	Sehstörung
Vitamin B	Muskelschwäche, Knochenschmerzen, Osteomalazie, Rücken- und Gelenkschmerzen
Vitamin B12	Psychose, Neuropathie, funikuläre Myelose, Demenz, Ataxie, Inkontinenz
Vitamin K	Gerinnungsstörungen
Mangel an Spuren- und Mengenelementen	
Selen	Kardiomyopathie, periphere Neuropathie
Zink	Wundheilungsstörungen, Dermatitis, Geschmacksverminderung
Mangan und Kupfer	Gerinnungsstörungen, Kopfschmerzen
Eisen	Müdigkeit, Apathie, Stomatitis, Dyspnoe, Kreislaufschwäche, Blässe
Calcium	Osteoporose, Zahnverlust, Blutdruckanstieg
Kalium	Herzrhythmusstörungen
Magnesium und Calcium	Muskeltremor, Tetanie, choreiforme Bewegungen, Delirien, Herzrhythmusstörungen
Chrom	Nierenerkrankungen, Lungenkarzinom, Dermatitis

Tab. 3 Ernährungstherapie: Ambulante Patientenversorgung

Anbieter	Patientenversorgung	Besonderheiten	Anschrift
FRESENIUS	+ Enterale und parenterale Ernährungstherapie	▷ Schulung und Betreuung durch qualifiziertes Pflegepersonal nach Pflegestandards. Pflegestandards wurden von Fresenius entwickelt und sind bislang in der Bundesrepublik einmalig. ▷ Führung, Betreuung und Schulung der Pflegekräfte durch erfahrenen Mediziner und Pflegekoordinatoren ▷ Eigene Abteilung Home Care ▷ Intensive Zusammenarbeit mit Sozialstationen, Altenpflegeheimen, ambulanten Pflegediensten ▷ Verträge mit den Krankenkassen ▷ Zusammenarbeit mit den Pflegekräften nach Arbeitsrichtlinien und Verträgen ▷ Keine Eigenbeteiligung der Patienten an den Schulungs- und Pflegekosten (Ausnahme evtl. Privatpatienten) ▷ Direktbelieferung der enteral versorgten Patienten, Belieferung der parenteral versorgten Patienten über Apotheken	Fresenius AG MB Home Care 61343 Bad Homburg v. d. Höhe Tel. 06171/60-0 2358
PFRIMMER NUTRICIA	+ Enterale und parenterale Ernährungstherapie	▷ Schulung und Betreuung durch Pflegekräfte ▷ Parenterale Produkte über die Firma Pharmacia ▷ Keine Verträge mit den Krankenkassen bzgl. Schulung und Betreuung ▷ Belieferung der enteral versorgten Patienten über Sanitätshäuser und teilweise direkt, Belieferung der parenteral versorgten Patienten über Apotheken	Pfrimmer Nutricia GmbH & Co KG Am Weichselgarten 23, 91058 Erlangen Tel. 09131/778-20 22 23 24 25 26

Tab. 3 (Fortsetzung)

Anbieter	Patientenversorgung	Besonderheiten	Anschrift
		▷ Keine Eigenbeteiligung der Patienten an den Schulungs- und Pflegekosten (Ausnahme evtl. Privatpatienten)	
ABBOTT GMBH	+ Nur enterale Ernährung	▷ Verträge mit den Pflegekräften ▷ Vergütung nach Umsatz ▷ Pflegekräfte müssen Gewerbe anmelden ▷ Organisation der Vertretung der Pflegekräfte, z. B. bei Urlaub, muß von den Pflegekräften selbst übernommen werden ▷ Pflegekräfte arbeiten nicht nach einheitlichen Richtlinien bzw. Standards	Abbott GmbH Max-Planck-Ring 2 65205 Wiesbaden Tel. 06122/50100
CLINTEC SALVIA	– Keine Patientenversorgung	▷ Anbieter enteraler Produkte	Clintec Salvia Fabrikstr. 51 66424 Homburg/Saar Tel. 06831/7030
BRAUN MELSUNGEN AG	– Keine Patientenversorgung	▷ Anbieter enteraler und parenteraler Produkte ▷ Patientenschulung und -betreuung wird an Pflegedienste weitergegeben ▷ Vergütung der Dienstleistung durch die Patienten, teilweise Krankenkassen	Braun Melsungen AG Karl-Braun-Str. 1 34212 Melsungen Tel. 05661/71-0
WANDER/SANDOZ GMBH	– Keine Patientenversorgung, nur enterale Produkte	▷ Anbieter enteraler Produkte	Wander Sandoz GmbH Dr. Wander-Str. 67574 Osthofen Tel. 06242/505-0
SHERWOOD	– Keine Patientenversorgung, nur enterale Technikprodukte	▷ Anbieter enteraler Technikprodukte	Sherwood Medical Hauptstr. 108 65843 Sulzbach Tel. 06196/600900

Tab. 3 Fortsetzung

Anbieter	Patientenversorgung	Besonderheiten	Anschrift
CAREMARK	+ Enterale und parenterale Ernährungstherapien ▷ Reines Pflegeunternehmen. Nur spezielle Pflege im Rahmen von klinischen bzw. ambulanten Therapien	▷ Keine eigenen Produkte ▷ Zukauf der Produkte von verschiedenen Anbietern, z. B. Baxter, Pfrimmer/Nutricia ▷ Eigene Pflegekräfte ▷ Verträge mit Landesverband der Krankenkassen in Bayern	Caremark Deutschland GmbH Edisonstr. 4 85716 Unterschleißheim Tel. 089/5502031
TAVACARE	+ Anbieter enteraler Produkte		Travenol GmbH Nymphenburgstraße 1 80335 München Tel. 089/59941
BAXTER GMBH	+ Anbieter enteraler Produkte		Baxter GmbH Edisonstraße 3 85716 Unterschleißheim Tel. 089/31701-0
Anmerkung: Diese Liste erhebt keinen Anspruch auf Vollständigkeit			

Krankenhausambulanzen, und der Industrie bestehen. Mehrere Hersteller von Infusionslösungen haben einen mobilen Beratungsdienst für ambulante Patienten zur parenteralen Langzeit-Ernährung eingerichtet (*Tab. 3*). Diese Beratungsdienste helfen auch bei enteralen Ernährungsformen.

Die Ernährungsberatung setzt Grundkenntnisse der Ernährungsphysiologie voraus.

Zuallererst muß Ernährung »schmekken«, soweit eine orale Nährstoffzufuhr möglich ist. Auch unzureichende, aber vom Geschmack her vom Patienten erwünschte Nahrungs- oder Genußmittel erhöhen die Lebensqualität und sollten in jeden Ernährungsplan eingebaut werden, gleichgültig, ob eine voll enterale oder auch teilenterale Ernährung durchgeführt wird.

Der Grundbedarf an Kalorien beträgt 30 kcal/kg Körpergewicht. Der tägliche Kalorienbedarf (KB) läßt sich nach der Formel berechnen:

$$KB = \frac{30 \text{ kcal}}{\text{kg Körpergewicht} \times \text{KF}}$$

KB = Kalorienbedarf, KF = Korrekturfaktor. Der Korrekturfaktor für bettlägerige Patienten ohne schwere Erkrankung beträgt 1,2, für Schwerstarbeiter und Patienten mit konsumierenden Erkrankungen bis 1,5.

Aus *Tabelle 4* läßt sich der Kalorienbedarf für die verschiedenen Krankheitssituationen abschätzen.

Die Nahrung sollte die drei wesentlichen Nahrungsbestandteile ausgewogen enthalten, dabei beträgt der Kalorienanteil für
Fett 35 % (inkl. essentielle Fettsäuren)
Eiweiß 15 % (inkl. essentielle Aminosäuren)
Kohlehydrate 50 %.
Der Gehalt an Vitaminen und Spurenelementen sollte möglichst hoch sein.

In den kommerziellen Ernährungsangeboten beträgt die Kaloriendichte 1 kcal/ml Lösung. Die Präparate enthalten alle notwendigen Nahrungsbestandteile in ausgewogenen und für den Körper notwendigen Konzentrationen, sind nach ernährungsphysiologischen Erkenntnissen zusammengestellt und werden laufend verbessert. Dies bedeutet, daß 2-3 l kommerzielle Ernährungslösungen, je nach erforderlichem Kalorienbedarf, alle Nahrungsbestandteile enthalten. Dies gilt sowohl für parenterale Ernährung als auch für enterale Ernährungslösungen, unabhängig von verschiedenen Geschmacksrichtungen sowie von verschiedenen Zubereitungen mit und ohne Ballaststoffe.

Die Komplikationsrate der parenteralen Ernährung liegt deutlich höher als bei enteralen Ernährungsformen. Auch schränkt die Schwere möglicher Komplikationen, z. B. Vena-cava-superior-Thrombose mit oberer Einflußstauung, Sepsis, Endokarditis, die Praktikabilität deutlich ein.

Physiologischer als die parenterale Ernährung ist die enterale Ernährung. Dabei sollte diese – wo immer möglich – angestrebt werden entsprechend der Stufe 3 der fünf Ernährungsstufen nach *Hammann* (s. S. 170). Die Ernährungsform über Sonden stellt eine große Hilfe für Patienten und Pflegepersonal dar, fordert den behandelnden Arzt aber zu einer aktiven Entscheidung und zu einem besonderen Engagement auf (*Abb. 1*).

In den letzten 10 Jahren sind auf dem Gebiet der enteralen Ernährung entscheidende Fortschritte in der Sondentechnik, ihrer Handhabung und Überwachung eingetreten. Entscheidende Vorteile hat dabei die Einführung der perkutanen en-

Tab. 4 Täglicher Kalorienbedarf, abhängig von Körpergewicht und Bedarf

kg Körpergewicht	Kalorienbedarf pro kg Körpergewicht			
	30	35	40	50
60	1800	2100	2400	2700
75	2250	2625	3000	3375
90	2700	3150	3600	4050
	Grundbedarf	Alltagstätigkeiten ohne größere körperliche Anstrengung	Kranke und mittelschwer Arbeitende	Schwerstarbeiter und Schwerstkranke (z. B. Sepsis, Karzinom)

doskopischen Gastrostomie (PEG) durch *Gauderer* und *Tanky* 1981 und ihre Modifikation durch *Keymling* (13, 14, 24) gebracht. Dies verdeutlicht Tabelle 5, die Vorteile und Nachteile der pernasalen Sondentechnik, der PEG und der Feinkatheter-Jenunostomie (FKJ) als die möglichen enteralen Ernährungsformen gegenübergestellt.
Die Auswahl der Sonden zur Ernäh-

Tab. 5 Gegenüberstellung von nasogastraler Sonde (NGS), perkutaner endoskopischer Gastrostomie (PEG), perkutaner endoskopischer Jejunostomie (PEJ) und Feinnadelkatheter-Jejunostomie (FKJ) zur Langzeiternährung

	Vorteile	Nachteile
NGS	– leicht zu plazieren – leicht zu entfernen – rein ambulante Handhabung – Sonden preiswert – wenig Pflegeaufwand – auch durch Pflegepersonal zu legen	– kosmetisch auffällig – unangenehme Sensation im Nasen-Rachen-Raum – Druckläsion im Ösophagus – Refluxösophagitis – Pneumoniegefährdung durch erhöhten Reflux – Störungen des Schluckablaufes – leichte Spontandislokation – leichtes Entfernen durch den Patienten – evtl. Fixierung d. Patienten erforderlich
PEG	– ambulant implantierbar – geringer pflegerischer Aufwand – allgemeine Patientenpflege erleichtert – keine Dislokationsgefahr – leicht auswechselbar – keine sichtbaren kosmetischen Beeinträchtigungen des Patienten – Reflux- und Pneumoniegefahr geringer als bei NGS – lange Haltbarkeit, z. T. über 1–2 Jahre	– invasiv – PEG-Set teuer – Infektionsgefahr der Austrittsstelle – Katheterverstopfung – Refluxgefahr mit Refluxösophagitis – selten Peritonitis, Blutungen, gastrokolische Fisteln (Gefahr nur in den ersten 8 Tagen nach Anlage) – engmaschige Überwachung in den ersten 8 Tagen erforderlich
PEJ	– wie PEG – auch bei Magenatonie anwendbar – verminderte Refluxrate	– wie PEG – Handhabung und Ernährungsinfusion technisch etwas anspruchsvoller für Pflegepersonal als bei PEG – leichte Dislokation des Jejunalkatheteranteils
FKJ	– sichere Lage – kein relevanter Reflux – keine erhöhte Pneumonierate – einfache pflegerische Handhabung	– nur operativ bei Eröffnung des Abdomens zu plazieren – erfordert Krankenhausaufenthalt – Ernährung durch Peptiddiät (Preis) – nicht auswechselbar bei Sondenverstopfung

rungstherapie richtet sich jeweils nach den Gegebenheiten beim Patienten. Im Rahmen von abdominellen Operationen wird die FKJ die Methode der Wahl sein. Dabei stellt der Operateur bzw. der Krankenhausarzt und nicht der Hausarzt die Indikation.

> Unter häuslichen Bedingungen muß durch den Hausarzt differenziert werden. Bei einer nur vorübergehenden enteralen Ernährung unter 3–4 Wochen empfiehlt sich eine NGS, ansonsten eine PEG oder PEJ (*4, 6, 8, 10, 12, 19, 26*). PEG und PEJ müssen in speziell eingerichteten Praxen oder in Krankenhausambulanzen eingelegt werden. Die Überwachung wird dann wieder rein ambulant durch den Hausarzt vorgenommen.

Die den Patienten belästigenden nasalen Sonden können bei vertretbar geringem Risiko durch eine PEG ersetzt werden (*Tab. 7*). Die am häufigsten verwendete Technik ist die Fadendurchzugsmethode nach *Keymling* (*13, 14, 24*).

Die Indikationen zur PEG-Anlage decken sich teilweise mit den Ursachen für Fehl- und Mangelernährung (*Tab. 7*).

Kontraindikationen gibt es nur wenige. Falls diese gegeben sind, ist die Prognose der Grundkrankheit so schlecht, daß eine volle Ernährungstherapie ethisch kaum zu vertreten ist, oder der Patient bedarf einer längerfristigen Krankenhausbehandlung mit Therapie der Grundkrankheit.

Kontraindikationen zur PEG-Anlage bzw. Ernährung über eine PEG

– Prognose unter 4 Wochen
– Ileus (paralytisch oder mechanisch)
– Peritonitis
– Akutes Abdomen
– Akute intestinale Blutung
– Peritonealkarzinose
– Ausgeprägter Aszites
– Morbus Crohn wegen Gefahr der Fistelbildung, muß als relative Kontraindikation gelten
– Fehlende Diaphanoskopie
– Schwere Gerinnungsstörungen (Quick unter 30 %, Thrombozyten unter 50 000/µl)
– Unstillbares Erbrechen
– Akute Stoffwechselentgleisung mit Koma

Tab. 6 Komplikationen der PEG. Analyse aus 120 Publikationen (*26*)

Komplikationen	Methode		
	Fadendurchzug n = 1410	Direktpunktion n = 210	Legen unter radiologischer Kontrolle n = 159
Letalität	4/0,3 %	–	–
Peritonismus	2/0,1 %	1/0,5 %	2/1,3 %
Revisonsbedingte Blutung	3/0,2 %	–	1/0,6 %
Perforation	4/0,3 %	1/0,5 %	1/0,6 %
Fehlpunktion	–	1/0,5 %	4/2,5 %
Dislokation	6/0,4 %	6/2,9 %	–
Aspiration	12/0,9 %	–	–
Leck	11/0,8 %	2/1,0 %	5/3,1 %
Persistierende Fistel	3/0,2 %	–	–
Wundinfektion	68/4,8 %	2/1,0 %	6/3,8 %

Tab. 7 Indikationen zur PEG-Anlage (modifiziert nach LÜBKE [16])

I. Patient kann nicht essen	– Stenosen im oberen Gastrointestinaltrakt – Neurologische Erkrankung (Apoplexie, Schädel-Hirn-Trauma, Bulbärparalyse, Myasthenie, amyotrophe Lateralsklerose, apallisches Syndrom, Muskeldystrophien, Schluckstörungen) – Polytraumen – Intoxikationen – Langzeitbeatmung
II. Patient darf nicht essen	– Ösophagotracheale Fisteln, postoperativ nach Eingriffen im oberen GI-Trakt (inkl. Leckagen an Anastomosen oder Nähten) – Verbrennungskrankheit – Schwere Entzündungen bzw. Geschwüre des Ösophagus
III. Patient will nicht essen	– Nahrungsverweigerung (z. B. Anorexia nervosa) – Inappetenz (Tumorleiden und Tumortherapie) – Präsenile Demenz
IV. Patient soll nicht essen/resorbiert nicht	– Chronisch-entzündliche Darmerkrankung (Morbus Crohn? Colitis ulcerosa?) – Kurzdarmsyndrom – Strahlen- und Zytostatikaschäden des Darmes – Gastrointestinale und enterokutane Fisteln

Zwischen 1988 und 1992 wurde im eigenen Krankengut bei über 400 Patienten eine PEG angelegt. Dabei wurden die in der Literatur beschriebenen Indikationen und Kontraindikationen beachtet. Die Gesamtkomplikationsrate der PEG betrug 16,3 %. Darunter fielen 12 % leichte Komplikationen und 4,3 % schwere.

Zu den leichten Komplikationen gehörten lokale Wundinfektionen an der PEG-Austrittsstelle und Refluxösophagitiden. Die lokale Wundinfektion wurde konservativ durch täglichen Verbandswechsel und durch möglichst gleichmäßige Verteilung der Nahrungsapplikation über eine 24 Stunden laufende Pumpe beherrscht. Die Refluxösophagitiden waren ebenfalls durch die kontinuierliche Nahrungsmittelapplikation zu bessern, es wurden aber auch in einigen Fällen Prokinetika, z. B. Metoclopropamid oder Cisaprid angewandt und gleichzeitig der Oberkörper um 20–30 Grad aufgerichtet.

Zu den 4,3 % gravierenden Komplikationen gehörten 2 Peritonitiden, die konservativ mit Antibiotika und Unterbrechen der Nahrungszufuhr beherrscht wurden, eine Dehiszenz zwischen Magen und Bauchdecken, die operativ behandelt werden mußte, und 4 lokale Infekte, die zur PEG-Entfernung und Neuanlage an anderer Stelle führten. 6 lokale Infekte, die als schwerwiegende Komplikationen eingeordnet wurden, mußten durch Inzision der Haut in der PEG-Austrittsstelle und lokaler Entlastung der Abszedierung therapiert werden. Die entstandene Wunde heilte unter lokalen Maßnahmen auch bei Fortführung der Ernährung über die PEG aus.

Durch ein sorgfältiges Verbinden konnten die lokalen Infekte und Hautreizungen vermieden werden. Dabei wird alle 2 Tage der aus der Bauchdecke austretende Katheteranteil neu am Thorax oder Abdomen angeklebt, wobei das nach außen heraustretende PEG-Ende jeweils um 15 min im Uhrzeigersinn gedreht wird.

Für die hausärztliche Beratung schwerstkranker und sterbender Patienten ist das Angebot einer Ernährungstherapie unverzichtbar, um dem Patienten das Leben zu erleichtern und die Lebensqualität zu verbessern bzw. erst wieder herzustellen. Dabei

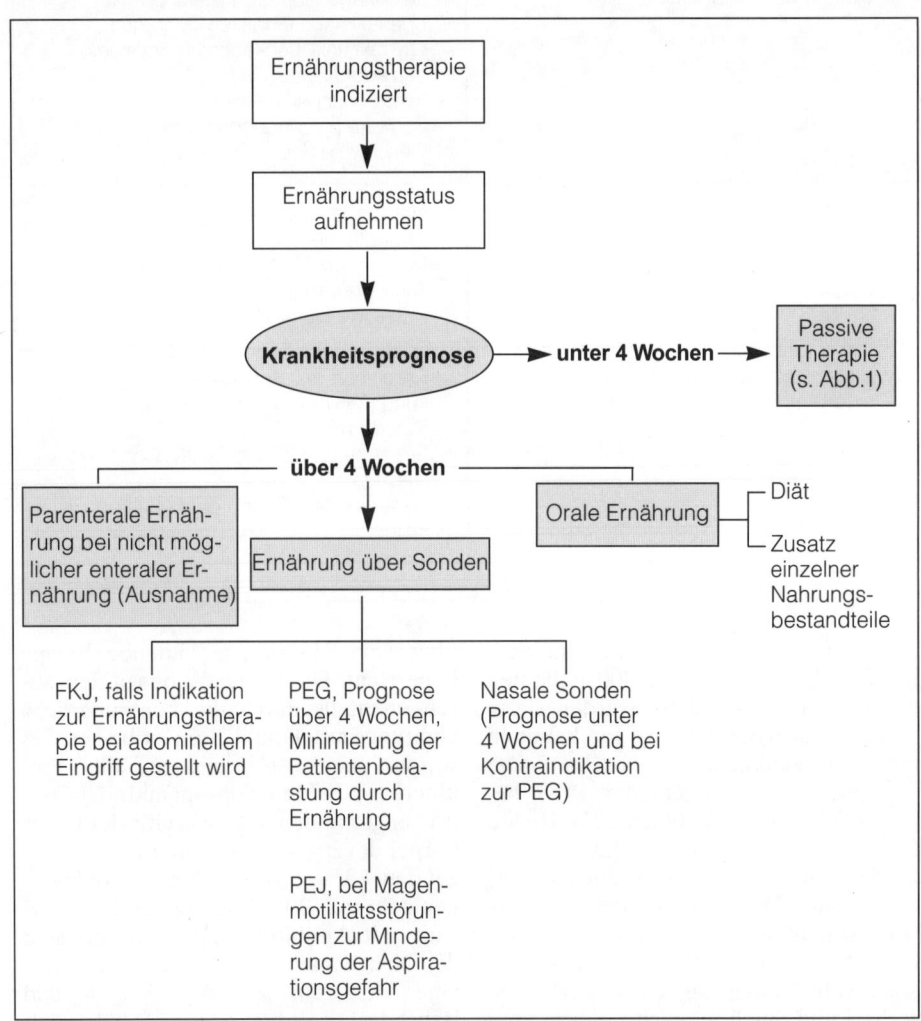

Abb. 2 Entscheidungsfindung bei der Notwendigkeit einer Ernährungstherapie

muß eine Entscheidung gegen eine komplette Ernährungstherapie gefällt werden können. Dies gehört sicherlich zu den schwierigsten Entscheidungen des ärztlichen Handelns. Wir empfehlen das in *Abbildung 2* dargestellte Vorgehen.

Bei jeder Ernährungsform, die über das Trinken von Nährlösungen (Stufe 2 nach *Hammann*) hinausgeht, sollte eine enge Zusammenarbeit zwischen Hausarzt und Betreuer, Ernährungsteam und Spezialisten (meist in Krankenhausambulanzen) bestehen, um die Ziele der Ernährungsform (s. S. 169) auch einhalten zu können. Rein für die Klinik geschaffene Ernährungsteams (*12*) sind sicher sehr leistungsfähig, eine flächendeckende Versorgung von enteral oder parenteral ernährungsbedürftigen Patienten in der Bundesrepublik ist aber ohne hausärztliche Versorgung nicht möglich. Die Hausärzte sollen und müssen zum Wohle der Patienten diese Herausforderung annehmen.

Literatur

1. *Clement, T., Lembcke, B.*: Enterale Sondenernährung und perkutane endoskopische Gastrostomie (PEG). Inn. Med. 18 (1991) 48–53
2. *Chandra, R. K.* et al.: Nutrition and Immunity in the elderly. Nutrition Reviews 50 (1992) 367–371
3. *Daniel, H., Benterbusch, R.*: Ernährung und Immunsystem – Wirkung essentieller Nährstoffe auf das Abwehrsystem; Dtsch. Apothekerz. (1991) Nr. 3, 61–71
4. *Fay, D. E., Poplausky, M., Gruber, M., Lance, P.*: Long-term enteral feeding: A retrospective comparison of delivery via percutaneous endoscopic gastrostomy and nasoenteric tubes. Amer. J. Gastroenterol. 86 (1991) 1604–1609
5. *Forgace, I., Macpherson, A., Tibbs, C.*: Percutaneous endoscopic gastrostomy. The end of a line for nasogastric feeding? Brit. med. J. 304 (1992) 1395–1396
6. *Gottwald, J.*: Durchführung und Nachsorge der PEG aus der Praxis für die Praxis – Ein Leitfaden. Fresenius AG Bad Homburg, 1990
7. *Hammann, V.*: Ernährungstherapie durch Sondenernährung – Eine aktuelle Übersicht; Ernährungs-Umschau 34 (1987) 327–329
8. *Hammann, V., Kreiter, H.*: Die perkutane endoskopische Gastrostomie (PEG). Ärztebl. Rheinland-Pfalz 10 (1991)
9. *Honneth, J., Nehen, H. G.*: PEG – Effiziente Methode für die enterale Langzeiternährung. Geriatrie Praxis 10 (1960) 56–61
10. *Jung, M., Harz, C., Pimentel, F.*: Perkutane Endoskopische Gastrostomie. Dtsch. med. Wschr. 116 (1991) 1063–1068
11. *Kasper, H.*: Die Ernährung von tumorkranken Patienten. Dt. Ärztebl. 87 (1990) 1639–1641
12. *Kester, L.*: Übergangspflege. Die Schwester/Der Pfleger 32 (1993) 215–232
13. *Kolb, S.*: Komplikationen der perkutanen endoskopischen Gastrostomie. medwelt 38 (1987) 29–31
14. *Kolb, S., Lengenfelder, R., Iro, H.*: Perkutane endoskopische Gastrostomie. Erfahrungen mit der Langzeit-Sondenernährung; Z. Geriatrie 2 (1989) 95–97
15. *Kreutzer, C.*: Therapie der Mangelernährung in der Geriatrie. Geriatrie Praxis 2 (1990) Heft 8, 2–3
16. *Lübke, H. J., Frieling, T.*: Praktische Aspekte der enteralen Sondenernährung. Int. Welt 11 (1988) 79–90
17. *Markgraf, R., Plentka, L., Scholten, T.*: Vergleich enteraler mit parenteraler Ernährung bei internistisch-geriatrischen Patienten. Infusionstherapie 17 (1990) Suppl. 1, 31–32
18. *Markgraf, R., Geltmann, K., Plentka, L., Scholten, T.*: Langzeitergebnisse enteraler Ernährungstherapie über perkutane endoskopische Gastrostomie bei polymorbiden internistischen Patienten. Z. Gastroenterol. 31 (1993) Suppl. 5, 21–23
19. *Naegler, H.*: Rückkehr in die häusliche Umgebung ermöglichen. Krankenhausarzt 66 (1993) Heft 11, 545–548
20. *Rieger, H.-J.*: »Zwangsernährung« in der Altenpflege. Dtsch. med. Wschr. 118 (1993) 1908–1909
21. *Roder, J. D., Herschenbach, P., Henrich, G., Nagel, M., Böttcher, K., Siewert, J. R.*: Lebensqualität nach totaler Gastrektomie wegen Magenkarzinoms. Dtsch. med. Wschr. 117 (1992) 241–247
22. *Ruppin, H., Thiel, H.-J., Fietkau, R., Lux, G., Kolb, S.*: Erfahrungen mit der perkutanen endoskopischen Gastrostomie bei Tumorpatienten. In: Ernährungsprobleme in der Onkologie, Hrsg. Sauer, R., H.-J. Thiel. Zuckschwerdt, München 1987, 255–264
23. *Schauder, P.* (Hrsg.): Ernährung und Tumorerkrankungen. Karger, Basel 1991
24. *Schlee, P., Keymling, M., Wörner, W.*: Die perkutane, endoskopisch kontrollierte Gastrostomie (PEG) bei neurologischen Krankheiten in der Geriatrie. medwelt 38 (1987) 45–47

25. *Seiler, W. O., Stähelin, H. B.*: Energie- und Vitaminbedarf bei Langzeitpatienten. Z. Gerontol. 22 (1989) 26–33
26. *Vestweber, K.-H.*: Perkutane endoskopische Gastrostomie (PEG). Chir. Gastroenterol. 8 (1992) 300–303
27. *Viell, B., Vestweber, K.-H.*: Der Stellenwert der Ernährung auf der Intensivstation. Klin. Wschr. 69 (1991) Suppl. 16, 185–192

Behandlung von Schmerzen

A. Keseberg

Schmerz ist das häufigste Motiv, welches einen Menschen zum Arzt führt. Jeder, der Schmerzen zu ertragen hat, seien es ein Tumorschmerz oder Schmerzen bei degenerativen Gelenkerkrankungen oder auch akute Schmerzen, beispielsweise bei Verletzungen, wird dies als schlimme Belastung empfinden. Andererseits ist der Schmerz ein notwendiges Warnsymptom zum Schutz des Individuums, er ist gleichsam ein Urphänomen des Lebens, eine Spezifität höherer Lebewesen.

Schmerz wird von vielen Menschen unserer materialistischen Zeit gleichsam als Panne des Lebens angesehen und muß, wie *Frey* sich ausdrückte, »in der Reparaturwerkstätte Krankenhaus durch geeignete Mechaniker repariert werden«.

Der Mensch der Antike und des christlichen Mittelalters hatte dagegen ein anderes Verhältnis zum Schmerz. Dieser war von Gott gegeben und trug zur Läuterung und Nachfolge Christi bei.

»Hoffentlich bin ich nicht krebskrank«, so hören wir oft in der täglichen Praxis von unseren Patienten. Hierbei kommt weniger die Angst vor einem nahen Tod zum Ausdruck als vielmehr die Vorstellung, unerträgliche Schmerzen erleiden zu müssen. Mir sagte einmal ein Patient mit einem metastasierenden Prostatakarzinom: »Angst vor dem Tode habe ich nicht, ich habe zu oft im Kriege in der Gefahr des Todes gestanden, aber versprechen Sie mir, mich vor schweren Schmerzen zu bewahren.« In einer anderen Situation fragte mich ein unheilbar Krebskranker: »Werde ich viel leiden müssen, werde ich starke Schmerzen haben? Wird das Sterben schwer werden?« Bei der Zusicherung, alles zu tun, ihm zu einem schmerzfreien bzw. schmerzarmen Ende zu verhelfen, wurde er ruhiger und gelassener.

Es ist der Beruf des Arztes, den Kranken vor sinnlosen Schmerzen zu bewahren! In den geschilderten Situationen war der Schmerz als Warnsymptom überflüssig, er konnte und mußte gelindert oder beseitigt werden.

Schmerzentstehung

Gewebeschädigungen, hervorgerufen durch mechanische, chemische, thermische oder elektrische Irritationen, sind für die Schmerzentstehung verantwortlich. Bei Gewebszerstörungen werden Schmerzmediatoren wie Wasserstoffionen, Kaliumionen, Neurotransmitter, Kinine und Prostaglandine freigesetzt. Als schwache Mediatoren gelten Wasserstoff- und Kaliumionen. Schmerzauslösend wirkt die Erniedrigung des pH-Wertes unter 6, für die die Wasserstoffionenkonzentration verantwortlich ist. Erhöht sich bei Gewebsschädigung die Kaliumionenkonzentration über 20 mmol/l im Interstitium, ruft dies ebenfalls Schmerzen hervor.

Als schmerzauslösende **Neurotransmitter** kommen Histamin, Acetylcholin und Serotonin in Frage. Erst bei hoher Konzentration wirkt Histamin algogen. Dagegen wirkt Acetylcholin schon in niedriger Konzentration schmerzauslösend durch Sensibilisierung von Schmerzrezeptoren für andere Mediatoren. Der wirksamste schmerzerzeugende Mediator ist Serotonin.

Kinine sind biologisch aktive Peptide, die zu den Gewebshormonen gezählt werden. Unter ihnen ist das Bradykinin der stärkste Schmerz-Mediator.

Bei Gewebsschädigung und vor allem bei Entzündungen werden **Prostaglandine** freigesetzt, die Schmerzrezeptoren sensibilisieren und vornehmlich für die Entstehung von Dauerschmerzen verantwortlich sind. Hier spielt vor allem das Prostaglandin E_2 eine Rolle. Es erregt nicht selbst die Nozizeptoren, sondern sensibilisiert für andere Mediatoren wie Bradykinin und Histamin. Nozizeptoren sind keine besonders ausgebildeten Rezeptororgane, sondern einfache Nervenendigungen. Durch direkte Reizung von sensiblen Nervenfasern, beispielsweise durch Druck, nehmen diese Nervenfasern die Eigenschaften von Rezeptoren an (*Abb. 1*).

Bei direkter Erregung von Nozizeptoren entsteht ein Akutschmerz. Die Sensibilisierung derselben führt zum Dauerschmerz. Die afferenten Impulse werden von somatischen oder viszeralen Nervenfasern als sog. nozizeptive Afferenzen weitergeleitet und im Rückenmark bzw. Hirnstamm auf zentrale Haupt- und Nebenbahnen umgeschaltet. Die erste sensible Schaltstelle befindet sich dabei im Hinterhorn des Rückenmarks und kontrolliert hier erstmals durch absteigende Impulse aus Hirnstamm und Hirnrinde den sensiblen Einstrom. Im Thalamus wird der Schmerz aufgenommen; der Organismus reagiert durch Aktivierung subkortikaler Systeme im Hypothalamus. Über efferente Bahnen, als Antwort auf den Reiz, werden Abwehrreflexe hervorgerufen.

Die Formatio reticularis im Hirnstamm kontrolliert gleichzeitig sowohl den afferenten Zustrom als auch die Erregbarkeit der Hirnrinde. Hier gelangt der Schmerz ins Bewußtsein, gleichzeitig wird er lokalisiert und durch Erfahrung eine Schmerzerinnerung gebildet. Das Schmerzerlebnis ist also ein Lernprozeß und nicht angeboren.

Eine Wertung des Schmerzes ist nur durch mehrere Erfahrungen möglich. Wird eine gewisse Schmerzschwelle überschritten, so werden im Organismus **En-dorphine** freigesetzt. Es handelt sich um körpereigene Substanzen mit morphinähnlicher Wirkung, die überall im Gehirn nachgewiesen werden können. Sie verringern die Freisetzung von Schmerzmediatoren durch Angriff an den präsynaptischen Schaltstellen. Ebenso binden sie sich an Opiatrezeptoren im limbischen System, im Mittelhirn und Hinterhorn des Rückenmarks. Man bezeichnet dies auch als endogenes schmerzhemmendes System. Ein weiteres opiatähnliches Peptid wurde aus der Hypophyse isoliert. Als Baustein dieser Substanzen fungiert das ACTH, welches die Kortisolsynthese steuert. Bei Streßsituationen sind sowohl die Spiegel des ACTH als auch die der Endorphine im Blut deutlich erhöht, eine Erklärung für die geminderte oder aufgehobene Schmerzwahrnehmung in Streßsituationen.

Erst vor 10 Jahren gelang der Nachweis der Opiatrezeptoren im Zentralnervensystem und in der Peripherie. In der Schmerztherapie spielt die Stimulierung des endogenen schmerzhemmenden Systems eine wichtige Rolle. Die Anwendung zentral wirksamer Analgetika bewirkt eine Aktivierung der Endorphine.

Schmerzursachen bei Tumorpatienten

Vor Einsetzen einer wirksamen Schmerztherapie ist die Klärung der Schmerzursachen dringend notwendig. Beim Tumorpatienten hat sich die Einteilung von vier verursachenden Faktoren als Therapiegrundlage bewährt:

Bei der Beurteilung des Schmerzes ist auf folgende Faktoren Wert zu legen:

1. Lokalisation
2. Schmerzintensität
3. Art und Charakter des Schmerzes
4. Zeitliche Entwicklung und Verlauf des Schmerzes
5. Auslösemechanismen

Schmerzursachen bei Tumorpatienten 195

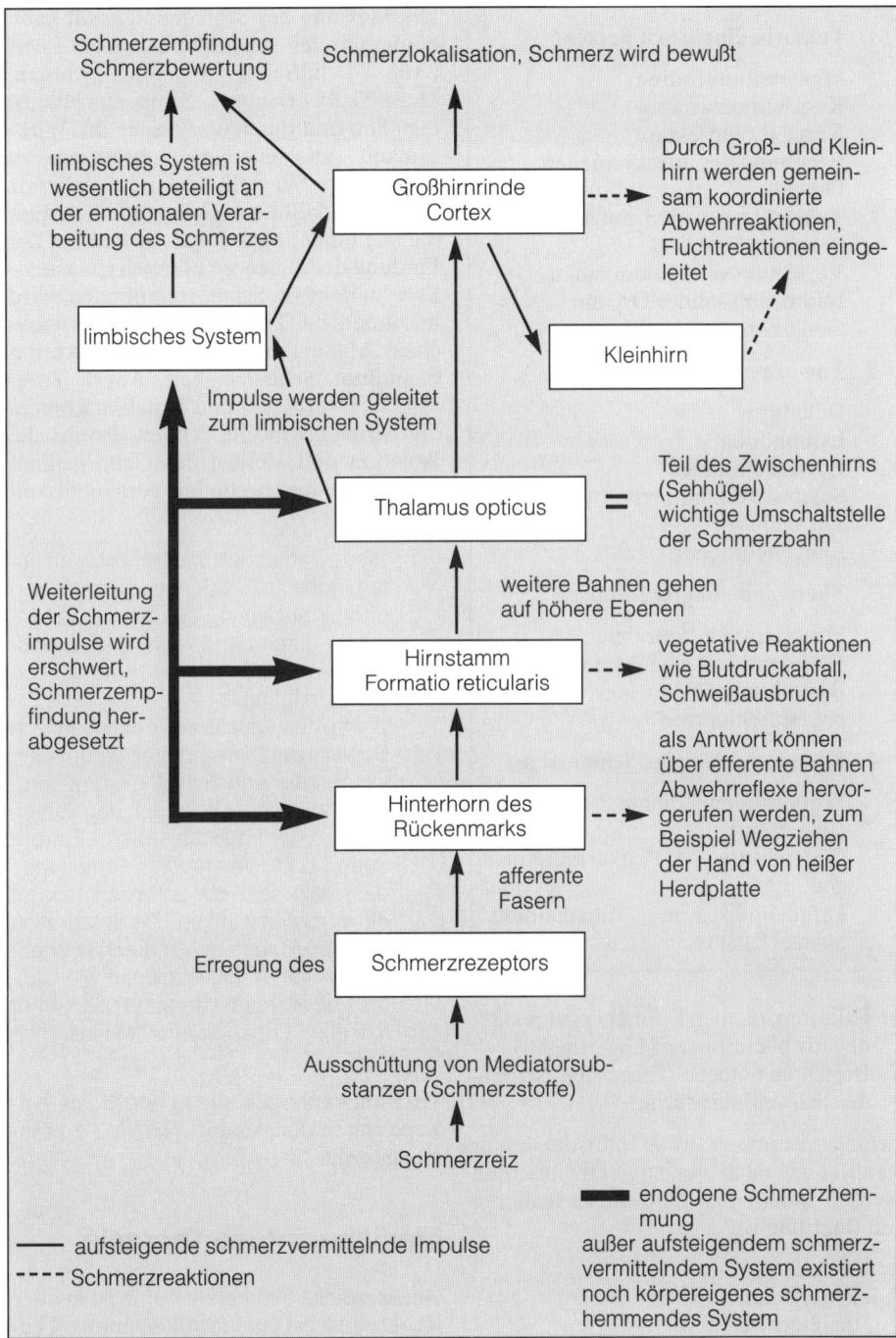

Abb. 1 Schmerzentstehung und Weiterleitung, nach Mutschler

1. **Tumorbedingte Schmerzen**

   Weichteilinfiltration
   Knochenmetastasen
   Nervenkompression
   Erhöhung des intrakraniellen Druckes
   Tumorulzerationen mit und ohne Sekundärinfektion
   Verlegung von Hohlorganen
   Infiltration solider Organe
   Gefäßkompression

2. **Tumorassoziierter Schmerz**

   Dekubitus
   Lymphödem
   Zosterneuralgien
   Sekundärinfektionen
   Thrombosen
   Lungenembolien

3. **Therapiebedingter Schmerz**

   Postoperative Neuralgie
   Neuropathie nach Chemotherapie
   Bestrahlungsfolgen
   Narbenschmerzen

4. **Tumorunabhängige Schmerzen**

   Wirbelsäulenbedingte Schmerzen (Lagerung)
   Degenerative Gelenkerkrankungen
   Paraneoplastische rheumatoide Schmerzzustände

6. Faktoren, die den Schmerz positiv oder negativ beeinflussen (Lagerungen)
7. Begleitphänomene (Erbrechen, Schwindel, Schweißausbrüche)

Schmerz ist immer etwas Individuelles, er kann somit auch nur subjektiv beurteilt werden, indem man versucht, zu skalieren mit Begriffen wie

kein Schmerz
  leichter Schmerz
    mäßiger Schmerz
      starker Schmerz
        sehr starker Schmerz
          stärkster vorstellbarer Schmerz

Die Messung der Schmerzintensität kann häufig mit der Adjektiv-Skala nach *Lehrl* (*Abb. 2*) hilfreich unterstützt werden. Diese Skala erlaubt es, Schmerzprofile zu erstellen und durch Vergleiche die Wirksamkeit analgetischer Substanzen zu überprüfen. Sie stellt weder einen Ersatz noch eine Hilfe zur Differentialdiagnose dar, sie bindet aber den Patienten bei der Findung der Diagnose hilfreich mit ein.

Das subjektive Schmerzempfinden wird besonders bei Tumorpatienten in erheblichem Maße durch psychische Faktoren beeinflußt. Schlaflosigkeit, Angst, Traurigkeit, Depression und Isolation können die Schmerzschwelle senken. Psychische Isolation und Verlust der Geborgenheit wirken sich hier besonders verhängnisvoll aus.

> Dies zu erkennen und frühzeitig zu unterbinden mit offenen Gesprächen und Einbeziehung des familiären Umfeldes durch den Hausarzt ist Grundvoraussetzung einer wirksamen Schmerztherapie.
>
> Wenn der Patient solchermaßen von Begleitsymptomen befreit wird, wenn für ausreichend Schlaf gesorgt wird, der Arzt Zeit für die Sorgen des Patienten hat, der Patient hierdurch Zuwendung und Verständnis empfindet, dann läßt sich die Schmerzintensität oft erheblich senken. Die Integration der Familie, unterstützt durch pflegerische Hilfen (Pflegestationen wie Caritas, Arbeitersamariterbund u. a.), trägt mit zum Erfolg solcher Maßnahmen bei.

Therapiemethoden, die in der Praxis Anwendung finden, sind in *Tabelle 1* zusammengestellt.

Medikamentöse Therapie

Hausärztliche Schmerztherapie ist in aller Regel zunächst eine medikamentöse Therapie. Akute Schmerzen können und sollen zur Erreichung eines schnellen Wirkungseintritts parenteral behandelt wer-

Meine Schmerzen sind:	sehr	ziemlich	mittel	wenig	entfällt
01 stark	○	○	○	○	○
02 pochend	○	○	○	○	○
03 stechend	○	○	○	○	○
04 spitz	○	○	○	○	○
05 hartnäckig	○	○	○	○	○
06 bohrend	○	○	○	○	○
07 ziehend	○	○	○	○	○
08 fast angenehm	○	○	○	○	○
09 überall vorhanden	○	○	○	○	○
10 pulsierend	○	○	○	○	○
11 prickelnd	○	○	○	○	○
12 schwer	○	○	○	○	○
13 stumpf	○	○	○	○	○
14 kneifend	○	○	○	○	○
15 häufig	○	○	○	○	○
16 hämmernd	○	○	○	○	○
17 lästig	○	○	○	○	○
18 stoßend	○	○	○	○	○
19 allgemein	○	○	○	○	○
20 überraschend	○	○	○	○	○
21 reißend	○	○	○	○	○
22 schnell vorübergehend	○	○	○	○	○
23 nadelstichartig	○	○	○	○	○
24 spannend	○	○	○	○	○
25 blitzartig durchzuckend	○	○	○	○	○

Abb. 2 Adjektiv-Skala zur Schmerzmessung nach Lehrl, S. et al.

Tab. 1 Therapiemethoden für die Praxis

Systematische Pharmakotherapie
– orale, rektale und sublinguale Applikation – parenterale Applikation
Nervenblockade, Kryoanalgesie
– Infiltrationsverfahren – periphere und rückenmarksnahe Leitungsverfahren – Sympathikusblockaden
Elektrostimulationsverfahren
transkutane elektrische Nervenstimulation (TENS)
Psychotherapeutische Verfahren
– autogenes Training – Hypnose – Biofeedback – Imagination
Hilfsmittel
– Stützkorsett – Rollstuhl – Toilettenstuhl
Kausale Therapie
– Operation – Chemo- und Hormontherapie – Strahlentherapie

den. Oft ist, wie beim postoperativen Schmerz, eine zusätzliche Sedierung notwendig.

Die Behandlung chronischer Schmerzen, an denen Tumorpatienten häufig leiden, erfordert grundsätzlich ein anderes therapeutisches Vorgehen. Chronische Schmerzen werden fast ausschließlich mit oralen Analgetika therapiert. Im Interesse der Lebensqualität des Tumorpatienten muß aber eine zusätzliche Sedierung zunächst vermieden werden. Im Finalstadium ist sie dagegen unverzichtbar. Beim akuten Schmerz ist der schnelle Wirkungseintritt und der relativ schnelle Abbau des Analgetikums erwünscht, da es sich hier um eine begrenzte Therapie handelt. Die parenterale Anwendung ist deshalb sinnvoll. Für den Patienten mit chronischen Schmerzen wird die Therapie mit oralen Analgetika durchgeführt. Das langsame Erreichen eines Wirkspiegels hat hier keine Bedeutung, hier ist vielmehr die verlängerte Wirkdauer erstrebenswert. Neben den pharmakokinetischen Argumenten spielt auch die damit verbundene größere Unabhängigkeit des Patienten vom Arzt eine wichtige Rolle.

> Der akute Schmerz ist eine Indikation für eine analgetische Therapie nach Bedarf. Bei chronischen Schmerzen erhält der Patient dagegen sein Analgetikum in einem bestimmten Rhythmus. Die Einnahmezeit muß dabei der Halbwertzeit des Medikamentes angepaßt sein. Die wirksame Dosis wird also vor der zu erwartenden erneuten Schmerzsymptomatik eingenommen.

Eine andere Situation ergibt sich bei Tumorpatienten im Finalstadium, die erbrechen. Hier ist eine parenterale Sedierung, Schmerztherapie und Flüssigkeitszufuhr nicht zu umgehen. Dies kann in der Pflege große Probleme aufwerfen. Es erfordert dann außergewöhnlichen Einsatz von Angehörigen, Pflegepersonal und betreuendem Hausarzt. Hier wird auch manchmal die Grenze häuslicher Betreuungsmöglichkeit erreicht.

> Ziel einer Schmerztherapie beim Tumorkranken muß vor allem in der Phase der zeitbegrenzten Rehabilitation die **Schmerzfreiheit** sein.

Nur so ist es möglich, daß Arzt und Patient sich psychischen, sozialen und religiösen Problemen zuwenden können. Der von seinem Schmerz befreite Patient sollte möglichst nicht sediert werden; so kann er an seiner Umwelt teilnehmen, Angst und Depression sind beherrschbar.

Folgende Standardfehler der Schmerztherapie müssen deshalb vermieden werden:

Falsch

Verschreibung nach Bedarf
Standarddosierung
zu schwache Analgetika
Unterschätzung der Schmerzintensität
Angst vor Suchterzeugung
unzureichende Begleitmedikation
i.m.- oder i.v.-Gabe

Richtig

Einnahme nach festem Zeitschema
individuelle Dosierung
kontrollierte Dosisanpassung
von vornherein hoch genug dosiert

unbegründet Suchterzeugung
Antidepressiva bzw. Neuroleptika
nach Möglichkeit orale Medikation

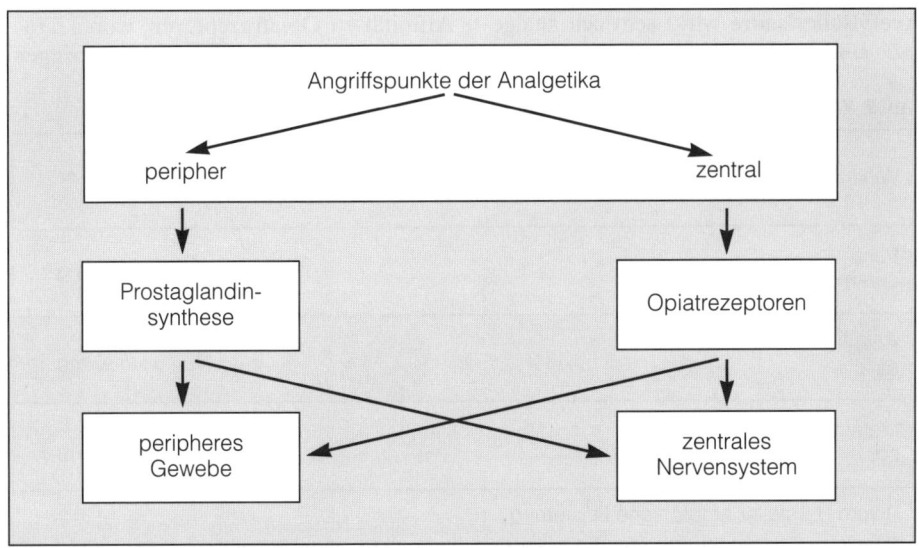

Abb. 3 Wirkungsweise peripherer und zentraler Analgetika

Pharmakologie

Zur Schmerztherapie stehen Nicht-Opiate sowie schwache und starke Opiate zur Verfügung. Diese Einteilung ist notwendig, weil die bisherige Klassifizierung von Analgetika entsprechend ihrem Wirkungsort und ihrer Wirkungsstärke unscharf ist (*Abb. 3*). Als Grundregel gilt der Gebrauch von Monopräparaten. Als Adjuvanzien bezeichnen wir die Stoffe, welche selbst nicht analgetisch wirken, die aber die Analgesie positiv beeinflussen, beispielsweise Neuroleptika, Antidepressiva und Kortikosteroide.

Nicht-Opiate (*Tab. 2*)

Paracetamol wirkt schmerzstillend und fiebersenkend. Entzündungshemmende Wirkungen fehlen. Neben seiner peripheren Wirkung hemmt Paracetamol im Zentralnervensystem die Aktivität nozizeptiver Neurone. In normaler Dosis (3 g/die) ist Paracetamol gut verträglich und arm an Nebenwirkungen. Bei hoher Dosierung wirkt der Arzneistoff lebertoxisch, ebenso kann die Nierenfunktion ähnlich wie beim Phenacetin schwer geschädigt werden.

Acetylsalicylsäure wirkt schwach analgetisch und antipyretisch, außerdem ausgeprägt antiphlogistisch durch Hemmung der Prostaglandinsynthese in der Peripherie. Als Nebenwirkung sind Schädigungen im Magen-Darm-Trakt bekannt mit Mikroschleimhautblutungen, die jedoch bei normaler Dosierung kaum auftreten. Schon in sehr niedrigen Dosen (50–100 mg) hemmt es die Thrombozytenaggregation und verstärkt die Wirkung oraler Antikoagulanzien. Die Acetylsalicylsäure kann auch durch Diclofenac, Naproxen oder Indometacin ersetzt werden.

Metamizol wirkt vor allem analgetisch und spasmolytisch. Die fiebersenkende Wirkung ist stark. In seltenen Fällen sind Agranulozytosen bekannt geworden. Metamizol kann auch parenteral verabreicht werden wegen seiner guten Wasserlöslichkeit. Eine intravenöse Injektion sollte langsam erfolgen wegen der Gefahr eines plötzlichen Blutdruckabfalls.

Schwach wirksame Opiate

Tramadol, **Codein** und **Dihydrocodein** sind die wichtigsten schwach wirksamen Opiate. Sie sind als Monotherapie, aber auch in Kombination mit antiphlogistischen Medikamenten anwendbar. Alle drei genannten Substanzen haben eine Affinität zu Opiatrezeptoren, wobei Tramadol ein partieller Agonist mit geringer

Tab. 2 Wirkungsqualitäten und Dosierungen der wichtigsten Nicht-Opiat-Analgetika

Wirkstoff	analgetisch	antipyretisch	antiphlogistisch	spasmolytisch	Dosierung[1]
Paracetamol	+	+	–	–	bis 6 × 500 mg[2]
Acetylsalicyl-	+	+	+	–	bis 5 × 500 mg[2]
Metamizol	+	+	+	+	bis 6 × 500 mg[2]

[1]) vom Hersteller empfohlene Dosierung
[2]) weitere Dosissteigerung bei Fortdauer der Schmerzen nicht sinnvoll

Affinität ist. Codein und Dihydrocodein sind Agonisten mit hoher Rezeptoraffinität.

Alle Wirkstoffe, vor allem aber Tramadol, können als Nebenwirkung Übelkeit und Erbrechen hervorrufen. Hier kann durch gleichzeitige Antiemetikagabe (z. B. Metoclopramid) vorgebeugt werden. Als Alternative bietet sich die Kombination von Tilidin mit Naloxon (Valoron® N) an. Tilidin hat eine nur schwache morphinantagonistische Wirkung. Es ist in seiner pharmakodynamischen Wirkung dem Morphin sehr ähnlich, allerdings ohne die analgetische Potenz des Morphins. Der Antagonismus des Naloxons beeinflußt die analgetische Wirkung des Tilidins nicht wesentlich wegen seiner schnellen Metabolisierung in der Leber. Dies läßt aber Dosissteigerungen leider nicht zu.

Die Wirkdauer von Tramadol beträgt vier bis sechs Stunden, die von Tilidin etwa vier Stunden, die von Codein und Dihydrocodein ebenfalls vier Stunden (*Tab. 3*).

Schwach wirkende Opiate unterliegen nicht der Betäubungsmittelverordnung. Im Gegensatz zu den Nicht-Opiaten weisen die schwachen Opiate nur geringe Nebenwirkungen auf. Während diese auf funktionelle Organstörungen beschränkt sind, können bei den Nicht-Opiaten als Nebenwirkung diverse Organschäden auftreten. Die Gefahr einer Abhängigkeit bei den schwachen Opiaten ist relativ gering.

Opiate

Ist bei Tumorpatienten zu Beginn der Therapie mit schwach wirksamen Analgetika oder schwachen Opiaten keine Schmerzfreiheit zu erzielen, müssen auch in diesem Stadium bereits Opiate eingesetzt werden. Leider werden aber immer noch in der Praxis Opiate restriktiv eingesetzt. Ein Grund hierfür ist die irrationale Furcht bei Arzt und Patient vor Nebenwirkungen wie Atemdepression sowie Toleranz und Suchtentwicklung.

Bei oraler Therapie mit Opiaten ist eine Atemdepression infolge der geringen Anflutgeschwindigkeit der Medikamente im Zentralnervensystem nicht zu befürchten. Aus gleichem Grund ist die Entwicklung einer psychischen Abhängigkeit des Patienten auch äußerst selten.

Die Verordnung stark wirksamer Opiate wird weiterhin verhindert durch die Scheu von Ärzten, diese Wirksubstanzen auf dem speziellen Betäubungsmittelrezept verschreiben zu müssen. Nach Angaben aus dem Bundesgesundheitsamt besitzen nur 25 % aller niedergelassenen Ärzte Betäubungsmittelrezepte. Diese müssen

Tab. 3 Wirkungsdauer und Dosierungen schwacher Opiate

Wirkstoff	Wirkungsdauer (Stunden)	Dosierung[1]
Tramadol	4-6	bis 4 x 100mg[2]
Codein	4	bis 3 x 50mg[2]
Dihydrocodein	12	bis 2 x 120 mg[2]

[1] vom Hersteller empfohlene Dosierung
[2] weitere Dosissteigerung bei Fortdauer der Schmerzen nicht sinnvoll

beim Bundesgesundheitsamt angefordert werden.

Da nur noch bei 6% der Tumorpatienten nach einem halben Jahr mit nichtopiathaltigen Arzneimitteln Schmerzfreiheit zu erzielen ist, muß jeder Arzt über die Handhabung von Opiaten informiert sein (*Tab. 4* und *5*).

Buprenorphin besitzt einen schnellen Wirkungseintritt. Vorteilhaft ist die lange Wirkdauer (fünf bis acht Stunden), die gute Verträglichkeit und die sublinguale Applizierbarkeit. Für die Behandlung chronischer Schmerzen ist Buprenorphin weniger geeignet. Diese werden vielmehr, wenn möglich, ausschließlich durch orale Morphine therapiert, beispielsweise in Form von MST Mundipharma®-Tabletten, eine retardierte Form von Morphinsulfat in den Dosen 10, 30, 60, 100 und 200 mg. Bei gut eingestellten Patienten in einer stabilen Situation wird die Therapie erheblich erleichtert und vereinfacht, da sie nur in 8–12stündlichen Intervallen verabreicht werden muß.

> Patienten mit einer Opiattherapie benötigen grundsätzlich eine detaillierte **Einnahmeanleitung** mit exakten Zeitangaben zur Medikamenteneinnahme. Sowohl Patient wie Angehörige müssen über mögliche Nebenwirkun-

Tab. 4 Wirkungsdauer und Dosierungen stark wirkender Opiate zur parenteralen Applikation

Wirkstoff	Wirkungsdauer (Stunden)	Dosierung[1])
Pethidin	2-3	bis 4 x 100mg[2])
Methadon	3-8	5-20 mg[2])
Buprenorphin	5-8	bis 3 x 0,6 mg
Morphin	4	bis 6 x 10 mg

[1]) vom Hersteller empfohlene Dosierung
[2]) Einzelgabe

Tab. 5 Wirkungsdauer und Dosierungen stark wirkender Opiate zur oralen Applikation

Wirkstoff	Wirkungsdauer (Stunden)	Dosierung[1])
Morphin	8-12	2-3mal 30-100 mg[2])
Buprenorphin	5-8	2-4mal 0,2-0,4 mg[3])

[1]) vom Hersteller empfohlene Dosierung
[2]) weitere Dosissteigerung ohne Grenze nach oben sinnvoll
[3]) Dosissteigerung über 4 mg pro Tag nicht sinnvoll (Ceiling-effect)

gen wie Übelkeit, Erbrechen, Benommenheit, Sedierung, Obstipation, Schwitzen und Dyspepsie aufgeklärt werden. Oft treten die Nebenwirkungen nur am Anfang der Behandlung auf. Manchmal können auch Informationsbroschüren hilfreich sein. Ambulante Patienten müssen auf die eingeschränkte Fahrtüchtigkeit und die Wechselwirkung mit Alkohol hingewiesen werden. Engmaschige ärztliche Überwachung ist selbstverständlich.

Bei manchen Krebspatienten im Finalstadium versagt die orale Schmerztherapie, weil der Patient nicht mehr in der Lage ist, zu schlucken. Eine Einweisung zur stationären Therapie ist dann unerläßlich. In dieser Situation kann die Anwendung einer subkutanen Schmerztherapie mit Opiaten mittels eines Multiday-Dauer-Infusors (beschrieben von *Hasselkus*) dem Patienten die Einweisung ersparen und somit Pflege und Sterben in häuslicher Umgebung ermöglichen.

Bei Beachtung dieser Regeln ist die Therapie mit Morphin sicher und effektiv. Bedenken bei Patienten und Ärzten muß entschieden entgegengewirkt werden.

Verschreibung von Betäubungsmitteln

Die Betäubungsmittel-Verschreibungsverordnung vom Dezember 1981 erfuhr mehrere Änderungen, im August 1984, im Juli 1986 und im Februar 1993. Der Gebrauch von Betäubungsmitteln zur Schmerztherapie ist vor allem durch die letzte Änderung wesentlich erleichtert worden. Niederpotente Opiate wie Tramadol, Codein, Tilidin-Naloxon, Dihydrocodein sowie Dextropropoxyphen unterliegen nicht dem Betäubungsmittelgesetz und können auf normalem Rezeptformular verordnet werden.

Für Betäubungsmittel sind in Artikel 2 § 2 die einfachen Höchstmengen geregelt. Bis Februar 1993 durfte der Arzt an einem Tag folgende Mengen verschreiben:

Buprenorphin:	10 mg
Levomethadon:	60 mg
Morphin:	200 mg
Piritramid:	220 mg

Im Absatz 2 dieses Paragraphen heißt es zusätzlich:

>»Der Arzt darf für einen Patienten, der in Dauerbehandlung steht, in einem besonders schweren Krankheitsfall, sofern die Schwere der Krankheit es erfordert, an einem Tag eines der folgenden Betäubungsmittel wie folgt verschreiben:
>1. Buprenorphin, Levomethadon, Morphin bis zum Zweifachen der einfachen Höchstmenge insgesamt für den Bedarf von 1 bis 7 Tagen.«

>Am Beispiel des Morphins bedeutete dies eine maximale Menge von 400 mg für 7 Tage. Dieselbe Menge konnte andererseits auch für einen Tag verschrieben werden und am nächsten Tag durch ein weiteres Rezept erneut, so daß in einem Zeitraum von 7 Tagen maximal 2800 mg Morphin zur Verfügung stand.

>2. Morphin oral angewandt:
>   a) als Kapseln oder Tabletten mit verzögerter Wirkstofffreigabe je Anwendungstag bis zum Fünffachen = 1 g pro Tag bzw. 7 g pro Rezept.
>   b) als Lösung bis zu einem Gehalt von 4 % unter Zusatz von mindestens 1 % Carboxymethylcellulose-Natrium je Anwendungstag bis zum 10fachen der einfachen Höchstmenge für den Bedarf von bis zu 7 Tagen = 2 g pro Tag bzw. 14 g pro Rezept.

Bei Überschreitung der einfachen Höchstmengen mußte auf dem Betäubungsmittelrezept handschriftlich der Vermerk gemacht werden: Menge ärztlich begründet. Hierdurch konnte der Morphinbedarf der meisten Tumorkranken gedeckt werden. In Ausnahmefällen, beispielsweise bei höherem Bedarf oder bei mehrwöchigem Urlaub im Ausland, mußte eine Sondergenehmigung bei der zuständigen Landesbehörde eingeholt werden.

Hier sind nun durch die Neufassung des Betäubungsmittelgesetzes seit Februar 1993 wesentliche Erleichterungen eingetreten. Die Verschreibungshöchstmengen wurden vergrößert und der Versorgungszeitraum verlängert.

An **einem Tag** dürfen nun **für einen Patienten** verordnet werden:

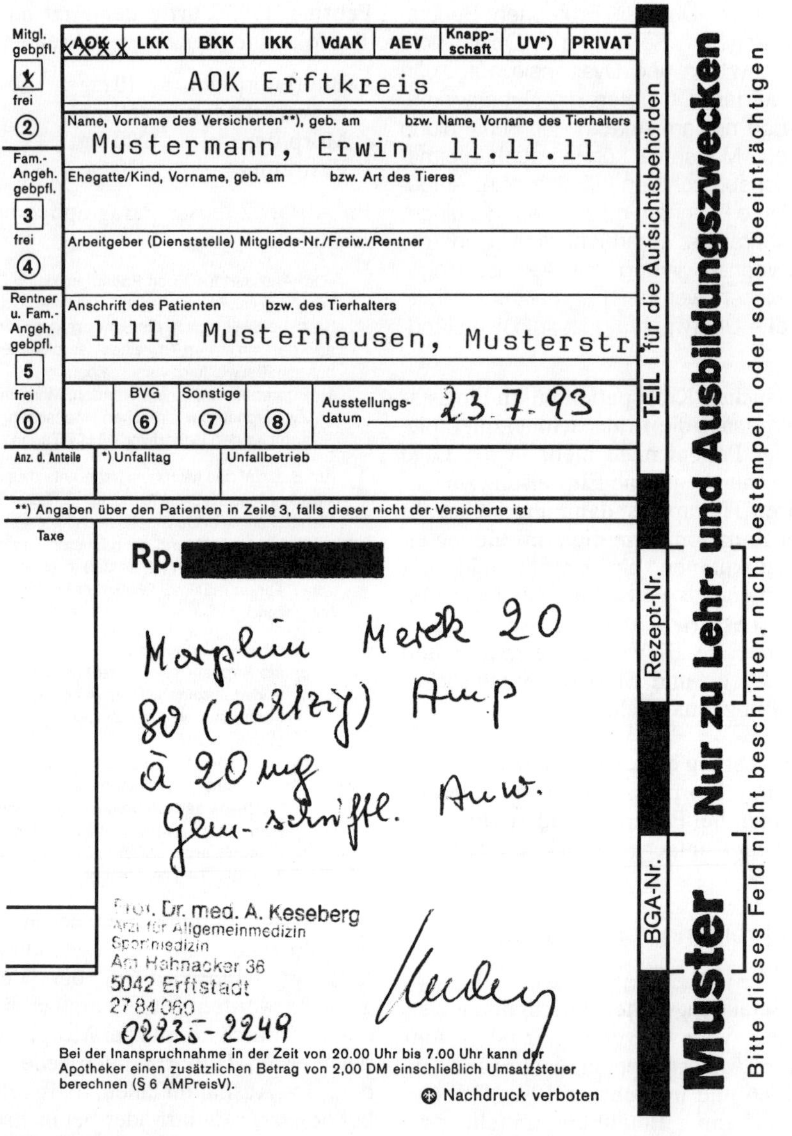

204 Behandlung von Schmerzen

```
Rp.
Morphin Merck 20
80 (achtzig) Amp
à 20 mg
Gem-schriftl. Anw.
```

Prof. Dr. med. A. Keseberg
Arzt für Allgemeinmedizin
Sportmedizin
Am Hahnacker 36
5042 Erftstadt
2784060
02235-2249

Handschriftliche Angaben
▶ Arzneimittelbezeichnung oder Bezeichnung des BtM
▶ verordnete Stückzahl, Wiederholung in Worten; Darreichungsform
▶ Gewichtsmenge des enthaltenen BtM
▶ Gebrauchsanweisung oder Vermerk »Gem(äß) schriftl(icher) Anw(eisung)«
▶ Unterschrift; ggf. Zusatz »In Vertretung«

Abb.4 Ausfertigung eine BtM-Rezeptes für die Verordnung eines Fertigarzneimittels am Beispiel von Morphin-Injektionslösung.

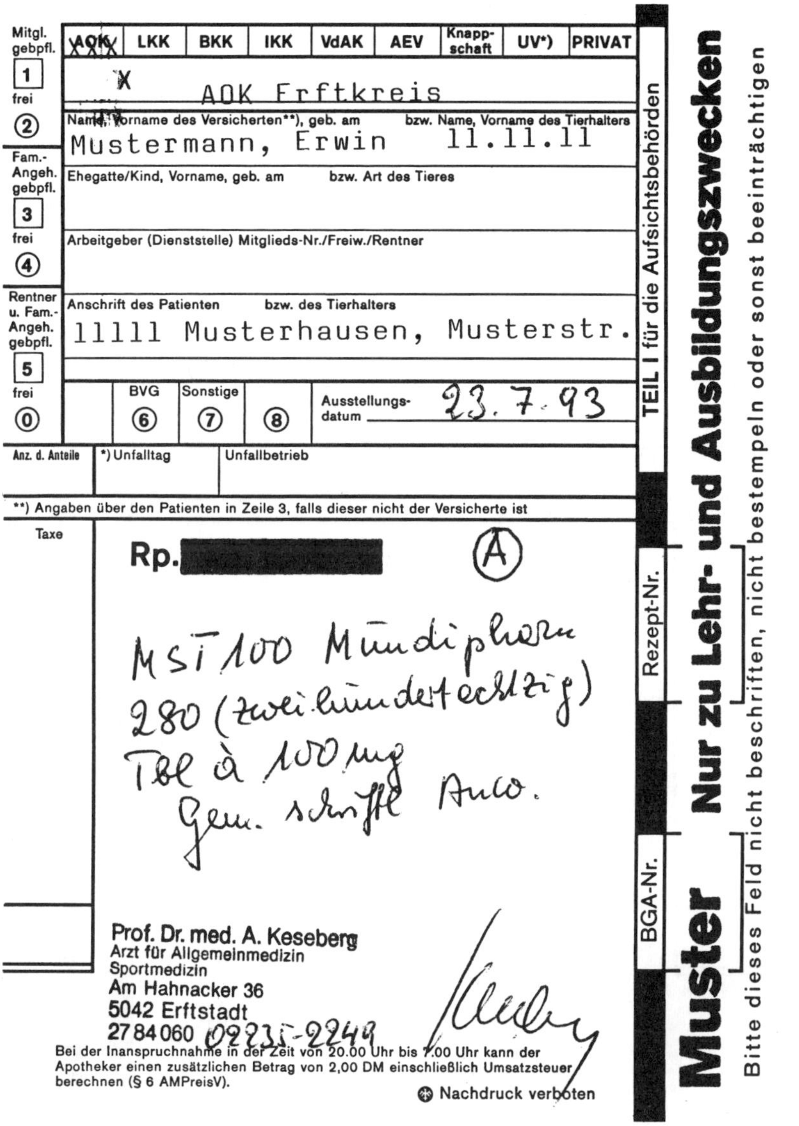

Medikamentöse Therapie 205

```
Mitgl. | AOK | LKK | BKK | IKK | VdAK | AEV | Knapp- | UV*) | PRIVAT
gebpfl.| XXX |     |     |     |      |     | schaft |      |
 [1]
 frei       X        AOK Erftkreis
 (2)   Name, Vorname des Versicherten**), geb. am   bzw. Name, Vorname des Tierhalters
 Fam.- Mustermann, Erwin           11.11.11
 Angeh.
 gebpfl.    Ehegatte/Kind, Vorname, geb. am   bzw. Art des Tieres
 [3]
 frei       Arbeitgeber (Dienststelle) Mitglieds-Nr./Freiw./Rentner
 (4)
 Rentner    Anschrift des Patienten    bzw. des Tierhalters
 u. Fam.-
 Angeh.     11111 Musterhausen, Musterstr.
 gebpfl.
 [5]
 frei       BVG   Sonstige        Ausstellungs-  23.7.93
 (0)        (6)   (7)    (8)      datum
```

Rp. ▇▇▇▇▇▇▇▇▇▇▇▇▇▇▇▇   Ⓐ

MST 100 Mundipharm
280 (zweihundertachtzig)
Tbl à 100 mg
Gen. schriftl. Anw.

Prof. Dr. med. A. Keseberg
Arzt für Allgemeinmedizin
Sportmedizin
Am Hahnacker 36
5042 Erftstadt
2784060   02235-2249

Bei der Inanspruchnahme in der Zeit von 20.00 Uhr bis 7.00 Uhr kann der
Apotheker einen zusätzlichen Betrag von 2,00 DM einschließlich Umsatzsteuer
berechnen (§ 6 AMPreisV).
                                    ⊕ Nachdruck verboten

Abb. 5a Rezeptbeispiel: Verordnung von Morphin-Retard-Tabletten (MST Mundipharma®) bei Überschreitung der Höchstmenge (20 000 mg) und/oder des Verordnungszeitraumes von 30 Tagen. Das BtM-Rezept muß mit dem Vermerk »Ⓐ« gekennzeichnet sein. Aus dem Rezept selbst geht nicht hervor und braucht auch nicht ersichtlich zu sein, welche Ausnahmeregelung jeweils Anwendung findet!

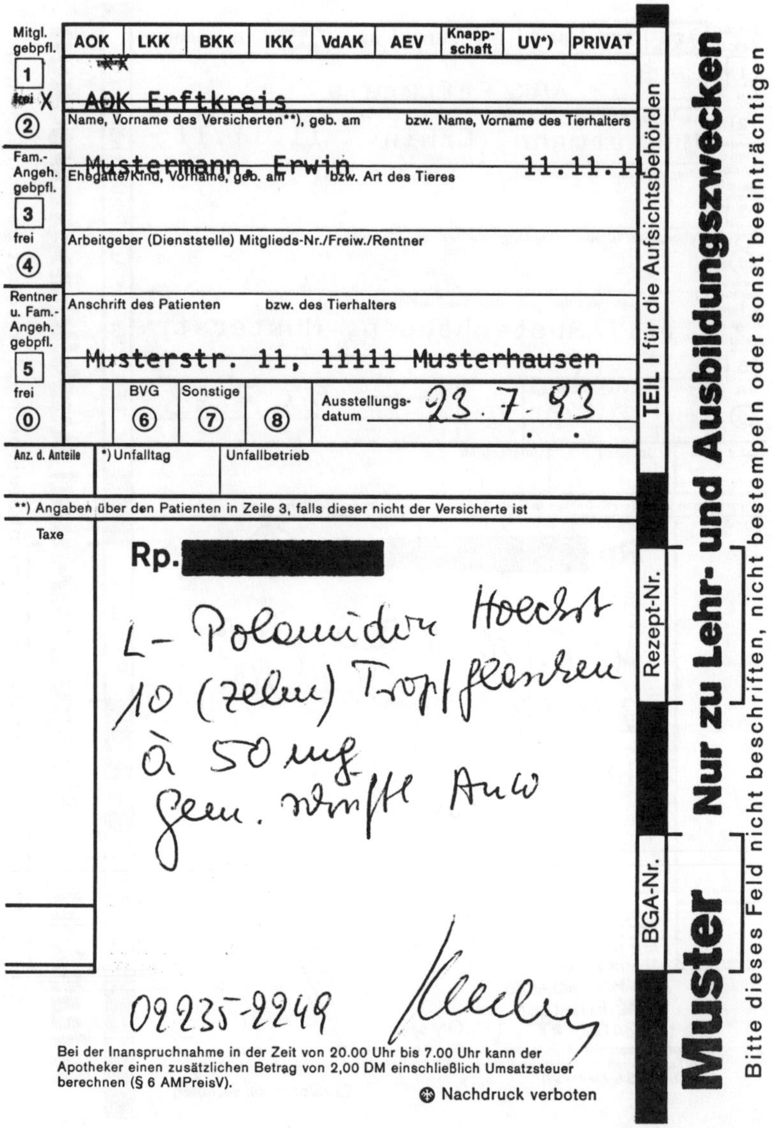

Mitgl. gebpfl.	AOK	LKK	BKK	IKK	VdAK	AEV	Knapp-schaft	UV*)	PRIVAT
① frei X ②	AOK Erftkreis								

Name, Vorname des Versicherten**), geb. am — bzw. Name, Vorname des Tierhalters

Mustermann, Erwin   11.11.1.

Fam.-Angeh. gebpfl. ③ frei ④ — Ehegatte/Kind, Vorname, geb. am — bzw. Art des Tieres

Arbeitgeber (Dienststelle) Mitglieds-Nr./Freiw./Rentner

Rentner u. Fam.-Angeh. gebpfl. ⑤ frei ⓪ — Anschrift des Patienten bzw. des Tierhalters

Musterstr. 11, 11111 Musterhausen

| BVG ⑥ | Sonstige ⑦ | ⑧ | Ausstellungsdatum 23.7.93 |

Anz. d. Anteile | *)Unfalltag | Unfallbetrieb

**) Angaben über den Patienten in Zeile 3, falls dieser nicht der Versicherte ist

Taxe

Rp.

L-Polamidon Hoechst
10 (zehn) Tropfflaschen
à 50 mg
gem. schriftl. Anw

09235-2249 /Unterschrift/

Bei der Inanspruchnahme in der Zeit von 20.00 Uhr bis 7.00 Uhr kann der Apotheker einen zusätzlichen Betrag von 2,00 DM einschließlich Umsatzsteuer berechnen (§ 6 AMPreisV).

Ⓝ Nachdruck verboten

Muster — Nur zu Lehr- und Ausbildungszwecken — Bitte dieses Feld nicht beschriften, nicht bestempeln oder sonst beeinträchtigen — TEIL I für die Aufsichtsbehörden — Rezept-Nr. — BGA-Nr.

Abb. 5b Rezeptbeispiel: Verordnung von Levomethadon-Tropfen (L-Polamidon® Hoechst) zur Schmerztherapie.

»Eines oder, im Rahmen eines besonderen Therapiekonzeptes, zwei der folgenden Betäubungsmittel unter Einhaltung der nachstehend festgesetzten Höchstmengen für den Bedarf von bis zu 30 Tagen, jedoch je Anwendungstag nicht mehr als ein Zehntel dieser Mengen«:

	Warenname	Höchstmenge	max. Tagesdosis
Buprenorphin	Temgesic	150 mg	15 mg
Fentanyl	Fentanyl Janssen	120 mg	12 mg
Hydrocodon	Dicodid	1 200 mg	120 mg
Hydromorphon	Dilaudid	600 mg	60 mg
Levomethadon	Polamidon	1 500 mg	150 mg
Morphin	MST Mundipharma	20 000 mg	2 000 mg
Pentazocin	Fortral	15 000 mg	1 500 mg
Pethidin	Dolantin	10 000 mg	1 000 mg
Piritramid	Dipidolor	6 000 mg	600 mg

Einige Erleichterungen für das Ausfüllen des Rezeptes sind ebenfalls wesentlich. Angegeben werden muß:

a) die Gebrauchsanweisung (Signatur) mit Einzel- und Tagesangaben. Bei schriftlichem Medikamentenplan für den Patienten genügt auf dem Rezept der Hinweis: »gemäß schriftlicher Anweisung«.

b) Die Stückzahl muß nicht mehr in arabischen Ziffern, sondern kann auch in römischen Ziffern angegeben werden. Die Wiederholung in Worten ist weiterhin notwendig.

c) Das Ausstellungsdatum und das Wort »Praxisbedarf« müssen nicht mehr vom Arzt selbst ausgefüllt werden

d) Werden Tageshöchstmengen bzw. Verschreibungszeitraum überschritten, muß der Buchstabe A in einem Kreis angebracht werden. Gleiches gilt, wenn zwei verschiedene Substanzen auf einem Rezept verordnet werden, dagegen nicht bei Verschreibung derselben Substanz mit unterschiedlicher Dosis, z. B. MST Mundipharma® 30 und 60 mg.

Bei Überschreiten von Tageshöchstmenge und Zeitraum und bei Verordnung zweier unterschiedlicher Substanzen ist die zuständige Landesbehörde schriftlich zu benachrichtigen, allerdings nicht im voraus.

e) Die Angaben »Für den Bedarf von X Tagen« und »Menge ärztlich begründet« sind ersatzlos gestrichen.

Bei Formfehlern oder Unleserlichkeit darf der Apotheker nach Rücksprache mit dem Arzt Korrekturen vornehmen. Ist der Arzt nicht erreichbar, dürfen Teilmengen abgegeben werden, wenn der Rezeptüberbringer glaubhaft versichert, daß ein dringender Fall vorliegt oder wenn der Krankheitsfall dem Apotheker bekannt ist.

Beim Praxisbedarf ist es dem Arzt erlaubt, bis zur Menge seines durchschnittlichen Zwei-Wochen-Bedarfs, mindestens jedoch die kleinste Packungseinheit, zu verschreiben. Die Vorratshaltung eines Betäubungsmittels darf den Monatsbedarf der Praxis nicht überschreiten.

Begleitmedikation

In der adjuvanten Schmerztherapie unterscheidet man zwischen Begleitmedikamenten und sogenannten Koanalgetika. Erstere werden zur Prophylaxe und Therapie von Nebenwirkungen eingesetzt, während die anderen als Basis bzw. Ergänzung der Schmerztherapie verwendet werden.

Als Nebenwirkung der Opiate treten vor allem zu Therapiebeginn häufig Erbrechen und Obstipation auf. Um diese unerwünschten und zudem sehr unangenehmen Nebenwirkungen zu unterdrücken, können Antiemetika wie Metoclopramid (Paspertin®, MCP-ratiopharm®, Gastrosil®) und Laxanzien wie Lactulose (Bifiteral®) bzw. Natriumpicosulfat (Laxoberal®) sehr hilfreich sein. Die geschilderten Nebenwirkungen unterliegen einer Toleranzentwicklung, so daß nach einiger Zeit die Begleitmedikation entbehrlich wird. Bei tumorbedingter Übelkeit ist die Therapie natürlich beizubehalten. Werden nichtsteroidale Antirheumatika zur Schmerzmedikation oder Glucocorticoide bei Patienten mit Ulkus oder Gastritisanamnese gegeben, ist die Begleittherapie mit H_2-Rezeptorenblockern (Zantic®, Sostril® Pepdul®) oder Prostaglandin-Analoga wie Misoprostol (Cytotec®) sinnvoll.

Koanalgetika

Diese Gruppe von Medikamenten gehört im eigentlichen Sinne nicht zu den Analgetika. Sie bewirkt aber in speziellen Situationen im Zusammenwirken mit Analgetika eine Schmerzreduktion. Bei einigen Vertretern dieser Gruppe sind direkte antinoziceptive Wirkungen bekannt.

So wirken Corticosteroide antiödematös und antiphlogistisch, beispielsweise bei Kopfschmerzen durch erhöhten intrakranialen Druck aufgrund einer zerebralen Metastasierung. Roborierende und euphorisierende Effekte sind hierbei durchaus vorteilhaft und erwünscht.

Bei neuropathischen Schmerzen mit einschießendem, elektrisierendem Charakter haben sich Antikonvulsiva wie Clonazepam (Rivotril®) und Carbamazepin (Tegretal®) bewährt.

Psychischer Streß bei Tumorpatienten führt häufig zu Tonuserhöhungen der quergestreiften Muskulatur und zu reaktiven Schmerzzuständen. Hier weisen Benzodiazepine wie Diazepam (Valium®) oder Tetrazepam (Musaril®) gute Wirkungen auf ebenso wie Chlormezanon (Muskel Trancopal®). Bei Muskelspasmen können Baclofen (Lioresal®) bzw. Tizanidin (Sirdalud®) eingesetzt werden.

Tab. 6 Stufenplan zur Schmerztherapie

Schmerzstufe	Medikament	Dosis
I mäßig	Acetylsalicylsäure Indometacin Ibuprofen evtl. Neuroleptika/Antidepressiva	3–4x 0,5–1 g/die 3–4x 50 mg + 100 mg in der Nacht 3–4x 400–600 mg
II stark	Paracetamol + Codein (30-50 mg) Tramadol Tilidin + Naloxon (Valoron N) evtl. Neuroleptika/Antidepressiva	4–6x 500–1000 mg 4x 50–100 mg max. 600 mg/die 4x 50–100 mg max. 600 mg/die
III schwer	Morphinhydrochlorid 2% Tropfen Morphin in retardierter Form MST Mundipharma ® Buprenorphin (Temgesic ®) sublingual evtl. Antidepressiva/Neuroleptika	4–8x 10–30 mg 2x 10–100 mg 0,2–1,0 mg alle 6 h max. 3–4 mg/die

Viele Tumorkranke leiden im Terminalstadium unter Schlaflosigkeit, Angst und Depression. Diese Faktoren wirken fast immer als Schmerzverstärker. Manchmal ist der Einsatz von dämpfenden Antidepressiva wie Amitryptilin (Saroten®) oder Mianserin (Tolvin®) hilfreich ebenso wie sedierende Phenothiazine wie Thioridazin (Melleril®), Promethazin (Atosil®) oder Levomepromazin (Neurocil®).

Stufenplan zur Schmerztherapie

Wie bereits beschrieben, ist die orale Pharmakotherapie beim terminalen Tumorpatienten das Mittel der ersten Wahl. Eine Anpassung an die jeweilige Schmerzintensität ist unerläßlich unter Beachtung eines Stufenplans (*Tab. 6*).

Morphin-Verordnung bei Kindern

Bei terminal kranken Kindern ist eine optimale Schmerztherapie besonders wichtig. Noch stärker als beim Erwachsenen leidet hier nicht der einzelne Mensch, sondern es ist immer die ganze Familie betroffen und in das Leid des kleinen Patienten mit einbezogen. Für die Behandlung mit oralen Morphinen gelten grundsätzlich dieselben Regeln wie bei Erwachsenen. Lediglich die Anfangsdosis muß bei Kindern, wie auch bei anderen Medikamenten, dem Körpergewicht angepaßt werden, z.B. 0,2–0,4 mg/kg Körpergewicht Morphin alle 4 Stunden. Eine feste Obergrenze gibt es nicht. Auch Kinder brauchen soviel Morphin wie nötig ist. Ist der Therapieerfolg mit peripheren Analgetika ungenügend, muß auf ein stark zentral wirkendes Analgetikum übergegangen werden. Die Basismedikation von nicht-opiathaltigen Analgetika wird in der Regel beibehalten. In allen Phasen der Schmerztherapie können Be-

Beispiele

a) ein vierjähriger Junge, der 15 kg wiegt:
Seine erste Einzeldosis ist demnach $0{,}3 \times 15 = 4{,}5$ mg Morphin (gerundet: 5,0 mg M. entspricht $^1/_2$ Tabl. Sevredol®)
Für den Zeitraum von 7 Tagen benötigt er
$5{,}0 \times 6 \times 7 = 210$ mg Morphin

Rp.
Sevredol 10
21 (einundzwanzig) Tabletten zu 10 mg Morphin
Alle vier Stunden $^1/_2$ Tablette einnehmen

b) Ein 10jähriges Mädchen, das 30 kg wiegt:
Seine erste Einzeldosis ist demnach $0{,}3 \times 30 = 9$ mg Morphin (gerundet: 10 mg M., entspricht 1 Tabl. Sevredol®)
Für den Zeitraum von 7 Tagen benötigt sie
$10 \times 6 \times 7 = 420$ mg Morphin

Rp.
Sevredol 10
42 (zweiundvierzig) Tabletten zu 10 mg Morphin
Alle vier Stunden 1 Tablette einnehmen

gleitmedikamente eingesetzt werden, ebenso physikalische Maßnahmen wie die TENS (transkutane elektrische Nervenstimulation).

Transkutane elektrische Nervenstimulation (TENS)

Hierbei werden Reizströme über Elektroden geleitet, die auf die Haut geklebt werden. Für den Therapieerfolg entscheidend ist die optimale Elektrodenplazierung. Häufig sind hierzu mehrere Teststimulationen notwendig, entweder im Bereich der schmerzhaften Region, im Verlauf peripherer Nerven oder an muskulären Triggerpunkten.

Die analgetische Wirkung beruht wahrscheinlich auf einer Hemmung segmentaler spinaler Mechanismen. Diskutiert werden auch akupunkturähnliche Effekte mit Aktivierung supraspinaler Hemmsysteme bzw. die Freisetzung endogener Opiate.

Die Therapie mit TENS ist risikofrei. Eine Einschränkung besteht bei Herzschrittmacherpatienten. Hier sollte die Stimulation nicht in Herznähe durchgeführt werden, um Interferenzen mit dem Schrittmacher zu vermeiden.

Peripher lokalisierbare Schmerzen, also im Bereich der Haut und des Bewegungssystems, sprechen auf die Therapie mit TENS gut an. Schmerzen aus tieferen Körperregionen werden dagegen weniger gut beeinflußt.

Eine Tumorschmerztherapie ist also immer eine Kombinationstherapie. Die Kombination aus Morphin und Neuroleptika sollte nur den nicht anders beherrschbaren Schmerzzuständen vorbehalten bleiben.

Die zehn Gebote in der Schmerztherapie

Nach *Twycross* (6) gibt es zehn Gebote in der Schmerztherapie von Tumorpatienten:

1. Du sollst nicht davon ausgehen, daß alle Schmerzen des Patienten nur von der tödlichen Erkrankung kommen.

   (Viele Patienten leiden zusätzlich unter Schmerzen durch Verstopfung, Blasenentzündungen, degenerative Erkrankungen.)

2. Du sollst auch die Gefühle des Patienten beachten.

   (Angst, Wut, Traurigkeit, Langeweile u. a. können Schmerzentstehung fördern.)

3. Du sollst Schmerzen niemals nach Bedarf dosieren, d. h. die Therapie muß dem Schmerz zuvorkommen.

   (Chronische Schmerzen bedürfen vorbeugender Therapie.)

4. Du sollst Schmerzmittel stets in der richtigen, d. h. ausreichenden Menge verschreiben.

   (Der Patient soll weder zu viele Tabletten eines schwachen Schmerzmittels schlucken müssen, noch zu geringe Mengen eines starken Mittels erhalten.)

5. Du sollst es zuerst mit einem schwachen Schmerzmittel versuchen.

   (Leichte Schmerzen können durch regelmäßige Gaben von Acetylsalicylsäure oder Paracetamol aufgehoben werden. Selbst bei starken Knochenschmerzen können Acetylsalicylsäure oder Ibuprofen als Zusatzpräparate hilfreich sein.)

6. Du sollst keine Angst vor starken Schmerzmitteln haben, die der Betäubungsmittelverordnung unterliegen.

   (Regelmäßig alle vier Stunden oral verabreichtes Morphin macht weder süchtig noch erzeugt es Toleranz.)

7. Du sollst dich bei der Schmerzbekämpfung nicht allein auf Schmerzmittel beschränken.	(Zu einer guten Schmerztherapie gehören sowohl die Behandlung von Nebenwirkungen der Mittel als auch die Anwendung physikalischer Maßnahmen, Visualisierungsmethoden, zwischenmenschliche Kontakte.)
8. Du sollst keine Angst davor haben, einen Kollegen um Rat zu fragen.	(Auch der erfahrene Arzt gelangt bisweilen an Grenzen seines Wissens; außerdem bedarf gute Schmerztherapie oftmals der Zusammenarbeit verschiedener Fachleute wie Radiologen, Onkologen, Anästhesisten, Neuropsychiater u. a.)
9. Du sollst dafür sorgen, daß die ganze Familie unterstützt wird.	(Die Angehörigen müssen darin bestärkt werden, daß sie den Tod des Patienten annehmen können. Sonst quälen sie sich selbst und den Patienten.)
10. Du sollst eine Atmosphäre ruhiger Zuversicht und vorsichtigen Optimismus ausstrahlen.	(Die letzten Tage im Leben eines Menschen erhalten ein ganz neues Gesicht, wenn er nachts wieder schläft und am Tage seine verbleibende Bewegungsfähigkeit schmerzfrei genießen kann.)

Literatur

1. *Beubler, E.*: Schmerztherapie, Einsatz von Opiaten und anderen Analgetika. Der Informierte Arzt 14 (1993) 163–169
2. *Hasselkus, W.* u. Mitarb.: Finale Schmerztherapie in der Allgemeinpraxis. Erfahrungen mit der kontinuierlichen subkutanen Infusion von Opiaten. ZFA 69. Jahrg., 30 (1993) 867–869
3. *Melzack, R.*: Das Rätsel des Schmerzes. Hippokrates, Stuttgart 1978
4. *Sorge, J.*: Die neuen betäubungsmittelrechtlichen Vorschriften. MMW, 135. Jahrg. (1993) 315–319
5. *Student, J. C., Tiffin-Richards, M. C.*: Die orale Morphin-Therapie in der Hand des Hausarztes. Arbeitsgruppe »Zu Hause sterben«. Helm Druck, Hannover 1993
6. *Twycross, R., Zeus, M.*: Die Anwendung von oralem Morphin bei inkurablen Schmerzen. Anaesthesist 32 (1983) 279–283
7. *Oye, B.*: Medikamentöse Schmerztherapie. Wissenschaftlicher Buchverlag Dr. P. Nietsch, Weiler bei Bingen 1985
8. *Zech, D.* u. Mitarb.: Therapiekompendium, Tumorschmerz und Symptomkontrolle. Med. Verlagsges. Perimed-Spitta, Balingen 1992

Unheilbar Kranke und Sterbende als Herausforderung christlicher Solidarität

J. Gründel

Wir sind heute gewohnt, unser Recht auf Selbstverwirklichung zu unterstreichen und gegenüber den Mitmenschen und der Gemeinschaft unsere Ansprüche anzumelden. Dabei vergessen wir jedoch allzu leicht, daß mit diesen Rechten und Ansprüchen auch Pflichten verbunden sind. Der Gedanke der Solidarität und des Dienstes am Mitmenschen muß als allgemeine sittliche Verpflichtung wieder stärker bewußt gemacht werden; ist doch gerade die Diakonie – der Dienst am Mitmenschen und an der Gemeinschaft – eine Grundgestalt christlichen Glaubenslebens.

In der Geschichte vom Brudermord (Gen 4,9) kommt die archaische Erfahrung zum Ausdruck, daß der Mensch Verantwortung trägt für seine Schwestern und Brüder, eine Solidarität, der er sich nicht einfach entziehen kann und für die er einmal von Gott zur Rechenschaft gezogen wird.

Hüter unseres Bruders, unserer Schwester zu sein, ist uns gerade dort aufgegeben, wo Menschen in besonderer Weise unsere Begleitung benötigen: in Krankheit und Leiden, vor allem aber beim Sterben.

Situationsanalyse

Tabuisierung des Sterbens heute

Wie wir heute mit Sterbenden umgehen, wird uns bewußt, wenn wir den Vergleich mit vergangenen Jahrhunderten ziehen. Früher starben die Menschen eher im Kreis der Familie und wurden von ihren Angehörigen begleitet. Das Sterben und der Tod von Angehörigen waren für die meisten eine Grunderfahrung und gehörten zum Leben. Während in der heidnischen Antike die Beisetzung der Toten außerhalb der Mauern stattfand, bestatteten die Christen ihre Toten innerhalb der Stadt und legten die Gräber um das christliche Gotteshaus herum an. Damit wollte man ausdrücken, daß nicht nur die Lebenden, sondern auch die Verstorbenen eng mit der glaubenden Gemeinde verbunden bleiben.

Heute vollzieht sich das Sterben der Menschen oftmals anonym. Wo der Tod eintritt, sorgen heute Bestattungsunternehmen dafür, daß sich die Angehörigen möglichst wenig mit dem Toten befassen müssen. Die Möglichkeit der Urnenbestattung, die immer mehr in Anspruch genommen wird, läßt auch die Orte des Gedenkens an die Toten zusammenschrumpfen bis hin zum Angebot einer anonymen Bestattung durch Ausstreuen der Asche des Verstorbenen.

In einigen Städten der USA dürfen tagsüber Leichenwagen nicht als solche erkennbar auf der Straße fahren. Der Tod soll eben nicht in das Bewußtsein der Passanten gerückt werden. Betete man früher noch in der Allerheiligenlitanei: »Vor einem unvorhergesehenen und plötzlichen Tode bewahre uns, o Herr!«, so müßten heute Menschen ihre Bedürfnisse eher umgekehrt formulieren und bitten: »Einen plötzlichen und unvorhergesehenen, schnellen Tod beschere uns, o Herr!«. Aufgrund soziokultureller Veränderungen und durch die Handlungszwänge der technischen Medizin wird der Tod heute aus dem Bewußtsein verdrängt; Sterben ist kein soziales Ereignis mehr, das gemeinschaftlich erlebt wird. Es verbreitet sich die Ansicht, eine Verkürzung des Sterbens sei doch eine humane Forderung, und gerade von jenen, die dem Leben dienen sollen und deren Ethos es ist, Krankheiten zu heilen, wird eine solche Lebensverkürzung erwartet.

Nutzung technischer Möglichkeiten

Dank der ungeheuren technischen Entwicklung innerhalb der Medizin besteht die Möglichkeit, Leben und Sterben zu manipulieren. In unseren Kliniken kann selbst in aussichtslos erscheinenden Krankheitsfällen das Leben in seiner letzten Phase noch verlängert werden. Ließ man früher bei einer unheilbaren Krankheit der Natur weithin – wie es hieß – »ihren Lauf« und begnügte sich mit der Linderung von Schmerzen, so kann heute mit intensiven Behandlungsmethoden vorübergehend eine Besserung erreicht werden. Soll aber wirklich alles in Anspruch genommen werden, damit Leben »um jeden Preis« gerettet oder auch nur um Tage verlängert wird?

Die pflegerische und medizinische Ausbildung für den Umgang mit Sterbenden ist bis heute noch weithin unzulänglich. Aber auch im Krankenhausalltag bleibt zu bedenken: Wer ständig mit Schwerkranken und Sterbenden umzugehen hat, kann sich nicht in allen Fällen so voll auf den Schwerkranken einlassen, wie dies notwendig wäre. Er wäre zudem emotional überfordert. Der Träger einer Krankenanstalt muß wiederum auf Rentabilität schauen. Bereitstehende Geräte – etwa in der Intensivstation – wollen entsprechend ausgelastet sein. Außenstehende erhalten so bisweilen den Eindruck, der Kranke werde zum Objekt ärztlicher Überdiagnostik; es werde mehr als unbedingt notwendig getan.

Natürlich wäre es verkehrt, wollte man Medizintechnik und Humanität dualistisch auseinanderreißen und gegeneinander ausspielen. Vielmehr bestimmt sich das Verhältnis beider in der modernen Medizin polar: sie bedingen sich gegenseitig. Andererseits ist die Erwartungshaltung der Patienten und Kranken gegenüber der Medizin heute ungeheuer anspruchsvoll, und es entstehen auch gesellschaftliche Zwänge, die die Grundhaltung der Patienten wesentlich mitbestimmen. *Hermann Hepp* (6) bezeichnet dies als eine »ideologische Überhöhung der Medizin«. Ist die Nutzung aller Möglichkeiten einer Lebensverlängerung vielleicht auch die Folge einer Verabsolutierung des irdischen Lebens?

Schwund der Vertrauensbasis zwischen Arzt und Patient

Ärztlicher und pflegerischer Dienst am Kranken verlangen ein Mindestmaß an gegenseitigem Vertrauen. Fehlt es, wird das Verhalten sehr bald durch gesetzliche Forderungen und durch eine zunehmende Verrechtlichung und Bürokratisierung gesteuert. Der Arzt wird für den Patienten lieber zu viel als zu wenig tun, um nicht mit einer Anklage wegen unterlassener Hilfeleistung rechnen zu müssen. Dies wiederum verstärkt den Trend zu einer Ausschöpfung aller technischen Möglichkeiten.

Tendenzen zur rechtlichen Freigabe der aktiven Euthanasie

Als Reaktion auf diese Situation wird der Ruf laut, dem Menschen doch seinen ihm eigenen Tod zu gewähren. Es sollten Kriterien für ein »humanes Sterben« aufgestellt werden; bisher bestehende rechtliche Grenzen seien zu lockern; gegebenenfalls solle auch der Sterbeprozeß beschleunigt werden. Von einer breiten Volksmeinung wird das Verhalten des Arztes *Hackethal* gebilligt, der dem Wunsch einer völlig gelähmten Patientin nach aktiver Euthanasie dadurch entsprach, daß er ihr Anleitungen zum Suizid gab. Die in diesem Zusammenhang von den Medien gezeigten Bilder verstärkten den Ruf nach aktiver Sterbehilfe. In den Niederlanden ist inzwischen eine aktive Euthanasie unter strenger gesetzlicher Regelung möglich. Voraussetzung dafür bleibt, daß der Schwerkranke an einer unheilbaren Krankheit leidet, dem Endstadium nahe ist und wiederholt ausdrücklich eine Bitte um aktive Sterbehilfe ausgesprochen hat, daß ein Ärztegremium die entsprechende Entscheidung fällt und daß um der Transparenz willen über jeden einzelnen Fall Meldung zu erfolgen hat.

Von verschiedenen Gruppen unserer Gesellschaft wird die Frage aufgeworfen, ob denn nicht doch eine Tötung auf Verlangen in ganz bestimmten Fällen und unter bestimmten Umständen rechtlich als Weg für einen humanen Umgang mit Sterbenden ermöglicht werden sollte. Vorschläge zur Änderung des strafrechtlichen Verbots der aktiven Euthanasie (§ 216 StGB) werden zur Diskussion gestellt.

In Deutschland tritt der Mainzer Jurist *Norbert Hoerster* nachhaltig für eine rechtliche Billigung aktiver Sterbehilfe ein, wenn er betont: »Der Patient **selbst** muß in letzter Instanz die Beurteilung vornehmen, ob das weitere Leben mit Rücksicht auf die Begleitumstände seiner Krankheit für ihn noch von Wert ist oder ob ein vorzeitiger Tod in seinem eigenen, wohlverstandenen Interesse liegt« (7). *Hoerster* bezeichnet die Einwände gegen eine Freigabe der aktiven Euthanasie als nicht stichhaltig und möchte das generelle rechtliche Tötungsverbot auf eine weltanschaulich neutrale Basis stellen (8). Durch Abwägen der Vor- und Nachteile ließe sich seiner Meinung nach unter bestimmten Umständen das Tötungsverbot außer Kraft setzen. Einen solchen Fall sieht er gegeben, wenn jemand an einer unheilbaren Krankheit leidet, die das weitere Leben für ihn wertlos macht. Hier entspräche es nicht dem Interesse des Kranken, dessen Selbstbestimmungsrecht über sein Leben einzuschränken. In einem solchen Fall tritt *Hoerster* durchaus für eine Wertung des Lebens als »lebensunwert« ein: »Ob ein bestimmtes Leben lebenswert ist oder nicht, kann nur vom Wertungsstandpunkt jenes Menschen aus entschieden werden, dem dieses Leben gehört... Es läßt sich nach alledem sehr gut rechtfertigen, gerade für die Fallgruppe ›lebensunwertes Leben wegen unheilbarer Krankheit‹ im Interesse des Individuums eine Ausnahme von dem allgemeinen Tötungsverbot zuzulassen«. Selbst wenn hier als objektive Gegebenheit für die Voraussetzung einer Tötungsfreigabe eine »unheilbare Krankheit« genannt wird, so bleibt doch für Hoerster das Urteil über die Lebensqualität einzig und allein dem Subjekt überlassen. Hoerster ist der Meinung, daß in einer pluralen Gesellschaft unbeschadet der christlichen Position eine aktive Euthanasie doch zumindest straffrei bleiben sollte.

Für eine Neufassung des § 216 StGB im Sinne einer Tötungserlaubnis mit Einwilligung schlägt *Hoerster* folgenden Text vor:

»Ein Arzt, der einen an einer unheilbaren schweren Krankheit leidenden Menschen tötet, handelt nicht rechtswidrig, wenn der Kranke diese Tötung in einem urteilsfähigen und aufgeklärten Zustand wünscht oder wenn der Kranke, sofern nicht urteilsfähig, diese Tötung in einem urteilsfähigen und aufgeklärten Zustand wünschen würde«.

In ähnlicher Weise tritt die von *Hans-Henning Attrot* in Augsburg gegründete Deutsche Gesellschaft für Humanes Sterben (DGHS) (2) für eine aktive Euthanasie auf Wunsch des Patienten ein. In den von ihr herausgegebenen »Burgbernheimer Thesen zum humanen Sterben« (vom 27. März 1982) argumentiert sie mit dem »Recht auf schmerzfreies Sterben«. Hierzu heißt es: »Das Verfügungsrecht des Sterbenden über seine Person ist strikt zu respektieren und darf nicht im entferntesten gemindert werden«. Als konkrete rechtliche Regelung fordert die Gesellschaft für Humanes Sterben zum einen: »Das freie Verfügungsrecht des Menschen über sein Leben, u. a. damit auch das Recht auf einen bei voller Zurechnungsfähigkeit gewollten Freitod« – und weiter: »Eine gesetzliche Regelung der passiven und aktiven Sterbehilfe, damit diese dem Bürger (Patienten) auf dessen Wunsch hin ohne Strafandrohung gewährt werden kann«.

Mit Recht können sich die Vertreter einer aktiven Euthanasie gegen einen Vergleich ihres Vorschlags mit den Euthanasie-Aktionen der NS-Zeit wehren; denn einmal ging es bei den Nazis um die Tötung Geisteskranker; zum anderen geschah dies damals nicht mit Einwilligung der Betroffenen.

Dennoch aber würde mit einer auch nur begrenzten Freigabe der aktiven Euthanasie dem Arzt die Tötung eines Patienten zugemutet. Zudem bleibt offen, in welchem Krankheitsstadium eine solche Tötung erfolgen darf. Aktive Euthanasie verstößt zuinnerst gegen das ärztliche Ethos. Außerdem erscheint es gefährlich, mit dem Wort »nicht mehr lebenswert« zu argumentieren. Auf diese Weise würde Leben von seiner Qualität her grundsätzlich zur Disposition gestellt. Nach welchen Maßstäben aber soll über die Lebensqualität entschieden werden? Müßte nicht auch einem unheilbar psychisch Kranken, der dieses sein Leben als nicht mehr »lebenswert« ansieht, eine Tötung auf Wunsch hin gewährt werden? Und wie steht es mit der Früheuthanasie jener schwerstgeschädigten Neugeborenen, für die die Eltern stellvertretend »aus Mitleid« die Tötung dieser Kinder verlangen, um ihnen eben ein beschwerliches Leben zu ersparen, wie dies inzwischen der australische Ethiker *Peter Singer* (10) vorschlägt? Versteckt sich hinter solchem Mitleid nicht eher ein Selbstmitleid?

Demgegenüber muß festgehalten werden: Eine qualitative Bewertung von menschlichem Leben im Sinne von »lebenswert« oder »lebensunwert« hätte – wie die Geschichte gezeigt hat – ungeheuerliche Konsequenzen; sie bleibt darum dem Menschen untersagt. Selbst wenn der Christ davon ausgeht, daß er – als Geschöpf Gottes – durchaus sein Leben in eigener Verantwortung zu gestalten hat, so obliegt es ihm doch nicht, willkürlich, d. h. zerstörerisch darüber zu verfügen. Mag es auch denkbar sein, daß Menschen angesichts einer unheilbaren Krankheit ihr Leben nicht mehr als lebenswert ansehen, so wäre es doch höchst bedenklich, einem rein subjektiven Verlangen nach aktiver Sterbehilfe entsprechen zu wollen; eine Tötung auf Wunsch kann sittlich nicht bejaht werden.

Weiterhin bleibt zu bedenken: Die Forderung einer rechtlichen Freigabe der Tötung auf Verlangen – etwa aus Mitleid wegen unerträglich schwerer Schmerzen des Patienten – läßt sich angesichts der inzwischen vorhandenen zunehmenden Möglichkeiten der Schmerzlinderung nicht halten. Dank einer guten palliativen Therapie ist heute in den meisten Fällen eine Hilfe möglich. Zudem rechtfertigen Schmerzen noch keine Tötung.

Abgesehen von der dem Strafgesetz zugrundeliegenden Werteordnung, die eine bewußte Tötung eines Schwerkranken verbietet, würde mit der strafrechtlichen Freigabe der aktiven Euthanasie gerade auf empfindsame Schwerkranke ein erheblicher sozialer Druck ausgeübt; fühlen sie doch, daß sie für ihre Angehörigen wie für die Gesellschaft eine Belastung darstellen. Gerade Kranke sind hierin äußerst sensibel. Würde dem Arzt eine solche Tötungsmöglichkeit eingeräumt, müßte dies dann nicht so mancher Kranke als eine stille Aufforderung verstehen, zur Entlastung seiner Mitmenschen einen solchen Wunsch um Beschleunigung des Sterbeprozesses auszusprechen?

Man muß die Folgen bedenken: Eine Bejahung der aktiven Euthanasie wäre ein Einbruch in das sozialethische Bewußtsein unserer Gesellschaft und in das ärztliche Ethos überhaupt. Die Gefahren des Irrtums und des Mißbrauchs sind zu groß, als daß man einer auch nur für bestimmte Fälle vorgesehenen »Tötung auf Verlangen« beipflichten könnte. Der Tod ist irreversibel. Wird er eigenmächtig herbeigeführt, so wäre damit die Grenze des dem Menschen zukommenden Selbstverfügungsrechtes überschritten, selbst wenn es im Einzelfall eine gewisse Grauzone zwischen aktiver Euthanasie und »Sterbenlassen« geben kann. Darum sollte das strafrechtliche Verbot der aktiven Euthanasie nicht aufgegeben werden. Eine Änderung von § 216 StGB wird auch von namhaften Juristen abgelehnt.

> Der Ruf nach aktiver Sterbehilfe – so er überhaupt von Schwerkranken laut wird – ist eher Ausdruck einer Vereinsamung, also ein Ruf nach mitmenschlicher Zuwendung und Sterbebegleitung.

Begrenzte Pflicht der Lebenserhaltung – unbegrenzte Pflicht der Sterbebegleitung

Pflege und Sorge um Kranke – oder christliche Diakonie (9)

Im Neuen Testament wird unter »Diakonia« der Dienst am Menschen, der Dienst des Almosenträgers, des Speisemeisters, des Krankenpflegers verstanden. Zu den Werken der Barmherzigkeit leiblicher Art zählt es, Kranke zu besuchen, Tote zu begraben, Bedürftigen Gaben zu bringen. Die Diakonie steht hier im Zusammenhang mit der Sorgestruktur unseres Daseins.

Im 5. Jahrhundert finden wir bei Augustinus in seinen Erklärungen zu Psalm 7 den Gedanken, daß Christus als Arzt den kranken Menschen heilt. Der Heilkunst wird die Aufgabe zugewiesen, Krankheit zu heilen und Gesundheit zu schützen. Dieser Dienst am Kranken steht aber auch im Zusammenhang mit dem seelsorglichen Dienst am kranken Menschen, am Sünder. Krankheit wird dann im übertragenen Sinne als Situation des Sünders verstanden. In der orthodoxen Theologie wird das Verständnis des Bußsakramentes ganz und gar unter dem Gesichtspunkt des ärztlichen therapeutischen Dienstes gesehen. Es geht darum, dem Menschen Heil zu vermitteln durch Begleitung, Fürsorge, Gebet und Aussprache.

In der Regula Sancti Benedicti wird in Kap. 36 der Sorgedienst für Pfleger und Wärter im Kloster ausführlich festgehalten. Gefordert werden Einrichtung von Krankenzimmern, Sorge für Bäder, Körperpflege, Speiseordnung und Medikamente. Denen, die diese Sorge vornehmen, wird gesagt, daß sie im Kranken Christus zu sehen haben. Im 12. Jahrhundert ist es *Hildegard von Bingen* (1098–1179), die ausführlich auf den leiblichen Sorgedienst eingeht: Ernährung, Bekleidung, Wohnung und Hygiene. Darüber hinaus sind die zahlreichen Hospitalgründungen im Mittelalter Ausdruck der großen Leistungen christlichen Glaubens in der Sorge für die Kranken und Sterbenden.

In der Ökonomia des Würzburger Juliusspitals Ende des 16. Jahrhunderts findet sich die Aufzeichnung: »Es ist Gott wohlgefällig, wenn wir für die armen und elenden Menschen in unserem Lande eine Wohnung herrichten und dieselben mit geziehmendem Unterhalt versehen täten«. *Johann Jacob Schmidt* hat in seinem biblischen Medicus (1743) ein Kapitel der biblischen Gesundheitslehre gewidmet: »Zur Sorge für des Kranken Genesung gehöret auch dieses, daß sie nicht alleingelassen werden, damit sie nicht vor Kummer verschmachten und umkommen. Während der Arzt nur komme, wenn er gerufen werde, müsse der Seelsorger auch ungerufen erscheinen.«

Darüber hinaus läßt sich aber auch aus den Grundgehalten christlichen Glaubens heraus – aus der Aussage über die Menschwerdung Jesu Christi – ein Hinweis auf den Dienst am Kranken entnehmen. Wenn es von Jesus heißt, daß er seine Stellung als Gottessohn nicht ängstlich wie ein Dieb glaubte festhalten zu müssen, sondern sich entäußerte, Knechtsgestalt annahm und den Menschen gleich wurde, wie Paulus im Philipperbrief dies umschreibt, dann ist dieses Hinabsteigen, das Sich-Zuwenden und Eingehen auf die Situation des Menschen, auf die Notsituation und Lebensgestalt der Ärmsten und Armen ein Nachvollzug jener göttlichen Herablassung, wie sie in der Grundformel des Credo's zum Ausdruck kommt. Das Hinabsteigen in das Reich des Todes war für Jesus Voraussetzung für seine Erhöhung. Ließe sich daraus nicht auch jene Parallele ziehen, daß jener, der ganz und gar in den Dienst des Kranken eintritt, letztlich in diesem Dienst und Dasein für den anderen eine Erhöhung, einen neuen Sinn für sein Leben erfährt? Natürlich besteht hierbei auch die Gefahr eines falschen Krankendienstes, eines neurotisch krankhaften »Daseins für andere«. *Wolfgang Schmidbauer* spricht von jenem Helfersyndrom, das letztlich neurotische Charakterzüge trägt und eher aus einer Mißachtung der Selbstliebe entstammt. Das doppelte Gebot der Gottes- und Nächstenliebe hat schließlich auch als dritten Vergleichspunkt die Selbstliebe zum Inhalt – »wie dich selbst«.

Rechter Dienst am Kranken verlangt darum ein klares »Ja« zur Eigenständigkeit und zur Selbstliebe. Die Kunst des Helfenkönnens beinhaltet auch die Abgrenzung gegenüber dem Hilfsbedürftigen und die Achtung vor sich selbst, vor allem die Rücksicht auf die eigenen Grenzen und Möglichkeiten. Selbstverwirklichung vollzieht sich dialogisch in Beziehung zum anderen Menschen, wobei auch der Pflegende noch seine Eigenposition wahren muß. Sensibilität – Anteilnahme – Fürsorge sind jene Trias, die in einer rechten ausgewogenen Weise für eine Begleitung Schwerkranker und Sterbender erforderlich ist.

Die begrenzte Pflicht der Lebenserhaltung

Das leibliche Leben des Menschen ist kein Höchstwert. Die Forderung, menschliches Leben »um jeden Preis« zu erhalten, ist eine Verabsolutierung, der der Christ nicht beipflichten kann. Hier liegen die Grenzen ärztlicher Heilbehandlung. Nicht jede Verlängerung menschlichen Lebens ist schon Ausdruck eines hohen ärztlichen oder pflegerischen Ethos. Die Pflicht zur künstlichen Erhaltung von Leben kommt nämlich dort an ihre Grenze, wo sie nicht mehr sinnvoll ist.

Leben sollte darum nur so lange unter Einsatz künstlicher Maßnahmen erhalten werden, als noch Hoffnung auf Gesundung besteht oder auf seiten des Patienten wenigstens ein Mindestmaß an Interaktion und Wahrnehmung gegeben ist und dies nicht einem ausdrücklichen Willen des Sterbenden widerspricht. Wo eine zwischenmenschliche Kommunikation in keiner Weise mehr zu erwarten ist – bei irreversibler Bewußtlosigkeit, vorausgesetzt, daß die Diagnose abgesichert ist – verlieren lebensverlängernde Maßnahmen ihren Sinn. Ein solcher zudem kostspieliger Einsatz technischer Mittel scheint nur dort verantwortbar zu sein, wo er ein entsprechendes »Tief« des Patienten überbrückt und diesen wieder in einen Zustand bringt, der eine normale Therapie ermöglicht. Auf Dauer kann eine Intensivbehandlung jedoch nicht in Frage kommen.

Für den Arzt ist die Pflicht zur Erhaltung des Lebens keineswegs absolut. Bei Aussichtslosigkeit einer Behandlung oder auch aus pflegeökonomischen Gründen kann es durchaus angezeigt sein, bei einem Schwerstkranken und Sterbenden eine Intensivbehandlung abzubrechen, um einem anderen Patienten mit größeren Lebenschancen noch eine solche Intensivbehandlung zukommen zu lassen; es ist das Problem der »Triage«. In einem solchen Fall könnte der Abbruch einer Behandlung unter Umständen auch sittlich verantwortet werden als passive Euthanasie, selbst wenn dabei der Arzt durch »aktives Tun«, d. h. durch allmähliches Absetzen künstlicher lebenserhaltender Maßnahmen oder durch Abschalten der Geräte, »tätig« wird. Bei einer aussichtslos erscheinenden Behandlung ist eine solche »Aktivität« ethisch als »passive Euthanasie«, als Sterbenlassen bzw. als »der Natur ihren Lauf lassen« zu bewerten. Eine indirekte Euthanasie aber wäre dort vertretbar, wo der Arzt einem unheilbar Kranken die Schmerzen nur durch Mittel lindern kann, die zugleich als unbeabsichtigten Nebeneffekt eine Beschleunigung des Todes mit sich bringen. Im Einzelfall mag die Grenze zwischen notwendiger künstlicher Lebenserhaltung und einer sinnlos gewordenen Behandlung schwer erkennbar sein. Doch wird der Arzt den rechten Entscheid fällen, wenn er die Ehrfurcht vor jedem menschlichen Leben behält.

Sind Arzt und Patient überzeugt, daß weitere Versuche einer Lebensverlängerung sinnlos sind und nur den Sterbeprozeß hinausziehen, so wäre unter Umständen eine Basisversorgung mit Sauerstoff, Flüssigkeit, Grundnahrung und Wärme ausreichend. Dies ist dann verantwortbar, wenn sich der Patient auch auf den bevorstehenden Tod vorbereitet und seine Entscheidung in verantwortlicher Weise gefällt hat.

Ethische Aspekte des Umgangs mit Sterbenden

Zum menschlichen Leben gehört wesentlich die Beziehung. Menschsein heißt »in Beziehung stehen« und »in Beziehung treten«. Der Schwerkranke und Sterbende besitzt ein Recht auf Sterbebeistand, auf Hilfe beim Sterben – nicht Hilfe zum Sterben. Die Sorge um Kranke und Sterbende ist Aufgabe all jener, die dem Betreffenden besonders nahestehen – also keineswegs bloß Angelegenheit der Krankenpfleger, des Arztes oder des Seelsorgers. Wichtig bleiben die gesamte Atmosphäre, die Art und Weise der Begegnung, das persönliche Gespräch, der mitmenschliche Kontakt im unmittelbaren Sinne des Wortes: die Berührung, die Umarmung, mit der der Schwerkranke und Sterbende sich auch emotional angenommen weiß. Natürlich bedarf es einer großen Sensibilität, ein Gespräch so zu führen, daß der andere weder verletzt wird noch daß er den Eindruck bekommt, belogen zu werden.

Wo Leben nicht mehr zu retten ist, hat auch der Arzt Sterbehilfe zu gewähren. Dies besagt zunächst, den Patienten nicht im Stich zu lassen, sondern ihn durch gute Pflege, schmerzstillende Mittel und nicht zuletzt durch aufmunternde Worte in der letzten Phase seines irdischen Lebens zu begleiten. Hier mag die Anteilnahme, ein verstehendes Wort zur rechten Zeit und am rechten Platz, das weiterführen, was vielleicht vom Arzt in der »Sprechstunde« als menschliche Begleitung des Patienten begonnen wurde. Nur wenn dem Gespräch ein entsprechender Raum gewährt wird, dürfte auch die Medizin wieder stärker als humaner Dienst und nicht bloß als Reparatur am kranken Menschen verstanden werden.

Der Todeszeitpunkt

Wann ist der Mensch tot? Um diese Frage zu beantworten, müssen zunächst die notwendigen biologischen Grundlagen menschlichen Lebens bedacht werden. Dem menschlichen Gehirn kommt die Funktion zu, den gesamten Organismus einschließlich seiner Organe und Systeme sowie ihre Wechselbeziehungen in einer übergeordneten Einheit zusammenzufassen und zu steuern. Wenn die gesamte Hirnfunktion irreversibel (unwiederbringlich) ausfällt, sprechen wir vom »Hirntod«. Dies weist auf den Tod des Menschen hin. Herkömmlich wird der Tod des Organismus durch den endgültigen Stillstand von Herz, Kreislauf und Atmung und mit den später auftretenden Todeszeichen wie Totenstarre, -flecken oder Fäulnis zweifelsfrei festgestellt. Diese Merkmale gelten zwar auch heute noch. Doch angesichts der Möglichkeit, mit Hilfe einer Organtransplantation Schwerkranken zu helfen, können nur gut durchblutete, »lebensfrische« Organe eines Toten verwendet werden. Für einen solchen Fall werden auch noch nach Eintritt des

Todes durch intensivmedizinische Maßnahmen die Herzaktion und der Kreislauf künstlich erhalten. In einem solchen Fall können für die Feststellung des Todes die herkömmlichen Merkmale nicht herangezogen werden. Vielmehr wird durch den Nachweis des endgültigen Ausfalles aller Hirnfunktionen unter intensivmedizinischen Bedingungen der eingetretene Tod festgestellt.

Dies ist keine neue Festlegung des Todeszeitpunktes, wie heute einige meinen, sondern nur ein weiteres Kriterium für die Feststellung des Todes. Wo jedoch noch Reste der Stammhirnfunktionen gegeben sind, wie etwa bei einem anenzephalen Kind, haben wir es mit einem lebenden Menschen zu tun. Nur der vollständige und endgültige Ausfall sämtlicher Hirnfunktionen bedeutet, daß dieser Mensch gestorben ist, selbst wenn äußerlich mit künstlicher Hilfe noch das Schlagen des Herzens und die Durchblutung der Organe wahrzunehmen ist. Die deutsche Bundesärztekammer hat mehrmals – zuletzt 1993 in einer eigenen Stellungnahme eines Wissenschaftlichen Beirates – den endgültigen Ausfall der gesamten Hirnfunktion als sicheres Todeszeichen erklärt (1). Auch die christlichen Kirchen stützen sich in ihrer positiven Stellungnahme zur Organtransplantation auf dieses Kriterium des Todes. Es in Frage zu stellen, erscheint verantwortungslos, da hierfür keine empirisch überzeugenden Nachweise erbracht werden und auf diese Weise die Möglichkeit und auch die solidarische Bereitschaft zur Organspende wesentlich eingeschränkt wird.

Wahrheit am Krankenbett

Keine Religion hat Leiden bagatellisiert. Der Glaube an einen guten Gott machte den Israeliten des Alten Testamentes das Leiden zum Problem. Sie sahen darin zunächst eine Strafe Gottes als Reaktion auf jene Verhaltensweisen, die in der Geschichte des Volkes Gottes oder im Leben eines einzelnen Gott zuwiderlaufen. Dieses »Zornmodell« hatte Israel mit den altorientalischen Religionen gemeinsam. Doch in den späteren Schriften – vor allem im Buch Hiob – werden Krankheit, Leid und Tod nicht unmittelbar als Strafe Gottes für böse Taten, sondern als Prüfung dargestellt. Dennoch behielt daneben das Zornmodell für die Erklärung des Übels in der Welt weiterhin seine Gültigkeit. So fragten die Jünger Jesu den Meister angesichts des Blindgeborenen: »Rabbi, wer hat gesündigt? Er selbst? Oder haben seine Eltern gesündigt, so daß er blind geboren wurde?« (Jo 9,2). Doch Jesus weist eine solche Deutung in ihre Schranken, wenn er antwortet: »Weder er noch seine Eltern haben gesündigt, sondern das Wirken Gottes soll an ihm offenbar werden« (Jo 9,3). – Krankheit, Leiden und Behinderung menschlichen Lebens und Daseins können also auch verstanden werden als Ausgangspunkt für die Offenbarung des Heilswirkens Gottes. Es gilt also, angesichts von Krankheit, Leid und Behinderung wach zu bleiben, hellsichtig zu werden für das gerade in einer solchen Situation möglicherweise ansetzende Wirken Gottes. Leiden ist nicht nur Prüfung des Menschen in seinem Glauben und in seiner Standfestigkeit, sondern auch Chance, Hoffnung zu schöpfen für ein intensives Wirken Gottes an uns, das in einem tieferen Sinne Heilung und Hoffnung vermittelt.

Jesus hat mit seiner Frohbotschaft ein messianisches Reich der Freiheit von Leid, Not und Tod verheißen. Sein Kreuzestod ist kein »Leiden an sich«, sondern ein Leiden für andere und durch andere. Selbstverständlich hätte sich Erlösung auch auf eine unblutige Weise vollziehen können, doch Menschwerdung und Kreuzestod Jesu sind Ausdruck dafür, wie weit Gottes Liebe zu gehen vermag. Somit wurde das Zeichen des Kreuzes auch zum Zeichen der Erlösung. Damit erhält jedes Leiden vom Kreuzestod Jesu her eine letzte Transparenz. Die ersten Christen wußten sich auch in Verfolgung und Leid mit Jesus solidarisch verbunden.

Zunächst wird der Christ wie jeder Mensch vor dem Leid des anderen und vor seinem eigenen Leid ratlos und sprachlos bleiben und vorschnelle Erklärungsversuche ablehnen. Doch bedarf es einer inneren Bereitschaft, sich der Wirklichkeit zu stellen und auf das zugewiesene Leid einzulassen. Der erste Schritt dürfte sein, die Existenz von Leiden in der Welt als eine Realität zu sehen und Leid nicht einfach von sich abzuschieben, zu leugnen bzw. Leiden von einer »heilen Welt« abzuspalten. Für einen solchen Menschen bedarf es dann nicht eines fremden Leides, um überhaupt Leid anzunehmen oder mitzuleiden. Die Begegnung mit dem leidenden Menschen oder auch mit eigenem Leid ist dann immer eine Begegnung mit unserer Welt, in der eben – solange sie existiert und so sehr wir uns um eine heile Welt bemühen – Leid, Krankheit, Altern und auch Tod stets eine Realität bleiben werden. Insofern kann auch eine völlige Abschaffung des Leidens oder gar des Todes überhaupt nicht Ziel menschlichen Bemühens sein. Die Aufgabe bleibt uns gestellt, behebbares Leid zu beseitigen, gleichzeitig aber auch darum zu wissen, daß Krankheit, Leiden und Tod ein Teil der Lebenswirklichkeit eines jeden Menschen bleiben. Hierin zeichnet sich unabhängig von der jeweiligen Rangstellung eines Menschen eine urtümliche Solidarität und Gleichheit aller ab. Eine solche Einstellung weckt die Bereitschaft, sich der Wirklichkeit des uns zugewiesenen Leidens auch zu stellen.

Für den gläubigen Menschen aber gibt es darüber hinaus noch eine andere Form der Solidarität aller Leidenden mit dem Leiden Jesu Christi. Im Sakrament der Krankensalbung kommt besonders deutlich zum Ausdruck, daß alles menschliche Leid transparent wird auf das Erlösungsleiden Jesu, ja daß im Kranken der leidende Christus in seiner Gemeinde selbst präsent wird. Durch solches »Mitleiden« erfahren dann Krankheit und Leid noch eine besondere religiöse Dimension. Wer Krankheit und Leid so sieht, wird sensibel für die vielfältigen Formen von Leid in der Welt. Vor allem aber dürfte er um so hellsichtiger sein auch für das Leid der Mitmenschen, denen er in der Begegnung und im solidarischen Mitleiden zudem Hoffnung auf Heil vermitteln kann.

Wo der Dienst am Kranken zur Begegnung mit den Kranken wird, entsteht jenes Vertrauen, jene Verantwortung, die auch noch über schwere Stunden und für Sterbende eine Hilfestellung vermittelt, und wenn es nur dadurch geschieht, daß die Hand des Sterbenden ergriffen und ihm mit Streicheln bekundet wird, daß man ihn auch jetzt nicht ganz allein sich selbst überläßt. Solcher Dienst gibt dem eigenen Leben einen wesentlichen Sinngehalt, vermittelt Freude am Beruf. Dann wird der Krankendienst zu einem Wechselverhältnis zwischen Geben und Nehmen. Was jemand in seiner Berufsarbeit zu geben bereit ist, empfängt er um ein Vielfaches zurück. Hier gilt dann der biblische Satz: »Wer sein Leben retten will, wird es verlieren; wer aber sein Leben (um meinetwillen und um des Evangeliums willen) verliert, wird es gewinnen« (Mk 8,35).

Das Vertrauensverhältnis zwischen Arzt und Patient betrifft auch das Problem der »Wahrheit am Krankenbett«. Hier erschwert oft eine ärztliche Fachsprache die Verständigung. Eine Totalaufklärung über sämtliche auch im entferntesten vorhandenen Risiken – etwa aus Gründen der persönlichen Absicherung des Arztes – dient in keiner Weise dem Patienten. Es bedarf großer Sensibilität, den Patienten behutsam und schrittweise in die Wahrheit seiner tatsächlichen Lage einzuführen, ohne ihm dabei jede Hoffnung zu nehmen. Ein fortgesetztes Gespräch, eine echt menschliche Beziehung des Arztes zum Patienten kann dem Kranken eine Hilfe bieten, sich innerlich mit seinem Zustand abzufinden, und es sollte alles getan werden, damit der Schwerkranke sich auch noch im Sterben umsorgt und angenommen weiß.

Sterbebegleitung – Sterbehilfe – menschenwürdiges Sterben

Für den sterbenden Menschen ist zunächst eine allgemeine Schwäche kennzeichnend; er wird zunehmend unfähig, den unmittelbaren Bedürfnissen – sei es das Waschen oder seien es die Verdauungs- und Ausscheidungsvorgänge – zu entsprechen. Das Erleben der Ohnmacht und Gebrechlichkeit führt zu einer psychischen und physischen Vernichtungsangst, zu einer existentiellen Krise. Gerade in einer solchen Situation bedarf der Sterbende menschlicher Begleitung. Menschenwürdiges Sterben geschieht innerhalb der Lebenden, die den Sterbenden nicht der Vereinsamung überlassen, sondern in mitmenschlicher Solidarität und Liebe begleiten. Dies aber setzt voraus, daß der Sterbende nicht einfach mit Betäubungsmitteln über diese existentielle Situation hinweggetäuscht wird. Dem Sterbenden sollte die Möglichkeit eingeräumt bleiben, diese Phase seines Lebens noch wahrzunehmen. Es bedarf allerdings großer Sensibilität, um die Grenze zwischen notwendiger Schmerzerleichterung und Eindämmung des Bewußtseins wahrzunehmen.

In einer solchen Situation wird auch die kleinste emotionale Zuwendung dem Sterbenden eine Ahnung vermitteln, daß er nicht allein, sondern begleitet ist und daß eine solche menschliche Begleitung auch noch auf jenen Gott hin transparent wird, der ein »Gott-mit-uns« (= »Immanuel«) ist. Was der Prophet Deutero-Jesaias in seinen Reden dem in der Verbannung weilenden Volk Israel als Trost zuspricht, gilt auch und erst recht für das neue Gottesvolk und seine Glieder, besonders in der Todesnot: »Du bist mein Knecht, ich habe dich erwählt und dich nicht verschmäht. Fürchte dich nicht, denn ich bin mit dir; hab keine Angst, denn ich bin dein Gott. Ich helfe dir, ja, ich mache dich stark, ja, ich halte dich mit meiner hilfreichen Rechten« (Jes 41,9–10).

Literatur

1. Bundesärztekammer. Dt. Ärztebl. 90 (1993) 2933–2935
2. DGHS: Programmheft. Augsburg 1985
3. *Gründel, J.*: Verhältnis von Ethik und Medizin, dargestellt an der Palliativtherapie und an der Hospizbewegung. Arzt und Christ 36 (1990) 95–107
4. *Gründel, J.*: Auf Verlangen töten? Universitas 46 (1991) 245–254
5. *Gründel, J.*: Auf Verlangen töten? In: Hilfe zum Sterben? Hilfe beim Sterben!, hrsg. von H. Hepp, Düsseldorf 1992
6. *Hepp, M.*: Medizintechnik und Humanität. Nova acta Leopoldina 280 (1991) 119–140
7. *Hoerster, N.*: Rechtsethische Überlegungen zur Freigabe der Sterbehilfe. Neue jur. Wschr. 29 (1986) 1786–1792
8. *Hoerster, N.*: Tötungsverbot und Sterbehilfe. In: Medizin und Ethik, hrsg. von H.-M. Sass. Stuttgart 1989
9. *Schipperges, H.*: Christliche Diakonie in ihrer Sorge um den Kranken. Z. Med. Ethik 39 (1993) 301–308
10. *Singer, P.*: Praktische Ethik. Stuttgart 1989

Häusliche Pflege Schwerkranker durch professionelle Pflegepersonen

A. Schröder

Die Notwendigkeit häuslicher Pflege Schwer- und Schwerstkranker ist eine *Realität*. Wir wissen, sprechen und hören vom Generationenvertrag, von pflegenden Angehörigen, insbesondere Frauen, Sozialstationen für ambulante Pflege, »ambulant vor stationär« in politischen Diskussionen und ähnlichem mehr. Und doch: Häusliche Pflege und Schwerkranke – das scheinen *unvereinbare Gegensätze* zu sein, denn wird ein Kranker zu einem Schwerkranken, meinen wir – Familie, Arzt und Pflegeperson – es nicht verantworten zu können, ihm Hilfe an speziellen Orten mit besonders geschultem Fachpersonal vorzuenthalten. Wir fühlen uns zur weiteren Pflege nicht in der Lage, zu wenig kompetent, zu unsicher, wir haben zu wenig Zeit und sind nicht dafür eingerichtet. – »Tränen eines Patienten verstimmen, konfrontieren sie doch mit den Grenzen der eigenen Fähigkeiten; überfordern sie doch nur zu oft die eigenen seelischen Kräfte« (7).

Dennoch – Kranke und besonders Schwerkranke wünschen sich nichts mehr, als zu Hause bleiben zu können. Sie stimmen oft nur aus Rücksicht auf ihre Familie und den beteiligten Personen einer Verlegung an einen anderen Ort zu, an dem angeblich mehr Hilfe gewährt werden kann. Wir spüren, daß die Pflege Schwerkranker zu Hause eine starke Spannung erzeugt, die wir verringern oder lösen möchten. Dieser Beitrag soll die Spannung aus dem diffusen Unbewußten hervorholen und in konkrete Einzelteile zerlegen, um diese mit den möglichen Kanten, Ecken und Rundungen näher zu beschreiben. Aus den beschriebenen Einzelteilen mag der Leser sein Bild in den eigenen Rahmen einsetzen, anschauen und verstehen lernen. Die Kon-

> **Wer ist für mich schwerkrank?**
> - Ein Mensch, der ganz plötzlich krank wird, z. B. einen Herzinfarkt bekommt?
> - Ein Mensch, der eine chronische oder lebenslange Krankheit hat; z. B. Krebs, AIDS, Multiple Sklerose?
> - Ein körperlich Kranker, z. B. ein Unfallverletzter?
> - Ein psychisch Kranker, z. B. ein Depressiver?
> - Ein sterbender Mensch?
> - Ein Mensch, dem die Last der Krankheit sehr/zu schwer ist?
> - Ein Mensch, dem die Last der Pflege eines Kranken (zu) schwer ist?
> - Ein Mensch, der resigniert hat und in seinem Leben keinen Sinn mehr sieht?
>
> **War ich schon einmal schwerkrank?**
> - Wie waren meine Empfindungen und Erfahrungen?
> - Welche Auswirkungen hatte die Krankheit auf mein weiteres Leben?

kretion seines Bildes wird ihm helfen, in kommenden Situationen sinnvoll handeln zu können.

Die häusliche Pflege eines Schwerkranken berührt den Weg mehrerer Menschen mit Höhen und Tiefen. Diesen Weg können wir gegen-, für- oder miteinander ertragen, erleiden oder ihn als wesentliche Lebensstrecke erfahren; letzteres stärkt alle Beteiligten für weitere Wege und bietet uns wichtige Lebenshilfen.

Im Folgenden soll es um die Fragen gehen:
- Wer ist schwerkrank?
- Wer sind die Pflegepersonen?
- Was ist eigentlich Pflege?
- Wie kann diese Pflege in der eigenen häuslichen Umgebung gestaltet werden?

Der schwerkranke Mensch

Die Grundlage der Pflege ist der Mensch in allen seinen Bezügen. Das nachfolgende »Modell« mag dies ansatzweise veranschaulichen. Die »Steine und Säulen« werden im Lebenslauf eines Menschen unterschiedlich ausgeprägt, gestaltet, ergänzt und gewichtet und bestimmen die individuelle Identität (*Abb. 1*).

Wird der Mensch krank, verschieben sich – im Bild gesprochen – ein oder mehrere Steine, fallen heraus, oder mehrere Säulen verändern sich. Der Druck auf die verbleibenden Steine oder Säulen erhöht sich; möglicherweise fällt das Gebäude zusammen, unabhängig davon, welche Steine sich aus welchen Säulen lösen. Je mehr Steine, strategisch wichtige Steine, ihre Position verändert haben und instabil sind, desto weiter ist der Mensch von seiner Identität entfernt, desto schwerer ist er krank. Niemals ist nur eine Säule – ein Lebensbereich – betroffen, Krankheit tangiert stets alle Lebensbereiche des Menschen. Er braucht einfühlsame Hilfe, um seine Identität wieder zu finden oder neu aufzubauen.

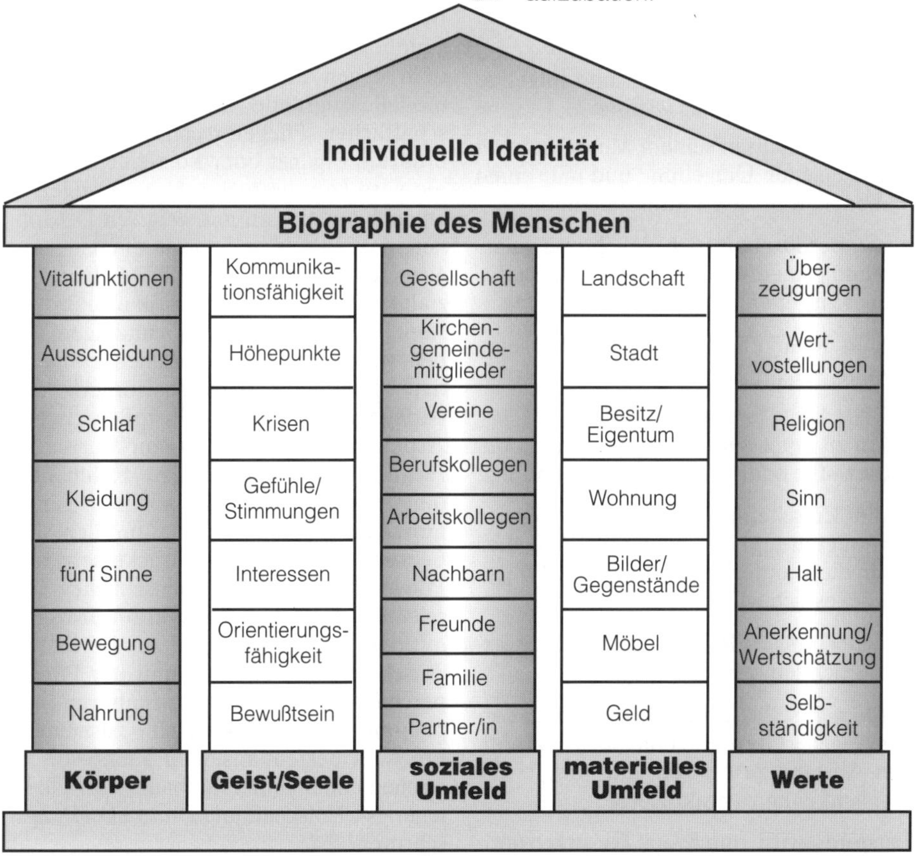

Individuelle Identität

Biographie des Menschen

Körper	Geist/Seele	soziales Umfeld	materielles Umfeld	Werte
Vitalfunktionen	Kommunikationsfähigkeit	Gesellschaft	Landschaft	Überzeugungen
Ausscheidung	Höhepunkte	Kirchengemeindemitglieder	Stadt	Wertvostellungen
Schlaf	Krisen	Vereine	Besitz/Eigentum	Religion
Kleidung	Gefühle/Stimmungen	Berufskollegen / Arbeitskollegen	Wohnung	Sinn
fünf Sinne	Interessen	Nachbarn	Bilder/Gegenstände	Halt
Bewegung	Orientierungsfähigkeit	Freunde / Familie	Möbel	Anerkennung/Wertschätzung
Nahrung	Bewußtsein	Partner/in	Geld	Selbständigkeit

Abb. 1

Die Pflegeperson

Bei der häuslichen Pflege treffen wir im günstigsten Fall sowohl Pflegepersonen aus dem sozialen Umfeld des Kranken als auch professionelle Helfer an.

Im Zusammenhang dieser Ausführungen geht es im wesentlichen um die professionellen Pflegepersonen, die nach einer vorgegebenen, geregelten Ausbildung und dem vorgeschriebenen Examen als staatlich anerkannte Kranken- oder Altenpflegepersonen zu ihrer Berufsausübung befähigt sind.

Sie sind ebenso wie die Kranken Menschen unterschiedlichen Alters, mit eigenen Biographien, mit Stärken und Schwächen. Aufgrund einer bestimmten Motivation haben sie sich für die Ausübung des Pflegeberufes entschieden und sich aus-, fort- und weitergebildet. Für die Pflege und Begleitung von Schwer- und Schwerstkranken zu Hause sind folgende Fähigkeiten besonders wichtig:

• den Kranken in seinem Menschsein, in seiner eigenen Umgebung und mit seinen personellen Bezügen wahrzunehmen;

• die Bereitschaft, sich auf ihn einzulassen und gemeinsam mit ihm ein Stück des Weges zu gehen;

• dem Kranken aktiv zuzuhören, seine Signale aufzunehmen und ihn zu verstehen;

• ihn zu unterstützen und zu beraten ohne bewußte oder gezielte Bevormundung;

• die Entscheidungen des Kranken zu akzeptieren und bei ihm zu bleiben, auch wenn diese anders ausfallen als die Pflegeperson es sich wünschte;

• den Kranken loszulassen, wenn es erforderlich sein wird;

• für sich selbst als Pflegeperson zu sorgen, eigene Grenzen zu achten, den nötigen Abstand zu wahren und Ausgleichsmöglichkeiten zu praktizieren.

Letzteres wird durch ein **Gesprächsprotokoll** deutlich:

»Wenn Sie mit Krebspatienten zusammen sind, dann geben Sie unheimlich viel Substanz von sich. Durch dieses sich-einhören, helfen-wollen, und irgendwo ist man dann leer, dann kann man nicht mehr. Und dann müssen Sie für sich selbst sehen, ob Sie irgendeinen Partner haben, der auch Ihnen mal zuhört ... Die Seele muß aufgefangen werden, damit sie wieder gesund werden kann« (*1*, S. 7).

Was ist Pflege?

Pflege – professionelle Pflege – begrenzt sich heute nicht mehr auf eine Tätigkeits- oder Krankheitsorientierung als angelernte Hilfeleistung für die Mediziner, sondern sie ist eine eigenständige, theoretisch fundierte Disziplin in unserem Gesundheitswesen. Dem pflegerischen Handeln liegen Pflegetheorien oder Pflegemodelle zugrunde, die mit Hilfe wissenschaftlicher Pflegeforschung begründet, erhärtet, ergänzt oder korrigiert werden. Sie wird von ihren Berufsangehörigen in enger Kooperation mit weiteren Disziplinen des Sozial- und Gesundheitswesens ausgeübt, beispielsweise der Medizin, Sozialarbeit, Krankengymnastik u. a. Professionelle Pflege mit ihren Grundlagen, Arbeitsweisen und deren ethischen, kooperativen, kommunikativen, seelsorgerischen, pädagogischen und selbstpflegerischen Aspekten zielt unter organisatorischen, rechtlichen und politischen Rahmenbedingungen auf den Menschen in seiner individuellen und soziokulturellen Lebenswelt. Konkret ausgedrückt, setzt sich Pflege als komplexes menschliches Geschehen aus einem **Interaktionsprozeß** – mit dem Schwerpunkt auf der Beziehung zwischen dem Patienten und der Pflegeperson – und einem zielorientierten, geplanten **Handlungsprozeß** zusammen. Letzterer besteht aus einer Reihe von logischen aufeinander aufbauenden Überlegungs-, Entscheidungs- und Handlungsschritten.

Interaktionsprozeß

Die **Ziele** dieses grundlegenden und wichtigsten Teils der Pflege sind:

- Die Würde der Beteiligten zu achten,
- die Gleichwertigkeit der beteiligten Menschen zu leben,
- das gegenseitige Vertrauen aufzubauen und zu fördern,
- das Gemeinsame als etwas Wachsendes, konstruktiv Gestaltendes und ständig Wandelbares zu verstehen, an dem beide Seiten bauen und
- durch die Begegnung Mensch zu bleiben und immer stärker zu werden.

Für eine positive **Gestaltung** des Interaktionsprozesses ist es notwendig, sich mit der eigenen Einstellung zum Menschen, zum Leben und mit dem Sinn des Lebens schlechthin auseinanderzusetzen.

Abbildung 2 verdeutlicht die weiteren Einflüsse auf diesen so grundlegenden Teil der Pflege.

Je offener und konkreter diese Einflüsse – evtl. individuell noch ergänzt – gesehen, bedacht, gemeinsam ausgesprochen und als Wegweiser genutzt werden, desto eher kann der Pflegeprozeß gelingen. Insbesondere bei der häuslichen Pflege ist die offene, wahrhaftige Begegnung des Schwerkranken mit der Pflegeperson das wichtige Merkmal der Pflege.

Der gemeinsame Weg bleibt in der Regel nicht auf eine Verweildauer von 10–14 Tagen begrenzt, sondern dauert Wochen, Monate oder Jahre. Der Schwerkranke braucht das Vertrauensverhältnis, den echten Partner, der ihm hilft, die Steine oder Säulen seiner Identität wieder aufzubauen, sei es,

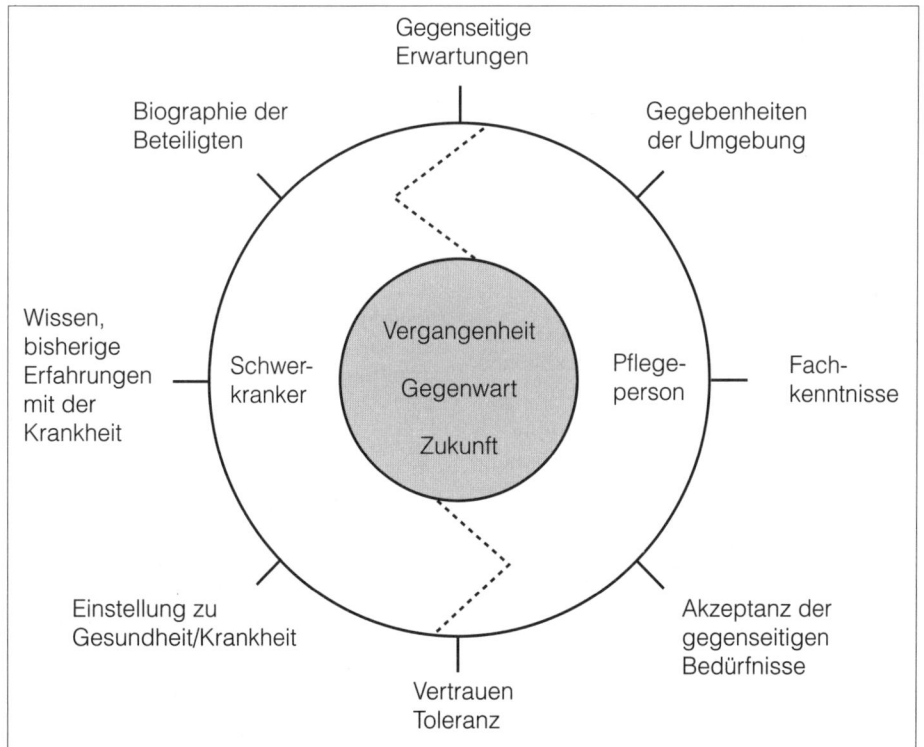

Abb. 2 Einflüsse auf den Interaktionsprozeß

um die Krankheit, die Schmerzen, die Behinderung, die Verluste oder anderes ins Leben zu integrieren oder auch den Weg des Sterbens gehen zu können. Dazu gehört weiterhin das beiderseitige Wissen um die Diagnose, Therapie, Prognose, die möglichen pflegerischen Handlungen mit ihren jeweiligen Chancen und Grenzen und der beiderseitige Respekt vor der Entscheidung – Einverständnis oder Verweigerung – des anderen.». . . und ich finde, das ist das Recht eines jeden Menschen, daß der andere nicht mehr weiß über mich, als ich es eigentlich wissen sollte ... denn es betrifft doch mich« (1, S. 18).

Handlungsprozeß

Die **Ziele** für den konkreten Teil der Pflege sind:

- die Erhaltung und Förderung des Selbstwertgefühls und der Selbständigkeit des Schwerkranken
- gemeinsame Entscheidungen zu treffen, um eine individuelle Pflege zu gewährleisten
- transparente Vorgehensweise zu schaffen, um Helfendes kontinuierlich fortzusetzen, Störendes zu verändern und Neues zu integrieren.

Die **methodischen Schritte** des Handlungsprozesses entsprechen den üblichen Problemlösungsstrategien und sind:

- Umfassende Informationssammlung
- Erkennen der individuellen vorhandenen und verbliebenen Stärken, Ressourcen, Schwächen und Hindernisse
- Festlegen von gemeinsamen Zielen, um die Schwächen/Hindernisse zu beheben oder mit Hilfe der Stärken zu kompensieren
- Lösungsstrategien zu entwickeln und durchzuführen
- durchgeführte Strategien auf die gesetzten Ziele hin zu überprüfen.

Dieser Prozeß sollte jeweils schriftlich dokumentiert werden, um mit Hilfe der so geschaffenen Transparenz die Chancen der Fortsetzung oder Korrektur des eingeschlagenen Weges zu gewährleisten.

Inhaltliche Ausgestaltung. Diesen Ausführungen soll das Pflegemodell von *Roper* und Mitarbeitern (*8*) zugrunde gelegt werden. *Ropers* Ausgangspunkt bildet ein Modell des Lebens. Dabei stellt sie fest, daß jeder gesunde Mensch täglich verschiedene, gleichwertige Aktivitäten ausübt, in Relation zu seinem Lebenszeitpunkt abhängig oder unabhängig von anderen Menschen. Genannt werden folgende Lebensaktivitäten (LA):

- für eine sichere Umgebung sorgen
- kommunizieren
- atmen
- essen und trinken
- ausscheiden
- sich sauberhalten und kleiden
- die Körpertemperatur regulieren
- sich bewegen
- arbeiten und spielen
- sich als Mann oder Frau verhalten
- schlafen
- sterben

(vgl. Roper et al., 1989, S. 22)

Juchli verdeutlicht und erweitert das Modell vor allem durch die genauere Beschreibung der Aktivitäten (*Tab. 1*).

»Die Individualität eines Menschen kann sich auf viele verschiedene Weisen zeigen, z. B. dadurch:
    wie ein Mensch die LA ausführt
    wie oft der Mensch die LA ausführt
    wo der Mensch die LA ausführt
    wann der Mensch die LA ausführt
    warum der Mensch die LA ausführt
    was der Mensch über die LA *weiß*
    welche *Überzeugungen* der Mensch in Bezug auf die LA hat
    welche *Haltung* der Mensch gegenüber der LA hat.«
(Roper et al. 1989; S. 34)

Tab. 1 Umschreibung der Lebensaktivitäten, Vergleich zwischen *Roper (8)* und *Juchli (5)*

Roper	Juchli
– Für eine sichere Umgebung sorgen	»Für Sicherheit sorgen, Verhüten von Risiken, Gefahren und Schäden-Sorge für die Lebenswelt«
– arbeiten und spielen	»Raum und Zeit gestalten – arbeiten und spielen Aufrechterhaltung des Gleichgewichts zwischen Aktivität und Passivität, zwischen Arbeit und Muße, Beziehung zur Umwelt«
– kommunizieren	»Kommunizieren Gleichgewicht zwischen Individualität und Sozialität Rückzug und Interaktion«
– sterben	»Sinn finden im Werden, Sein, Vergehen Bewältigung von Lebens- und Entwicklungsprozessen, Bezug zu Religion und Ethik, zu Lebensfragen und Sterben«

(vgl. Juchli 1991, S. 8)

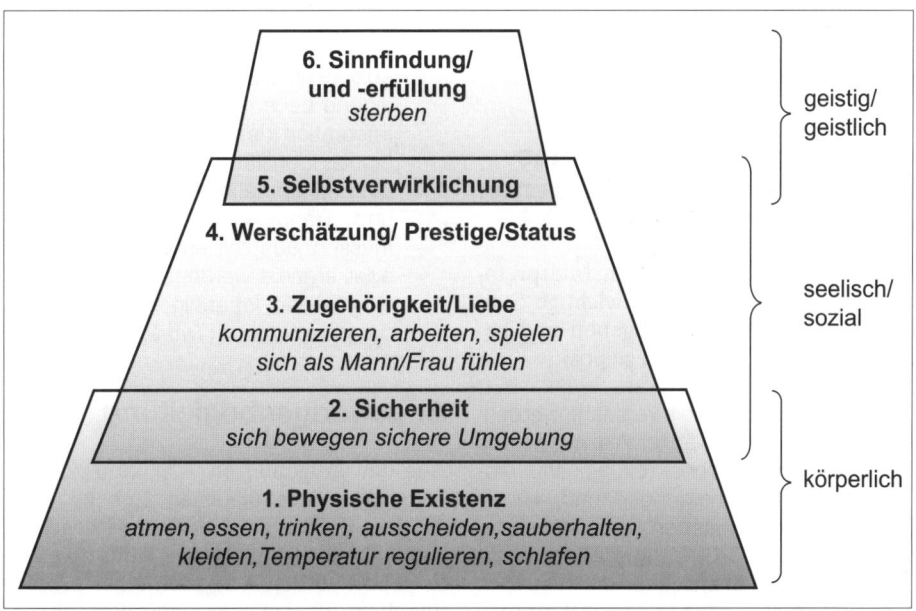

Abb. 3 Bedürfnishierarchie (nach *Maslow, A.*)

Verbindet man nun die Lebensaktivitäten mit den Bereichen der Bedürfnishierarchie nach A. *Maslow*, so wird deutlich, daß die einzelnen Ebenen einander bedingen und aufeinander aufbauen. Sie sind nicht isoliert zu betrachten. Bedürfnisse niederer Ebenen müssen befriedigt werden, um höhere Ebenen erreichen zu können (*Abb. 3*).

Hinsichtlich unseres Themas zeigt diese Darstellung u. a. deutlich:

- Umfassende Pflege kann nicht auf angelernte Tätigkeiten reduziert werden, weil es um alle Dimensionen des Menschseins geht.
- Die pflegerischen Aktivitäten können zum besseren Verständnis analytisch dargestellt werden; alle Aktivitäten greifen aber während des Vollzugs ineinander, wie im Folgenden gezeigt wird.
- Die häusliche Pflege Schwer- und Schwerstkranker zwingt zu einer engen Kooperation von Laienhelfern – z. B. Angehörige, Freunde, Nachbarschaft – und professionellen Berufsgruppen. Die Pflegeperson hat dabei oft als wichtige Bezugsperson des Schwerkranken eine begleitende, informierende, beratende, anleitende und koordinierende Funktion.

Gestaltung der Pflege eines Schwerkranken in der eigenen häuslichen Umgebung

Abhängig von der jeweiligen Interpretation des Zuhauses bleiben wichtige Steine/Säulen der Identität gegeben und beeinflussen die gesamte Pflege positiv.

Im Folgenden soll versucht werden, anhand ausgewählter Aktivitäten des täglichen Lebens einige Informations-, Entscheidungs- und Handlungshilfen zu geben. Jeder häusliche Pflegeprozeß bleibt etwas Individuelles, etwas Einmaliges, das von den beteiligten Personen gestaltet wird.
Anhand der W-Fragen der Lebensak-

Zunächst einige eigene Überlegungen:

Wo fühle ich mich zu Hause?

- an meinem Geburtsort?
- an meinem Wohnort?
- an dem Ort, an dem ich im Dunkeln gehen kann, ohne mich zu stoßen und zu fallen?
- an dem Ort, an dem ich die meisten Jahre meines Lebens verbracht habe?

Was bedeutet für mich »Zuhause«?

- mein »Reich«, meine »Burg«, meine »Tankstelle«?
- bestimmte Gegenstände, die ich gesammelt habe und die mich durch mein Leben begleiten?
- Menschen, die ich verstehe und die mich verstehen?
- Geborgenheit, Gelassenheit? Arbeit und Entspannung? Leben ohne »Maske«?

tivitäten ist es möglich, die nachfolgenden Hilfen auf die Individualität des Schwer- und Schwerstkranken abzustimmen. So wird Gewohntes, die eigene Lebensbiographie bis hin zur Integration des jeweils Neuen in die eigene Identität fortgesetzt.

Diese Informations-, Entscheidungs- und Handlungshilfen können und müssen jederzeit erweitert, verändert oder ergänzt werden, da sie nur bedingt einen lebendigen Prozeß wiedergeben können (*Tab. 2*, S. 229–232).

Angehörigenbegleitung

Aus den aufgeführten Aspekten zu den Aktivitäten des täglichen Lebens wird deutlich, daß bei der häuslichen Pflege die Angehörigen eine wichtige Rolle spielen. Es gehört zu den Aufgaben einer professionellen Pflegeperson, die Bedürfnisse der Angehörigen zu beachten und helfend

Tab. 2

Für eine sichere Umgebung sorgen

▷ Sammlung von Fakten/Daten/Fragen	▷ Wünschenswertes/ mögliche Hilfen
Umgebung/Wohnung	
– Licht, Wärme, Lärm . . . – Fußboden, Schwellen, Stufen	Erreichbarkeit der Schalter rutschfester Belag, evtl. Entfernung von Teppichen Handläufe, Griffe anbringen
– Stellung der Möbel zueinander	ausreichend Platz, Gehilfen-Rollstuhl, Griffe
– Bett, Stühle	Stabilität, Verstellbarkeit, Sitz- und Liegehöhe, Lehnen. .
– Sanitäre Einrichtung – Sauberkeit	Badesitz, Toilettensitz/- stuhl . . Haushaltshilfe
Patient	
– körperliche Faktoren Sinnesorgane, Gleichgewicht Beweglichkeit, Schmerzen . . . – psychische Faktoren Angst, Sorgen, Nöte, Einschätzung von Gefahren, z. B. Räume, Orientierungs-, Reaktionsfähigkeit – soziale Faktoren – finanzielle Faktoren	Seh-, Hör-, Tasthilfen, regelmäßige Medikamenteneinnahme, sichere Medikamenten-Aufbewahrung Bezugspersonen/ Gesprächspartner, feste Anwesenheitszeiten, gemeinsame Aktivitäten in gleichbleibendem Rhythmus Ehrlichkeit/Offenheit von Kontaktpersonen, Besuche, Beratung, Hilfen
Angehörige	
– Angst, Hilflosigkeit	Gespräche anbieten, Fragen beantworten, regelmäßige Anwesenheit, zeitliche Absprache, Veränderungen besprechen, zu Hilfeleistungen anleiten. . .

zu beraten. Die Pflegeperson nimmt dabei eine »Mittler- und Übersetzungsfunktion« zwischen den Wünschen, Reaktionen und Anforderungen des Schwerkranken und den Reaktionen mit den notwendigen Erfordernissen des Angehörigen selbst ein. Einige Stichworte wollen diesen Teil der Pflege mit möglichen Hilfestellungen beleuchten:

– Bereitschaft zum Hören der Ängste, Nöte und empfundenen Belastungen
– gemeinsame Reflexion über die Motivation und den eigenen Anspruch an sich als pflegende Angehörige
– Bewußtmachen der notwendigen Selbstpflege
– Aufzeigen möglicher Selbstpflegeangebote für pflegende Angehörige, z. B.

Tab. 2 (Fortsetzung)

Ausscheidungen

▷ Sammlung von Fakten/Daten/Fragen	▷ Wünschenswertes/ mögliche Hilfen
Patient	
– körperliche Faktoren Ernährungs-, Trinkgewohnheiten, Ausscheidungsorgane, Entleerungsrhythmus, Schmerzen, Beschwerden	regelmäßiger Rhythmus bei Ernährung und Ausscheidung, hohe Trinkmengen, Flüssigkeitsbilanz, Beschwerden erleichtern
– psychische Faktoren, persönliche Gewohnheiten, Rhythmus, Rituale, Hygieneverhalten Scham, Intimität Hilfsmittel	feste Rituale adäquate Umgebung schaffen Alleinsein ermöglichen Hilfsmittelinformationen, Hilfsanleitung
Ausscheidungen	
– physiologische Menge, Aussehen, Geruch Häufigkeit, Beimengungen...	passende Gefäße, Hilfsmittel, evtl. Desinfektion, Reinigung
– pathologische Wundsekret, Erbrechen, Sputum	Ernährung, Tee, Medikamente adäquate Gefäße,
– Inkontinenz	Inkontinenzhilfen, Information, Auswahl, Gewöhnung, Anleitung
– Anus praeter	Stomaversorgung, Informationen, z. B. Selbsthilfegruppen
Umgebung	
– Sanitäre Einrichtungen Erreichbarkeit, Beschaffenheit – Hilfsmittel – Umgebungswechsel	auf Bedürfnisse und Fähigkeiten des Patienten ausrichten Platz, Griffe, Sitzerhöhung
Angehörige	
– Kenntnis, Wissen – Umgang mit Ausscheidungen – eigene Gefühle, Ekel, Ablehnung	Begleitung, Informationen Anleitung, Gespräch Aussprache und Hilfe anbieten

- Seminar für häusliche Gesundheits- und Krankenpflege
- Kuren für pflegende Angehörige
- Gesprächskreise für pflegende Angehörige
- Entspannungsmöglichkeiten, wie au-

Tab. 2 (Fortsetzung)

Raum und Zeit gestalten – sich beschäftigen

▷ Sammlung von Fakten/Daten/Fragen	▷ Wünschenswertes/ mögliche Hilfen
Patient	
– körperliche Verfassung Größe, Geschlecht, Behinderung	angemessene körperliche Aktivität
– Gesundheitliche Verfassung Motivation, Wahrnehmung	

– psychologische Faktoren
  Intelligenz, Temperament
  Konzentrationsfähigkeit,
  Interesse, Gedächtnis
  Stimmung, Gefühle
  Phantasie, Kreativität
	ergänzende Aktivität oder Entspannung
	Beachtung der bisherigen Hobbys
	Entdecken neuer Ausdrucksformen:
	Malen, Musik ...

– soziale Faktoren
  Einsamkeit, Alleinsein
  viele Menschen gewohnt
	Befriedigung, Kompensation

– kulturelle, religiöse Faktoren
  Verbote für bestimmte
  Aktivitäten
	Berücksichtigung der Fakten bei Überlegungen
	Anregungen, Kompensation

– klimatische Umgebungsfaktoren	
– ökonomische Gegebenheiten	
Angehörige	
– Belastungsart	Erkennen von notwendigen
– Belastungszeitraum	Ausgleichs-, Kompensationsaktivitäten
– Freiräume	
– Interessen/Motivation, bisherige Hobbys	Entlastungsmöglichkeiten
– Isolation	Gruppenaktivität: pflegende Angehörige, Gespräche
– zu viele soziale Aktionen	Stille, Ruhe

togenes Training, progressive Muskelentspannung
– Ausgleichsangebote entsprechend der individuellen Bedürfnisse, u. a. Spaziergänge, kulturelle Angebote, Ausdrucksmalen, Musik hören
– Mit-organisation von Mit-pflegenden und Vertretungspersonen
– Vorbereitung auf einen möglichen Sterbeprozeß und die Trauerarbeit

Mit den vorstehenden Ausführungen konnten einige Aspekte des komplexen Prozesses der häuslichen Pflege eines Schwer- und Schwerstkranken angesprochen und ausgeführt werden.
Sie mögen dem Leser helfen, weitere Einzelteile seines eigenen Weges zu durchleuchten und zu verstehen, um diese Lebensstrecke bewußter – zusammen mit dem Patienten – bewältigen zu können.

Tab. 2 (Fortsetzung)

Sinn finden – Sterben

▷ Sammlung von Fakten/Daten/Fragen	▷ Wünschenswertes/ mögliche Hilfen
Umgebung	
– Raum, Wohnung – Haus – soziale Umgebung	Atmosphäre, Ordnung, Blumen Ruhe, normaler Lebensrhythmus Offenheit, Nähe, schweigendes Zusammensein
Patient	
– Alter, Lebenserfahrung – Wissen um den bevorstehenden Tod – persönlicher Glaube bzgl. Sterben/Tod – Persönlichkeit, Temperament – Alleinsein, Familie, Freunde – Körperliche Verfassung – Ängste, Befürchtungen, Gelassenheit	 Chance zur Regelung unerledigter Geschäfte (Testament . . .) Seelsorge, Sakramente Gefühle zeigen dürfen Nähe, Offenheit, Gespräch Zeit geben Schmerzfreiheit, Lagerung . . . Reflexion über Ziele, Wünsche, Träume, Aufmerksamkeit, Berührung, Vorlesen, evtl. Bibelverse
Pflegende Angehörige	
– Wissen um den bevorstehenden Tod, Angst . . . – eigene Einstellung zum Sterben/Tod – bisherige Erfahrungen mit dem Todkranken – eigene Vorstellungen von einer Sterbebegleitung	Gespräch, Fragen beantworten Da-sein, zuhören, loslassen lernen Gefühle zulassen können miteinander schweigen können

Literatur

1. *Alt, D., v. Boehm, G., Weiss, G.*: Miteinander reden – Brustkrebskranke Frauen sprechen mit Experten. Springer, Berlin 1986 1986
2. *Becker, K.*: Mein Freund, der Krebs. Erfahrungen mit einer Krankheit. Herder, Freiburg 1994
3. *Doyle, D.*: Hauspflege bei unheilbar Kranken. Thieme, Stuttgart 1990
4. *Juchli, L.*: Wohin mit meinem Schmerz. Herder, Freiburg 1993
5. *Juchli, L.*: Krankenpflege. Praxis und Theorie der Gesundheitsförderung und Pflege Kranker, 6. Aufl. Thieme, Stuttgart 1991
6. *Kramp, W.*: Wider die Krebsangst. Quell, Stuttgart 1986
7. *Kürten, C.*: Patientenwirklichkeit. CK, München 1987
8. *Roper, N., Logan, W. W., Tierney, A. J.*: Die Elemente der Krankenpflege, 2. Aufl. Recom, Basel 1989

Das Hospiz-Konzept in der hausärztlichen Betreuung

J.-C. Student

Der französische Geschichtswissenschaftler *Ariès (1)* hat die Art und Weise, wie in unserem Jahrhundert mit Sterben, Tod und Trauer umgegangen wird, mit dem recht drastisch klingenden Etikett »Verwilderung« belegt. Er meint damit vor allem, daß das Sterben zunehmend als öffentlicher Prozeß verschwunden ist und statt dessen in die Verborgenheit »totaler Institutionen« wie Krankenhaus und Pflegeheim ausgegrenzt wurde.

Sterben wird in unserer Zeit nicht mehr als Teil eines zusammenhängenden Lebensprozesses wahrgenommen, sondern von der Medizin vielfach als spezielles Krankheitsproblem betrachtet, das am besten in Spezialeinrichtungen behandelt wird. Rein äußerlich wird dies bereits an nüchternen demographischen Daten deutlich: Starben noch zu Beginn dieses Jahrhunderts etwa 80 % aller Menschen zu Hause, so sind es heute, am Ende dieses Jahrhunderts, gerade noch 20 %.

Die von *Ariès* beklagte »Verwilderung des Todes« zeigt sich nicht nur in der gesellschaftlichen Isolation des sterbenden Menschen in »totalen Institutionen« wie Krankenhaus und Pflegeheim. Auch der Sterbende selbst wird noch von seinem eigenen Sterben und Tod getrennt, indem er oft genug absichtlich (um ihn zu »schonen«) im unklaren über seinen Zustand gehalten wird, so, als traue man ihm den rechten Umgang mit seinem eigenen Tod nicht wirklich zu. Damit versagt man ihm die Möglichkeit, sich mit seinem eigenen Tod auf persönliche Art auseinanderzusetzen.

Das Verbergen des Sterbens hat schließlich auch erhebliche Auswirkungen auf die indirekt Betroffenen, insbesondere die Angehörigen: Mit dem Verdrängen des Todes ist auch die **Trauer** nicht mehr öffentlich. Hilfreiche Rituale der Verlustbewältigung sind fast völlig aufgegeben worden. Dies wiegt ebenso schlimm wie das Verbergen des Todes selbst, denn das Fehlen kollektiver Bewältigungsstrategien von Verlusterfahrungen macht Menschen krank. Die hohe Zahl von körperlichen, seelischen und sozialen Befindensstörungen Hinterbliebener spricht hier eine bedrückende Sprache *(2, 5)*.

Grundlagen der Hospiz-Bewegung

Seit der Mitte dieses Jahrhunderts gibt es allerdings eine zunehmend erstarkende Gegenbewegung, die sich dieser »Verwilderung des Todes« entgegenstellt. Gebunden ist sie an die Namen zweier herausragender Frauen und Ärztinnen: *Elisabeth Kübler-Ross* und *Cicely Saunders*. Beide haben auf sehr unterschiedliche Weise eine Wende des unmenschlichen Umganges mit Sterbenden und Hinterbliebenen eingeleitet; *Elisabeth Kübler-Ross (6)* vor allem durch ihr mutiges Eintreten für eine offene Kommunikation mit Sterbenden und *Cicely Saunders* dadurch, daß sie es als erste wagte, Sterbenden und ihren Angehörigen wieder einen sichtbaren Ort inmitten des Gemeinwesens zu verschaffen *(9)*. – Beide zusammen haben das initiiert, was mittlerweile weltweit unter dem Begriff »**Hospiz-Bewegung**« bekannt wurde *(3, 11)*.

Das Kernstück der Hospiz-Bewegung besteht in der Erkenntnis, daß das Sterben selbst keine Krankheit ist, sondern eine »Zeit des Lebens« mit durchaus eigenen Bedürfnissen, Wünschen und Zielen. Die Orientierung der Hilfe an den Zielen und Wünschen der sterbenden Menschen hat wieder entdecken lassen, daß die meisten Menschen am liebsten zu Hause sterben möchten. Hieraus ergibt sich, daß entsprechende Unterstützungsangebote in erster Linie das Sterben zu Hause fördern müssen. Die Handlungskonzepte der Hospiz-Bewegung, die sich hieraus ergeben, lassen sich in fünf Grundprinzipien zusammenfassen (*13*):

1. *Der sterbende Mensch und seine Angehörigen (im weitesten Sinne) sind gemeinsame Adressaten des Hospizdienstes.*

Hierin liegt ein entscheidender Unterschied zur Angebotsstruktur des herkömmlichen Gesundheitswesens. Indem sich Hospiz-Dienste vollständig um die Wünsche sterbender Menschen und ihrer Angehörigen (Familie, Partner, Freunde) zentrieren, gelingt es ihnen wieder, den **ganzen Menschen** wahrzunehmen – in allen vier Dimensionen seiner Existenz (der körperlichen ebenso wie der psychischen, sozialen und spirituellen). Nur so gelingt es, Trennungen auf das unvermeidbare Maß zu reduzieren. Denn gerade die Angehörigen benötigen nicht weniger Aufmerksamkeit und Fürsorge als der Sterbende selbst, wenn sie in dieser schwierigen Phase gemeinsamer Existenz bestehen sollen.

2. *Die Betroffenen werden durch ein interdisziplinär arbeitendes Team von Fachleuten unterstützt.*

Diesem Team gehören mindestens Arzt/Ärztin, Pflegekräfte, Sozialarbeiter und Seelsorger an. Denn nur ein Team von Fachleuten kann den vielfältigen Wünschen Betroffener gerecht werden. Jedes Teammitglied bringt seine ganz besonderen fachlichen Qualifikationen mit. Neben Pflegekräften und ÄrztInnen sind SozialarbeiterInnen für eine solche Arbeit deshalb besonders qualifiziert, weil sie durch ihre Ausbildung speziell darin geschult sind, Hilfe zur Selbsthilfe anzubieten. Das heißt, sie helfen den PatientInnen, Kontrolle über die Situation zurückzugewinnen und damit in Würde zu sterben. – SeelsorgerInnen gewinnen einen Teil ihrer alten Rolle im Sterbeprozeß mit Hilfe der Hospize zurück. Sie tragen in den Sterbeprozeß wieder das Element der Spiritualität hinein, in dem lange Zeit nur das der Technologie herrschte.

Der Begriff *Team* schließt den gegenseitigen Respekt vor den Fähigkeiten der MitarbeiterInnen untereinander ein. Die Teammitglieder unterstützen deshalb nicht nur die betroffene Familie, sondern stützen sich auch gegenseitig, vor allem in emotionaler Hinsicht. Denn wenn die Teammitglieder es nicht gelernt haben, liebevoll miteinander umzugehen, wird ihnen dies auch schwerlich mit Angehörigen und Sterbenden gelingen.

> Für **die Hausärztin/den Hausarzt** ergibt sich hieraus ein neues Rollenverständnis im Umgang mit sterbenden Menschen. Sie sind nicht mehr die Einzelkämpfer, als die sie sich bislang oftmals fühlen müssen, sondern **Teil eines hilfreichen Netzwerkes**.

3. *Freiwillige HelferInnen werden in den Hospiz-Dienst einbezogen.*

Freiwillige Mitarbeiterinnen und Mitarbeiter, Laien also, sind ein entscheidender Bestandteil des Hospiz-Dienstes. Sie sollen nicht etwa als »Lückenbüßer« dort einspringen, wo es an Hauptamtlichen mangelt, sondern sie haben ganz eigenständige Aufgaben. Sie repräsentieren gewissermaßen das Element der »Normalität« im Hospiz und tragen entscheidend dazu bei, daß das Hospiz in das Gemeinwesen, aus dem es entstanden ist, auch integriert bleibt. Sie sind es, die Sterbebegleitung erst wirklich zu zwischenmenschlicher Begegnung machen.

4. *Das Hospiz-Team verfügt über spezielle Kenntnisse und Erfahrungen in der lindernden Therapie (palliativen Therapie).*

Eine der häufigsten Ursachen für Selbsttötungsabsichten sterbender Menschen liegt darin, daß der Schwerstkranke unter quälenden Schmerzen leidet oder diese fürchtet (*15*). Umfassende Erfahrungen in der Therapie von Schmerzen und Linderung von anderen, das Sterben belastenden Körperreaktionen haben zum Ansehen der Hospize innerhalb des Gesundheitswesens wesentlich beigetragen. Lindernde Therapie ist aber nicht nur eine spezielle Aufgabe für Ärzte und Schwestern, denn Schmerzen haben neben der körperlichen stets auch eine soziale, psychische und spirituelle Komponente.

5. *Hospize gewährleisten Kontinuität in der Betreuung.*

Hierzu gehört, daß die Familie sicher sein kann, rund um die Uhr eine kompetente Mitarbeiterin bzw. einen kompetenten Mitarbeiter des Teams anzutreffen. Dies mag in Kliniken selbstverständlich sein. Im wichtigen Bereich herkömmlicher ambulanter Betreuungssysteme, zu dem vor allem Hausarzt und Sozialstation gehören, fehlt diese Sicherheit bislang vielfach. Allein dieses Grundelement der Hospiz-Dienste aber gibt vielen Familien erst den Mut, einem sterbenden Angehörigen das Leben zu Hause zu ermöglichen.

Zum Angebot der Kontinuität gehört aber auch, daß die Fürsorge des Teams für die Familie nicht mit dem Tod des geliebten Menschen endet. Die Angehörigen werden vom Hospiz-Team auch durch die Phase der Trauer begleitet. Dies ist ein wichtiger Beitrag zur Prävention von Krankheiten bei den Hinterbliebenen, indem die Krankheitsfolgen der Trauer gelindert werden (*2*).

Dies ist ein anspruchsvolles Konzept, gewiß, keineswegs aber eines, das besonders kostenintensiv ist. Wichtiger ist, daß dieses Konzept den Blick dafür geöffnet hat, welchen Wert das Sterben zu Hause für alle Beteiligten hat – für die Sterbenden und ihre Angehörigen ebenso wie für Helferinnen und Helfer.

Die **Vorzüge** des Sterbens zu Hause liegen auf der Hand (*4, Roche* 1986):

- zu Hause kann sich der Sterbende auf wohltuende Weise erwünscht fühlen;
- zu Hause hat auch der sterbende Mensch mehr Einfluß auf die Gestaltung und Qualität seiner letzten Lebensspanne;
- zu Hause erfährt der Sterbende mehr Achtung und bewahrt seine Würde;
- auch die Angehörigen erfahren zu Hause mehr selbständige Verfügungsmöglichkeit über die Situation;
- zu Hause erlebt sich die Familie eher als nützlich, hilfreich und notwendig und bleibt dann nach dem Tod des Sterbenden seltener mit dem Gefühl zurück, Entscheidendes versäumt zu haben;
- zu Hause schließlich können sterbende Menschen und ihre Familien »normaler«, alltäglicher, vollständiger leben und sich gemeinsam besser innerlich auf das Sterben vorbereiten; Gefühle können zu Hause freier und ungestörter ausgedrückt werden – das gilt für Trauer ebenso wie für Ärger, Schmerz und Liebe.

Die Bedingungen für die ambulante Sterbebegleitung nach dem Hospizkonzept

Wenn wir Menschen das Sterben zu Hause ermöglichen wollen, müssen wir hierzu eigentlich gar keinen ungewöhnlichen organisatorischen Aufwand treiben. Die wichtigsten Bedingungen, die dem Sterben zu Hause wieder Raum geben können, sollen im folgenden von der Seite der Betroffenen (der sterbenden Menschen), der Angehörigen (Familie, Freunde, Verwandte usw.) und der Helferinnen und Helfer skizziert werden.

Ehe wir von Bedingungen sprechen können, müssen wir zunächst festlegen, von welcher Menschengruppe wir im Sinne unseres Forderungskataloges überhaupt sprechen. Dabei wollen wir der Frage, wer denn ein sterbender Mensch sei, nicht in ihrer philosophischen Breite nachgehen, sondern den Begriff definieren. Unter einem sterbenden Menschen in diesem Sinne verstehen wir denjenigen, der nach ärztlicher Einschätzung innerhalb der nächsten Wochen bis Monate sterben wird, höchstens noch ein halbes Jahr Lebensspanne vor sich hat. Voraussetzung dazu ist zu wissen, daß er an einer unheilbar gewordenen, tödlichen Krankheit (z. B. einer Krebs- oder neurologischen Krankheit, AIDS) leidet (*17*) **und** die unmittelbare Todesursache in diesem individuellen Falle bereits absehbar geworden ist (z. B. absehbar ist, durch welches konkrete Organversagen der Mensch sterben wird).

Bedingungen auf seiten des sterbenden Menschen

Folgende drei Bedingungen (nach *4*) sollten seitens des sterbenden Menschen gegeben sein, um dem Sterben zu Hause eine realistische Chance zu geben:

1. Der sterbende Mensch sollte wissen, daß eine Besserung seines Leidens für ihn nicht mehr erreichbar ist und er sterben wird.
2. Der betroffene Mensch sollte für sich nicht mehr lebensverlängernde, kurative Maßnahmen wünschen, sondern ausschließlich lindernde Therapie und Pflege.
3. Der sterbende Mensch sollte wirklich den Wunsch haben, nach Hause zurückzukehren. Dies ist deshalb so wichtig zu betonen, weil es hier ja nicht darum geht, ideologisch untermauerten Konzepten zu folgen, sondern darum, die Wünsche des sterbenden Menschen ernst zu nehmen. Hierzu gehört auch, zu erkennen, daß es (entsprechenden Umfrageergebnissen zufolge) eben mindestens 20 % aller Menschen keineswegs naheliegend erscheint, zu Hause zu sterben.

Bedingungen auf seiten der Angehörigen

Seitens der Angehörigen sollten ebenfalls drei Bedingungen (nach *4*) gegeben sein, um dem Sterbenden ein würdiges Leben zu Hause zu ermöglichen:

1. In der Familie sollte mindestens eine Person bereit sein, die Verantwortung für die Versorgung des Sterbenden zu übernehmen. Das heißt nicht, daß diese Person selbst unmittelbar tätig werden muß, sondern es genügt durchaus, wenn sie bereit ist, den äußeren Rahmen dadurch zur Verfügung zu stellen, daß sie bei der Organisation der Hilfsangebote entscheidend mitwirkt.
2. Die Familie sollte sich zum Zeitpunkt der Rückkehr des Sterbenden nicht mehr in einem Zustand der völligen Verwirrung und des inneren Aufruhrs angesichts des bevorstehenden Todes befinden. Das bedeutet jedoch nicht, daß wir von der Familie verlangen müssen, daß sie im Laufe des weiteren Zusammenlebens mit dem sterbenden Menschen nicht immer wieder Phasen von Panik erleben darf.
3. Die Familie des Sterbenden muß – ebenso wie er selbst – akzeptieren, daß der Sterbende ausschließlich lindernde Maßnahmen der Behandlung und Pflege wünscht. Sie muß aber auch akzeptieren können, daß sich diese Wünsche wandeln können. Es ist nicht Sache der Familie, den Sterbenden gewissermaßen »bei der Stange« zu halten. Es muß für den Sterbenden die Offenheit bestehen, sich auch wieder kurativen Maßnahmen zu unterziehen, wenn dies sein Wunsch wird.

Bedingungen auf seiten der Helferinnen und Helfer

Hier geht es nicht um analoge Entscheidungsprozesse wie bei dem Sterbenden und seinen Angehörigen, sondern in erster Linie um die materiellen Voraussetzungen, die auf seiten der Hilfe-Anbietenden gegeben sein müssen, um **mehr** Menschen das Sterben zu Hause zu ermöglichen. Wenn wir im folgenden auch hier auf drei Bedingungen bei Helferinnen und Helfern verweisen, so stützen wir uns auf Untersuchungen in den Vereinigten Staaten (8), die unsere eigenen Erfahrungen in Hannover stützen und als Entlastungsangebot für **alle** Betroffenen gemeint sind:

1. Ein 24-Stunden-Bereitschaftsdienst sollte gewährleistet sein;
2. Das Team der Helferinnen und Helfer sollte über gute Kenntnisse, Erfahrungen und Möglichkeiten der Symptomkontrolle verfügen;
3. Für die Familie sollten ausreichende Entlastungsangebote bereit stehen.

Defizite im derzeitigen Versorgungssystem

Mit diesen Bedingungen auf seiten der Helfenden sind wir an den kritischen Punkt des Systems gelangt; wir wollen sie uns deshalb im folgenden ein wenig genauer ansehen.

24-Stunden-Bereitschaftsdienst

Ein **24-Stunden-Bereitschaftsdienst** ist in den herkömmlichen ambulanten Krankendiensten der Bundesrepublik nicht vorgesehen. Sozialstationen sind nachts nicht besetzt, können an den Wochenenden nur mit reduziertem Personal arbeiten und sind selbst wochentags häufig nur über den Anrufbeantworter erreichbar. Dies ist gewiß nicht die Schuld der Sozialstationen. Diese haben vielerorts eine entsprechende Notwendigkeit eingesehen und versuchen, durch unermüdlichen persönlichen Einsatz und womöglich auf Kosten eigener Gesundheit die »Löcher« möglichst zu stopfen.
Der Hausarzt der Familie ist – zumindest in städtischen Gebieten – weder abends noch am Wochenende regelmäßig erreichbar. Hier setzt vielmehr der »Notdienst« ein, von dem jedoch nicht erwartet werden kann, daß er sich rasch genug in die schwierige Situation einer Familie, in der ein Mensch stirbt, hineindenkt. So wundert es nicht zu hören, daß Krankenhäuser beklagen, gerade nachts und an den Wochenenden würden unheilbar Kranke als Notfall bei ihnen eingewiesen. Wir haben also an dieser Stelle entscheidende Versorgungslücken festzustellen, die für eine (allen Beteiligten) gute Sterbebegleitung geschlossen werden müssen.

Für die Verwirklichung eines 24-Stunden-Bereitschaftsdienstes ist es jedoch keineswegs erforderlich, einen völlig neuen Dienst zu »erfinden«. Was wir in diesem Bereich – wie auch in vielen anderen Bereichen guter Sterbebegleitung – benötigen, ist ein **ergänzender Dienst**. Hierdurch werden die Möglichkeiten bestehender Dienste qualifiziert und weiter verbessert und bestehende Dienste weder verdrängt noch deren Nützlichkeit in Frage gestellt. Die Bereitstellung eines 24-Stunden-Bereitschaftsdienstes für eine Familie, in der ein Mensch stirbt, ist durchaus kein ungewöhnlich personal-intensives Unternehmen. Wir können voraussetzen, daß diese Rufbereitschaft nicht über Gebühr von den Familien in Anspruch genommen wird. Für viele Familien reicht es bereits aus zu wissen, daß ein solcher Dienst überhaupt existiert und ihnen im Notfall zur Verfügung steht. Dann finden sie den Mut, einen sterbenden Menschen aus der Klinik nach Hause zu holen; dann wissen sie, daß sie auch nachts eine kompetente Gesprächspartnerin oder einen kompetenten Gesprächspartner finden – die/der natürlich auch bereit sein muß, erforderlichenfalls tatsächlich jederzeit zu ihnen nach Hause zu kommen.

Gute Kenntnisse über die Symptomkontrolle

Die Forderung nach guten Kenntnissen und Erfahrung in der Schmerzkontrolle ist in der Bundesrepublik besonders wichtig. Es besteht hierzulande ein manchmal grotesk anmutender Widerspruch zu dem, was an wissenschaftlichem Wissen vorhanden ist und dem, was in die Praxis umgesetzt wird (s. Kapitel Schmerztherapie, S. 193ff und Palliativtherapie, S. 51 ff).

Entlastungsangebote für die Familie

Die Entlastungsangebote für die Familien lassen sich auf zwei Ebenen ansiedeln: Es geht hierbei einmal um die »äußeren Hilfen« und zum anderen um die »inneren Hilfen«.
Mit den »**äußeren Hilfen**« sind vor allem konkrete praktische Hilfsangebote gemeint: Entlastungen beim Einkaufen, Kochen, Putzen, bei der Kinderversorgung u. ä. Hierzu gehören aber auch Nachtwachen in den letzten Lebenstagen. Es geht dabei also letztlich um ganz alltägliche Dinge. Erfreulicherweise können wir heute feststellen, daß es in vielen Bereichen der Bundesrepublik hierfür bereits ausreichende Angebote gibt, die eigentlich nur noch für die Familie auch im Einzelfall konkret verfügbar gemacht werden müssen. Es bleibt zu hoffen, daß die Praxis der Gesundheits-Reform-Gesetzgebung hier nicht zu Einschränkungen führt.
Entlastung für die Familie im Sinne »**innerer Hilfen**« meint die Bereitschaft der Helferinnen und Helfer zum Gespräch, zum Zuhören, zur Geduld, zur Fähigkeit, sich auf die Probleme der Familie einzulassen. Entscheidend für diese Art von Hilfen ist es nicht, daß Mitarbeiterinnen und Mitarbeiter eine gründliche Ausbildung in formalen Gesprächstechniken oder dem Erlernen der »Sprache Sterbender« erhalten. Wir sind hier vielmehr bei einer Frage angekommen, die sich durchaus von den formalen Forderungen, die bisher genannt wurden, abhebt. Der Umgang mit sterbenden und trauernden Menschen konfrontiert Helferinnen und Helfer stets auch mit ihrem eigenen Sterben und ihrer eigenen (unerledigten) Trauer. Wer aber andere Menschen emotional entlasten möchte, darf nicht von allzuviel eigenem emotionalen Gepäck belastet sein. Wer im Sinne einer guten ambulanten Sterbebegleitung nach den Grundsätzen der Hospiz-Bewegung hilfreich tätig sein will, muß selbst einen guten Teil eigener Todes-Ängste, eigener Verlust-Erfahrungen und eigener Sterbe-Befürchtungen bewältigt haben (*13, 16*). Dies verweist zugleich darauf, daß es bei ambulanter Sterbebegleitung letztlich nicht die formalen Hilfen sind, die tragen, sondern daß es die innere Zurüstung der Helferinnen und Helfer ist, die den Unterschied macht.

Gelänge es, dieser äußeren Widerstände Herr zu werden, wäre nicht nur ein Mehr an Menschlichkeit im Umgang mit Sterbenden erreicht. Verbesserung der äußeren Bedingungen des Sterbens ist stets auch präventive Gesundheitsarbeit – so paradox dies auf den ersten Blick auch klingen mag:
• Dem Sterbenden ermöglichte sie menschenwürdiges Sterben als »Lebenshilfe bis zum Tode«.
• Den Angehörigen (im weitesten Sinne) gewährte sie Über-Lebenshilfe durch eine Form der Unterstützung, die physischer, psychischer und sozialer Krankheit vorbeugt.

Sterbebegleitung als neue Aufgabe für den Hausarzt

Auch ohne daß an seinem Wohnort bereits ein ambulantes Hospizangebot besteht, kann der Hausarzt auch jetzt schon wichtige Elemente dieses innovativen Konzeptes umsetzen. Zunächst einmal muß er sich verdeutlichen, daß **Sterben keine Krankheit ist**! Oftmals jedoch ist Sterben von körperlichen Störungen unterschiedlichen Ausmaßes begleitet. Hier benötigen Angehörige und Sterbende medizinische und pflegerische Hilfen. Zentrale Person, die jene Hilfsangebote verwaltet, ist der Hausarzt. Ob er diese Aufgabe ergreift, hängt von seiner Bereitschaft ab, sich dieser Aufgabe zu stellen, die Begleitung Sterbender als wichtigen Teil ärztlichen Handelns wiederzuentdekken. Sterbebegleitung braucht besondere **Handlungsqualitäten** und besondere **Handlungstechniken**.

Handlungsqualitäten

Im Umgang mit einem sterbenden Menschen muß der Hausarzt neue Handlungsziele akzeptieren lernen. Der Sterbende und seine Angehörigen mögen zwar bis zum Schluß auf ein »Wunder« hoffen, aber sie erwarten von ihm nicht wirklich die Wiederherstellung der Gesundheit des Patienten. Aufgabe des Arztes ist es, hier deutlich zu machen, daß er dies akzeptiert, und daß er bereit ist, die Rolle des Heilers gegen die des Begleiters zu tauschen. Er wird die Familie durch diese besondere Phase des Lebens begleiten, wie der Geburtshelfer eine Geburt: mit viel Geduld, mit der Versicherung seiner Präsenz und mit dem Versprechen, ganz da zu sein, wenn Komplikationen den Prozeß zu belasten drohen.

Er weiß, daß Angehörige und der Sterbende unsicher sind, wie diese letzte Lebensphase verlaufen wird. Sie können akzeptieren, daß auch der Arzt nicht vorhersagen kann, wie der Sterbeprozeß sich gestalten wird. Sie dürfen aber erwarten, daß seine Fachkenntnisse es ihm ermöglichen, stets ein paar Schritte voraus zu sein und in begrenztem Maße Vorhersagen über das weitere körperliche Geschehen zu treffen. Dies gibt der Familie Sicherheit und Stabilität.

Der Hausarzt muß in dieser Arbeit lernen, Dinge, die er nicht ändern kann, gemeinsam mit der Familie auszuhalten. Dies wirkt sich in der Weise aus, daß er ein offenes Ohr für die Ängste der Familie hat, daß er auch dann zuzuhören bereit ist, wenn er keine Lösungen bereithält, daß medizinische Hilfen begrenzt sind. – Sein Blick ruht nicht nur auf seinem Patienten im engeren Sinne, dem Sterbenden; auch die Angehörigen sind Teil seiner Fürsorge. Sie sind nicht »Anhängsel«, sondern ein Teil seines Aufgabenbereiches – auch wenn unsere Versicherungsordnung hierfür keinen offiziellen Rahmen gibt.

Der Arzt kann hier die wichtige Rolle des Mittlers zwischen dem Sterbenden und seiner Familie einnehmen. Hierzu gehört es oftmals, daß er sich der Tatsache bewußt ist, daß sein Verhalten Modell für die Familie ist, an dem sich die Angehörigen orientieren:

> Wenn er sich angewöhnt, nicht über, sondern mit dem Patienten zu sprechen, wird es den Angehörigen leichter fallen, auch ihrerseits den Kranken in ihre Kommunikation einzubeziehen. Sie werden dabei erfahren, daß diese Art des Umganges dem Kranken seine Würde läßt und ihn vor Isolation schützt.
>
> Wenn der Arzt es sich zur Gewohnheit werden läßt, den Patienten bei seinen Hausbesuchen zu berühren, wird es vielleicht den Angehörigen leichter fallen, wahrzunehmen, wie wichtig auch der körperliche Kontakt zum Sterbenden ist. Der kann sich so auch in seiner schwindenden Leiblichkeit noch angenommen fühlen. Wichtig ist dieser Kontakt aber auch für die Angehörigen selbst, die auf diese Weise die Nähe des Sterbenden noch sinnlich wahrzunehmen vermögen.

Daß der Hausarzt hierfür die Familie regelmäßig aufsuchen muß, bedarf keiner besonderen Betonung. Was jedoch wünschenswert wäre, ist, daß er nicht nur während der üblichen Sprechzeit für die Familie bereit ist. Krisen treten nun einmal nicht begrenzt auf die Zeit zwischen 8.00 und 18.00 Uhr auf, sondern sie entstehen mindestens ebenso häufig nachts, früh morgens gegen 4.00 oder 5.00 Uhr und an den Wochenenden. Steht dann nur der Notdienst zur Verfügung, gehört oftmals übermäßig viel Standfestigkeit für die Familie dazu, will sie eine überhastete Klinikeinweisung (womöglich dann nur noch wenige Stunden vor dem Tode) abwenden.

Der wahre Hausarzt kennt »seine« Familie schon vor der Zeit des Sterbens, und er beendet seine Fürsorge nicht mit dem Tode des Familienmitgliedes. Er weiß, daß die Familie dann besonders allein ist und daß gesundheitliche Komplikationen in der Regel die Trauer begleiten. Seine Bereitschaft, der Trauer zuzuhören, Trauer auszuhalten helfen, ohne voreilig zum Rezeptblock zu greifen, ist Teil qualifizierten, fachkundigen Handelns, Teil präventiver Gesundheitsarbeit durch den niedergelassenen Arzt.

Nicht nur in der Trauer, aber gerade dann, wird der Hausarzt die Grenzen seines Handelns spüren. Da Sterben und Trauer keine Krankheiten sind, fallen sie auch in Aufgabengebiete anderer Fachleute. Der kundige, erfahrene und seiner selbst sichere Hausarzt scheut sich deshalb nicht davor, andere Fachleute beizuziehen. Er unterstützt das Handeln der Pflegekräfte im häuslichen Bereich ebenso, wie er den Seelsorger (unabhängig von seiner eigenen religiösen Einstellung) akzeptiert und über das Hilfsangebot des Sozialarbeiters Bescheid weiß.

Handlungstechniken

Die Beiziehung von Fachleuten, die ergänzende Hilfsangebote bereithalten, gehört zum Teil bereits zu den Handlungstechniken, die dem Hausarzt in seiner Fürsorge für Familien, in denen ein Mensch stirbt, zur Verfügung stehen. Vor allem geht es hier um die Hilfe im pflegerischen Bereich.

Die ärztliche Behandlung eines Patienten in der Endphase seines Lebens ist voller medizinischer Herausforderungen. Sie erfordert ganzes Können. Die Beherrschung der Symptome, die dem Patienten das Leben jetzt erschweren und ihn daran hindern, noch vollständig zu leben, ist eine ebenso kunst- und verdienstvolle Aufgabe wie andere Bereiche der Krankheitsbehandlung auch. Unsere Unsicherheit als Ärzte auf diesem Gebiet ist jedoch ein Zeichen dafür, daß wir diesen Bereich des Lebens erst sehr langsam und mühevoll wieder entdecken.

Von der wichtigen Aufgabe der körperlichen Schmerztherapie war bereits die Rede. Sie darf jedoch nicht vergessen machen, daß Schmerzen neben der körperlichen Dimension stets auch eine psychische, soziale und spirituelle besitzen: Die Intensität des Schmerzes ist abhängig vom psychischen Befinden des Patienten. Deprimierte, niedergeschlagen-unzufriedene Menschen empfinden auch körperlich bedingte Schmerzen weit intensiver. Menschen, die sich einsam und verlassen fühlen, leiden stärker unter Schmerzen. So erklärt es sich beispielsweise, weshalb viele Menschen zu Hause weniger Schmerzmittel benötigen als in der Klinik. Menschen, die sich allein mit religiösen/spirituellen Fragen quälen, empfinden diese Auseinandersetzung (die keinem Sterbenden erspart bleibt) als besonders schmerzhaft.

> Was den erfahrenen Arzt auszeichnet, ist nicht nur seine Fähigkeit zu sachgerechtem (Be-)Handeln. Gerade der herausragende Arzt ist stets auch durch die Fähigkeit gekennzeichnet, Handlungen zu unterlassen. Es ist ein Zeichen von Sicherheit, natürlicher Autorität und menschlicher Reife, wenn ein Arzt in der Lage ist, bei einem sterbenden Patienten auf therapeutische Aktivitäten dort zu verzichten, wo diese keinem lebenswerten Ziel mehr dienen.
>
> Palliative, d. h. lindernde Therapie für einen Patienten, bei dem eine Heilung oder Besserung der tödlichen Krankheit ausgeschlossen ist, fordert also vom Arzt die Fähigkeit, unnütze Handlungen zu unterlassen. Dies kann ihn durchaus in Konflikt mit eigenen Handlungsansprüchen einerseits und unausgesprochenen wie ausgesprochenen Wünschen von Patienten und Angehörigen andererseits führen.
>
> Nicht zu behandeln bedeutet nun aber keineswegs, sich resigniert zurückzuziehen. Das ist es ja, was Familien eigentlich fürchten: daß der Arzt, der keinen Behandlungsansatz im her-

kömmlichen Sinne mehr sieht, die Familie und den Sterbenden alleine läßt. Unterlassen von Handeln darf nur heißen: hierdurch Leiden zu vermindern. Die Gefahr, daß einem sterbenden Menschen noch unsinnige, wenngleich technisch mögliche Operationen oder Behandlungsformen angedient werden, ist zum Glück zu Hause gering.

Aber auch forcierte Nahrungszufuhr bei einem appetitlosen Patienten kann bereits eine unnütze Belästigung sein. Der abgemagerte Patient mit Krebs oder AIDS ist ja nicht deshalb so dünn, weil er zu wenig ißt, sondern weil er eine »konsumierende Krankheit« in sich trägt. Ein Patient, der kaum noch Flüssigkeit zu sich zu nehmen vermag, wird kaum deshalb länger leben, weil ihm im letzten Moment eine Magensonde gelegt wird. Aber er wird sich »mit diesem Ding da in der Nase« noch kranker, noch mehr Patient fühlen und auch so aussehen. Haben Sie schon einmal versucht, einen Menschen mit Magensonde liebevoll zu umarmen? Und gerade liebevolle Zuwendung ist es, was der Patient **und** seine Angehörigen jetzt mehr brauchen als ausgeglichene Flüssigkeitsbilanzen. Ähnliches läßt sich auch zur Sauerstoff-»Maske« sagen.

Das heißt aber nicht, daß sich der Arzt hier selbstherrlich zum Herrscher über Leben und Tod aufschwingt. Seine Entscheidung, **nicht** zu handeln, sollte einmal aus ärztlichem Wissen und seiner Kenntnis um natürliche Lebens- (und Sterbens-) Prozesse herrühren. Zum anderen aber sollte seine Entscheidung jeweils in enger Abstimmung mit Patient und Angehörigen getroffen werden. Die Familie und der Sterbende selbst müssen Herr in dieser Situation sein, und sie sind nicht zu unterschätzende Helfer.

> Die Ehefrau eines an Hirntumor sterbenden Patienten pflegte und fütterte (tröpfchenweise) ihren Lebensgefährten in rührender Weise. Die Magensonde aber wies sie ruhig zurück: »Da käme ich mir ja vor, als bediente ich nur noch eine Maschine.« Wenn wir bereit und mutig sind zuzuhören, reduziert sich manche komplizierte ethische Erwägung auf ein Problem, das sich mit »gesundem Menschenverstand« von selbst löst.

Ärzte als Lernende

Die Begleitung sterbender Menschen und ihrer Angehörigen ist eine der besonderen Herausforderungen unserer Zeit an den niedergelassenen Arzt. Zugleich ist es aber eine Aufgabe, auf die er weder durch universitäre Ausbildung noch durch bestehende Handlungstraditionen in der Weiterbildung ausreichend vorbereitet worden ist.

> Das Erlernen neuer Handlungs**techniken** mag sich ihm aus Lehrbüchern erschließen. Die **Basis** seines Handelns und Verhaltens liegt jedoch ganz in seiner Person selbst beschlossen. Wenn wir mehr Menschlichkeit am Krankenbett fordern, müssen wir dem Arzt zugleich die Möglichkeit anbieten, eigene emotionale Widerstände gegen Sterben, Tod und Trauer kennenzulernen und zu bewältigen. Für diesen Prozeß benötigt der Arzt – wie jeder andere Helfer auch – Unterstützung. Die zunehmende Zahl an Weiterbildungsangeboten in diesem Bereich ist ein hoffnungsvolles Zeichen.

Von der angelsächsischen Hospizbewegung, der wir auch in der Bundesrepublik entscheidende Impulse bei der Verbesserung der Situation sterbender Menschen verdanken, können wir auch hier lernen. Alle Formen der Verbesserung in diesem Bereich, die sich nur auf Äußerlichkeiten beschränken, nur die materiellen Strukturen bedenken, sind zum Scheitern verurteilt. Ihnen fehlt die alles entscheidende emotionale Basis bei den handelnden Menschen.

Unsere wichtigsten Lehrmeister in der Sterbebegleitung sind, wie die Sterbeforscherin *Elisabeth Kübler-Ross* immer betont hat, die sterbenden Menschen selbst. Ihnen gehört das letzte Wort. So schrieb ein Jugendlicher einmal dem Team, das ihn betreute:

»Ich sterbe... Niemand spricht gerne darüber. Im Grunde genommen mag überhaupt niemand über vieles sprechen... Ich bin derjenige, der stirbt. Ich weiß, daß Ihr Euch unsicher fühlt, nicht wißt, was Ihr sagen sollt, nicht wißt, was Ihr tun sollt. Aber glaubt es mir bitte: Wenn Ihr Euch fürsorglich verhaltet, dann könnt Ihr überhaupt nichts falsch machen. Gebt Euch selbst die Erlaubnis, fürsorglich zu sein. Das ist alles, wonach wir verlangen. Vielleicht fragen wir nach dem Warum und Wozu, aber wir erwarten gar keine Antwort darauf. Lauft nicht davon. Bleibt da. Alles, was ich wissen will, ist, daß da jemand ist, der meine Hand hält, wenn ich das brauche. Ich habe Angst... Ich bin niemals zuvor gestorben...« (4).

Literatur

1. *Ariès, P.*: Geschichte des Todes, 2. Aufl. Deutscher Taschenbuch Verlag, München 1987
2. *Cameron, J., Parkes, C. M.*: Terminal Care: Evaluation of effects on Surviving family of Care before and after bereavement. Postgrad. Med. J. 59 (1983) 73
3. *Clark, D. (ed.)*: The Future of Palliative Care. Issues and Policy of Practice. Open University Press, Buckingham – Philadelphia (USA) 1993
4. *Duda, D.*: A Guide to Dying at Home. John Muir Publications, Santa Fee 1982
5. *Joraschky, P., Köhle K.*: Partnerverlust als Beispiel für psychosoziale Krankheitsentstehung. In: Lehrbuch der psychosomatischen Medizin, hg. von T. v. Uexküll. Urban und Schwarzenberg, München 1981, 193ff
6. *Kübler-Ross, E.*: On Death and Dying. Macmillan, London 1969
7. *Kübler-Ross, E.*: Leben, bis wir Abschied nehmen. Kreuz, Stuttgart 1979
8. *McCusker, J.*: The Use of home Care in terminal Cancer. Amer. J. prevent. Med. 12 (1985) 42–52
9. *Saunders, C., Summers, D. H., Teller, N.*: Hospice: The Living Idea, 2. Aufl. Edward Arnold, London 1983
10. *Saunders, C.*: Hospiz und Begleitung im Schmerz. Wie wir sinnlose Apparatemedizin und einsames Sterben vermeiden können. Herder, Freiburg 1993
11. *Stoddard, S.*: Die Hospizbewegung, 2. Aufl. Lambertus, Freiburg 1988
12. *Student, J.-C.*: Sterbebegleitung konkret – Eine Modellkonzeption ambulanter Hilfen für sterbende Menschen und ihre Angehörigen. Z. Fürsorgewesen 9 (1987) 194
13. *Student, J.-C.*: Hilfen für die Helfer. In: Das Hospiz-Buch, hg. von J.-C. Student, 3. Aufl. Lambertus, Freiburg 1994, 114–132
14. *Student, J.-C.*: Wie Menschen ohne Schmerzen sterben können. In: Das Recht auf den eigenen Tod, hg. von J.-C. Student. Patmos, Düsseldorf 1993, 90–107
15. *Student, J.-C. (Hg.)*: Das Recht auf den eigenen Tod. Patmos, Düsseldorf 1993
16. *Student, J.-C., Tiffin-Richards, M. C.*: Beratung und Hilfen für Menschen mit AIDS. Zur Konzeption und Evaluation eines berufsbegleitenden Studienganges. In: Soziale Arbeit und Soziale Medizin, hg. von E. Holthaus, H. Berndt, T. Elkeles, M. Frank, N. Zillich. FHSS, Berlin 1992, 190–214
17. *Zanes, R. P.*: Patient Selection: Characteristics of the Hospice patient. Connect. Med. 50 ^{3}(1986) 145

Hospize und Palliativstationen in Deutschland

(Stand: Sommer 1994 – geordnet nach PLZ-Gebieten)

Zusätzlich zu zahlreichen Hospiz-Initiativen arbeiten in Deutschland bereits die unten genannten Hospize. Sie folgen unterschiedlichen Konzepten und erfüllen z. T. noch nicht alle Kriterien eines Hospiz-Programmes vollständig. Aufgenommen wurden an dieser Stelle nur diejenigen der uns bekannten Institutionen, die folgende Kriterien erfüllten: regelmäßige, (mindestens federführende) Organisation eines ausschließlich für Sterbende und deren Angehörige gedachten, umfassenden (d. h. medizinischen, pflegerischen und psychosozialen) Betreuungsangebotes. Es muß eine kompetente Schmerztherapie, 24stündige Rufbereitschaft und Entlastungsangebote für die Familie einschließen.

In dieses Verzeichnis mit aufgenommen wurden auch die Palliativstationen. Palliativstationen sind Spezialstationen oder -abteilungen von Kliniken, die der lindernden Therapie (insbesondere der Schmerztherapie) von unheilbar kranken Menschen dienen. Sie verwirklichen oftmals wichtige Elemente eines Hospizangebotes. Manche der Palliativstationen arbeiten sogar im Sinne eines Hospizes. Andere verstehen sich aber in erster Linie als klinische Sondereinheiten, bei denen nach kliniküblicher Routine gearbeitet werden muß und insbesondere die für Hospize typische ganzheitliche Fürsorge für Patient und Angehörige nicht gesichert ist. Wesentliche Schwäche vieler Palliativstationen ist die geringe Verzahnung mit dem ambulanten Bereich. Palliativstationen stellen grundsätzlich einen Kompromiß zwischen Hospiz-Fürsorge und klinischer Therapie dar.

Hospiz-Haus-Betreuungs-Team
am St. Elisabeth-Krankenhaus
Mauerstr. 6–10, 06110 Halle
und
Tageshospiz
Steinweg 54, 06110 Halle

Palliativstation
Fachkrankenhaus Marienstift
Clara-Zetkin-Str. 72,
08340 Schwarzenberg

Palliativstation
Krankenhaus Spandau
Lynarstr. 12, 14193 Berlin

Abteilung für Palliativtherapie
Krankenhaus Woltersdorf
Schleusenstr. 50, 15567 Woltersdorf

Palliativstation
Klinik Dr. Hancken GmbH
Harsefelder Str. 8, 21680 Stade

Palliativstation
Allgemeines Krankenhaus Barmbek der Freien Hansestadt Hamburg
Rübenkamp 148, 22307 Hamburg

Palliativstation
Abt. Anästhesie, Klinikum der Medizinischen Universität zu Lübeck
Ratzeburger Allee 160, 23562 Lübeck

Katharinen Hospiz am Park
Palliativstation – Hospiz-Hausbetreuungsdienst
Mühlenstraße 1, 24937 Flensburg

Palliativstation
St. Joseph Hospital
Wiener Str. 1, 27568 Bremerhaven

Hospiz »Mutter der Barmherzigkeit«
Gesellenhausgasse 1, 33098 Paderborn

Ambulanter Hospiz-Dienst Marburg
– Tumorzentrum –
Alte Kasseler Str. 43, 35039 Marburg

Palliativstation
Ev. Krankenhaus Göttingen-Weende
An der Lutter 24, 37075 Göttingen

Franziskus-Hospiz
Hochdahler Markt 2, 40699 Erkrath

Hospiz St. Christopherus
Rathausstr. 19, 41061 Mönchengladbach

Malteser-Hospiz St. Christophorus
Hohle Eiche 29, 44229 Dortmund

Palliativstation
Ev. Krankenhaus Herne
Wiescherstr. 24, 44623 Herne

Hospiz Steele e. V.
Hellweg 100, 45276 Essen

Hospiz zum hl. Franziskus
Röntgenstr. 39, 45661 Recklinghausen

Palliativstation
Elisabeth-Krankenhaus GmbH
Röntgenstr. 10, 45661 Recklinghausen

Elisabeth-Hospiz
St. Vinzenz-Str. 6, 45711 Datteln

Malteser Hospiz St. Raphael
Schreckerstr. 16, 47166 Duisburg

Station für palliative Therapie
Chirurgische Universitätsklinik Köln
Joseph-Stelzmann-Str. 20, 50931 Köln
mit:
Hausbetreuungsdienst
Chirurgische Universitätsklinik Köln
Joseph-Stelzmann-Str. 20, 50931 Köln
und
Dr. Mildred-Scheel-Haus
Joseph-Stelzmann-Str. 9, 50924 Köln
sowie:
Hospiz Köln-Heimersdorf
Pater-Dionysius-Straße 14,
50767 Köln-Heimersdorf

Palliativstation
Vinzenz Pallotti Hospital
Vinzenz-Pallotti-Str. 20 - 24,
51429 Bergisch-Gladbach

Hospiz »Haus Hörn«
Johann-von-den-Drisch-Weg 4,
52074 Aachen

Palliativstation
Kreiskrankenhaus Marienhöhe GmbH
Mauerfeldchen 25, 52146 Würselen

Station für palliative Therapie
Robert-Janker-Klinik
Baumschulallee 12–14, 53115 Bonn

Station für Palliative Therapie
Malteser Krankenhaus
von-Hompesch-Str. 1, 53123 Bonn

Elisabeth-Hospiz
Ühmichbach 7, 53797 Lohmar-Deesem

Hospiz Stella Maris
Bruchgasse 14A, 53894 Mechernich

Palliativstation des Herz-Jesu-Krankenhauses
Friedrich-Wilhelm-Str. 29, 54290 Trier

Palliativstation
St. Elisabeth-Krankenhaus
Friedrich-Ebert-Str. 59, 56564 Neuwied

Hospiz zur hl. Elisabeth
Pfarrgasse 5, 57368 Lennestadt

Christopherus Haus
Krankenhaus GmbH
Roßmarkt 23, 60311 Frankfurt/M.

Palliativstation
Krankenhaus Nordwest
Steinbacher Hohl 2–26,
60488 Frankfurt/M.

Palliativstation »Hospiz Louise«
St. Michaels-Krankenhaus
Kühlweinstr. 103, 66333 Völklingen

Hospiz Louise
Kaiserstr. 21, 69115 Heidelberg

Stuttgarter Hospiz-Dienst
Stafflenbergstr. 22, 70184 Stuttgart

Palliativstation
Marienhospital Stuttgart
Böheimstr. 37, 70199 Stuttgart

Hospiz »Sonnenlicht«
Ettlingerstraße 39B, 76337 Waldbronn

Haus Maria Frieden – AIDS-Hospiz
Auf der Hub 1, 77784 Oberharmersbach

**Ambulantes Hospiz Christophorus/
Palliativdienst des CHV**
Ligsalzstr. 32, 80339 München

Johannes-Hospiz
Krankenhaus der Barmherzigen Brüder
Romanstraße 93, 80639 München

Quelle: Arbeitsgruppe »Zu Hause sterben«, Evangelische Fachhochschule Hannover,
Blumhardtstraße 2, 30625 Hannover

Bundesweit arbeitende Hospiz-Organisationen (alphabetisch geordnet)

Arbeitsgemeinschaft zur Förderung der Hospizbewegung in der Bundesrepublik Deutschland beim Bundesministerium für Arbeit und Sozialordnung
Rochusstr. 1, 53123 Bonn

Bundes-Arbeitsgemeinschaft Hospiz e. V.
Steinweg 54, 06110 Halle/Saale

DEUTSCHE HOSPIZHILFE e. V.
Reit 25, 21244 Buchholz

**Internationale Gesellschaft
für Sterbebegleitung und Lebensbeistand e. V.**
Im Rheinblick 16, 55411 Bingen

OMEGA – Mit dem Sterben leben e. V.
Kasseler Schlagd 19, 34346 Hann. Münden

**Zentrum für Hospiz-Forschung und -Ausbildung
Arbeitsgruppe »Zu Hause sterben«**
Evangelische Fachhochschule
Hannover
Blumhardtstraße 2, 30625 Hannover

Quelle: Arbeitsgruppe »Zu Hause sterben«, Evangelische Fachhochschule Hannover,
Blumhardtstraße 2, 30625 Hannover

Krankheit, Leiden und Sterben aus Sicht der Konfessionen und aus akonfessioneller Sicht

Christentum

H. und H. Schulze

Über Krankheit, Leiden und Sterben etwas auszusagen, das die Sicht des Christentums allgemein darstellen würde, ist nicht möglich. Es ist Schicksal und Chance des Christentums, daß es sich in verschiedenen Konfessionen ausgeprägt hat. Das Folgende ergibt sich deshalb nur aus der Sicht des Verfassers, evangelischer Krankenhausseelsorger am Marienhospital in Stuttgart.

Allerdings haben alle christlichen Aussagen ihren Ursprung im Wort Gottes, wie es in der Bibel, der Heiligen Schrift Alten und Neuen Testaments niedergelegt ist. Theologie, Auslegung, Frömmigkeit und Anschauungen haben darum ihr Maß immer in der Bibel.

Die Chance besteht aber darin, daß nach Johannes 1,14 das Wort Fleisch – Mensch – geworden ist. Es ist in der Person Jesu von Nazareth in diese Welt eingegangen und damit »weltlich« geworden. Es ist damit auch jederzeit und in der Zeit jedem Menschen in seinem Leben unmittelbar geworden. Es ist das mitgehende Wort Gottes.

Dieses Mitgehen Gottes ist in den Erzählungen von der Wüstenwanderung des Volkes Israel wiedergegeben.[1] Über vierzig Jahre, durch die Zeit, die es durchzustehen gilt, geht die Wanderung. Die Stationen der Wanderung zeichnen das Auf und Ab des Lebens, Versuchungen, Verzweiflung, Errettung und schließlich das Ziel: das Land der Verheißung.

Da in der Bibel in Bildern von Ereignissen und Gestalten Grundbefindlichkeiten des Menschen erzählt werden, vermag jeder Mensch seinen eigenen Lebensweg in diesen Bildern zu erkennen. Zu diesem Weg gehören die Tiefen, die Nöte, Ängste, Krankheiten und das Ende – das Ziel. Diese negativen Seiten des Lebens werden in der Bibel und nachfolgend in der christlichen Überlieferung bzw. in den Lebens- und Glaubenserfahrungen von Christen nicht ausgeschlossen oder verdrängt.

Der Mensch ist gesund und krank.

Krankheit, Leiden und Sterben in biblischen Zeugnissen

Krankheit, Leiden, Sterben und Tod sind Urerfahrungen des Menschen und zugleich Urfragen und Urgeheimnisse. Sichtbar und erfahrbar sind Leiden, Sterben und Tod als Einschränkungen und Abbruch des Lebens.

Der Tod macht das Leben sinnlos. Woher rühren Leiden und Tod? Wie kann man sie überwinden? Welchen Sinn könnten Leiden und Tod haben?

Die Bibel antwortet vielschichtig und vielstimmig.

Altes Testament

Schon die ersten Kapitel der Bibel[2] versuchen eine Antwort. Der Mensch, Adam, ist von Erde (Adamah) genommen und gestaltet. Weil Gott ihn mit seinem Odem anbläst, wird der Mensch zu einer lebendigen Seele. Er lebt also, weil er in unmittelbarem Zusammenhang mit dem Ewigen existiert. Wird dieser Zusammenhang gestört oder unterbrochen, sind Leiden und Tod die Folge. So wird es in der sogenannten Sündenfallgeschichte erzählt: Der Mensch in Gestalt von Mann und Frau tritt aus der Verbindung mit Gott heraus durch Mißtrauen und Eigenwilligkeit. Die Menschen ernten dadurch Lei-

[1] Bücher Exodus bis Deuteronomium und Josua

[2] Genesis 1–3

den in Sinnlosigkeit der Arbeit, durch Schmerzen beim Gebären und in der Trennung vom Leben als Vertreibung aus dem Garten Gottes. Die Folge ist der Tod: Von Erde bist du genommen, zu Erde sollst du wieder werden. Der Apostel Paulus sagt das mit dem Satz: Der Tod ist der Lohn der Sünde.[3]

Heilung und Leben können deshalb immer wieder nur in der Zuwendung Gottes zu seinem Volk und zum einzelnen erfahren werden. Sehr eindrücklich ist dies im Gebet des kranken Königs Hiskia dargestellt.[4] Dieses Gebet hat seinen Höhepunkt in dem Wort: »Siehe, um Trost war mir sehr bange; du aber hast dich meiner Seele herzlich angenommen, daß sie nicht verdürbe; denn du wirfst alle meine Sünden hinter dich«.

Ähnlich beten und klagen viele der Psalmen.

Besonders leiden Menschen, wenn sie in ihrem Lebenswandel keine Ursachen für Krankheit und Leiden finden können, wenn sie als »Gerechte« leben.

Im Buch Hiob wird abgewehrt, daß der so Verzweifelnde doch noch einen schwarzen Fleck in seiner Lebensführung finden müßte oder daß man letztlich als sündiger Mensch mit Gott nicht rechten oder hadern dürfte. In Kapitel 30 wirft Hiob sein ganzes Schicksal schreiend vor Gott als einem ungerechten und willkürlich handelnden Gott hin. Aber auch dieses verzweifelte Schreien ist ein Gebet. Eine Antwort, wie wir sie erwarten würden, wird bei Hiob nicht gegeben. Gott, der Schöpfer und Erhalter der Welt und des Alls ist Herr, und Hiob kann nur antworten[5]:

»Ich erkenne, daß du alles vermagst, und nichts, was du dir vorgenommen hast, ist dir zu schwer«.

Mitten im schwersten körperlichen und seelischen Leiden aber weiß Hiob um seine Rettung und Erlösung[6]:

»Ich weiß, daß mein Erlöser lebt, und als der letzte wird er über dem Staub sich erheben. Und ist meine Haut noch so zerschlagen und mein Fleisch dahingeschwunden, so werde ich doch Gott sehen«.

Bei Hiob wird deutlich, was immer wieder im Alten Testament bezeugt wird. Das Leiden führt zu einem Durchbruch zum Leben – »so werde ich Gott doch sehen« oder: »Wenn mir gleich Leib und Seele verschmachtet, so bist du doch, Gott, allezeit meines Herzens Trost und mein Teil«. So Psalm 73 und viele andere Psalmen.

Der Leidende und Kranke weiß sich in diesen Zusagen Gottes noch mitten im Leiden geborgen, wie es Jeremia 29,11 für das ganze Volk zugesagt wird:

»Ich weiß wohl, was ich für Gedanken über euch habe, spricht der HERR: Gedanken des Friedens und nicht des Leides, daß ich euch gebe Zukunft und Hoffnung«.

Schließlich mündet die Zusage Gottes in die Bilder von der endlichen Wende zum Reich Gottes, wie es im Propheten Jesaja an vielen Stellen[7] verheißen ist.

In Jesaja 53 wird dann davon gesprochen, daß Gott selbst stellvertretend für die Menschen seinen Knecht leiden und martern läßt: »Fürwahr, er trug unsere Krankheit und lud auf sich unsere Schmerzen«. Der leidende Gottesknecht aber wird zum Sieger:

»Des HERRN Plan wird durch seine Hand gelingen«.[8]

Im Glauben Israels, wie er sich in der Bibel ausdrückt, wird sichtbar, daß der Ewige, der Schöpfer von Himmel und Erde, der König der Welt, das kleine Volk Israel erwählt hat, um mit diesen schwachen Menschen zu zeigen, wie mitten in aller Bedrohung seine Geschichte mit den Menschen überhaupt verlaufen soll.

---

[3] Römerbrief 6,23
[4] Jesaja 38,9ff.
[5] Hiob 42,2
[6] Hiob 19,25f.
[7] Jesaja Kapitel 9; 11; 25; 26
[8] Jesaja 53,10ff.

Neues Testament

Das Neue Testament stellt in den Evangelien Leben und Wirken, Leiden, Sterben und Auferstehen Jesu von Nazareth als das des Erlösers dar. In den Briefen wird diese Botschaft vom Erlöser, des Christus, in das Leben der christlichen Gemeinden und des einzelnen Christen übertragen.

Als Präambel könnten die Worte Jesu aus Matthäus 5,5 und Matthäus 11,28f. dienen:

»Selig sind, die da Leid tragen; denn sie sollen getröstet werden«.

und

»Kommt her zu mir alle, die ihr mühselig und beladen seid; ich will euch erquicken. Nehmt auf euch mein Joch und lernt von mir; denn ich bin sanftmütig und von Herzen demütig; so werdet ihr Ruhe finden für eure Seelen. Denn mein Joch ist sanft, und meine Last ist leicht«.

Schon die Geburt und das Erscheinen Jesu werden als Wirken der Barmherzigkeit und Treue Gottes gesehen:

»Durch die herzliche Barmherzigkeit unseres Gottes wird uns das aufgehende Licht aus der Höhe besuchen, damit es erscheine denen, die sitzen in Finsternis und Schatten des Todes«.[9]

Die Geburt Jesu im Stall von Bethlehem, einer kleinen Stadt weit abseits vom Weltgeschehen im Rom des Kaisers Augustus, weist auf seinen Weg zu den Niedrigen, Kranken und ins Abseits gestellten Menschen hin.

Die Evangelien berichten denn auch von vielfältigsten Leiden von Menschen: körperliche Krankheiten wie Lähmungen, Blindheit, Taubheit, Aussatz (Lepra?), Epilepsie; seelische Leiden wie Schuld, Ausgestoßensein, vergebliche Suche nach Sinn des Lebens, Versuchlichkeit, Ängste, Besessenheit, Hunger und Durst; und schließlich Todverfallenheit, von der gerade auch junge Menschen nicht ausgeschlossen sind.

Diesen leidenden Menschen und ihren Angehörigen wendet sich Jesus heilend zu. Dabei wird in den Heilungsgeschichten deutlich, daß er immer den ganzen Menschen sieht, ohne ihn in Leib und Seele aufzuteilen und, vor allem, auch ohne Leiden und Krankheit auf Sünde oder Schuld des einzelnen Menschen zurückzuführen. Wer geheilt wird, ist als ganzer Mensch heil. In ihm hat zusammengefunden, was den ganzen Menschen in seiner Einheit ausmacht: körperliche Gesundung und die seelische Wiederherstellung durch den Zuspruch von Vergebung zusammen mit der Aufforderung etwa, das Bett zu nehmen und zu gehen. Deutlich wird auch immer wieder, daß Krankheit nicht nur ein körperlicher Defekt ist, sondern mit der Grundbefindlichkeit des Menschen zusammenhängt.

Bei der Heilung des »epileptischen Knaben« in Markus 9 wird erzählt, wie Jesus den Ort seiner Verklärung, seiner Erhebung, an dem es so schön gewesen wäre, die Zelte aufzuschlagen, verläßt, um sich in das Ringen mit den Abgründen von Krankheit, in die Auseinandersetzung mit dem Chaotischen im Menschen hineinzugeben. Dies gelingt nur, weil der eigene Weg das eigene Leiden nicht ausschließt. Der Helfer kann nur als Mitleidender helfen.

In Johannes 9 ist die Ausgangsfrage bei der Heilung des Blindgeborenen, für wessen Sünde der Kranke wohl büßen müsse, da er ja schon krank geboren sei. Würden wohl die Eltern mit einem kranken Kind bestraft? Jesu Antwort, daß die Werke Gottes offenbar werden sollen, scheint zunächst unbefriedigend, ja vielleicht sogar zynisch, wenn hier ein Kind zum Mittel für Gottes Zwecke mißbraucht würde. Aber wieder geht es um die Grundbefindlichkeit des Menschen: er ist blind; er lebt von Anfang im Dunkel. »Finsternis herrscht auf der Tiefe«, sagt Genesis 1. Aber dann erfolgt der Durchbruch zum Licht: »Es werde Licht; und es wurde Licht«: dem Blinden werden die Augen aufgetan.

---

[9] Lukas 1,78

Kranksein ist die Erfahrung, daß etwas fehlt. Es kommt der Durchbruch zur Heilung, zum Licht, zur Herrlichkeit.[10]
Wie schon gesagt, führte Jesu eigener Weg ins Leiden und Sterben. Dabei wird erzählt, daß es zwar verschiedene Gründe für seine Verurteilung und Hinrichtung gab, daß er aber letztlich unschuldig zu Tode kam. Die Erzählungen von seinen letzten Tagen und Stunden berichten auch, wie er keineswegs als Held in den Tod ging, sondern voller Furcht und in Gottverlassenheit. Am Kreuz betet er Psalm 22. Sein Weg in den Tod erfüllt ihn und die ihn begleitenden Frauen und Männer mit fassungsloser Trauer.

Aber durch das alles hindurch erscheint, daß Jesus trotzdem keinen sinnlosen Tod stirbt. Nach Johannes 19 wird sein Leben, das Leben eines Dreißigjährigen, nicht abgebrochen, sondern es kommt an sein Ziel: Es ist vollbracht, vollendet.

Wesentlich aber ist, daß die Evangelien nicht mit Kreuz und Grab enden, sondern auf je eigene Weise mit großer Zurückhaltung (außer Matthäus) und fast mit Skepsis von der Auferstehung Jesu erzählen. Das Grab konnte ihn nicht behalten. Diese Nachricht ist unfaßlich, erschreckend, verwirrend, bei Lukas »Weibergeschwätz«, bei Markus Entsetzen erregend, bei Johannes Anlaß zu wirrem Hin- und Herrennen.

Und doch ist diese Nachricht der Hauptsatz des christlichen Glaubens:

Der Herr ist auferstanden.

Diese Botschaft wird dann in den Briefen für die christlichen Gemeinden entfaltet. Mit dieser Botschaft leben Menschen und bewältigen ihr Leben, Leiden und Sterben.

Leiden werden dabei nicht so sehr als ein schicksalhaftes Erdulden verstanden, sondern als aktives Mitleiden mit Christus, ja als Vollendung der Leiden Christi. Das Leben des Glaubenden ist durch die Taufe untrennbar mit dem Leiden, Sterben und Auferstehen Christi verbunden.

Der Getaufte hat ein neues Leben. Er ist mitauferstanden. Er ist in das Leben Christi eingepflanzt und lebt mit allem, was das Leben in dieser Welt bringt, ein neues Leben.[11] Leiden und Sterben werden so zum Weg zur Herrlichkeit. Paulus kann deshalb schreiben[12]:

»Christus ist mein Leben, Sterben ist mein Gewinn«;

oder[13]:

»Unsere Trübsal, die zeitlich und leicht ist, schafft eine ewige und über alle Maßen gewichtige Herrlichkeit«.

Und, daran anknüpfend[14]:

»Wir sind im diesseitigen Leben fern vom Herrn und warten auf das Sterben als einer Rückkehr aus der Fremde«.

Ähnlich sagt es Jesus im Johannesevangelium[15]:

»Ich bin die Auferstehung und das Leben; wer an mich glaubt, der wird leben, ob er gleich stürbe; und wer da lebt und glaubt an mich, der wird nimmermehr sterben«.

Der Tod wird damit zum Durchgang, ein Schlaf[16] bis zur Auferstehung dem Erstgeborenen, Christus, nach.

Im erwarteten Gericht wird Gott richten. Dabei bleibt in der neutestamentlichen Überlieferung offen, ob es einen ewigen Tod gibt oder ob Gottes gerechtsprechende Liebe eine »Heimholung aller«[17] bewirkt.

Letztlich gilt ein Wort des Paulus[18]:

»Leben wir, so leben wir dem Herrn, sterben wir, so sterben wir dem Herrn. Darum: wir leben oder sterben, so gehören wir dem Herrn. Denn dazu ist Christus gestorben und wieder lebendig geworden, daß er über Tote und Lebende Herr sei«.

---

[10] Friedrich Weinreb, Vom Sinn des Erkrankens
[11] Römerbrief, Kap. 6
[12] Philipperbrief 1,21
[13] 2. Korintherbrief 4,17
[14] 2. Korintherbrief, Kap. 5
[15] Johannesevang. 11,25f.
[16] 1. Thessalonicherbrief 4,13ff.
[17] Apostelgeschichte 3,21
[18] Römerbrief 14,9

Aus Geschichte und Theologie des Christentums

Die Aussagen der Bibel über Krankheit, Leiden und Sterben haben noch in der neutestamentlichen Zeit zur Folge gehabt, daß Kranke, Leidende und Sterbende die besondere Zuwendung der Gemeinde erfuhren. Besonders gewirkt haben die Gleichnisse Jesu vom Barmherzigen Samariter[19] und vom Jüngsten Gericht mit dem unüberhörbaren Wort:

»Was ihr getan habt einem unter den geringsten meiner Brüder, das habt ihr mir getan«.

In der Apostelgeschichte wird aus einzelnen Gemeinden von Heilungswundern berichtet.

Im Jakobusbrief, Kapitel 5, wird eine direkte Anweisung gegeben, wie die Ältesten der Gemeinde Kranke besuchen, über ihnen beten und sie mit Öl im Namen des Herrn salben sollen, damit der Kranke aufgerichtet wird. So wird der Besuch von Kranken zu einer besonderen christlichen Aufgabe.

In der ersten Christenheit und der weiteren Geschichte der Kirche werden die Ansätze der Bibel weiterverfolgt. Das Leben und Leiden des Christen wird verbunden mit dem Leben, Leiden und Sterben und der Auferstehung Christi.

Höllenfahrt und Himmelfahrt Christi werden zu Zeichen des Trostes und der Gewißheit, daß keine Seele verlorengeht. Aus Matthäus 25 und Jakobus 5 ergibt sich, daß die Kranken besucht und die Entschlafenen christlich bestattet werden. Begräbnisstätten werden Orte der Auferstehungshoffnung. Für alle weiteren Zeugen mag die 1. Frage des Heidelberger Katechismus stehen (Ausgabe der pfälzischen Kirchenordnung von 1563):

»Was ist dein einziger Trost im Leben und im Sterben? Daß ich mit Leib und Seele im Leben und im Sterben nicht mein, sondern meines treuen Heilandes Jesu Christi Eigentum bin, der mit seinem teuren Blut für alle meine Sünden vollkommen bezahlt und mich aus aller Gewalt des Teufels erlöst hat und also bewahrt, daß ohne den Willen meines Vaters im Himmel kein Haar von meinem Haupte fallen kann, ja daß mir alles zu meiner Seligkeit dienen muß. Darum sichert er mir auch durch seinen heiligen Geist das ewige Leben zu und macht mich von Herzen willig und bereit, fortan ihm zu leben«.

Die Fragen nach Leiden und Sterben des einzelnen Menschen sind mitbeantwortet in den Aussagen über Vergebung und Erlösung, Auferstehung und Hoffnung des ewigen Lebens nach dem Tod bzw. am Ende der Tage.

Besonders zu erwähnen sind die Lieder und Choräle, die von der Reformationszeit an im evangelischen Bereich in großer Zahl gedichtet und gesungen wurden. Im Evangelischen Kirchengesangbuch von 1953 finden sich 23 Lieder zu »Bestattung, Tod und Ewigkeit«; davon stammen acht aus der Zeit der Reformation. 27 Lieder befassen sich mit »Gottvertrauen, Kreuz und Trost«. Dazu klingen Krankheit und Sterben in vielen Abend- und Morgenliedern an. Die Passions- und Osterlieder verbinden das Geschehen von damals mit dem Leben und dem Glauben der jetzt lebenden Christen. Damit wird eine alte Tradition aufgenommen, die in den Psalmen des Alten Testaments ihren Anfang nahm. Man singt auch im Leid. Die Klage wird dabei verwandelt in Trost und Hoffnung. Die Welt mit Krankheit, Kriegen und Ängsten ist ohnehin ein Jammertal, aus dem sich der Glaubende hinwegsehnt.

So singt *Paul Gerhardt*, der Zeitgenosse des Dreißigjährigen Krieges.

»Ich bin ein Gast auf Erden und hab hier keinen Stand; der Himmel soll mir werden, da ist mein Vaterland. Hier reis' ich bis zum Grabe, dort in der ewgen Ruh ist Gottes Gnadengabe, die schleußt all Jammer zu« (EG 529).

---

[19] Lukasevang. 10,25ff. und Matthäusevang. 25,31ff.

Der Glaube der Christen wird unterstützt durch die Sakramente. Sie sind Zeichen, die das Vertrauen des Leidenden und Sterbenden wecken und stärken. Neben der Taufe, die das Leben des Christen grundsätzlich unter die Herrschaft des liebenden Gottes gestellt hat, sind es das Abendmahl und in der katholischen Kirche außerdem Beichte und Krankensalbung. Diese Zeichen wirken die Einleibung und Vereinigung in und mit Christus und seiner ganzen Gemeinde.

»Gott hat es gesagt, Gott mag nicht lügen noch mit Worten noch mit Werken; und wer also pocht und sich auf die Sakramente stützt, des Erwählung und Vorsehung wird sich ohne seine Sorge und Mühe wohl finden«. [20]

Diese Erfahrung und Erwartung von Befreiung aus Leiden und Tod durch das Leiden und den Tod selbst hat in unseren Tagen *Dietrich Bonhoeffer* in einer Meditation »Stationen auf dem Weg zur Freiheit« zusammengefaßt: Leiden als Erfahrung von Ohnmacht erwirkt die Übergabe in die stärkeren Hände Gottes. Der Tod legt die Ketten und Mauern eines vergänglichen Leibes und einer verblendeten Seele nieder. Er wird gefeiert als höchstes Fest auf dem Wege zur ewigen Freiheit.[21]

Heutige Glaubensvorstellungen

Was bisher dargestellt wurde, war bis in unsere Zeit hinein weitgehend Allgemeingut in unserem Land.
Jedenfalls wurde durch Predigt und Unterweisung wie auch durch Weitergabe des christlichen Gedanken- und Kulturgutes in den Familien ein ungefähr gleicher Stand von Anschauungen und Kenntnissen gehalten.
Dies hat sich, beginnend mit der Aufklärung und rasch zunehmend in unserer Zeit, teilweise grundsätzlich gewandelt. Man kann kaum noch von gemeinsamen Glaubensvorstellungen ausgehen. Dabei gibt es regionale Unterschiede, wohl auch ein Gefälle Stadt-Land, soweit die ländlichen Regionen noch nicht urbanisiert wurden.
Die Naturwissenschaften, die von der ausschließlichen Diesseitigkeit der Welt und der alleinigen Gültigkeit des Kausalgesetzes ausgingen, marxistische und nationalsozialistische Ideologien haben jeweils zu eigenen Denkweisen geführt. In neuester Zeit werden Anschauungen verschiedenster Herkunft vermischt und verbunden. Dabei verstehen sich die meisten Menschen in unserm Land dennoch als Christen.
Das biblische Gottesbild hat eine Änderung erfahren. Gott wird als der Allmächtige noch als Prima causa vorgestellt, er ist aber nicht der gegenwärtige Erhalter der Schöpfung und der Welt. Die Frage nach dem gerechten und liebenden Gott wird neu gestellt angesichts von katastrophalen Zuständen in der Welt und der Duldung der Kriege. Es wird nach dem Sinn von eigenem Leiden und Krankheit gefragt. Katastrophen und Krankheit werden nicht mehr als Schicksal hingenommen oder gar als Glaubensprüfung oder Mitleiden mit Christus verstanden und erfahren. Die Bedeutung des leidenden und sterbenden Christus, der Erlösung durch seinen Tod und Auferstehung für das persönliche Leben und Heil ist geschwunden und bei vielen verlorengegangen.
Die Hoffnung des ewigen Lebens reduzierte sich zu einer vagen Vorstellung vom Fortleben der Seele.
Da die Ewigkeitshoffnung und das Bewußtsein im Christus, also im Auferstandenen und mit ihm zu leben immer mehr zurücktraten, konzentriert sich jetzt alle Hoffnung und alle Anstrengung auf das Leben in dieser Welt. Das kann heißen, daß jemand nur noch an sein Wohlergehen in einem möglichst langen, gesunden Leben denkt. Für die meisten Christen heißt das aber, in diesem Leben und in dieser Welt seine Pflicht zu tun, für die

---

[20] Martin Luther, Sermon von der Bereitung zum Sterben, 1519
[21] Dietrich Bonhoeffer, Widerstand und Ergebung, S. 403

Familie oder auch das Gemeinwohl mitzusorgen und ein möglichst anständiger Mensch zu bleiben. Das Leben bezieht seinen Sinn aus diesen Leistungen. Krankheit, Leiden und dann der Tod stellen diesen Sinn des Lebens total in Frage. Das erklärt, warum auch Christen den Gedanken an Krankheit, besonders an schwere, eventuell tödlich verlaufende Krankheiten, lange und weit von sich weisen. Auch Menschen, die noch in gewisser traditioneller Frömmigkeit leben, scheinen oft in ihrem bisher gelebten und praktizierten christlichen Glauben wenig Hilfe zu erfahren. Die Frage, die dann den Leidenden zu beherrschen scheint, lautet: Womit habe ich das verdient? Ich war doch anständig, vielleicht sogar ein frommer Mensch, der auch seine kirchlichen Pflichten – im Unterschied zu vielen anderen – erfüllt hat. Oft haben solche Menschen, die ihr Leben in beruflicher oder familiärer Pflichterfüllung verbracht haben, nicht viel vom Leben gehabt. Und nun soll es abgebrochen werden, ehe angenehmere Tage erlebt werden können.

Viele Menschen aber spüren, daß sie mit ihrem Leben zu einem Ziel kommen müssen. Kranke suchen einen Weg. In totaler Sinnlosigkeit kann und will kein Mensch sein Leben beendet sehen. Es gehört zu den Verlegenheiten unserer Zeit, daß es den Kirchen in ihrer Predigt und Seelsorge nur sehr schwer gelingt, in diese Fragen und in diese innere Unsicherheit hinein die biblische Botschaft glaubhaft und mit Überzeugung zu vermitteln. Die Sprache scheint noch nicht gefunden, mit der die reichen Erfahrungen und Bilder der biblischen Überlieferung in die Lebenssituation von heute übersetzt werden können.

In das ideologische Vakuum ziehen andere Ideologien und Religionen ein. Es geht dabei um Leidensvermeidung, Antwort auf Krankheit, Überwindung des Todes, etwa durch Reinkarnation. Auch hierbei gibt es Anleihen aus dem christlichen Glaubensgut bzw. Christen übernehmen Anschauungen dieser Religionen und Ideologien.

Die Folge ist, daß viele Menschen ihre eigenen, individuellen Glaubensvorstellungen entwickeln.

Eine Beobachtung sei dabei weitergegeben. Es ist kaum ein Mensch anzutreffen, der in der besonderen Situation der schweren Erkrankung nicht religiös wäre. In der Grenzsituation, auch in der Aussonderung aus dem Alltag, erfahren sich Menschen als nicht nur »diesseitig«. Leiden, Krankheit und Todesbedrohung sind die Tore für Fragen und Besinnung auf das Wesentliche des Lebens. Die Krise wird zur Chance der Neuorientierung. Gerade die Tatsache, daß sich viele Menschen nicht mehr auf dogmatische Glaubensfestsetzungen und Ideologien festlegen lassen, läßt sie dafür offen werden, in ihrer Krankheit und in ihren Leiden einen neuen Weg zu suchen. Die Auseinandersetzungen, Kämpfe, Niederlagen und die Erfahrung von Ruhe und Frieden können sie in neue Bereiche führen. Selbst junge Menschen aus den neuen Bundesländern, die in der ehemaligen DDR areligiös und atheistisch erzogen wurden, erleben in sich so etwas wie Gottesglauben, Gebet und eine die diesseitigen Möglichkeiten übersteigende Hoffnung.

Der Umgang mit Schwerkranken und Sterbenden

Aus dem bisher Gesagten ergibt sich, daß in jeder Begegnung mit Schwerkranken und Sterbenden davon auszugehen ist, daß der Kranke sich in einer ihm eigenen psychischen und religiösen Situation befindet und das viele in dieser Zeit eine geistige Entwicklung erfahren.

Wer Kranke und Sterbende wach und aufmerksam begleitet, erfährt nicht zuletzt auch für sich selbst, daß er verändert wird und reicher aus der Begegnung entlassen wird. Damit ist auch gesagt, daß Kranke und Sterbende nicht Objekte einer Hilfestellung sein können. Im Buch Hiob wird sehr deutlich erzählt, daß gerade die Freunde, die helfen wollen, vollkommen falsch handeln und schließlich abtreten müssen. Als Helfer und Seelsorger weiß ich nicht alles besser für den Kranken. Dazu einige Gedanken, die vielleicht selbstverständlich zu sein scheinen, die man sich aber immer wieder vergegenwärtigen sollte:

– Jeder Mensch ist das besondere Geschöpf Gottes; oder, wie man Genesis 1,26 deuten könnte, jeder Mensch ist als Ebenbild Gottes die diesseitige Erscheinung Gottes. Jeder ist der von Gott Angenommene und Geliebte. Die Begegnung Jesu mit Kranken und von der Gesellschaft Ausgesonderten (»Aussätzige«) bestätigt diese Zuwendung Gottes gerade zu den Menschen am Rande, in der Sondersituation und in der Einsamkeit.

– Schmerzen sind schwer zu ertragen. Und auch seelischer Schmerz kann nicht durch Vertröstung gelindert werden. Neben lindernder Behandlung gibt es nur solidarische Begleitung.

– Fragen und Zweifel, Sorgen, Klage und Anklage haben ihre Berechtigung. Sie entsprechen der augenblicklichen realen und damit wahrhaftigen Situation des Kranken. Das kann nicht verdrängt oder bemäntelt werden. Es gibt aber eine Solidarität des Fragens und Zweifelns, auch der Klage, sogar der Wut gegen Gott. Man lese Hiob, Kapitel 30. Dieser Schrei ist ein Gebet!

– Für jeden Menschen kommt der Augenblick, wo er alleingelassen werden muß, denn jeder stirbt seinen eigenen Tod. Begleiten kann man einander nur bis an diese Grenze. Für den Weg durch die Enge des Todes kann Psalm 23,4 das Geleit- und Trostwort sein: Und ob ich schon wanderte im finstern Tal (Tal der Todesfinsternis), fürchte ich kein Unglück... So wie jeder Mensch seine eigene Geschichte hat, so wie Gott mit jedem seinen besonderen Weg geht, kommt jeder an sein eigenes Ziel.

– Jeder kommt an sein Ziel, wenn der Weg vollendet ist. Oft ist deshalb die letzte Wegstrecke voller Unruhe, Träume, Schlaflosgikeit. Aus der Vergangenheit taucht vieles auf, was im Alltag verdrängt und vergessen wurde; Kriegserlebnisse, Unerledigtes, Schuld drängen an die Oberfläche. Oft wird dies von den Umstehenden nur als Träume und Phantasien des Kranken wahrgenommen, besonders wenn er als nicht mehr ansprechbar gilt. Träume und Phantasien sind aber die Wirklichkeit des Kranken und dürfen deshalb nicht in Abrede gestellt werden. Weil »der Tod ein Abschied ist von dieser Welt und all ihren Händeln«, empfiehlt *Martin Luther*, alles Äußerliche, also Hab und Gut und Erbe zu ordnen und damit »dieser Welt Urlaub und Letze dem Gut zu geben«. Für den geistlichen Abschied solle man auch alles ordnen, was noch mit andern Menschen zu regeln ist, damit »die Seele nicht bleib behaftet mit irgendeinem Händel auf Erden«.[22]

– In der Krankheit und vor dem Tod wird der Mensch dem Ewigen nahegerückt. Immer wieder spüren dies Kranke und machen sich auf den Weg. Sie erleben ihr Sterben aktiv. Es wäre deshalb verkehrt, einen Kranken festhalten zu wollen oder ihm mit falschen Hoffnungen Mut zu machen, dessen er ohnehin so nicht mehr bedarf.

– In diesem Zusammenhang ist es oft schwierig, auch die Angehörigen zu begleiten. Obwohl sie dem Kranken nahe sind, fällt es ihnen schwer, den Weg mitzugehen. Sie wollen ja den geliebten Menschen nicht verlieren und halten ihn deshalb fest und zurück. Oft vermögen sie auch nicht den Prozeß der Reifung, den der Kranke durchläuft, mitzumachen. Fast tragisch ist

[22] M. Luther a.a.O.

es dann, wenn in dieser Zeit, in der enge Verbundenheit erfahren werden sollte, die inneren Wege auseinander laufen.

– Wer Kranke und Sterbende begleitet, ist nach seinem eigenen Weg gefragt. Wie setze ich mich mit der Möglichkeit der eigenen schweren Erkrankung odes des Sterbens auseinander? »Wer weiß, wie nahe mir mein Ende« hat man früher in einem Lied gesungen. Dazu kann auch gehören, daß eigene Trauerarbeit nachgeholt werden muß. Sonst besteht die Gefahr, sich zu sehr zu distanzieren, weil ein Aufbrechen des Verdrängten befürchtet werden muß.

– Es wird in der Begleitung der Wunsch sein, dem Kranken und Sterbenden so nahe als möglich zu sein. Das einsame Sterben soll vermieden werden. Dabei ist aber wahrzunehmen, wieviel Nähe der Kranke selbst will. Es gibt auch Patienten, die allein bleiben wollen, auch in der Stunde des Todes.

– Wenn man mit Kranken und Sterbenden spricht, möchte man ihnen etwas Hilfreiches sagen. Das Wichtigste ist, was man aus sich selbst sagen kann. Es sollte deshalb nur das sein, was man selbst glaubt und hofft, was einem selbst hilfreich war und ist. Alles, was nicht durch das eigene Innere gegangen ist, bleibt unglaubwürdig. Wenn die eigenen Worte fehlen, gibt es andere Möglichkeiten. Es gibt Worte, Gedichte, Lieder, Musik von Menschen, die selbst schweres Leid durchzustehen hatten und aus der Tiefe der Not heraus geschrieben und komponiert haben. Ein paar Namen seien für viele genannt: Die Beter der Psalmen; *Paul Gerhardt*, der Dichter vieler Lieder im Dreißigjährigen Krieg; *Jochen Klepper* und *Dietrich Bonhoeffer*, die in unserer Zeit während der nationalsozialistischen Verfolgung von Juden und Andersdenkenden in höchster innerer und äußerer Bedrängnis Lieder geschrieben haben; die Musik von *J. S. Bach, Heinrich Schütz, W. A. Mozart, Anton Bruckner*, mit Oratorien, Passionsmusiken, Requien, Motetten und Liedern. Wohl fast jeder Kranke und Sterbende kann noch hören. Und er hört mit erhöhter Sensibilität und Aufmerksamkeit für Wahrhaftigkeit. Schließlich, aber nicht zuletzt, bleibt das stille Gebet. Gebet ist eine geistliche Dimension und verbindet wortlos untereinander mit dem Menschen, der das Zeitliche verläßt, und mit dem Ewigen, der den Scheidenden empfängt.

Konfessionelle Besonderheiten

In den beiden großen Konfessionen haben sich in der Überlieferung besondere Möglichkeiten der Begleitung von Kranken und Sterbenden herausgebildet. Vor allem in ländlichen, traditionell geprägten Gebieten oder in einzelnen Familien im städtischen Bereich werden diese Hilfen in der Begleitung erwünscht sein.

Katholische Kirche

Die katholische Frömmigkeit ist wesentlich vom Empfang der Sakramente durch Vermittlung eines Priesters geprägt. Für Kranke und Sterbende gilt besonders:

Das **Sakrament der Buße**, in dem der Kranke in persönlicher Beichte seine Schuld bekennt und durch den Priester die Vergebung (Absolution) zugesprochen bekommt.

Die **Krankenkommunion** als Teilhabe an der Eucharistiefeier der Gemeinde, am Opfer Christi und als Wegzehrung in der Stunde des Sterbens. Die Krankenkommunion kann durch Kommunionhelfer gereicht werden, die das konsekrierte Brot (Leib Christi) aus der Eucharistiefeier der Gemeinde zu den Kranken bringen.

Die **Krankensalbung**, in der der Priester in Anschluß an die Weisung in Jakobus 5 den Kranken unter Handauflegung und Gebet mit heiligem Öl salbt. In der Salbung erfährt der Kranke und Sterbende Gemeinschaft mit Christus, mit der Familie und den andern Christen in der Gemeinde. Der Empfang der Salbung ist ein Ja des Kranken auf die Frage Jesu »Willst du gesund werden?«, also bewußter Glaubensvollzug.
In der Salbung geht es um Bestehen der Krankheit und um Heilung. Die leiblichseelische Gesundung ist Ziel der Handlung.
Sie ist Hilfe und Beistand in der Unheilssituation.[23]
In vielen Gemeinden werden deshalb Gottesdienste mit Krankensalbung gefeiert, zu denen die Kranken in die Kirche gebracht werden. Die Krankensalbung verliert dadurch den alleinigen Charakter der Letzten Ölung.

Während die Sakramente an die Vermittlung des Priesters gebunden sind, haben Laien die Möglichkeit der Begleitung durch das Gebet, besonders das Rosenkranzgebet mit der Anrufung der Mutter Gottes Maria und der Bitte um ihre Fürbitte, sowie die Anrufung der Heiligen, besonders auch der Namenspatrone oder für bestimmte Nöte ausgewählter Heiliger, die vor Gott Fürsprecher sind.

Evangelische Kirchen

Da die evangelische Frömmigkeit besonders vom Wort geprägt ist, stehen im Mittelpunkt der Begleitung von Kranken Worte der Bibel, wie Psalmen, Worte Jesu und der Apostel. Viele der Choräle und Lieder, die oft in schwerer Zeit gedichtet wurden, geben Trost und Hilfe. Dazu kommen auch neue Lieder und Meditationstexte aus unserer Zeit. Besonders ältere Menschen kennen Bibelworte und Liedstrophen auswendig, wie den 23. Psalm und Lieder wie »Befiehl du deine Wege«.

[23] Theodor Schneider, Zeichen der Nähe Gottes

In vielen Gemeinden gibt es Besuchsdienste, die Kranke und Alte regelmäßig aufsuchen. Wichtig ist für viele Schwerkranke der Besuch des Gemeindepfarrers für ein persönliches Gespräch und Zuspruch. Manche Kranke haben auch den Wunsch, das heilige Abendmahl zu Hause zu empfangen, wenn sie nicht mehr am Gemeindegottesdienst teilnehmen können. Das Angebot von Hausabendmahlsfeiern in der Advents- und Passionszeit wird vielfach gern angenommen.
In einzelnen Gemeinden gibt es Gottesdienste mit Krankensegnung oder Krankensalbung.
Für jede kirchliche Begleitung und alle Handlungen am Sterbebett gilt, daß möglichst genügend Zeit sein sollte, damit durch Wort und Sakrament Friede einkehren und der Kranke in Würde sterben kann.

Krankheit, Leiden und Sterben von Kindern

Ein Kind leiden sehen zu müssen oder durch den Tod zu verlieren, ist das Schwerste, was Eltern, besonders Müttern, im Leben widerfahren kann. Es ist etwas Unbegreifliches überhaupt, wenn Kinder oder Jugendliche schwer leiden oder sterben müssen. Sie hätten das Leben noch vor sich gehabt. Wenn Leiden und Sterben je mit der Lebensführung zusammenhängen sollten, kann dies für Kinder nicht zutreffen.
So wird schon in der Bibel im Bild einer Verheißung der neuen Erde gesagt (Jesaja 65): Es sollen keine Kinder mehr da sein, die nur einige Tage leben, und sie sollen keine Kinder für einen frühen Tod zeugen, sondern »als Knabe gilt, wer hundert Jahre alt stirbt«.
Wenn Kinder leiden müssen, erhebt sich untröstliche Trauer. In Rama erhebt sich Klagegeschrei und bitteres Weinen: Rahel weint über ihre Kinder und will sich nicht trösten lassen über ihre Kinder (Jeremia 31,5).

Jesus selbst rückt ganz in die Nähe von leidenden Kindern, wenn uns in seinen Kindheitserzählungen von der Geburt im Stall und von der Flucht der Familie mit dem kleinen Kind in das ägyptische Exil berichtet wird. Der bethlehemitische Kindermord des Herodes wird mit Klagen verurteilt.
Es wird deutlich, daß Gott wie auf Seiten der Entrechteten, der Witwen und Waisen überhaupt, so besonders auf Seiten der kranken und leidenden Kinder steht.
Elia, der sein Überleben in einer Hungersnot der Gastfreundschaft einer Witwe verdankt, klagt Gott über dem verstorbenen Kind der Witwe an: Herr, mein Gott, tust du der Witwe, bei der ich Gast bin, so Böses an, daß du ihren Sohn tötest? (1. Könige 17). Und das Kind wird gerettet und kann leben.
Kinder haben in der biblischen Überlieferung eine besondere Stellung. Sehr markant wird gesagt, daß der echte Glaube nicht in der Welt der Erwachsenen, sondern bei den Kindern abzulesen ist.

»Aus dem Mund der jungen Kinder und Säuglinge hast du eine Macht zugerichtet«,

sagt Psalm 8, und Jesus fügt in Matthäus 18 hinzu:

»Wenn ihr nicht werdet wie die Kinder, so werdet ihr nicht ins Himmelreich kommen«.

Als man Kinder von Jesus fernhalten will, ruft er sie zu sich heran, um sie zu segnen (Markus 10). Wer ein Kind aufnimmt, nimmt ihn selbst auf (Matthäus 18). Wer Kindern etwas Böses antut, hat in den Augen Jesu schwerste Schuld auf sich geladen und sein Leben verwirkt (Markus 9,42).
Jesus nimmt die Kinder als Personen ernst. Sie sind keine Objekte und Mittel.

> Für den Umgang mit Kindern ergibt sich daraus:
> Mit Kindern kann man direkt reden. Das Gespräch muß nicht über ihr Bett hinweg vom Arzt zu den Eltern gehen oder vor der Tür fortgesetzt werden.

> Kinder fühlen sich leicht ausgeliefert, denn ihnen fehlt das innere Wissen, das Erwachsene aus Erfahrung gewonnen haben, daß beispielsweise eine Krise sich zum Besseren wenden kann.
> Kinder sind auf ihre Weise Partner und werden durch Erklären und Erfragung ihrer Meinung bereit zur Kooperation. Damit wird auch deutlich, daß Kinder keine Überbetreuung brauchen.
> Kinder werden verletzt, wenn man ihnen Versprechungen macht, die nicht eingehalten werden können.

Jesu Segnen ist zärtliches und bergendes Tun.
Wer sich kranken Kindern in diesem Sinne zuwendet, gibt ihnen von innen heraus Wärme und Geborgenheit. Dazu gehören persönliche Ansprache mit Singen und Erzählen und Beten, aber auch Behaglichkeit im Bettchen mit Lieblingskissen und Kuscheltier.
Hier seien nun mit biblischen Erzählungen Aspekte von Heilung herausgestellt, die helfen können, inneren Vorgängen von Heilung nachzugehen:
In Markus 9 geht es um die Heilung eines Jungen, der wohl von Geburt an unter Krampfanfällen leidet. Die Erzählung deutet an, daß es in Krankheit auch um die Auseinandersetzung mit dunklen, chaotischen Kräften geht, die sich gerade im Leben des noch schwachen, kindlichen Menschen austoben. Jesus läßt sich auf diesen Kampf ein; auch mit der mitgeteilten Konsequenz, daß er selbst damit leidet, ja in diesem Kampf schließlich zu unterliegen scheint. Der Heilende gibt von seiner Energie. Bei der Heilung des Blindgeborenen in Johannes 9 geht es um das Sehen des Wesentlichen und der wahren Zusammenhänge. In der Heilung erfolgt Befreiung, auch von der für die Eltern entsetzlichen Frage, ob sie mit eventuell weit zurückliegendem Verschulden für die Krankheit des Kindes verantwortlich zu machen seien. Jesu Eingreifen bringt das befreiende Licht. Der Geheilte erblickt, was lebensnotwendig ist, wäh-

rend die umstehenden »Sehenden« blind bleiben.

> Für den Umgang mit Kindern ergibt sich daraus:
> Es ist zuerst nach der Situation des Kindes zu fragen. Oft zeigt das Kind selbst an, was nicht heil ist. Mit »Bauchweh« etwa werden andere Schmerzen umschrieben. Mit den Angaben der Schmerzen des Lieblingstieres werden die eigenen Beschwerden wiedergegeben.
> Äußere Schmerzen können inneren, psychischen Verletzungen entsprechen, die in Gewaltanwendung oder sexuellem Mißbrauch ihre Ursache haben.
> Durch Singen, Malen und Zeichnen können Kinder ihre Situation darstellen, z. B. wenn das Lied »O Tannenbaum« verändert wird zum »schwarzen« Tannenbaum »du kannst mir nicht gefallen«. Regressionen lassen in ein früheres (Baby-)Stadium zurückfallen.

Hier deutet sich an, was in der Erzählung bei Markus in den Auseinandersetzungen im Bereich des Dämonischen geschieht. Jesus geht es nicht um ein Abstellen von Symptomen, sondern um ganzheitliche Heilung von Leib und Seele.
Wie in der Bibel gegen Krankheit von Kindern angegangen wird, so auch gegen den Tod. Damit wird deutlich gesagt, daß der Kampf gegen den Tod nicht sinnlos ist.
In Genesis 21 wird erzählt, wie Sara ihre Magd Hagar mit dem Sohn Ismael verstoßen läßt. Als das Kind in der Wüste zu verdursten droht, klagt die Mutter: »Ich kann nicht ansehen das Sterben des Knaben«. Die Hilfe erscheint in Gestalt eines Boten Gottes. Er weist die Frau zu einem Wasserbrunnen. So wird das Kind gerettet. Aber es ist eigentlich die Verzweiflung der Mutter, mit der sie Gott das Kind hinlegt, die das Kind rettet. Ihr Handeln wird zum Vorbild für Gottes mütterliches Erbarmen (Jesaja 49,15).

In der Geschichte des Elia bei der Witwe (1. Könige 17) rettet Elia das Kind, indem er sich auf das Kind legt. So kommt das Kind wieder zum Leben. Die Überlieferung sagt, Elia habe das Maß des Kindes angenommen; d. h. unsere Maße und Strukturen der Erwachsenenwelt bedeuten Tod für das Kind; die Maße des Kindseins sind Leben für die Welt. Die Welt der Erwachsenen ist somit lebensfeindlich.
So tritt auch Jesus in die Auseinandersetzung mit dem Tod und seiner Macht. Wenn nach Markus 5 die Tochter des Synagogenvorstehers Jairus ins Leben zurückgerufen wird, werden zwei Dinge deutlich: Das zwölfjährige Mädchen, an der Grenze des Erwachsenwerdens, geht durch die Erfahrung des Todes hindurch. Es wird von der Todesfessel befreit. Es hat die tödliche Krise durchstanden. Sie steht auf. Sie ist zum Leben gereift.
Jesus wendet sich gegen das Klagen der Umgebung. Die Klage ist die verzweifelte, fast panische Reaktion der von Trauer und Resignation getroffenen Umwelt. Das aber hat in Jesu Aufstand gegen den Tod keinen Raum.
Bei der Auferweckung des jungen Mannes von Nain (Lukas 5) tritt Jesus dem Zug des Todes entgegen. In der Blüte des Lebens darf dieser junge Mensch nicht hingerafft werden. Kein Tod eines jungen Menschen muß und darf hingenommen werden. Mit Jesus ist die Chance des Lebens, des Ringens um das Leben da. Wer auf der Seite Jesu den Weg geht, ist ermutigt, gegen alle verderbenbringenden »Todeszüge« anzugehen.

> Die Erfahrung zeigt, daß Kinder offen sind für religiöse Fragen. Sie suchen darin ihren eigenen Weg. Was den Erwachsenen unzugänglich erscheint, was durch bohrende Fragen, Trauer und Ohnmacht am Krankenbett des Kindes zugeschüttet wird, ist für Kinder oftmals erreichbar und für ihre religiöse Erfahrung unmittelbar zugänglich. Kinder können über den Tod sprechen. Sie haben eine andere Rea-

litätswahrnehmung als Erwachsene. Sie erleben Märchen; Märchen geben ihr Erlebtes wieder. Sie erkennen darin sich und ihren Weg. Für sie sind dann auch Himmel, Engel und Gott eine Realität.
Kinder zeigen selbst, worüber sie sprechen wollen, auch in Zeichnungen. Sie zeigen auch, wie sie begleitet werden möchten. Sie übernehmen die ganze Last der Krankheit, wenn die Eltern oder andere Erwachsene nicht fähig sind, mit ihnen darüber zu reden. Kinder übernehmen und ertragen auch die Einsamkeit des Sterbens allein.[24]

Wenn die Erzählung vom Töchterlein des Jairus eine innere Erfahrung und Erkenntnis wiedergibt, dann zeigt sie die Möglichkeit des Durchgangs. Das Kind wird bei der Hand genommen.
Auch die Dunkelheit des Todes wird so durchschritten.

Immer wieder wird die Frage nach den verborgenen Ursachen gestellt: Woher rührt der Geburtsfehler? Was, wer hat den Unfall oder die Tumorerkrankung verschuldet? Werden die Eltern im Kind für ihr Verschulden zur Rechenschaft gezogen? Warum gerade wir?
Aber Eltern haben sich auch immer wieder in Krankheit und Sterben ihrer Kinder gefügt. Mit dem Wort des Hiob »Der Herr hat's gegeben, der Herr hat's genommen; der Name des Herrn sei gelobt«, wurde versucht, eine christliche Haltung einzunehmen und den Tod des Kindes als Weg zu Gott anzunehmen. Oft aber hat die Trauer Oberhand über den so verstandenen christlichen Glauben gewonnen. Auch christliche Hoffnung läßt sich nicht anordnen. Sie kann aus der Tiefe des Durchlittenen erahnt werden.
Biblische Verheißungen sind als gegenwärtige Zukunft gegeben: Der Krankheit, dem Leiden und Sterben von Kindern wird aus der Sicht der Bibel ein Ende gesetzt werden. Kindern darf kein Leid zugefügt werden.
Und wo Familien mit schwerkranken oder behinderten Kindern leben, ist alles zu unternehmen, was diese Familien, besonders Alleinerziehende, entlastet und Überforderungen von den gesunden Geschwistern und Pflegenden abwendet.

Der Tod – das Ziel unseres Lebens

Wie man als Christ mit dem Gedanken an das Sterben und den Tod umgehen kann, ohne ein trauriges Leben zu führen, folgt aus dem Brief, den *Wolfgang Amadeus Mozart* am 4. April 1787 an den schwer erkrankten Vater (gestorben am 28. Mai 1787) geschrieben hat. Darin heißt es:

> Da der Tod (genau zu nehmen) der wahre Endzweck unseres Lebens ist, so habe ich mich seit ein paar Jahren mit diesem wahren, besten Freunde des Menschen so bekannt gemacht, daß sein Bild nicht allein nichts Schreckendes mehr für mich hat, sondern recht viel Beruhigendes und Tröstendes! Und ich danke meinem Gott, daß er mir das Glück vergönnt hat, mir die Gelegenheit (Sie verstehen mich) zu verschaffen, ihn als den Schlüssel zu unserer wahren Glückseligkeit kennen zu lernen. Ich lege mich nie zu Bette, ohne zu bedenken, daß ich vielleicht (so jung als ich bin) den andern Tag nicht mehr sein werde – und es wird doch kein Mensch von allen, die mich kennen, sagen können, daß ich im Umgange mürrisch oder traurig wäre. Und für diese Glückseligkeit danke ich alle Tage meinem Schöpfer und wünsche sie von Herzen jedem meiner Mitmenschen.

Danksagung

Für wertvolle Hinweise aus der Kinderseelsorge und für die Darstellung der Besonderheiten der katholischen Kirche danken wir Herrn *Hubertus Busch*, Diplom-Theologe und Psychotherapeut, katholischer Krankenhausseelsorger am Kinderkrankenhaus Olga-Hospital in Stuttgart.

---

[24] Elisabeth Kübler-Ross, Interviews mit Sterbenden, 2. Aufl., Stuttgart 1971, S. 152

Literatur

Die Bibel, Lutherbibel Standardausgabe, Stuttgart 1985
Evangelisches Kirchengesangbuch, Ausgabe für die evangelische Landeskirche in Württemberg, Stuttgart 1953
Evangelisches Gesangbuch. Stammausgabe der Evangelischen Kirche in Deutschland, 1994
Der Heidelberger Katechismus, Zürich 1953
Bonhoeffer, D.: Widerstand und Ergebung. Christian Kaiser Vlg., München 1970
Hirsch, E.: Hilfsbuch zum Studium der Dogmatik. Walter de Gruyter Vlg., Berlin, Leipzig 1951
Kiepenheurer, K.: Was kranke Kinder sagen wollen. Kreuz-Vlg., Zürich 1989
Luther's Werke, hg. v. Otto Clemen, Bd. I, Berlin 1950
Piper, I.: Begleitende Seelsorge. Berliner Hefte für evang. Krankenseelsorge, Berlin 1991
Schneider, T.: Zeichen der Nähe Gottes, 4. Aufl., Mathias-Grünewald-Vlg., Mainz 1984
Schuchardt, E.: Warum gerade ich…? 4. Aufl. Burckhardthaus-Laetare-Vlg., Offenbach 1987
Weinreb, F.: Vom Sinn des Erkrankens, 3. Aufl. Origo-Vlg., Bern 1988
Würz, A.: Mozart in seinen Briefen. Reclam Vlg., Stuttgart 1955
Kübler-Ross, E.: Interviews mit Sterbenden, 2. Aufl. Kreuz-Vlg., Stuttgart 1971

Judentum

B. D. Soussan

»Gegen deinen Willen wurdest du erschaffen, gegen deinen Willen lebst du, gegen deinen Willen wirst du dereinst Rechenschaft und Rechnung ablegen vor dem König der Könige, dem Heiligen, gelobt sei er.« (Mischna Awot 4,29)

Das Judentum lehrt die Menschen schon sehr früh, mit dem Tod vertraut zu sein, keine übermäßige Angst davor zu haben, denn der Tod ist nicht endgültig. Das Judentum glaubt an eine zukünftige Welt, in der das Leben sich weiter fortsetzen wird. Die jüdische Lehre legt aber auch sehr viel Wert auf das Leben, denn so sagen die Weisen, wer ein Menschenleben rettet, der rettet eine ganze Welt.

»Der Mensch wurde deshalb einzig erschaffen, um uns zu lehren, daß wenn jemand eine Seele vernichtet, es ihm die Schrift anrechnet, als hätte er eine ganze Welt vernichtet, und wenn jemand eine Seele erhält, es ihm die Schrift anrechnet, als hätte er eine ganze Welt erhalten.« (Mischna Sanhedrin 37a)

Dies bedeutet, daß mit der Rettung eines Menschenlebens nicht nur dieses Leben gerettet wurde, sondern auch das Leben der darauffolgenden Generationen. Das Leben hat einen Wert, einen absoluten Wert. Das Leben auf der Erde ist nicht alles, bei weitem nicht. Es ist nur die Vorhalle, in der man sich so vorbereitet, daß man in den Palast eintreten kann (Mischna Awot 4,16).

»Rüste dich in der Vorhalle, daß du in den Königssaal eintreten darfst.« (Mischna Awot 4,16)

Das Leben ist ein Geschenk, das willkürlich vergeben wurde, es ist eine Pflicht, eine Aufgabe, eine Berufung. Deshalb legt die jüdische Lehre so viel Wert auf die Gesundheit. Es ist die Pflicht eines Juden, die bedingungslose Pflicht, nach Gesundheit zu streben, wenn er krank ist.

Krankheit

Frühere Kulturen waren sehr unterschiedlicher Meinungen über Krankheit.
Die alten Griechen sahen in Krankheit einen Fluch der Götter, und kranke Menschen wurden als »minderwertige Kreaturen« angesehen, denn Krankheit stellt eine Unterbrechung der Harmonie des Körpers, der Gesundheit, dar.
Andere Kulturen sahen im Leiden eine Möglichkeit, sich zu reinigen, und dadurch eine göttliche Gunst zu erlangen. Ein menschlicher Eingriff, der die Heilung beschleunigte, wurde als eine Einmischung in das göttliche Werk gesehen. Ein Patient, der die Hilfe eines Mediziners suchte, wurde als Verräter gesehen, und man warf ihm Mangel an Gottesvertrauen vor.
Andere Kulturen befolgten die wörtliche Übersetzung von:

»... so will ICH (Gott) keine Krankheiten, die ich Ägypten auferlegte, dir auferlegen, sondern ICH, der Ewige, werde dein Arzt sein.« (Ex. 15,26)

Sie [die karaiten] haben daraus geschlossen, daß bei Krankheit nur Gott zu suchen ist, und niemals ein Mensch.
Diese Sicht wurde von den Rabbinern verworfen, jedoch nicht ohne die nötige Anerkennung des theologischen Arguments, worauf diese Ansicht beruht. Denn der babylonische Talmud 85a kommentiert als Begründung, daß den Menschen die Erlaubnis gegeben wurde zu heilen:

»Wenn Männer sich zanken und einer den anderen mit einem Stein oder Faust

schlägt,... die Versäumnisse muß er bezahlen und muß ihn heilen lassen.« (Ex. 21,18-19)

Raschi, ein Kommentator des 11. Jahrhunderts, fragte, wie es sein könne, daß Gott schlägt und der Mensch heilt. Deshalb wird genau diese Stelle als spezielle Erlaubnis gesehen, die den Menschen gegeben wurde, zu heilen.

Joseph Karo, Verfasser des Schulchan Aruch, kommentiert dazu: ein Arzt, der einen Menschen heilt, habe abgesehen von seinem Entgelt auch das biblische Gebot des Zurückgebens von verlorenem Eigentum befolgt, denn auch Gesundheit zurückzugeben bedeutet, verlorenes Eigentum zurückzugeben.

Tut der Arzt dies nicht, so hat er das biblische Verbot mißachtet:

»Bleibe nicht untätig... bei der Lebensgefahr deines Nächstens.« (Lev. 19,16)

Er geht sogar weiter und sagt, ein Arzt, der keine ärztliche Hilfe leistet, gilt als »Blutvergießer«.

»Es ist eine Pflicht für den erprobten Arzt zu heilen, das gehört zur Lebensrettung, und wenn er sich weigert, vergießt er Blut, selbst, wenn der Kranke einen anderen Arzt haben kann.« (Kizzur Schulchan Aruch 192,4)

Nachmanides sagt, die Thora hat den Menschen die Erlaubnis gegeben zu heilen, und die Pflicht eines Arztes zu heilen soll soweit gehen wie das Gebot

»Du sollst deinen Nächsten lieben.« (Lev. 19,18)

Ein Arzt, der heilt, zeigt seine Liebe und Sorge dem Nächsten gegenüber. Heilen bedeutet nicht nur, eine schwere Krankheit zu heilen, sondern bedeutet auch, den Kranken von leichteren Schmerzen wie Unwohlsein zu befreien.

Hätte die Bibel nicht ausdrücklich die Erlaubnis gegeben, zu heilen und einen Arzt aufzusuchen, wäre es den Juden verboten, einen therapeutischen Nutzen aus der medizinischen Kunst zu erlangen. Trotzdem wird der Kranke daran erinnert, daß es Gott ist, der heilt, und der Arzt sein ausführender Helfer ist.

Der Äskulapstab, das Zeichen der Ärzte, eine Schlange, die sich um einen Stab windet, wird in der jüdischen Lehre folgend erwähnt:

»... fertige dir eine Brandschlange an und befestige sie an einer Stange; wenn jemand gebissen wird, so schaue er zu ihr hinauf, und er wird am Leben bleiben.« (Num. 21,8)

Konnte denn die Schlange töten oder am Leben erhalten? wird im Talmud gefragt, und der Talmud antwortet: Vielmehr, wenn Israel nach oben schaut und sie ihr Herz ihrem Vater im Himmel unterwerfen, so genesen sie, wenn aber nicht, so siechen sie dahin (BT Traktat Rosch Haschana 29a).

Auch hier wird deutlich hervorgehoben, daß der Mensch stets daran denken soll, daß Gott die Krankheit heilt.

Der Krankenbesuch

»Verwirf mich nicht zur Zeit des Alters, wenn meine Kraft dahin schwindet, verlaß mich nicht.« (Ps. 71,9)

Der Psalmist David macht hier schon deutlich, wie Greise und Kranke sich völlig auf Gott verlassen.

Bikur Cholim: Einen Kranken zu besuchen, gilt als religiöse Pflicht sowohl Juden wie Nichtjuden gegenüber. Der Ursprung dieser religiösen Pflicht wird im Talmud auf Gott selbst zurückgeführt, von dem gesagt wird, daß er den Patriarchen Abraham am dritten Krankheitstage nach seiner Beschneidung besucht habe. Wer einen Kranken besucht, nimmt ihm, nach Auffassung der jüdischen Weisen, ein Sechzigstel seiner Leiden.

Der Besuch eines Kranken wird zu den verdienstlichen Handlungen gerechnet, von denen es in der Barajta heißt, daß der Mensch ihre Früchte noch in dieser Welt

genießt, während der Hauptlohn ihm für die Zukunft aufbewahrt bleibt.
Schon die biblischen Väter nahmen dieses Gebot sehr ernst:

»Da sagte man dem Josef; Siehe dein Vater ist krank; da nahm er seine beiden Söhne mit sich und ging seinen Vater besuchen.« (Gen., 48,1)

Bestimmungen regeln auch diesen Liebesdienst. So sollen, gemäß dem Schulchan Aruch, während der ersten drei Tage der Krankheit nur nahe Verwandte und enge Freunde den Kranken besuchen, es sei denn, es handelt sich um eine plötzlich eintretende Krankheit.
Nach drei Tagen können auch entfernte Verwandte und Freunde den Kranken besuchen. Jedoch sollte immer darauf geachtet werden, daß der Krankenbesuch dem Kranken nicht zur Last wird.
Es wird empfohlen, den Kranken weder in den ersten noch in den letzten drei Tagesstunden zu besuchen.
Der Besucher sollte stets darauf achten, daß er sich während des Besuchs nicht in einer höheren Position befindet als der Kranke, denn der Geist Gottes schwebt über dem Kopf des Kranken, so sagt der Schulchan Aruch.

»Der Ewige erquickt ihn auf dem Krankenlager, ...« (Ps. 41,4)

Auch aus psychologischer Sicht ist dies angebracht, da der Kranke, der sich schon in einem geschwächten Zustand befindet, dies als zusätzliche Schwächung empfinden könnte.
Zum Krankenbesuch gehört auch, sich um den Kranken zu bemühen, ihm beizustehen, ihn zu trösten und, wenn notwendig, ihn auch selbst zu pflegen.
Sollte der Zustand des Kranken es zulassen, so sollte der Besucher den Kranken stets erinnern, daß die religiöse Vorschrift,

»... aber du sollst das Leben erwählen, auf daß du lebest, du und deine Nachkommen...« (Deut. 30,19)

von jedem Menschen verlangt, selbst in den kritischen Stunden nicht zu verzagen und seine ganze physische und psychische Kraft einzusetzen, um die Fortsetzung des Lebens zu erkämpfen.
Das Gebot des Krankenbesuches beinhaltet auch das Gebot, für den Kranken zu beten. Wer einen Kranken besucht und nicht für ihn betet, hat das Gebot nicht erfüllt, sagt der Schulchan Aruch. Bei hoffnungslosen und schmerzvollen Krankheiten soll man für den schnellen Tod des Kranken beten, damit er nicht lange leiden muß. (BT Nedarim 40a)
Einen Kranken, von dem man sieht, daß sein Leben sich dem Ende neigt, soll man ermutigen, das Sündenbekenntnis abzulegen.
In den meisten jüdischen Gemeinden bestehen besondere Vereine, unter dem Namen Chewrat Bikur Cholim, die die Ausübung der Pflicht des Krankenbesuches übernehmen.
Man sollte es unterlassen, einen Geistlichen einer anderen Konfession herbeizurufen, um dem Kranken seelischen Beistand zu leisten, da es den Kranken erschüttern könnte.

Patient und Nahrung

Einem jüdischen Patienten sollte nach Möglichkeit koschere Nahrung gegeben werden. Ist dies nicht möglich, so sollte man ihm vegetarische Nahrung zubereiten.
Man sollte auch darauf achten, daß der jüdische Patient keine verbotenen Speisen, wie zum Beispiel Schweinefleisch, Blutwurst als Nahrung bekommt (es sei denn, dies ist für die Therapie unbedingt notwendig), da dies sonst den psychischen Zustand des Patienten schwächen könnte. Des weiteren sollte darauf geachtet werden, daß dem Patienten nicht fleischhaltige und milchhaltige Nahrung zur gleichen Zeit gegeben wird.
Nach der jüdischen Lehre gibt es folgende Merkmale, die die reinen (erlaubten) Tie-

re von den unreinen (verbotenen) Tieren unterscheiden:

Tiere: Haustiere, die sowohl Wiederkäuer sind als auch gespaltene Hufe haben. Das Tier muß beide Merkmale aufweisen, sonst zählt es nicht als rein.
Fische: Fischarten, die Schuppen und Flossen aufweisen. Auch hier müssen beide Merkmale vorhanden sein. Krustentiere sind nach jüdischer Lehre grundsätzlich verboten, da sie nicht rein sind und sich überwiegend von Unrat ernähren.
Vögel: Hausarten wie Hühner, Taube, Ente und Gans sind erlaubt. Raubarten, wie zum Beispiel Adler, Falke oder Habicht sind für den Verzehr verboten.

Maimonides, ein hervorragender Arzt seiner Zeit, versuchte aufgrund ärztlicher Erkenntnisse die Kaschrut-Vorschriften (Speisevorschriften) logisch zu erklären. Dabei stellte er den Grundsatz auf, daß alle in der Thora verbotenen Speisen dem menschlichen Körper schaden, während alle erlaubten Speisen ihm keinen Schaden zufügen. Voraussetzung dafür sind die richtige Nahrungsmittelmenge und die richtige Zeit zur Nahrungsaufnahme durch den Menschen. Demzufolge meinte er zum Beispiel die fehlenden Schuppen bei einem Fisch (wodurch der Fisch zur verbotenen Speise wird) ein Zeichen für den Menschen seien, daß er ungenießbar ist. Nur Gott, der Heiler aller Menschen, wisse genau, warum ein bestimmtes Tier (in diesem Fall der schuppenlose Fisch) dem Menschen schadet, während dagegen ein Fisch mit Schuppen genießbar ist.
Auf diese Weise versuchte er nachzuweisen, daß alle Anzeichen von Reinheit und Unreinheit bei Tieren nur für den Menschen bestimmt sind, da dieser die Eigenschaften der von ihm gegessenen Speisen nicht genau kennt. Mit den Kaschrut-Vorschriften hat die Thora dem Menschen einen Schlüssel gegeben, mit dem er Gut von Schlecht unterscheiden kann.
Auf den Einwand, daß auch andere Völker die verbotenen Speisen essen, ohne daß sie Schaden leiden, antwortet er, daß die in der Thora verbotenen Speisen dem Menschen nicht körperlich, sondern seelisch schaden. Seiner Ansicht nach sei es kennzeichnend, daß alle in der Thora für den Verzehr verbotenen Vögel Raubvögel sind, wie Adler, Falke oder Habicht, während die zum Verzehr erlaubten Vögel, wie Hühner, Taube, Ente und Gans, dagegen keine sind. Er glaubt, daß der Genuß von Raubvögeln und die Aufnahme ihres Fleisches im menschlichen Körper den Menschen beeinflussen: Irgend etwas von Raubvögeln färbt auf seinen Charakter, seine Natur und seine Sitten ab.
Auf diese Weise wird auch das Verbot des Blutgenusses verständlich, das in der Thora an mehreren Stellen wiederholt wird. Der Genuß von Blut gewöhnt an Grausamkeit und fördert mörderische, zerstörerische Sitten.

»Das Blut ist das Leben (d. h. die Seele).«
(Deut. 13,23)

Die Seele kann Schaden erleiden, wenn dem Menschen Blut als Nahrung dient.

Leiden

Je mehr sich das Ende nähert, desto schwerer und wichtiger wird die Aufgabe derjenigen, die den Sterbenden umhegen. Man darf dem Kranken seinen ernsten Zustand nicht verheimlichen, er muß die Möglichkeit haben, sich auf seinen ernsten Zustand vorzubereiten, wenn diese Möglichkeit real ist.
Wer sich der Aufgabe gewachsen fühlt, dem Kranken, dem Sterbenden die Wahrheit zu sagen, sie mit ihm zu diskutieren, der muß es tun.
In der Halacha findet man sechs Gebote hinsichtlich der Behandlung eines Leidenden (BT Semachot 1,1–6):

1. Ein Sterbender gilt in jeder Hinsicht als Lebender ... bis er stirbt.
2. Man verbinde ihm nicht den Mund ... bis er stirbt.
3. Man bewege ihn nicht ... bis er stirbt.
4. Man drücke die Augen des Sterbenden nicht zu. Wer ihn berührt und bewegt, gleicht einem, der Blut vergießt, denn *Rabbi Me'ir* verglich die Seele des Menschen mit einer Kerze, welche durch eine kleine Berührung gelöscht werden könnte. Ebenso raubt jemand dem Sterbenden die Seele, der ihm die Augen zudrückt.
5. Man zerreiße nicht in Anwesenheit des Sterbenden seine Kleider (als Trauerzeichen), man bringe den Sarg nicht in das Haus, bis er stirbt.
6. Man erwähne seine Lebenswerke

nicht, *Rabbi Jehuda* jedoch sagt, daß die Lebenswerke eines Gelehrten vor ihm erwähnt werden dürfen.

Der Sterbende soll bis zum letzten Moment gepflegt werden, obwohl der Tod ihm unmittelbar bevorsteht. Auch in den letzten Augenblicken des Lebens dürfen keinerlei Vorbereitungen hinsichtlich der Beerdigung oder der Trauerhandlungen ausgeführt werden, weil dies der Moral des Kranken schaden könnte.

Rabbi Jehuda erwähnt einen äußerst sensiblen Zugang gegenüber dem Sterbenden: Ein Gespräch über das zurückliegende Leben soll nur dann geführt werden, wenn der Kranke ein einsichtiger und vernünftiger Mensch ist. Ansonsten würde ihn dieses Gespräch entmutigen und würde für ihn eine unnötige Belastung darstellen. Die Fähigkeit, im Sterbebett über das eigene Leben zu sprechen, zeichnet den Gelehrten aus. Jeder Mensch soll sich seine Fehler eingestehen (Lev. 16,16), besonders vor dem Sterben.

Rabbi Jehuda geht also hier von einem individuell sehr unterschiedlichen Umgang mit dem Tod aus, worauf in dieser Situation mit Feingefühl geachtet werden sollte.

Euthanasie

Aktive Euthanasie

Die jüdische Lehre spricht sich grundsätzlich gegen aktive Euthanasie aus, da es dem Menschen nicht erlaubt ist, über Leben und Tod zu entscheiden.

Das **Verbot des Mordens** ist ein elementares Gesetz und wird in der Bibel häufig wiederholt.

»Wer Blut eines Menschen vergießt, durch Menschen soll sein Blut vergossen werden, denn im Bilde Gottes hat er den Menschen gemacht...« (Gen. 9,6)

»Du sollst nicht töten.« (Ex. 20,13)

Gott allein ist Herr aller Seelen (Ez. 18,14) und nur er ist befugt, über Leben und Tod seiner Geschöpfe zu entscheiden.

».. . ICH (Gott) kann töten und lebendig machen, ich kann schlagen und kann heilen, und niemand ist da, der aus meiner Hand errettet.« (Deut. 32,39)

»Der Schöpfer allein bestimmt, wie lange der Mensch zu leben hat.« (Schulchan Aruch 339,39)

Die Verletzung des menschlichen Lebens durch Mitmenschen kommt somit einer Gotteslästerung gleich. Ein Arzt, dessen Patient nicht mehr leben möchte, darf dem Willen seines Patienten nicht nachkommen und seinen Tod aktiv beschleunigen, denn er ist verpflichtet, Leben zu erhalten.

Der Mensch hat kein **Bestimmungsrecht** über seinen eigenen Körper, sondern ist als Geschöpf Gottes dem Willen seines Herrn unterworfen. Jede aktive Verkürzung des Lebens, auch wenn es sich nur um eine sehr kurze Zeitspanne handelt, steht grundsätzlich im Widerspruch zu dieser Auffassung.

»Ich der Ewige, schenke Tod und Leben« (Deut. 32,29)

Das »Verbot zu verzweifeln«

»Auch wenn einem das Schwert am Hals liegt, soll man sich stets auf das Göttliche Vertrauen verlassen, denn es heißt ›Auch wenn ER mich tötet, vertrau ich auf IHN‹« (Hiob 13,15).

Die **seelische Verzweiflung**, welche der aktiven Beendigung des Lebens zugrunde liegt, widerspricht grundsätzlich einer auf Gottesvertrauen basierenden Lebenshaltung.

Selbstverständlich kann man hier nicht von einem konkreten »Verbot zu verzweifeln« sprechen, vielmehr ist damit eine religiöse Lebenshaltung gemeint, welche auch in schweren Lebenssituationen dem Menschen Mut und Zuversicht vermitteln kann.

Auch die Lebensverlängerung um einen sehr kurzen Zeitraum kann den Menschen zu wertvollen religiösen Einsichten bringen, so daß die Therapie des terminalkranken Menschen berechtigt ist.

»Besser ist eine Stunde der Umkehr (religiöse Besinnung) und der guten Taten in dieser Welt, als das ganze Leben der zukünftigen Welt...« (Mischna Awot 4,22)

Die Pflicht zu heilen und sich heilen zu lassen.

Als Geschöpf Gottes soll sich der Mensch in den Dienst Gottes stellen und deshalb seinen Körper vor jeder möglichen Gefahr frühzeitig und sorgfältig schützen. Jeder körperliche Schaden, der keine therapeutische Berechtigung hat, ist aufgrund dieser Haltung streng verboten. Medizinische Fehldiagnosen sind möglich, und eine überraschende Verbesserung ist nie mit absoluter Sicherheit auszuschließen. Dem ärztlichen Urteil wird aber große Bedeutung geschenkt, es kann zum Beispiel das Gebot des Fastens am Versöhnungstag aufheben. (Schulchan Aruch, Orach Chajim 618) Im Zweifelsfall muß jedoch jede lebenserhaltende Maßnahme ausgeschöpft werden.

Passive Euthanasie

Die jüdische Lehre spricht aber auch von passiver Euthanasie. Das zentrale Gebot der Nächstenliebe wird im Talmud anhand eines Beispiels illustriert, welches einen sehr direkten Bezug für die Frage der Euthanasie hat.

»Liebe deinen Nächsten wie dich selbst.« heißt: ermögliche (selbst dem zum Tode verurteilten) einen schönen Tod. (BT Sanhedrin 45a)

Die talmudische Bezeichnung »ein schöner Tod« entspricht genau dem Ausdruck »Euthanasie«. Im talmudischen Beispiel gelten jedoch sehr einschränkende Bedingungen: Nur wenn der Patient in unmittelbarer Zukunft mit Sicherheit stirbt, ist eine Erleichterung und Verkürzung des Sterbeprozesses erlaubt.

In einer späteren talmudischen Quelle, dem »Sefer Chassidim«, wird eine außerordentlich wichtige Situation besprochen. Diese wird im Sinne der talmudischen Unterscheidung zwischen aktiver und passiver Sterbehilfe entschieden.

»Man darf nicht den unmittelbaren Todeseintritt hinausschieben. Wenn beispielsweise jemand Holz hackt und die Seele eines Sterbenden sich deshalb nicht trennen kann, so läßt man den Holzhacker seine Arbeit unterbrechen. Man lege auch nicht Salz auf seine Zunge, damit er nicht sterben könne. Wenn der Sterbende aber behauptet, er könne erst sterben, wenn er an einen anderen Ort gebracht werde, so darf man ihn nicht an den anderen Ort bringen.« (Sefer Chassidim 723)

»Beim Verlassen der Seele soll man nicht laut schreien, damit die Seele zurückkehre und schweres Leid erfahren müßte. Darauf bezieht sich der Bibelvers ›es gibt eine Zeit zum Sterben‹ (Eccl. 3,2); Wenn ein Mensch im Sterben liegt und die Seele ihn verläßt, soll man nicht durch Schreien die Rückkehr der Seele veranlassen. Denn er könnte dadurch nur noch wenige Tage leben und würde während dieser Zeit schwere Schmerzen erleiden.« (Sefer Chassidim 234)

Die hier erwähnten Maßnahmen, welche das Leben verlängern oder verkürzen können, sind für das heutige medizinische Verständnis sinnlos und wirken deshalb auf den ersten Blick befremdend. Bei genauer Betrachtung erweist sich aber, daß diese religionsgesetzliche Quelle aus dem 12. Jahrhundert ein theoretisches Problem bespricht, welches jedoch genau der modernen Problematik, beispielsweise der künstlichen Beatmung, entspricht.

Im Abschnitt 723 wird der Unterschied zwischen aktiver und passiver Euthanasie definiert. Wenn der terminalkranke Patient aufgrund des »natürlichen Verlaufes« seiner Krankheit sehr bald stirbt, sollen keine Maßnahmen eingeleitet werden, welche den Todeseintritt künstlich verzögern würden.

Wenn der Patient aber nicht im Sterben liegt, so darf keine neue Situation geschaf-

fen werden, »damit er sterben kann« (Man soll ihn deshalb auch nicht auf seinen ausdrücklichen Wunsch an einen anderen Ort bringen.)
Beachtenswert ist im Abschnitt 234 der Beweis von Bibelvers (Eccl. 3,2), wonach in bestimmten Situationen der Todeseintritt medizinisch ausdrücklich nicht mehr bekämpft werden darf. Der natürliche Verlauf soll unter bestimmten zum Tode führenden Bedingungen nicht mehr beeinflußt werden, sogar wenn das Leben dadurch um einige Tage verlängert werden könnte. Der Wunsch des Patienten kann für diese Situation ausschlaggebend sein. Die im »Sefer Chassidim« erwähnte passive Euthanasie beschränkt sich nur auf den terminalkranken Patienten und darf nicht auf chronisch Kranke erweitert werden.

Aus diesen halachischen Quellen lassen sich folgende Erkenntnisse ableiten:
1. Nur für den sterbenden Patienten ist die passive Euthanasie erlaubt, wofür die Einwilligung des Patienten erforderlich ist.
2. Ein blockierender Faktor, welcher den Todeseintritt bei einem sterbenden Patienten verhindert, darf bzw. soll entfernt werden, damit der Sterbende nicht unnötig leide.
3. Es ist verboten, den Sterbeprozeß durch künstliche Mittel zu verlängern.
4. Falls das Atmungszentrum irreversibel geschädigt ist und der Patient deshalb keine Lebenschancen hat, ist der Respirator als »Hindernis für den Todeseintritt« definiert und darf bzw. muß abgestellt werden.

Sterben

In der jüdischen Lehre ist Tod als Atemstillstand und Aussetzen jeglicher Herztätigkeit definiert.
Sowohl die Angehörigen als auch die Gesellschaft (Deut. 21,1–9) sind verpflichtet, den Toten würdig und respektvoll zu behandeln und ihn schnell zu beerdigen. Die Ehrung des Toten besteht vor allem in seiner unmittelbaren Bestattung; eine Verzögerung der Beerdigung ist eine Entehrung des »Göttlichen Ebenbildes«, wenn die Leiche dadurch geschändet wird.
Stirbt ein jüdischer Patient, sollte man es unbedingt vermeiden, seine Hände zu falten, sondern man sollte sie am Körper entlang strecken. Des weiteren sollte die nächste jüdische Gemeinde oder der Rabbiner verständigt werden, die dann weitere Schritte hinsichtlich der Bestattung und der Trauerhandlungen einleiten können.
Stirbt ein jüdischer Patient und verliert **unmittelbar** vor seinem Tod Blut, so sollte das blutbefleckte Tuch mit ins Grab gegeben werden, denn das Blut ist die Seele.

»Iß nicht das Blut, denn das Blut ist die Seele.« (Deut. 12,23)

Eine Einäscherung ist aus jüdischer Sicht grundsätzlich verboten.

Autopsie

In der Bibel (Deut. 21,22–23) und im Talmud wird das Verbot der Leichenschändung zwar als grundlegendes Verbot erwähnt, jedoch wird die Leichenuntersuchung als praktische Möglichkeit in Betracht gezogen, wenn dadurch Menschenleben gerettet werden kann (BT Chullin 11b Arachin 7a), der Verstorbene geehrt wird (Jakow und Josef in Genesis 50) oder auch finanzielle Unklarheiten damit eindeutig geklärt werden können (BT Batra Batra 154b). Im Talmud wird von verschiedenen anatomischen Leichenuntersuchungen berichtet, welche nicht als verbotene Leichenschändung verurteilt wurden (BT Nidda 30b BT Bechorot 45a).
Die Autopsie kann mit zahlreichen Zielsetzungen durchgeführt werden, jedoch gilt für jeden Fall die Frage, ob die Ergebnisse direkte Konsequenzen für das Leben anderer Patienten hat. Nach der Autopsie müssen so schnell wie möglich alle Organe beerdigt werden.

Das Judentum lehrt die Menschen schon sehr früh, mit dem Tod vertraut zu sein, legt aber sehr viel Wert auf das Leben.

So wie die Thora die Erlaubnis zu heilen gibt, verlangt sie auch von den Menschen, daß sie sich im Krankheitsfalle von einem Arzt behandeln lassen.

Im Judentum gilt der Krankenbesuch als eine religiöse Pflicht den Mitmenschen gegenüber. Bei einem jüdischen Patienten sollte man den nächsten Rabbiner und die jüdische Gemeinde verständigen, die die Ausübung der Pflicht des Krankenbesuches erfüllen.

Im Umgang mit einem jüdischen Patienten sollten der Arzt und das Pflegepersonal darauf achten, daß am Sabbat und an jüdischen Feiertagen nur die therapeutischen Maßnahmen unternommen werden, die absolut notwendig sind. Des weiteren sollte darauf geachtet werden, daß der Patient koschere Nahrung bekommt. Um den psychischen Zustand des Patienten nicht zu schwächen, sollte darauf geachtet werden, daß sich im Krankenzimmer keine fremden Sakralobjekte, wie zum Beispiel ein Kruzifix, befinden, falls der Patient in einem Einzelzimmer untergebracht ist. Man sollte auch keinen Geistlichen einer anderen Konfession zur Krankenbetreuung zulassen. Religiöse Lektüren sollten ausschließlich jüdischer Natur sein, von Lektüren anderer Konfessionen sollte abgesehen werden.

Einem terminalkranken Patienten darf man seinen Zustand nicht verheimlichen, er muß die Möglichkeit haben, sich auf seinen ernsten Zustand vorzubereiten, wenn diese Möglichkeit real ist.

Nach jüdischer Auffassung darf der Arzt keine aktive Sterbehilfe leisten, es ist ihm jedoch erlaubt, einem sterbenden Patienten passive Sterbehilfe zu gewähren. Der Sterbeprozeß darf auf keinen Fall verlängert werden, da der Sterbende sonst unnötig leiden muß.

Beim Tod eines jüdischen Patienten sollte unbedingt der nächste Rabbiner und die jüdische Gemeinde benachrichtigt werden. Die Hände des Toten dürfen nicht gefaltet werden, sondern sollen am Körper entlang gestreckt werden. Auch hier sollte man keinen Geistlichen einer anderen Konfession hinzuziehen.

Eine Autopsie und eine Organentnahme sind aus jüdischer Sicht verboten. Die Todeskleidung eines verstorbenen Juden ist immer schlicht und stets in weißer Farbe gehalten. Der Sarg ist ein einfacher Holzsarg, ohne Nägel und Schrauben aus Metall, nur mit Holzdübeln.

Eine Einäscherung ist aus der Sicht des Judentums grundsätzlich verboten.

Für die Organentnahme gilt folgendes: Organentnahme eines Verstorbenen ist grundsätzlich verboten, es sei denn, der Verstorbene hat vor seinem Tod sein Einverständnis gegeben.

Glossar

Barajta: Außenstehende Lehre. Bezeichnung aller tannaitischen Sätze außerhalb der Mischna.

Halacha: Begriff, der das gesamte »gesetzliche« System des Judentums umfaßt.

koscher: Unter anderem eine Bezeichnung für Speisen, die für Juden erlaubt sind.

Mischna: Sammlung von Lehrsätzen der mündlichen Thora, entstanden in Palästina im 2. Jh. n. Z. Der Verfasser ist Rabbi Jehuda ha-Nassi.

Nachmanides: Voller Name Rabbi Mose ben Nachmann 1194–1270 Bibel- und Talmudexeget.

Rabbi Jehuda: trägt den Beinamen ha-Nassi, »der Fürst«, lebte Ende des 2. Jh.–Anfang 3. Jh. Nachfahre Hillels, kodifizierte die »Mischna«.

Rabbi Mei'r: lebte um das 2. Jh. in Kleinasien, trägt den Beinamen Baal Haness, »der Wundermacher«. Durch seine dialektischen Methoden entwickelte und belebte er die Halacha.

Schulchan Aruch: »gedeckter Tisch«, Kompendium des jüdischen Ritualgesetzes und Rechts in systematischer Anordnung, von »Josef Karo« in Safed verfaßt.

Talmud: Nächst der Bibel Hauptwerk des Judentums, aus vielhundertjähriger mündlicher Überlieferung entstanden. Es gibt zwei Talmude, einen kürzeren älteren, um das 4. Jh. in Palästina redigierten (»Talmud Jeruschalmi«) und einen umfassenden aus Babylonien (»Talmud Bawli«), um das 5. Jh. verfaßt.

Thora: »Lehre«; Bezeichnung der Lehre, die von Moses schriftlich überliefert wurde. Sie beinhaltet 613 Ge- und Verbote. Diese werden ausführlich durch die mündliche Lehre, später Talmud genannt, ausgelegt und erklärt.

Islam

M. H. Gharevi

In den ersten Jahren meiner ärztlichen Tätigkeit in der Bundesrepublik Deutschland erlebte ich als Stationsarzt an einem konfessionellen Krankenhaus den Tod einer Ordensschwester.
Kurz vor ihrem Tod versammelten sich die Mitschwestern, ein Pfarrer und die in der Abteilung tätigen Ärzte im Krankenzimmer, um Sterbegebete zu sprechen. Dies geschah offenbar, um für die Sterbende um einen guten Tod zu beten und um Vergebung ihrer Sünden zu bitten. Dies alles wurde in einem leisen und harmonischen Ton vorgetragen.
Ich fühlte mich nicht ganz zugehörig und stand hinter allen im Krankenzimmer. Den Gebetsinhalt verstand ich nur zum Teil, und ich konnte nur schemenhaft begreifen, warum wir hier versammelt waren. Am Schluß verließ ich bedrückt den Raum. Ich merkte, daß ich – als Arzt und Mensch aus einem anderen Kulturkreis – zu wenig über die Sitten und religiösen Gebräuche meines Gastlandes informiert war, um die mir anvertrauten Patienten im Verlauf einer schweren Krankheit entsprechend zu unterstützen. So mußte meine ärztliche Tätigkeit, die nur auf der Basis medizinischen Wissens beruhte, manchmal mit Unzulänglichkeiten verbunden sein.
Mit ähnlichen Schwierigkeiten sieht sich ein westlicher Arzt konfrontiert, der einem moslemischen Patienten gerecht werden möchte.

Die Sicht des Islam

Bevor die Diagnose einer unheilbaren Krankheit dem Patienten und seinen Angehörigen mitgeteilt wird, muß diese unbedingt sicher sein.

Die Eröffnung der zum Tode führenden Diagnose hat in den Ländern und bei den Menschen islamischen Glaubens eine andere Bedeutung als im christlichen Kulturraum, sowohl hinsichtlich der Erklärungsformen als auch hinsichtlich der Konsequenzen für die Hinterbliebenen. So spielen zwischenmenschliche Vorstellungen, aber auch das allgemeine Bildungsniveau in medizinischen und hygienischen Fragen eine große Rolle, ebenso wie die Stellung des Arztes im jeweiligen Land.
Im Islam offenbart sich Gott im Koran durch Zeugnisse des Propheten Mohammed und durch Inspiration der Prophetennachfolger. Vor allem bei unheilbar Kranken schiitischer Glaubensrichtung wird dadurch das Verhältnis zum Arzt beeinflußt.

Allah der Allmächtige hat mehrere Namen, darunter auch Gott ohne Schwäche, Verbindlichkeiten ohne Bedürfnisse, nicht zu gebären oder geboren werden, überall präsent, vom Atomkern bis zur Unendlichkeit, beispiellos in Bezug auf Dimensionen und Zeit, durch und durch überall anwesend, bei der Krankheit und bei der Gesundheit, wie auch im Leben und im Tod.
Er kann jeden Kranken direkt, spontan oder auch indirekt heilen. Durch seine Barmherzigkeit zeigt er sich im Kopf des Arztes, indem dieser die Wissenschaft anwendet. Allah hält die Seele im Körper nach seinem Befehl. Fehlt der Befehl, so fehlt auch die Seele.

Koran: Fragt man dich nach der Seele, sage, die Seele ist Befehl meines Gottes.

Seit Tausenden von Jahren versuchen Menschen die Lebenskraft zu erforschen. Der Mensch, so der Glaube von Moslems, ist in allem von Gott abhängig. Er ist auf seinen Befehl eine Verbindung der Seele mit dem Körper.

Diese Denkweise führt dazu, daß der Mensch seinen Körper zu entdecken versucht, wenn auch nicht nach Methoden der Anatomie.

Koran: Geht eure Zeit zu Ende, so könnt ihr euch nicht verspäten und braucht euch nicht zum Kommen zu beeilen.

Wir gehören zu Gott und kehren zu ihm zurück. In der Ewigkeit zu sein und zum Gottesreich zu kommen, den Tod zu durchstehen, gehört zu jedem Menschen. Im hiesigen Leben bestehen nur die Vergänglichkeiten. Diese Denkweise ist bei Derwischen und Sufiten besonders ausgeprägt, sie freuen sich und tanzen ob dieser Vergänglichkeit.

Die Bedeutung Allahs in seiner Allmächtigkeit schafft in seinem Erkennen eine Harmonie auf dieser Erde und im Himmel, so daß der Moslem versucht, die entstandenen Störungen und auch damit verbunden das aussichtslose Ende in die Reihe der Harmonie zu verdrängen, sich und seine Taten in die göttliche Welt einzureihen und so mit seinem Schicksal zufrieden zu sein. Deshalb spricht der Moslem täglich den Gottesnamen: *Inschallah, Maschallah* und *Beholillah,* was soviel heißt wie: Wenn Gott will – was Gott schafft – mit Gottes Kräften. Er benutzt sie entweder am Anfang, in der Mitte oder am Ende eines Satzes.

> Der Hausarzt sollte deshalb den schwer – und unheilbar – Kranken einschließlich seiner Angehörigen vom aussichtslosen und letalen Verlauf einer Krankheit informieren. Er darf aber die letzte Verfügung Gottes nicht antasten, er muß am Ende seiner Gedanken betonen, daß alles in Gottes Macht steht. Wenn Allah es will, kann er etwas ändern.

Das Wissen des Arztes darf dabei nicht über allem stehen. Absolutes Wissen gebührt nur Allah dem Allmächtigen. Das Ende kennt nur er:

Allah u Aalimün be Evagibül umur. (Allah ist der Wisser allen Endes).
Ihm müssen wir alles überlassen.

Der Moslem sagt: Wir vertrauen in allem Gott, Er liebt die Vertrauenden (türkisch: Allaha Teraküll).

Die gesellschaftliche Stellung, damit verbindlichen Rollen der Gelehrten, speziell der Ärzte in islamischen Ländern, wird durch folgende Zitate umrissen:

Suche das Wissen, und sei es in China (Gehörzeugen von Hz. Mohammed).
Die Suche nach Wissen ist Pflicht des Moslems (Talebulilm, farizetün Ala küll i Muslim ve Muslime).

Im Koran wird die Frage gestellt: Gibt es keinen Unterschied zwischen dem Wissenden und dem Nichtwissenden?
Hz. Ali teilt die Menschen in Gelehrte und Lernende. Die restlichen, die weder lehren noch lernen, zählen nicht mehr.
Nach Überlieferungen ist die medizinische Lehre der Religionslehre gleichgestellt.
Hakim (Arzt) ist derjenige, der sein Wissen von Gott geschenkt bekam.

Verhalten des Patienten gegenüber dem Arzt

In der islamischen Dichtung und Malerei findet man großes Vertrauen in den Arzt bis zur letzten Instanz. Der Arzt nimmt dem einzelnen in seiner Ratlosigkeit die Entscheidung ab. Er ist in der Lage, das Leben zu verändern und den Patienten nach bestem Wissen und Gewissen zu behandeln. Der Gläubige hat keine Scheu, die großzügig angelegten Schleier vor ihm fallen zu lassen, weil er als vertraute Persönlichkeit nichts Unnützliches tut. Er wird ihn oder sie anfassen, soviel es die medizinische Untersuchung erfordert.

> Das Arztrecht in der Bundesrepublik schreibt vor allem im stationären Bereich vielerlei Formalitäten und Formulare vor. Von mir überwiesene Patien-

ten aus islamischen Ländern verweigerten teilweise die stationäre Aufnahme, weil sie Formulare unterschreiben mußten, die auf mögliche Komplikationen in der Therapie hinweisen. Sie glaubten, dem Arzt voll vertrauen zu können, ohne dies nochmals bestätigen zu müssen und fühlten sich durch diese Handlung verletzt. So sollte jeder Arzt im beschriebenen Falle eine Erklärung geben, etwa: ich tue dies, weil die Gesetze es so vorschreiben.

Die Denkweise des Patienten aus dem islamischen Kulturkreis ist in vielen Dingen aus der Philosophie des Lebens und des Todes geprägt.

»Der Mensch ist geschaffen, um Gott zu dienen.«
In diesem Sinne sagt der Sadi aus Shiras (iranischer Dichter, 1193–1291):
»Das Einatmen verlängert das Leben, Ausatmen entlastet dich, dann sind in einem Atemzug zwei Gottesgaben vorhanden. Für jede Gabe ist Dank erforderlich.«

Körper, Nahrung und Medikamente

Es ist dem Moslem untersagt, seinem Körper Schaden zuzufügen. Wenn also der Arzt feststellt, daß ein Patient sich beispielsweise durch Essen, Rauchen oder Trinken schadet, muß er ihn warnen. Der Patient ist dann als Moslem verpflichtet, diese Warnung zu beachten.

Wenn ein Arzt beispielsweise feststellt, daß aus gesundheitlichen Gründen ein Schwangerschaftsabbruch notwendig wird, kann er dies ohne Information der Behörden tun. Ähnliches betrifft auch Entscheidungen in der Betreuung unheilbar Kranker, nur darf der Arzt niemals das Leben, und sei es auch nur um einen Atemzug, verkürzen. Somit hat die Euthanasie im Islam keinen Platz.

In einer aussichtslosen Krankheitssituation braucht der Arzt nichts mehr zur Lebensverlängerung zu unternehmen. Angehörige müssen dann aber genauestens informiert werden.

Weder bei der oralen oder parenteralen medikamentösen Therapie, noch bei peroraler oder parenteraler Ernährung dürfen dem islamischen Patienten Extrakte oder Reste unreiner Tiere verabreicht werden. Ich habe Patienten mit schweren diabetischen Stoffwechselstörungen erlebt, die sich die notwendige Insulindosis nicht spritzten oder spritzen ließen, weil es sich um Schweineinsulin handelte. Hier müssen alternative Lösungen gesucht werden.

Viele türkische Patienten verweigern die Krankenhauskost in der Furcht, Fleisch von unreinen Tieren zu essen. Erscheint jedoch der Arzt persönlich und versichert, daß die verabreichten Speisen frei von verbotenen Fleischsorten sind, ist der Patient in aller Regel zufrieden. Das gleiche Problem führt nicht selten auch zur Verweigerung einer stationären Behandlung. Sollte ein islamischer Patient im Krankenhaus aus unerklärlichen Gründen an Gewicht abnehmen, muß das Problem in der oben erwähnten Weise mit ihm besprochen werden.

Einige Patienten lassen sich ihre Nahrung von zu Hause mitbringen. Dies kann unter Umständen Probleme aufwerfen und den Therapieerfolg gefährden.

In Notsituationen, wenn kein Fleisch von reinen Tieren zur Verfügung steht, darf ein Moslem sich auch vom Fleisch unreiner Tiere ernähren, aber nur soviel wie notwendig ist, um sich vor dem Verhungern zu bewahren.

Zu beachten ist auch, daß im Islam Alkohol verboten ist. Von gläubigen Patienten wird die Einnahme von Medikamenten, die Alkohol enthalten, verweigert. In solchen Fällen muß das Problem rechtzeitig besprochen werden, bevor eine Entgleisung der Behandlung eintritt.

Sollte ein alkoholfreies Medikament nicht zu finden sein, so muß der Arzt persönlich seinen Patienten davon überzeugen, daß leider für seine Behandlung ein alkoholfreies Mittel nicht zur Verfügung steht;

daraufhin ist der Patient verpflichtet, sich der vorgeschlagenen Behandlung zu beugen.
Weitere Ausführungen über reine und unreine Tiere sind im Kapitel von *Soussan* nachzulesen, da sich islamische und jüdische Vorschriften in diesem Zusammenhang nicht wesentlich voneinander unterscheiden.
Bluttransfusionen oder aus Blut hergestellte Injektionsmedikamente dürfen in der islamischen Religion gegeben werden. Dagegen ist das Essen und Trinken von Blut oder Blut enthaltende Nahrungsmittel streng verboten.
Organtransplantationen sind im Islam, soweit sie von einer freien Willensentscheidung ausgehen, erlaubt. Die Diskussionen hierüber unterscheiden sich im islamischen Kulturkreis nicht wesentlich von denen im christlichen Bereich. Im Zweifelsfalle ist der schriftlich niedergelegte Wille des Spenders maßgebend. Nach Feststellung des Todes darf das lebendfrische Organ zur Transplantation entnommen werden.
Eine ähnliche Situation tritt beim Tod einer Schwangeren ein. Wie *Ayatullah Khomeini* in seinem Buch beschreibt, muß in diesem Falle das Kind durch Eröffnung der linken Bauchseite möglichst schnell entbunden werden.
Der Schmerztherapie bei unheilbar Kranken und Sterbenden muß besondere Beachtung geschenkt werden. Aus Erfahrung weiß man, daß Südländer und so auch Menschen aus islamischen Ländern in aller Regel schmerzempfindlicher sind als beispielsweise Mitteleuropäer. Eine potente Schmerzbehandlung ist deshalb sehr wichtig (s. S. 193ff). Schmerzen werden von diesen Menschen wichtiger genommen als die eigentliche Krankheit. Die Schmerzbehandlung erleichtert dem Schwerkranken das Leben.

Fasten *Sovm* (arabisch), *Orutsch* (türkisch)

Im Ramadan und anderen besonderen Tagen müssen Gläubige von der Morgendämmerung bis zum Abendbrot von zehn Taten Abstand nehmen. Zwei von diesen Taten, Essen und Trinken, zwingen den Arzt, besondere Überlegungen zur Begleitung einer bestehenden Therapie zu machen.
Der Fastenmonat Ramadan fällt nicht immer in die gleiche Zeit des Jahres, er ist abhängig von den Mondphasen. Es kommt also jährlich zu Verschiebungen von ca. zehn Tagen. Sollte das Fasten bei Krankheiten, die einer regelmäßigen Flüssigkeitszufuhr bedürfen, wie Nierenkrankheiten, gefährliche Hämokonzentrationen, forcierte Diurese oder fieberhafte Infekte, nicht möglich sein oder bei Krebspatienten regelmäßige Nahrungszufuhr in kleinen Mengen notwendig sein, kann der Patient durch ärztliche Anordnung von den Fastenauflagen des Ramadan befreit werden. Das gleiche gilt für Medikamente, die über Tag eingenommen werden müssen. Auch hier darf der Patient das Fastengebot brechen.

Hygiene

Auch der Schwerkranke und Sterbende unterliegt im Islam bestimmten hygienischen d. h. Reinigungsvorschriften. Sie sind eine Vorbedingung zum Gebet und zur Sündentilgung. Der Muslim soll nur dann beten, wenn er rein und sauber ist:

El-hamd u. lillahhillesi Khalag. elma e Tahura
Dank an Allah, der das säubernde Wasser geschaffen hat.

Neben unreinen Tieren und ihren Absonderungen sind auch menschlicher Kot, Urin, Blut und Samenflüssigkeit unrein.

Der Kontakt hiermit muß möglichst vermieden werden. Sollte dennoch eine Verunreinigung stattgefunden haben, muß diese bis zur nächsten Gebetszeit beseitigt sein. Nach Beseitigung des Schmutzes muß zwei- bis dreimal Wasser auf die unreine Stelle gegossen werden. Diese Reinigung hat mit der Waschung vor Gebetsbeginn (arabisch *Wusu*) nichts zu tun.

Die Waschung von Gesicht, Unterarmen und Füßen sind Voraussetzung für eine gültige *Wusu*. Daneben hat jeder Moslem die Verpflichtung zur Waschung des gesamten Körpers zu bestimmten Zeiten. Dieser Waschvorgang heißt in arabischer Sprache *Gusl*. Er hat stattzufinden nach sexuellem Verkehr, nach Berühren von kalten Leichen und bei Frauen nach der Menstruation oder nach Zwischenblutungen, evtl. auch vor dem Freitagsgebet. Die Unkenntnis dieser Vorschrift bei Ärzten und Pflegepersonal kann unter Umständen zur Gefährdung schwerkranker moslemischer Patienten führen. Sie werden dann auf eigene Faust versuchen, die entsprechenden Gebote auszuführen.

Religiöse Aufgaben

Jeder gläubige Moslem ist verpflichtet, zehn Gebete am Tag zu verrichten. Drei dieser Auflagen können therapeutische Handlungen beeinflussen, es sind Se-Laat oder Namaz.

Zu fünf bestimmten Tages- und Nachtzeiten steht der Moslem in Richtung *Kaaba*, um sich auf Gott zu besinnen. Ist der Patient als Folge seiner Krankheit unbeweglich, reicht es aus, wenn er sein Gesicht in Richtung *Kaaba* dreht. So muß man ihm auch das Gefühl geben, bei der Erfüllung seiner religiösen Pflichten behilflich zu sein. Sollte ein Patient einige Tage seinen Körper nicht mit Wasser berühren dürfen, oder eine Waschmöglichkeit von Händen und Füßen nicht möglich sein (bei schweren Verletzungen), wird man sich auf eine rituelle *Wusu* beschränken.

Wallfahrt *Hadg*

Hadg steht in seinem Wichtigkeitsgrad an der fünften Stelle der Gebote, ist die fünfte Säule der Religion Islam.

Diese Reise nach Mekka ist ihrer Natur nach, allein schon aufgrund der gegebenen klimatischen Bedingungen, in ihrer Ausführung anstrengend. Verpflichtung unter bestimmten Voraussetzungen, aber auch nicht erlaubt, falls dem Betreffenden durch diese Reise Gefahren entstehen könnten. Volljährigkeit, finanzielle Möglichkeit und Gesundheit werden hierfür vorausgesetzt. Es genügt, wenn die Reise einmal im Leben durchgeführt wird. Nur ist es erfahrungsgemäß möglich, daß der Patient, nachdem er die Aussichtslosigkeit auf Heilung seiner Krankheit erkannt hat, darauf dringt, diese Reise mitzumachen. Vielleicht trägt er in seinen Hintergedanken noch die Hoffnung auf eine Heilung seiner Krankheit an heiligen Stätten mit sich. Daher versucht er, mit seinem Arzt darüber zu sprechen. Nach der Beschreibung der Umstände wird es nicht schwer sein, über die Reisefähigkeit des Patienten zu entscheiden. Hierbei sind die Gefahren dieser Reise von Fall zu Fall variabel. Berücksichtigt werden muß auch, ob eine medizinische Versorgung auf der Reise möglich ist.

Der Sterbevorgang

Der natürliche Tod ist gerecht. Der Moslem weiß, daß das irdische Leben begrenzt ist, es ist eine Strecke zum Jenseits (Hz. Ali).

»Was du hier säst, wirst du im Jenseits ernten!« Allah vergibt die Sünden, gerecht entscheidet nur Allah.

Bei Sterbenden sollen bestimmte Suren und Verse aus dem Koran gesprochen werden.

Wir machen (sagt Gott) keinen Unterschied zwischen seinen Propheten, wir haben sie alle gehört und befolgt (die Propheten). Verzeihen ist von Dir, danach unsere Rückkehr zu Dir (vorletzte Aye von Bagarae / 285).

Gott überfordert keinen mit Pflichten, nur soviel, wie seine Kräfte ihm erlauben. Dem Menschen gehört, was er erworben hat. Gott bestraft uns nicht, falls wir vergessen oder Fehler gemacht haben. Er belastet uns nicht mit Schwierigkeiten, die in zwischenmenschlichen Beziehungen entstehen können. Er belastet uns nicht mit etwas, das wir nicht verkraften können.

Verzeihe und vergebe uns, erbarme dich unser, oh Du unser Herr, helfe uns gegenüber den Ungläubigen (letzte Aye von Bagarae).

Nach islamischer Regel soll der in Agonie befindliche Patient nicht alleingelassen werden. Jeder Druck auf seine Brust und seinen Bauch sind zu vermeiden, langes und lautes Reden oder Weinen sind zu unterlassen. Auch der alleinige Beistand durch Frauen, besonders wenn sie sich in der Menstruationsphase befinden, ist nicht gestattet. Beim Eintritt der Agonie muß der Patient auf den Rücken gelegt werden, so daß die Fußsohlen in Richtung Gibba (Kaaba in Mekka) weisen.

Nach Eintritt des Todes müssen der Mund des Toten geschlossen, die Oberlider nach unten fixiert und die Knie gestreckt werden. Die Hände werden nicht gefaltet, sondern parallel zum Körper gelegt.

Ist der Tod in der Nacht eingetreten, muß im Sterbezimmer ein Licht brennen.

Moslems waschen ihre Toten dreimal mit reinem Wasser und Zusatz von Kampfer und Lotos, bevor sie dem Verstorbenen ein Totenhemd anziehen.

Das Totenhemd ist aus drei Teilen zusammengesetzt. Das erste Stück bedeckt den Oberkörper bis zum Knie, das zweite reicht vom Nabel bis zum Unterschenkel, das dritte Stück muß so lang und breit sein, daß es den ganzen Körper bedeckt und an den Seiten zugebunden werden kann (niedergelegt im Buch »Minhadjul ibad« des *Ayatullah Tabrizi*, Großvater väterlicherseits des Verfassers).

Moslems sind verpflichtet, den Verstorbenen innerhalb von 24 Stunden nach dem Tod zu beerdigen. Die Beerdigung muß nach Todesbescheinigung eines Arztes und Genehmigung der Behörden stattfinden.

Sollte der Leichnam in die Heimat überführt werden, dürfen die genannten Vorschriften in der Behandlung und Plazierung des Toten nicht außer acht gelassen werden. Die Beachtung solcher Vorschriften wird dazu beitragen, den Leichnam im Heimatland mit Würde zu übernehmen.

Die Religion empfiehlt dem Moslem, sein Testament stets bereitzuhalten, sein Grab zu bestimmen, eventuell sogar vorzugraben, das Hemd und Zusatzstoffe zum Waschen wie Kampfer und Lotos zu kaufen, bevor er sein irdisches Dasein vollendet.

Das Waschen und die Beerdigung eines Moslems ist für die Glaubensbrüder ein Gebot in kollektiver Auflage. Vadjib i kifai sagt man in der islamischen Rechtslehre, d. h. wenn ein Moslem dieses erledigt, entbindet er die anderen Gläubigen von diesem Gebot. Ein Honorar hierfür zu nehmen ist nicht erlaubt.

Stirbt ein Kind, dessen Vater Moslem ist, muß es nach islamischem Ritual beigesetzt werden.

Krankheit, Leiden und Sterben aus akonfessioneller Sicht

H. Herrmann

Eine notwendige Vorbemerkung

Das Umfeld des Themas verlangt eine *Klarstellung*. Die kontinuierlich wachsende Zahl von Konfessionslosen in Deutschland – mittlerweile ist von fast 20 Millionen auszugehen – sowie die sich verschärfende gesellschaftliche Ausgrenzung, Isolierung und Ghettoisierung von Kranken und Alten, besonders aber von sterbenden Menschen macht gewiß auch in religiös oder konfessionell ungebundenen Kreisen die Diskussion um einen menschenwürdigen Umgang mit Leidenden und Sterbenden und um deren Begleitung dringender denn je.

Diese Grundsatz-Debatte stellt freilich keine Aufgabe nur für eine gesellschaftliche Minderheit dar, sondern wird für die gesamte bundesdeutsche Gesellschaft bedeutsam. Denn die Entkonfessionalisierung Deutschlands ist eine Realität, mag dies einem nun passen oder nicht. Daher sollten gerade konfessionell gebundene Mitbürgerinnen und Mitbürger mit der Tatsache umzugehen lernen, daß die Bundesrepublik beileibe kein von christlichen Wertvorstellungen geprägter, sondern ein vom Grundgesetz auf weltanschauliche Neutralität verpflichteter Staat ist. Die bundesdeutsche Gesellschaft säkularisiert sich schneller und intensiver als von vielen erwartet.

Hält diese Entwicklung an, und nichts spricht dagegen, müssen Christen sogar davon ausgehen, daß sie selbst – und nicht, wie hin und wieder erhofft, die akonfessionelle Bevölkerungsgruppe – in wenigen Jahrzehnten eine Minderheit im säkularisierten Staat darstellen werden – und auf Dauer *kein karitatives Monopol der Großkirchen mehr* zu halten ist[1]. Im Klartext: Die Entkonfessionalisierung der bundesdeutschen Sozialeinrichtungen (Kindergärten, Krankenhäuser, Altenheime) ist schon jetzt abzusehen. Sie wird unter anderem auch schwerwiegende finanzielle Folgen haben[2].

Die sich – nicht nur in bestimmten Regionen der Bundesrepublik – abzeichnende Realität ist schmerzlich für jene, die bewußt oder unbewußt christliche oder kirchliche Monopole noch immer für selbstverständlich erachten. Doch noch schwerer wiegt der folgende, im übrigen auch von vielen christlichen Theologen anerkannte Grundsatz: In dem in Frage stehenden Bereich ist überhaupt kein Vorsprung des Christentums und seiner Kirchen auszumachen oder zu begründen[3].

Selbst die Tatsache, bald jenem Gott zu begegnen, an den sie mehr oder weniger glaubten und dessen Gebote sie befolgen wollten, nimmt Christen die Angst vor Sterben und Tod nachweislich nicht. Von akonfessioneller Seite kann durchaus gefragt werden: Lehrt nur (Todes-)Not beten? Wäre keine Religion, wäre kein Tod?

Christen sind nicht von vornherein die »besser« Sterbenden oder die wissenderen Begleiter in Krankheit, Sterben und Tod (wie viele Erfahrungen in Kliniken

---

[1] Grundsätzlich hierzu: H. Herrmann, Die Caritas-Legende (Hamburg 1993), S. 10 ff., 19 f., 32, 46 f., 49, 52, 84, 107, 111, 213, 225 f., 239, 248, 284 f., 295.

[2] Herrmann, Caritas-Legende, S. 294–297.

[3] H. Vorgrimler, Der Tod im Denken und Leben des Christen (Düsseldorf 1978), S. 36 ff.; H. Herrmann, Kirchenaustritt ja oder nein? Argumente für Unentschlossene (Hamburg 1992), S. 136 ff.

bestätigen). Zudem stellen auch und gerade Nächstenliebe oder Humanität allgemein menschliche – statt spezifisch christliche – Inhalte, Aufgaben, Chancen dar[4]. Wer die Großkirchen verließ oder ihnen nie angehörte, ist nicht schon deswegen ein Mensch zweiter Klasse, dem von Christen (Ärzten, Schwestern, kirchengläubigen Mitmenschen) erst noch beigebracht werden müßte, was »echte« Nächstenliebe, »richtiges« Sterben, »wahre« Todeserfahrung bedeuten. Solche Ansprüche zu erheben, steht niemandem zu, keinem Pfarrer, keiner Nonne, keinem Arzt.

Von beiden Tatbeständen her gesehen, braucht sich also die akonfessionelle Begleitung Schwerkranker und Sterbender nicht vor einem kirchlichen Forum zu rechtfertigen. Nächstenliebe ist nicht einfach und unbefragt »christlich«, und Humanität nicht nur bei einzelnen geliehen, sondern Auszeichnung aller. Dementsprechend bleibt der Diskurs über solche Themen allgemein und nicht gruppenbezogen.

Fragestellungen

Die in der Öffentlichkeit äußerst kontrovers geführte – und den »Atheisten« gern in die Schuhe geschobene – Diskussion zur *Sterbehilfe* kann an dieser Stelle allerdings nicht weitergeführt werden[5]. Sicher ist, daß sich auch hierin früher oder später ein Minimalkonsens finden lassen muß, der den gewandelten Verhältnissen einer tiefgreifenden Zeitenwende gerecht wird und künftig alle Gruppen unserer Gesellschaft, Christen wie Nicht-mehr-Christen wie Nichtchristen, in die individuelle wie soziale Pflicht nimmt. Diese Diskussion kennt keine Wissensvorsprünge einzelner

---

[4] Detailliert: Herrmann, Caritas-Legende, S. 10 f., 14, 22, 25, 29 ff., 35, 39, 101 f., 226 ff., 240 f., 265, 269.
[5] Vgl. etwa N. Hoerster, Fundamentalismus im Denken deutscher Wissenschaftler, in: E. Dahl (Hrsg.), Die Lehre des Unheils (Hamburg 1993), S. 254 ff.

Menschen oder (christlicher) Gruppen; sie muß, wenn überhaupt, von allen Beteiligten und Betroffenen unter den gleichen (demokratischen) Voraussetzungen geführt werden.

Im Hinblick auf den wünschenswerten Konsens aller wäre – durchaus in öffentlicher Debatte – aber auch einigen Fragen nachzugehen, die sich für (unheilbar) Schwerkranke und Sterbende sowie für deren Angehörige und Freunde aus dem bevorstehenden Tod ergeben: Welche Ängste erleben Menschen in Erwartung ihres nahen Endes? Wie gehen wir mit diesen seelischen und/oder körperlichen Nöten um, wie aber auch mit unseren eigenen Gefühlen, die uns in der Vorwegnahme des eigenen Todes durch den Verlust eines anderen Menschen bewußt werden? Was geschieht mit denen, die zurückbleiben? Mit welcher Hilfe, Anteilnahme oder Abwehr reagiert das »soziale Milieu« auf Sterben, Tod, Trauer? Worin gründet die individuell wie kollektiv verbreitete Verdrängung dieser Aspekte menschlichen Seins? Welche Folgen erwachsen aus solch konflikthafter Verdrängung sowohl für die Sterbenden als auch für die, die – vorerst – überleben?

Erst nach diesem generellen Diskurs in unserer Gesellschaft, der nicht schon auf praktikable Rezepturen für den sogenannten Einzel-»Fall« ausgerichtet sein will, mag, fürs erste, in einer Art Zusatzfrage gefragt werden: Wie nähern sich konfessionslose und areligiöse Menschen, die aus persönlichen Gründen nicht auf die herkömmlichen Trostmittel eines (Gott-)Glaubens zurückgreifen können und wollen, diesen existentiellen Bereichen? Eine Antwort setzt die Behandlung grundsätzlicher gesellschaftlicher Themen voraus. Ich führe einige Beispiele an.

Das in Wandlung begriffene Milieu

Einige allgemeine Feststellungen können, mit aller Zurückhaltung, schon jetzt getroffen werden:

1) Kranksein, Sterben und Tod werden mehr und mehr sozial institutionalisiert und verwaltet: bereits heute sterben 60 Prozent der Bundesdeutschen in Kliniken, in Ballungsgebieten sind es bis zu 90 Prozent[6]. Krankheits- und Todesfälle werden an Experten weitergereicht, an bestimmte *Dienstleistungsunternehmen* abgeschoben, die sich für fachkundig erklärten und eine gewisse Akzeptanz erfuhren. Wie beispielsweise die Schule für Erziehung und die Kirche für Religion zu sorgen haben, gelten Krankheit und Tod als Aufgabengebiet des medizinischen Service. Eigens autorisierte Bestattungsunternehmen lösen schließlich das letzte Problem, leider scheint es nur noch eine Frage der Zeit zu sein, bis von »Entsorgung« gesprochen wird.

> Diese Entwicklung macht gewiß konfessionell Gebundenen wie Akonfessionellen Sorge. Ich halte sie persönlich für das Phänomen einer unguten Tendenz, die an das Menschsein aller greift. Ich erlaube mir aber auch den Hinweis, daß es sich zu einem wesentlichen Teil um das Resultat jener fast schon monopolisierten »Lebens- und Todessorge« handelt, die sich eine bislang »christliche« Gesellschaft leistete. Offensichtlich gelang es dem Christentum und seinen Kirchen nicht, dieses bisherige Monopol an Wertvorgaben zu nutzen. Sind Sterben und Tod gegenwärtig so »verkommen«, wie wir leider konstatieren müssen, ist dies nicht nur Folge einer zunehmenden Säkularisierung. Auch und gerade Christen sind mitverantwortlich. Das gilt freilich auch für das folgende.

2) Gerade die Erfahrung mit dem andern Tod schwindet in der Bevölkerung zunehmend. Das verbreitete Denken in Service-Kategorien stellt hier die moderne Form der Tabuisierung von Leid und Tod dar. Es kommt einem Sich-Versagen der Bezugspersonen (Angehörige, Freunde, Nachbarn) gleich und unterscheidet sich wenig von dem zuvor im Leben der betroffenen Menschen herrschenden Zustand: Man ist sich auf weiteste Strecken hin gerade in Ehe, Familie, Partnerschaft, Nachbarschaft zunehmend gleichgültig. Solche Teilnahmslosigkeit kennzeichnet die gegenwärtige Gesellschaft; das soziale Desinteresse an Leben und Sterben des anderen verstärkt sich nachweislich, wenn es sich um sogenannt »abweichendes Verhalten« handelt: In solchen Fällen (AIDS- oder Krebskranke, Geisteskranke usw.) wird der Trend zur *Entsolidarisierung* augenfälliger denn je. Finden sich bereits Kliniken, die Langzeitpatienten (Leukämie, AIDS) nicht mehr oder nur mit großen Bedenken (finanzieller Art!) aufzunehmen bereit sind, ist das Zentrum der Mitmenschlichkeit betroffen. Auf der anderen Seite ist festzustellen, daß Zuwendung zu solchen Patienten häufig von den »Nächsten« (Angehörigen, Freunden) erfolgt; nicht wenige AIDS-Kranke werden von diesen »laienhaften« Personenkreisen aufopfernd betreut. Aber dies ist leider die Ausnahme in bezug auf Kranksein, Sterben und Tod.

Ob heute auch das Verhältnis Arzt – Patient nachdrücklich gestört ist, wie immer wieder betont wird, kann ich hier nicht beurteilen. Was ich jedoch selbst – in meiner Tätigkeit als Priester – erfuhr: Die nächsten Angehörigen drängten auffällig oft vom Kranken- und Sterbebett weg und überließen mir, dem »Fachmann«, die Begleitung des schwerkranken oder des sterbenden Mitmenschen. In jedem Fall handelte es sich, das ist ohne Vorwurf gesagt, um Christen. Ich fragte mich allerdings, ob diese, die keine Ausnahme von der allgemeinen Regel bildeten, nicht doch ein gehöriges Stück ihres Menschseins eingebüßt hatten. Wer, wenn nicht diese »Nächsten«, soll denn noch helfend und beistehend ausharren? Kein Pfarrer, kein Arzt kann von Berufs wegen leisten,

---

[6] Dokumentation der Süddeutschen Zeitung vom 19./20. Dezember 1992 »An der Grenze zwischen Leben und Tod«, S. 13. Diesem Bericht über eine gemeinsame Tagung der Ev. Akademie Tutzing und des Gesundheitsforums der SZ ist mein Beitrag mehrfach verpflichtet.

was die nächsten Mitmenschen versäumen. Wenn überhaupt etwas geändert werden soll, dann gewiß in diesem Bereich: Gelingt es nicht, die grundsätzliche Solidarität mit dem schwerkranken oder sterbenden Nächsten durch Angehörige wiederherzustellen, sind alle Fensterpredigten umsonst.

3) Zu fragen bleibt freilich nach wie vor, ob und inwieweit die Bedingungen wirklich menschlich sind, unter denen Menschen heute zumeist sterben. Sind nicht – unter solchen Umständen – die Menschen, als Sterbende wie als Begleiten-Sollende, grundsätzlich überfordert? Was ist, auch aufs Ganze der Gesellschaft gesehen und nicht nur in individuellen Rezepturen, zu tun?

Probleme der humanen (Sterbe-)Begleitung

Wohlbemerkt: Es handelt sich um eine allgemeine Fragestellung und eine Aufgabe für alle. Von daher gesehen führt die Frage nach einer spezifisch »akonfessionellen« Begleitung Kranker und Sterbender nicht ins Zentrum des Problems. Denn eine akonfessionelle Begleitung unterscheidet sich meines Erachtens nur am Rande von der betont konfessionellen.

Gewiß erklären sich Krankheit, Leid und Tod in akonfessioneller und erst recht in posttheistischer (nach-gottgläubiger) Sicht ausschließlich *innerweltlich*. Ebenso wenig wie religiös ungebundene Menschen eine andere als die »natürliche« Erklärung für Krankheit und Tod kennen (und folglich keine Not mit irgendeiner Theodizee[7] haben), benötigen sie im Hinblick auf den Sinn des Lebens und des Sterbens eine »übernatürliche« Hilfe. Für sie ist das Leben als solches lebenswert; daher müssen beispielsweise alle vermeidbaren Leiden tatkräftig beseitigt werden. Hierin ist gewiß die Medizin im weitesten Sinn

(Pharmazie, Sterbeforschung, Ärzteausbildung) besonders gefragt.

Vielen gilt heute der Tod als Ende ihres Lebens – und Schluß; auch diese Haltung kann nicht weniger als z. B. die christliche Trost vermitteln. Angst vor Leiden und Tod findet sich nachweislich bei diesen und bei jenen, unabhängig von Glauben oder Nichtglauben; Hoffnung desgleichen (wenn auch anders begründet). Ich stand erschüttert an Sterbebetten Gläubiger und Ungläubiger: In beiden Fällen »gelang« der letzte Schritt bewundernswert, und ich wünsche mir, eines Tages ähnlich beherzt sterben zu können.

Ich bin keineswegs der Ansicht, daß Konfessionslose gegenüber Kranken und Sterbenden irgendein Vorzugswissen besitzen oder über effizientere Methoden der Begleitung Kranker und Sterbender verfügen. Umgekehrt weise ich nochmals (aus schlechter Erfahrung) jeden Versuch zurück, dem christlichen Glauben einen solchen Vorteil einzuräumen. Auf diesem Gebiet gibt es keine Schrittmacher, die ihren eventuellen Vorsprung auf die jeweilige Weltanschauung gründen dürften.

Ins Stammbuch mancher Pfarrer geschrieben: Jedes (missionierende) Vergleichs- und Konkurrenzdenken bleibt hier unangemessen. Was dem einen Menschen der Trost aus der Bibel ist, bedeutet dem anderen beispielsweise die Tröstung aus den (antiken) Schriften der Weltliteratur: Niemand kann behaupten, er habe die »besseren« Argumente und Tröstungen parat. Ich bitte denn auch darum, Menschen, die sich von Sokrates, Seneca oder Goethe und Lessing in den Tod begleiten lassen, nicht als Menschen zweiten Ranges zu betrachten...

Wer diese Meinung nicht teilt und Vorteile für die eigene Weltanschauung beansprucht, sollte etwas bescheidener werden: In den Fragen des Umweltschutzes oder der Atomkraft waren es beispielsweise nicht die Christen, die vorangingen, sondern Menschen aller Weltanschauungen, die sich in dem einen Wesentlichen, dem *Humanum*, trafen. Warum sollte es nicht auch in unserer Frage so sein?

---

[7] Zum Problem: G. Streminger, Gottes Güte und die Übel der Welt. Das Theodizee-Problem (Tübingen 1992), passim.

Für viele (vor allem Kirchengebundene) bedeutet die erwähnte veränderte gesellschaftliche und weltanschauliche Situation eine Art Heimat-Verlust. Dieser wird durchaus leidvoll empfunden. Doch kann er aufgefangen werden; die Zukunft ist nicht gar so dunkel. Ich führe Beispiele für die erst noch in gemeinsamer Anstrengung zu schaffende *neue Kultur* des Krankseins und des Sterbens an; sie könnten als Anregungen für Diskussionen wie für Veränderungen in der Praxis dienen.

1) Der Forderung nach Lebensqualität entspricht unabdingbar die nach *Sterbensqualität*. Auf diesem Gebiet einer »Lebensqualität bis zuletzt« besteht – bei Betroffenen, Medizinern, Begleitenden – ein immenser Nachholbedarf: kein Ruhmesblatt für unsere (christliche) Vergangenheit und Gegenwart.

2) Unleugbar, daß Menschen den Prozeß ihres Sterbens als unerträglich erfahren, weil sie einer Situation ausgesetzt sind, in der sie nicht leben und nicht sterben können. Unheilbar Kranke fürchten dabei weniger den Tod an sich als die Umstände ihres Sterbens, und nicht jeder Sterbewunsch ist von vornherein ein Todeswunsch, sondern eher die *Bitte*, die als unerträglich erfahrene Lage zu verändern – durch Begleitung, Therapie, Zuwendung: kurz Humanität. Aufklärung über die tatsächliche Lage eines Kranken kommt im übrigen nicht schon einer Todesdrohung gleich. Auch hierin scheint mir noch nicht das letzte Wort der Diskussion gesprochen zu sein, von der Praxis zu schweigen.

3) Mediziner und andere Begleit- wie Bezugspersonen sollen alles tun, was *sinnvoll* ist. Die hierin implizierte Sinn-Frage ist allerdings allgemein gestellt und kann nicht »christlich« oder »akonfessionell« beantwortet werden; sie verlangt nach dem erwähnten *Minimalkonsens*. Dieser könnte sich beispielsweise – gegen das »Leben um jeden Preis« wie gegen das »selbstbestimmte Sterben« – auf die Formel vom »selbstbestimmten Leben bis zuletzt« einigen.

4) *Lernprozesse* sind erwünscht und entsprechend zu fördern: Mit der – durch schwere Krankheit – verminderten Lebensqualität sich arrangieren zu lernen, ist für Betroffene und Begleitende eine menschliche Aufgabe und Chance. Die Angst vieler Kranker, die Selbstkontrolle zu verlieren, anderen zur Last zu fallen, den sozialen Tod vor dem physischen sterben zu sollen, abhängig-einsam zu werden, im Sterben isoliert zu sein, kann auch als eine »*kreative Angst*« gedeutet werden: Sie hilft, entsprechend aufgearbeitet, den Betroffenen wie den Begleitenden, neue Qualitäten des (sozialen) Menschseins bei sich zu entdecken und zu entwickeln. Leiden und Trauern müssen weder Einsamkeit bedeuten noch Anonymität, falls erlernt wurde, einschlägige Erfahrungen mit einem (Noch-)Tabu-Thema auszutauschen.

5) Gegen jeden »Terror der Humanität« halte ich fest: Allein jene Maßstäbe haben zu gelten, an denen der *betroffene* Mensch selbst sein *Leben* maß und mißt, nicht aber jene, die gesellschaftliche Gruppen(-interessen) aufstellten. Ich finde es unfair, einem Menschen, der sein ganzes Leben ohne spezifisch christliche Grundsätze führte (ohne dadurch irgendeinen »Schiffbruch« zu erleiden), in seinen letzten Tagen und Stunden irgendein »Bekehrungserlebnis« zuzumuten. Eigentlich eine Selbstverständlichkeit, doch in der Praxis leider nicht immer und überall so gesehen: Nicht der Hausarzt, nicht die Krankenschwester, nicht der Krankenhauspfarrer leiden und sterben im konkreten Fall, sondern allein jener Mensch, der – wie gesagt – ein Recht darauf hat, sein (akonfessionell geführtes) Leben mit dem entsprechenden Sterben abzuschließen. Ebenso wenig wie sich in aller Regel akonfessionelle Ärzte oder Schwestern darum bemühen, Schwerkranke und Sterbende von einer eventuell vorliegenden christlichen Auffassung abzubringen, um sie zu »retten«, dürfen sich christliche Helfer um eine Bekehrung in letzter Minute sorgen; dies wäre eine

schwere Verletzung menschlicher Selbstbestimmung und Würde.

Vom Kranken- wie vom Sterbebett sind daher alle – nicht allein humanen, sondern ideologisch bestimmten und entsprechend institutionalisierten – Einflüsse fernzuhalten, es sei denn, es werde ausdrücklich nach solcher Wegweisung verlangt. Missionierungsbestrebungen sind auch in den Einrichtungen kirchlicher Träger längst überholt; die Praxis hat sich danach zu richten.

Nebenbei: Verhinderte oder verzögerte nicht gerade die hierzulande oft hochgelobte Monopolstellung der konfessionellen Seelsorge in den Kranken- und Altenanstalten der Bundesrepublik, daß eine ausreichende Zahl von menschlich wie fachlich qualifizierten Kranken- und Sterbebeiständen für alle Patienten ausgebildet und eingestellt wurden[8]?

Es ist eine – auch parteipolitisch wichtige – Forderung der Gegenwart und Zukunft, hier endlich für Abhilfe zu sorgen und die entwürdigenden Zustände zu ändern. Manche mögen es kaum glauben: Würden entsprechende Stellen geschaffen und würde die Ausbildung ermöglicht, fänden sich genügend Menschen, die einen solchen (nicht exklusiv konfessionell institutionalisierten) Beruf ergriffen. Bisher fehlt es fast durchgehend schon an den einschlägigen Überlegungen (Curricula u. a.).

6) Es gibt viel zu tun: Künftig darf Sterbensqualität auch nicht mehr mit von der *Raumfrage* abhängen. Immer wieder und immer noch wird mir berichtet vom Abschieben ins Badezimmer, in den Geräteraum. Aus akonfessioneller Sicht ist es als ein gesellschaftlicher Skandal zu werten, daß viele Krankenhäuser über Andachtsräume und Kapellen verfügen, Sterbende jedoch noch immer in wenig angemessenen Räumen ihr Leben beenden müssen. Auch engagierte Christen werden kaum Verständnis für diese Lage aufbringen. Wo, wenn nicht hier, soll sich eigentlich die vielzitierte »Würde des (lebenden und sterbenden) Menschen« konkretisieren? Auch wenn es mal wieder »kostet«?

7) Die tägliche *Überlastung* des betreuenden *Personals* stellt – leider nach wie vor! – eines der größten Hemmnisse auf dem Weg zur Lebensqualität Kranker dar. Der Spagat zwischen überhöhtem Anspruch und erdrückender Realität ist u. a. nicht selten für den vorzeitigen Berufswechsel von Krankenschwestern verantwortlich[9]. Die Tendenz ist bedrohlich: Darf es gar dahin kommen, daß es eine Art Lotto-Glück der Patienten wird, an einen Arzt oder eine Schwester zu geraten, die sich Menschlichkeit (Zeit z. B.) erhielten? Gewiß, ich bin kein Hausarzt oder Kliniker, doch sehe ich Laie mit großem Bedenken, was unsere Gesellschaft sich gegenwärtig auf einem ihrer wichtigsten Sektoren leistet: Viele Apparate, viele Rezepte und Arzneien, viel medizinisch geballtes Sonderwissen, doch immer weniger Zeit und Zuwendung zu den »Objekten« dieser Intelligenz. Auf Dauer wird dies nicht gut gehen.

Wer eine solche Entwicklung aufhalten will, muß sich zum einen politisch für strukturelle und finanzielle Verbesserungen einsetzen und zum anderen Schulungen befürworten. Ein geduldiger Wiederaufbau von *Kompetenz* ist gefragt; die universitäre Ausbildung zum Arzt liegt auf diesem Gebiet im argen. Vor Jahren plante ich sogar die »Umwidmung« meines Lehrstuhls in diese Richtung: Ich wollte aufgrund vielfacher negativer Erfahrungen und Berichte eine Art Institut für Patientenbetreuung (Schmerz-Begleitung, Krankheits- und Todesmithilfe) einrichten; einige Ordinarien-Kollegen von der medizinischen Fakultät, also Direktoren von Universitätskliniken, erschienen nicht abgeneigt, mich Seiteneinsteiger praktizieren zu lassen. Die theoretische wie praktische Lücke wird durchaus von erfahrenen Ärzten gesehen.

Doch ist für so etwas zur Zeit weder ein

---

[8] H. Herrmann, Die Kirche und unser Geld (München 1992), S. 206.

[9] Zum Problem der Ordensfrauen im Pflegedienst: Herrmann, Caritas-Legende, S. 207–212.

entsprechender politischer Wille (und damit Geld!) vorhanden noch die durchgängige Bereitschaft der Medizinstudenten, sich zu all dem vielen »rein Medizinischen« auch noch der Frage der Patientenbetreuung als solcher zu stellen. Auf Dauer wird sich diese Fehleinschätzung hoffentlich im Interesse der Kranken und Sterbenden ändern. Wer denn, wenn nicht Arzt oder Krankenschwester, soll sich – ausgebildeter, »gesamtmenschlich« wissender, kompetenter als heute! – den Problemen Schmerz, Krankheit, Tod stellen, die jene mit sich herumtragen, die da Tag für Tag in den Kliniken liegen? Eine Banalität, Schmerz nicht nur mit schmerzdämpfenden Arzneien, sondern auch prinzipiell human angehen und bewältigen zu helfen. Doch eine offenbar unwichtige Banalität...

Den erforderlichen Umgang mit belastenden Erfahrungen und der eigenen Hilflosigkeit wie Angst dürfen freilich nicht nur wieder die »Experten« erlernen; eine humane Gesellschaft humaner Individuen vertraut eben, wie gesagt, nicht auf Service-Unternehmen allein. Sie ist – in Millionen »Nächster« – autark. Der Weg bis dahin ist noch sehr weit. Gelingt es aber nicht, in uns selbst, ob als Nächste oder als von Berufs wegen mit dem Problem Konfrontierte, einen auf dem Konsens aller gesellschaftlichen Gruppen beruhenden neuen Zugang zum Problem zu entwickeln, sehe ich schwarz: Wir geben uns selbst auf, wenn wir nicht, Schritt um Schritt, erlernen, in der Hilfe für andere bis zuletzt zu uns selbst zu finden.

Sachverzeichnis

α1-Globulinfraktion 162
α1-Proteinase-Inhibitor 162
A. basilaris 169
A. carotis 169
A. vertebralis 169
Abduzensparese 154
Abendmahl 251
Abwehr 276
Abwehrmechanismen 15
Abwehrstrategien 80
ACE-Hemmer 142
Acetylcholin 138, 193
Acetylsalicylsäure 200
Aderlaß, unblutiger 129
Adjektiv-Skala 196
Adrenalinausschüttung 136
Affekte 28
Afferenzen, nozizeptive 194
Aggressionen 32
Aggressivität 121
Agnosie 118
Agonist 200
AIDS-Demenz 111
AIDS-Kranke 277
AIDS-related complex (ARC) 107
Akkumulation 142
Aldosteron 140
Alkalose, metabolische 141
Alkohol 271
Alkoholabusus 147
Allah 269
Alleinerziehende 258
Allergie 163
Allgemeinmedizin 20
Allmächtiger 251
Almitrin 166
Altenpflegepersonen 224
Altersmedizin 124
Alzheimer-Demenz 118
Amilorid 140
Aminopenicillin 163
Aminosäuren 156
– essentielle 132
Amiphenazol 166
Amnesie, retrograde 159
Amrinon 137
Analeptika 166
Analgesie 19
Analgetika 73
Analkarzinom 113
Anämien 136
Anatomie 270
Aneurysmabildung 168

Anforderungen 38
Angehörige 239
Angehörigenarbeit 120
Angiotensin Converting Enzyme 142
Angst 23, 27, 135, 209
– kreative 279
Anlaß 65
Anonymität 212, 279
Anpassungsleistungen 33
Anspruchsvoraussetzungen 98
Antibiotika 69
Anticholinergika 164
Antidepressiva 200, 209
Antiemetikagabe 201
Antihistaminika 159
Antikoagulanzien 200
Antikonvulsiva 208
Antikörpermangelsyndrom 162
Antiproteasen 162
Antirheumatika 208
Aortenklappenstenose 136
Apathie 153
Aphasie 118, 169, 173
Apostelgeschichte 250
Appell-Selbstmord 71
Appetitlosigkeit 57
Apraxie 118
Arbeitersamariterbund 196
Areligiös 252
Armtremor 154
Arrhythmien 136
Arzneimittel 93
Arztgeheimnis 73
Ärztlicher Ethos 215
Ärztlicher Notdienst 88
Äskulapstab 261
Asthma bronchiale 136, 161
Aszites 60, 145
Atembehinderung 129
Atemdepression 133, 201
Atemnot 58
Atemzentrum 129
Atheisten 276
Atmungszentrum 266
Atovaquone 108
Auferstehung 250
Auferstehungshoffnung 250
Aufklärung 65, 251
Auseinandersetzung 80
Ausgleichsangebote 231
Auswurfleistung 136
Autogenes Training 28
Autopsie 119, 266

Sachverzeichnis

Autoregulation 168
AV-Block II 139
Ayatullah Khomeini 272
Azidose-Atmung 128

β_2-Mikroglobulin 106
β_2-Mimetika 164
Bach, J. S. 254
Bakteriämien 153
Ballaststoffe 186
Barajta 261
Basismedikation 209
Basispflege 69
Bathmotrop 138
Beatmung 166, 265
Bedürfnishierarchie 227
Bedürfnisse 221
Beerdigung 264
Befund, Eröffnung 16
Begleiterkrankungen 126
Begleitmedikamente 209
Begräbnisstätten 250
Behaglichkeit 256
Behandlung, medikamentöse 133
Behandlungsabbruch 44, 49, 69
Behandlungsalternativen 65
Behandlungsansatz 240
Behandlungspflege 95, 98
Behandlungsziele 18, 52
Behinderte 24
Beichte 251
Bekehrungserlebnis 279
Belastungen 38
Benzodiazepine 122, 208
Beratung 40
Beratungsdienste 185
Bereitschaftsarzt 89
Bereitschaftsdienst 237
Besonderheiten der medizinischen
 Versorgung 18
Bestattung 266
Bestimmungsrecht 264
Besuchsdienste 255
Betäubungsmittel 221
– Gebrauchsanweisung 207
– Praxisbedarf 207
– Rezept 201
– Tageshöchstmengen 207
– Teilmengen 207
– Verschreibungsverordnung
 (BtMVV) 19
Beta-Lactamaseinhibitoren 163
Beta-Rezeptoren 137
Beta-Rezeptorenblocker 152
Betreuer 67
Betreuung 44
– Familie 17

Betreuungsgesetz 67
Betreuungssysteme 235
Bettlägerigkeit 172
Beurteilungsspielraum 73
Bevormundung 224
Bewältigungsstrategien 80, 119, 233
Bewältigungstechniken 22
Bewußtlosigkeit 217
Bewußtseinsstörungen 82
Bewußtseinstrübungen 130
Bezugspersonen 24, 82
Bibel 246
– Gesundheitslehre 216
Bigeminus, ventrikulärer 139
Bikur Cholim 261
Bilanzselbstmord 71
Blutdruckmessung 86
Blutung 88
Blutviskosität 168
Blutwurst 262
Blutzucker 86
Bobath 173
Bonhoeffer, Dietrich 251, 254
Botschaft 252
Bradyarrhythmia absoluta 136
Bradykinin 193
Branhamella catarrhalis 162
Bromocriptin 156
Bronchialsystem, hyperreagibles 164
Bronchitis, obstruktive 161
Bruckner, A. 254
BSG 106
Buprenorphin 202

Calciumantagonisten 143
Candida albicans 108
Caritas 196
CD4-Rezeptor 104
Cefaclor 163
Cefuroxim 164
Cephalosporine 163
Chemotherapie 46
Chewrat Bikur Cholim 262
Child-Turcotte 149
Chinolone 164
Christentum 246
Cityruf 56
Clindamycin 108
Clomethiazol 122
Clonidin 163
CMV-Colitis 109
CMV-Enzephalitis 109
CMV-Ösophagitis 109
CMV-Retinitis 109
Codein 200
Coffeingenuß 145
Colestipol 159

Colestyramin 159
Compliance 18
Computertomogramm 170
Computertomographie 111
Cor pulmonale 161
Corticosteroide 164

Danksagung 258
Dauerinfusion 129
Daunorubicin 116
Defensivmedizin 66
Dehydratation 131
Dekubitalgeschwüre 157
Dekubitusprophylaxe 45
Delirium tremens 154
Demenz 26
Demenzberatung 124
Depression 21, 119, 209
Depressiver 222
Derwisch 270
Deutsche Hospizhilfe e. V. 18
Diabetes mellitus 166, 168
Diakonie 212
Diakoniestation 84
Dialysearzt 127
Dialysebehandlung 126
Diarrhöen 107
Diazepamabkömmling 145
Diclofenac 200
Dienstleistungsunternehmen 277
Differentialblutbild 106
Differentialdiagnose 154
Digitalisglykosid 138
Digitoxin 139
Digoxin 138
Dihydrocodein 200
Diuretika 139
Dobutamin 37
Dopamin-Mechanismen 37
Dosieraerosol 164
Down-Regulation 137
Doxapram 166
Doxorubicin, liposomales 116
Dringlichkeit 65
Dysarthrie 169
Dyspepsie 148
Dyspnoe 135
D-Penicillamin 151

Ehrlichkeit 79
Eigenverantwortung 91
Einäscherung 266
Einnahmeanleitung 202
Einsamkeit 258, 279
Einsargung 89
Einwilligungsunfähigkeit 66
Elastase 162

Elektrolyten 106
Elektrolytverlust 141
Elektrostimulationsverfahren 198
Embolie 168
Embolieprophylaxe 174
Endokarditis 186
Endorphine 194
Entlastungsangebote 237
Entscheidungsfreiheit 54
Entsolidarisierung 277
Entspannungsmöglichkeiten 230
Entwicklungsprozesse 21
Enzephalitiden, virale 112
Enzephalopathie
– hepatische 147
– subkortikale 119
Epstein-Barr-Virus 106
Erblasser 75
Erholungsreise 72
Erkrankungen, opportunistische 104
Erlösung 247, 250
Ernährung 132, 151
Ernährungsdefizite 180
Ernährungstherapie 180
Erregeranzucht 110
Erreichbarkeit 40, 82
Essen 174
Etacrynsäure 139
Ethambutol 110
Ethos, ärztlicher 215
Euthanasie 213, 264f
– Früheuthanasie 215
Evangelien 248
Evangelische Kirchen 255
Ewigkeitshoffnung 251
Exsikkosezeichen 131

Fachkenntnisse 239
Fachpersonal 222
Fachsprache 220
Fadendurchzugsmethode 188
Fahrtüchtigkeit 203
Fahr- und Transportkosten 100
Familie 23
Familienmedizin 78
Familienstrukturen 78
Farbensehen 139
Fasten 265
Fäulnis 218
Fehlbelegungen 96
Fehldiagnose 265
Fehlentscheidungen 88
Fehlreaktionen 88
Festbetrag 92
Fettstoffwechselstörungen 168
Filiale Reife 124
Finalstadium 88, 199

Sachverzeichnis

Finanzierung 85
First dose effect 142
Flapping-Tremor 153
Flüssigkeitsbilanzen 241
Flüssigkeitszufuhr 180, 199
Flutter 164
Foetor hepaticus 154, 158
Folsäure 151
Forderungskatalog 235
Formalitäten 270
Formatio reticularis 194
Fortecortin 111f
Foscarnet 109
Freundeskreis 23
Frustrationsintoleranz 148
Funktionen, sensorische 26
Furcht 249
Furosemid 128
Fürsorge 240

Ganciclovir 109
Garantenpflicht 70
Gastrostomie 187
Gefäßerkrankungen 168
Gegenübertragungsreaktion 28
Geist Gottes 262
Geisteskranke 277
Generationenvertrag 222
Genesis 253
Genfer Ärztegelöbnis 49
Gerhardt, Paul 254
Gericht 249
Gerinnungsstörungen 157
Gerontophobie 118
Gespräch 218
Gesprächsatmosphäre 53
Gesprächsführung 20
Gesprächsgruppen 34
Gesprächskreise 230
Gesprächsprotokoll 224
Gesprächstechniken 238
Gesprächstherapeutisch 80
Gesundheit 260
Gesundheitsarbeit, präventive 238
Gesundheitslehre, biblische 216
Gesundheitswesen 91
Gesundheits-Reformgesetz 96
Gewebshormone 193
Ghettoisierung 275
Glaubenserfahrungen 246
Glaubensprüfung 251
Glaubensvorstellungen 251
Globalinsuffizienz 135
Gottesbild 251
Gottesglauben 252
Gotteslästerung 264
Gottesvertrauen 260

Gottverlassenheit 249
Granulozyten, neutrophile 162
Grenzsituation 22, 28, 252
Großkirchen 276
Grundpflege 56, 95
Gruppenarbeit 120

Halbwertzeit 199
Halluzinationen 154
Hämatokrit 171
Hämatom, subdurales 119, 154
Hämochromatose 149
Hämodialyse 146
Hämodilutionstherapie 171
Hämofiltration 146
Handlungskonzepte 234
Handlungsprozeß 224, 226
Handlungsqualitäten 239
Handlungstechniken 239
Handlungstraditionen 241
Harnstoffwerte 128
Härtefallregelungen 102
Haupttodesursachen 150
Hausbesuch 87
Hausbetreuung
– Dienste 55
– palliative 61
Häusliche Krankenpflege 94
Heilmethoden, alternative 93
Heilmittel 93
Heilungswunder 250
Helfersyndrom 217
Hemiparese 169
Hepatitis, akute 148
Herpes-Meningoenzephalitis 113
Herzenssprache 123
Herzinfarkt 44, 135, 222
Herzinsuffizienz 135
– dekompensierte 128
Herzkrankheit, koronare 135, 166
Herzpeitsche 137
Herzrhythmusstörungen, bradykarde 131
Herzschrittmacherpatienten 210
Herzstillstand 126, 131
Herzzeitvolumen 136
Herz-Kreislauf-Erkrankungen 135
Hilfeleistung 224
Hilfen, äußere und innere 238
Hilflosigkeit 178
Hilfsbedürftigkeit 25
Hilfsdienste, mobile soziale 84
Hilfsmittel 82, 93f
Hilfssystem 77
Hinterbliebene 69
Hiob 47
Hirnbiopsie 19
Hirnfunktion 18

Hirnödem 28
Hirnstamm 194
Hirntod 218
Histamin 193
HIV (humanes Immunschwäche Virus) 104
HIV-assoziierte Malignome 113
HIV-Enzephalopathie 111
HIV-Infektion 151
– asymptomatische Phase 106
Höchstverschreibungsmengen 72
Hoffnung 250
Home Care 52
Horrorvorstellungen 81
Hospitalisation 51
Hospizbewegung 63, 76, 233
– Deutsche Hospizhilfe e.V. 18
– St. Christopher 51
Humanes Immunschwäche-Virus (HIV) 104
Humanität 63, 276
Husten 58
Hydrocephalus communicans 119
Hydromorphin 159
Hygiene 216
Hypergammaglobulinämie 106f
Hyperkaliämie 129, 131
Hyperkapnie 167, 170
Hyperkatabolismus 131
Hypernatriämie 131
Hyperparathyreoidismus 130
Hyperphosphatämie 129
Hyperplasie, follikuläre 106
Hypertension, postale 159
Hyperthyreose 136
Hypertonie 133, 154
– arterielle 136
– pulmonalarterielle 165
Hypnose 163
Hypnotika 145
Hypoglykämie 168
Hypokaliämie 132
Hypokalzämie 129
Hyponatriämie 130
Hypophyse 194
Hypothalamus 194
Hypovolämie 129
H_2-Rezeptorenblocker 208

Idealgewicht 166
Ikterus 154
Immunantwort 104
Immunität 179
Immunmangelsyndrom 104
Immunregulationsstörung 104, 106
Immunsuppression 109
Infarkt, anämischer 168
Influenzaschutzimpfung 163
Information 53

Informationsaustausch 47
Informationsebenen 79
Infusionstherapie 82
Injektionen 86
Injektionsmedikamente 272
Inkontinenz 60, 121, 174
Inotropie 136
Insuffizienz
– respiratorische 165
– vertebro-basiläre 170
Integrität 123
Intensivbehandlung 217
Intensivtherapie 46
Intentionstremor 154
Interaktionen 135
Interaktionsprozeß 224
Interferenzen 210
Interferon α 115, 151
Intervention 89
Intoxikationen 135
Irritationen
– chemische 193
– elektrische 193
– mechanische 193
– thermische 193
Islam 269
Isolation 25, 30, 239
Isoniazid 110
Isosorbidmononitrat 153

Jenunostomie 187
Jeremia 247
Jesu von Nazareth 248
Joghurtkonsistenz 174
Juckreiz 158

Kachexie 147
– pulmonale 163
Kaliumelimination, enterale 131
Kaliumionen 193
Kaliumionenkonzentration 193
Kaposi-Sarkom 113
Kardiomyopathie 135f
Karo, Joseph 261
Kaschrut-Vorschriften 263
Katecholamine 139
Katheter 86
Katholische Kirche 254
Kausalgesetze 251
Kernspintomographie 111
Ketoconazol 108
Kinder 255
Kinine 193
Kizzur Schulchan Aruch 261
Klepper, Jochen 254
Klinikeinweisung 44
Knierolle 173

Kognition 22
Kohlensäure-Partialdruck 165
Kollateralkreislauf, extensiver 158
Koma 88
- drohendes 154
- tiefes 154
- urämisches 126
Kombinationstherapie 137
Kommunikation 24, 80 239
Kommunikationsgruppe 80
Kommunikationsmittel 87
Kompetenz 40
Kompetenzmerkmale 25f
Kornpletternährung 180
Konfessionen 246
Konfessionslose 275
Konflikt 24
Konfliktbewältigung 21
Kontrolluntersuchungen 145
Koordinierungsfunktion 83
Koran 269
Körper 271
Körperexkremente 158
Körperpflege 216
Körperverletzung 64, 73
Körpervorgänge 87
Kortikosteroide 200
Kortisolsynthese 194
Krankenbesuch 261
Krankenbett 85
Krankendienst 220
Krankengymnastik 224
Krankenhaus 76, 233
Krankenhauskost 271
Krankenkassen 84
Krankenkommunion 254
Krankenpflege 158
Krankenpflegedienste 84
Krankenpflegepersonen 224
Krankensalbung 220, 251, 255
Krankenversicherung, gesetzliche 91
Krankenversicherungsrecht 91
Krankenzimmer 216
Krankheit
- Behandlung 92
- chronische 23
- Früherkennung 92
- konsumierende 135, 241
Krankheitsfolgen 29
Krankheitsorientierung 224
Krankheitsstadium 215
Krankheitssymptome, quälende 128
Kreatinin 139
Krebs 222
Krebskranke 277
- unheilbar 193
Krebstherapie, alternative 54

Kreislauf, enterohepatischer 139
Kriminalpolizei 89
Krisen 24
Krisenbewältigung 62
Krisensituationen 22
Krustentiere 263
Kruzifix 267
Kryoanalgesie 198
Kryptokokken-Meningoenzephalitis 111f
Kübler-Ross, Elisabeth 20, 76, 233
Kulturkreis 269
Kurzdarmsyndrom 181
Kurzzeitpflegeeinrichtung 82
Kurzzeittherapie 89
Kurz- und Langzeitgedächtnis 118

Lactitol 156
Lagewechsel 173
Laktulose 156
Langzeitpatient 105, 277
Laxanzien 207
LDH 108
Lebensbedrohung 67
Lebensbereich 223
Lebenserfahrung 80
Lebenserhaltung 216-217
Lebenserwartung 133
Lebensgestaltung 78
Lebenskrise 63
Lebensphasen 22
Lebensqualität 51, 279
Lebensrettung 261
Lebensrückblick 23
Lebensschutz 70
Lebensunwertes Leben 124, 214
Lebensverlängerung 47, 64
Lebenswille 28
Leberclearance 150
Leberhautzeichen 148
Leberkrankheiten, chronische 147
Lebermetastasen 151
Lebertransplantation 151
Leberzellkarzinom 147, 151
Leberzirrhose 147
Leiblichkeit 239
Leiden 263
Leidensvermeidung 252
Leidhilfe 70
Leistungsgewährung 96
Leistungsinhalte 98
Leistungsrahmen 96
Leitschiene 79
Leukenzephalopathie 111
Linksherzinsuffizienz 135
Linksherzversagen 129
Linton-Nachlas-Sonde 152

Logopäden 173
Lokalanästhesie 153
Lorazepam 150
Lungenembolien 46, 136
Lungenemphysem 135, 161f
Lungenerkrankung, chronisch-
  obstruktive 161
Lungenödem 89, 128
Luxusperfusion 168
Lymphadenopathiesyndrom 105
Lymphozytensübpopulationen 106

Magensonde 159, 180, 241
Maimonides 263
Makroliden 164
Makrophagen 104, 162
Makrophagenaktivierung 106
Malignome, HIV-assoziierte 113
Malnutrition 154
Management, pflegerisches 76
Mangelzustände 119
Märchen 258
Martyrium 127
Maßnahmen
– milieutherapeutische 120
– paramedizinische 18
Mediatoren 193
Medikamente 271
Medikamentenintoxikationen 119
Meditationstexte 255
Medizinischer Dienst 98
Medizintechnik 63
Menschenwürde 63
Metoclopramid 207
Mikroangiopathie 169
Miktionsbeschwerden 60
Minimalkonsens 279
Mischna Awot 260
Mischna Sanhedrin 260
Mitleiden 220
Mitralklappenfehler 168
Mitralklappenprolaps 168
Mitralklappenstenose 136
Mitwirkungsmöglichkeit 82
Mobilität 23, 172
Mohammed 269
Molsidomin 143
Monopräparate 200
Monotherapie 137
Monozyten 104
Morbidität 178
Morbus Binswanger 119
Morbus Crohn 181
Morbus Wilson 151
Mortalitätsrisiko 178
Motorische Funktionen 26
Mozart, W. A. 254

MST 202
Mukoviszidose 162
Mukoziliäre Insuffizienz 161
Multifokal 151
Multimorbidität 52, 118
Multiple Sklerose 222
Multi-Infarkt-Demenz 27
Mundhygiene 56
Muskelhypotonie 122
Muskelkrämpfe 130
Muskelspasmen 208
Mutmaßlicher Wille 66
Mykobakterien, atypische 110

Nachlast 136
Nachmanides 261
Nächstenliebe 217, 265, 276
Nachtwachen 82
Nahrung 262, 271
– koschere 262
– vegetarische 262
Nahrungsmittelapplikation 189
Nahrungszufuhr 241
Naloxon 201
Narkose, psychische 19
Natriumreduktion 145
Neomycin 156
Neopterin 106
Nephropathie, diabetische 126
Nervenblockade 198
Nervenfasern 194
Netzwerk 234
Neuorientierung 252
Neuroleptika 122, 200
Neurotransmitter 193
Neutralität 275
Nicht-Opiate 200
Niedergeschlagenheit 22
Niereninsuffizienz 126
Nierenversagen 44
Nihilismus, therapeutischer 148
Nikotinabusus 168
Nitrate 141
Nitrattoleranzentwicklung 142
Non-Hodgkin-Lymphome, hochmaligne 113
Nonverbale Kommunikation 173
Nonverbales Verhalten 24
Nootropika 122
Normalkost 151
Notdienst 237
– ärztlicher 88
Notfallmaßnahmen 44
Notsituationen 271
Nozizeptoren 194

Obstipation 57, 156
Ödeme 60

Ölung, letzte 255
Offenheit 40
Okklusionshydrozephalus 169
Onkologie 52
Opiate 129, 200
Opiatrezeptoren 194
Organkomplikationen 126
Organtransplantation 147, 218, 272
Ösophagogastroskopie 152
Ösophagusvarizenblutungen 147
Ovulationshemmer 168
Oxazepam 150
Oxidanzien 162
Ozon 162

Palliativmedizin 51
Panik 236
Panikzustände 27
Paracetamol 200
Paradigmawandel 62
Parazentese 156
Paromomycin 156
Partnerschaft 23
Passivität 22
Paternalismus 65
Pathophysiologie 135
Patiententourismus 54
Patientenverfügungen 18
PEG 86
– Anlage 188
Pentamidine 108
Peptide 193
Perforationen 153
Perikardergüsse 60
Peritonealkarzinose 159
Peritonitis, spontane bakterielle 152
Permeabilitätszunahme 128
Personensorge 74
Persönlichkeit, prämorbide 31
Persönlichkeitsänderungen 158
Persönlichkeitsveränderungen 121
Pflege
– aktivierende 119
– ambulante 76
– häusliche 18, 222
– Management 76
Pflegebedürftige 86
Pflegebedürftigkeit 25, 82, 85
Pflegebetten 56
Pflegeheim 233
Pflegekräfte 61
Pflegemodelle 224
Pflegeperson 224
Pflegeprozeß 225
Pflegetheorien 224
Pfortaderthrombose 156
Pharmakokinetik 150

Pharmakologie 200
Pharmakotherapie, systematische 198
Phasen 53
Phasenmodelle 20
Phasen-Sequenz 21
Phenobarbital 159
Phosphodiesterasehemmer 139
pH-Wert 193
Pick-Atrophie 119
Pink puffer 166
Pipamperon 174
Plasmavolumensubstitution 157
Plasmozytom 130
Pleuraerguß 145
Pleuraergüsse 60
Pneumocystis-carinii-Pneumonie 107
Pneumokokken 162
Pneumokokkenvakzine 163
Polyglobulie 165
Polymodal 27
Polyneuropathie, periphere 107
Polyurie 129
Port-System 82
Posttheistisch 278
PQ-Dauer 139
Präklimakterium 168
Prävention 27
Prazosin 143
Primärfamilie 22
Primärinfektion 105
Primärprophylaxe 153
PRIND 169
Problemlösungsstrategien 226
Prodromalstadium 154
Prognose 47, 82
Prokinetika 189
Promethazin 167
Prostacyclin 137
Prostaglandin 137, 193f
Prostaglandinsynthese 200
Prostaglandin-Analoga 208
Prostatakarzinom 193
Proteasen 162
Prüfpflicht 95
Psalmen 250
Psalmist David 261
Pseudodemenz 119
Pseudoinkontinenz 121
Pseudomonas 162
Psychoanalyse 22
Psychopharmaka 28, 73
Psychosyndrome, hirnorganische 118f
Psychotherapie 124, 198
– supportive 149
Pyramidenbahnzeichen 170

Rabbi Jehuda 264
Rabbi Me'ir 263
Rauchen 162
Rechtsansprüche 16, 63
Rechtsherzinsuffizienz 135
Rechtsverwirklichung 63
Reformation 250
Regelleistung 95
Regressionen 22
Rehabilitation 161
Rehabilitationsmaßnahmen 98
Reich Gottes 247
Reichsversicherungsordnung 91
Reife, filiale 124
Reifungsprozesse 22
Reinkarnation 252
Reizströme 209
Reninausschüttung 136
Renin-Angiotensin-Aldosteron-
  Mechanismus 136
Reperfusion 168
Residualkapazität 163
Resistenzbestimmung 110
Resorptionsquote 139
Respiratorbehandlung 166
Ressourcen, personelle 84
Retentionswerte 106
Retrovirus 104
Riesenzellen, zytomegale 109
Rifampicin 159
Risiken 47
Risikofaktor 168
Risikogruppen 104
Rituale 233
Rollenverständnis 234
Rückenmark 194
Rückzug 27
Ruhetremor 154
Ruhe-EKG 145

Sabbat 267
Sachhilfe 77
Sachleistungsprinzip 92
Sachmittel 85
Sadi 271
Sakrament 220, 251
- Buße 254
Sanitätshäuser 85
Sauerstoff-»Maske« 241
Sauerstoff-Langzeitinhalationstherapie 165
Saunders, Cicely 51, 76, 233
Schichtzugehörigkeit 26
Schlaf 57
Schlafapnoe-Syndrom 165
Schlaflosigkeit 209
Schlafstörungen 174
Schlaganfall 168

Schlaganfallpatienten 32
Schleifendiuretika 139
Schluckauf 57
Schluckbeschwerden 57
Schmerz 193
- chronischer 23
- Dauerschmerzen 194
- neuropathischer 208
- therapie-bedingter 196
- tumorassoziierter 196
- tumorbedingter 193, 196
- tumorunabhängiger 196
Schmerzempfinden 272
Schmerzentstehung 193
Schmerzerinnerung 194
Schmerzerlebnis 194
Schmerzfreiheit 199
Schmerzkontrolle 237
Schmerzmediatoren 193
Schmerzmittelplan 87
Schmerzprofile 196
Schmerzschwelle 194
Schmerztagebuch 29
Schmerztherapie 19
Schmerzursachen 194
Schmerzverstärker 209
Schnappatmung 88
Schock, kardiogener 44
Schütz, Heinrich 254
Schuld 253
Schuldgefühle 81
Schutzmechanismen 53
Schwangerschaftsabbruch 271
Schwefeldioxid 162
Schweigepflicht 48, 66
Schweinefleisch 262
Schweineinsulin 271
Schwerpflegebedürftigkeit 92
Schwerstbehinderte 84
Scopolamin 159
Sedierung 129, 198
Seelsorger 47, 92, 240
Sefer Chassidim 265
Selbständigkeit 25, 226
Selbstbestimmung 25
Selbstbestimmungsrecht 64f, 214
Selbstkontrolle 279
Selbstliebe 217
Selbstmitleid 215
Selbstmord 48, 70, 213
- Appell- 71
- Bilanz- 71
Selbstmordprophylaxe 72
Selbstpflegeangebote 229
Selbsttötungsabsichten 234
Selbstwertgefühl 226
Sengstaken-Blakemore-Sonde 152

Serotonin 193
Serumammoniak-Konzentration 154
Serumkaliumspiegel 131
Shuntoperation 153
Singularisierung 78
Sinusrhythmus 139
Skandal 280
Sklerenikterus 148
Sklerosierung 152
Slow-virus 104
Solidarität 91, 212, 253
Sondereinheiten 242
Sondersituation 253
Soorösophagitis 108
Soorösostomatitis 108
Sozialarbeit 84, 224
Sozialgesetzbuch 91
Sozialstaatsprinzip 99
Sozialstationen 34, 222, 237
Sozialversicherungsfragen 17
Spironolacton 140
Sprachstörungen 158
Stammhirnfunktionen 219
Staphylococcus 162
Sterbebegleitung 38, 51, 76f, 134, 216
Sterbebeistand 19
– humaner 34
Sterbegebete 269
Sterbegeld 92, 100
Sterbehelfer 70
Sterbehilfe 68f, 73, 213, 221
Sterben 266
– humanes 213
– menschenwürdiges 221
Sterbensqualität 279, 280
Sterberasseln 60
Sterberituale 89
Sterbewunsch 279
Sterbe-Befürchtungen 238
Steuermittel 85
Stickoxide 162
Stimulanzien 174
Stoffwechselentgleisungen 119
Stoffwechsellage, azotämische 133
Strahlentherapie 69
Streß, psychsomatischer 69
Streßbewältigung 21
Streßinkontinenz 174
Streß-Akkumulation 55
Strikturen 153
Stufenschema 180
Stupor 154
Subarachnoidalblutungen 168
Suchtentwicklung 201
Sündenfallgeschichte 246
Supressor-T-Lymphozyten, zytotoxische 106
Sufiten 270

Symptomkontrolle 52, 84, 237
Syndrom
– akutes retrovirales 105
– paraneoplastisches 130

Tabuisierung 212
Tachykardie 130, 154
Tag-Nacht-Umkehr 121
Team 83, 234
TENS 209
Terminalstadium 128
Terror der Humanität 279
Testament
– Altes 246
– Dreizeugentestament 75
– Neues 248
– Nottestament 75
– Patiententestament 67
– Schwerkranke 74
Testierfähigkeit 74
Thalamus 194
Thanatologie 62
Theodizee 278
Theologie 216, 250
Theophyllin 164
Theorie, psychodynamische 21
Therapie
– immunsuppressive 151
– kausale 198
– palliative 205
– systemische 115
Therapieangebote 119
Therapieerfolg 271
Therapiefreiheit 92
Therapiekonzept 207
Therapiestudien 107
Thiaziddiuretika 139
Thora 267
Thrombose 168
– Unterschenkel 145
– vena-cava-superior 186
Thrombozytenaggregation 200
TIA (transitorisch-ischämische Attacke) 169
Tilidin 201
Tod
– schöner 265
– sozialer 25, 51
Todesangst 79,
Todesannahme 78
Todesbescheinigung 89
Todesdrohung 279
Todeseintritt 88f
Todeserfahrung 276
Todesfessel 257
Todesflecken 218
Todeskampf 64
Todessorge 277

Todesvorstellungen 28
Todeswunsch 71
Todeszeichen 89, 218
Todeszeitpunkt 82, 218
Todverfallenheit 248
Toleranz 201
Totenflecken 89
Tötungsverbot 214
Toxizität 19
Toxoplasma gondii 106
Trachealkanüle 166
Tramadol 200
Transaminasen 106
Transplantationszentren 147
Trauer 81, 233
Trauerarbeit 254
Trauerhandlungen 264
Trauerphase 89, 235
Trauerprozesse 124
Treponema pallidum 106
Triage 217
Triamteren 140
Triggerpunkte 210
Trimethoprim/Sulfamethoxazol 108
Trimetrexate 108
Trinken 174
Trinkmenge 128
Trostmittel 276
Tuberkulose 110
Tumorleiden 44
Tumorschmerz 193, 196
Twycross 210
T-Helferlymphozyten 104
T-Helferzellzahl 106

Überbetreuung 256
Überbrückungsmaßnahmen 44, 46
Überdiagnostik 61, 213
Überforderung 127
Übersetzungsfunktion 229
Überstreckung 173
Übertherapie 61
Überwässerung 128
Ultrafiltration 146
Ultraschalluntersuchung, dopplersonographische 170
Ulzerationen 153
Umfang 65
Umfeld, soziales 76, 276
Umwelt, soziale 22, 31
Umweltschutz 278
Unfallverletzter 222
Urämie 88, 126
Urerfahrungen 246
Urfragen 246
Urgeheimnisse 246
Urge-Inkontinenz 174

Urlaubsvertretung 34
Urnenbestattung 212
Ursachenforschung 135
Urteilsbegründung 69

V. Euler-Liljestrand-Reflex 162
Varizenligatur, endoskopische 153
Vasodilatatoren 141
Vasokonstriktion 136
Vasoparalyse 168
Venendruck 128
Ventilationsstörung 136
– obstruktive 135, 161
Verbände 86
Verbandmittel 93
Verbitterung 28
Verdrängung 54
Vergebung 254
Vergütungsregelungen 95
Verhaltenstherapie 163
Verheißungen 258
Verhungern 271
Verlauf, Charakterisierung 35
Verlaufsform 135
Verlusterlebnisse 124
Verlust-Erfahrungen 238
Vernichtungsangst 221
Versicherungsbeiträge 85
Versöhnungstag 265
Versorgung, hauswirtschaftliche 95
Versorgungslücken 237
Verstärkung 31
Vertrauensbasis 213
Vertrauenspersonen 65
Verwirrtheitszustände 27, 130
Verzweiflung, seelische 264
Vinca-Alkaloide 115
Virusinfekte 162
Vitalfunktionen 46
Vitamin 151
Vitamin-D-Substitution 130
Vitien 136
Vorhofflimmern 168
Vorlast 136
Vormundschaftsgericht 66f
Vulvakarzinom 113

Wahrhaftigkeit 40, 254
Wahrheit 17, 219
Warnsymptom 193
Wasserbilanz 128
Wasserstoffionen 193
– konzentration 193
Wechselwirkung, psychosomatische 48
Wehrlosigkeit 64
Weiterentwicklung 22
Weltanschauung 278

Weltkatechismus 73
Wernicke-Enzephalopathie 154
Wirtschaftlichkeitsgebot 92
Wohlfahrtsverbände 95
Wohnbedingungen 26
Wundinfektion 189
Würde des Menschen 63

Zehn Gebote 210
Zeitplan 82
Zentrale Themen des Erlebens 35
Zerebrale Toxoplasmose 110
Zervixkarzinom 113
Zeugnisverweigerungsrecht 74

Zidovudin 107
Zielsetzungen
– diagnostische 76
– therapeutische 76
Zivildienstleistende 84
ZNS-Erkrankungen 111
Zornmodell 219
Zurechnungsfähigkeit 214
Zusammenarbeit 44
– Klinik – Praxis 16
Zuwendung 241
Zytomegalie-Virus 106
Zytostatika 69

Hippokrates

H. H. Schrömbgens (Hrsg.)

Die Fehldiagnose in der Praxis

Mit einem Geleitwort von W. Siegenthaler

Die Ursache für Fehldiagnosen sind häufig situationsbedingt. Auch spielt das persönlichkeitstypische Verhalten des Arztes eine Rolle.

An 176 Beispielen werden in der 2. Auflage Entstehung, Verlauf und Konsequenzen diagnostischer Fehlschlüsse beschrieben. Kliniker, Pathologen und Gerichtsmediziner berichten über Fehldiagnosen.

Die Beschränkung des diagnostischen Vorgehens durch die Sozialgesetzgebung und die sich daraus ergebenden **Risiken für Fehldiagnosen** werden in diesem Buch **praxisbezogen von rechtskompetenter Seite instruktiv behandelt**, die möglichen forensischen Konsequenzen von Fehldiagnosen diskutiert. Die Darstellungen dienen vor allem der Ursachenkenntnis.

Der „rote Faden" sind die Hinweise und Leitsätze zur Vermeidung von Fehldiagnosen.

2. durchgesehene und erweiterte Auflage 1991, 308 S., 12 Abb., 6 Tab., geb. DM/SFr 92,–/ÖS 718,–. ISBN 3-7773-0973-7

Preisänderung vorbehalten

Hippokrates

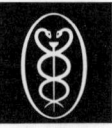

R. Heine / F. Bay

Pflege als Gestaltungsaufgabe

NEU

Anregungen
aus der Anthroposophie für die Praxis

Was kennzeichnet die Pflege an einer anthroposophisch geführten Abteilung?

Gut nachvollziehbar und instruktiv beschreiben Lehrkräfte und Ausübende die Besonderheiten, geben Anregungen und illustrieren anhand von Beispielen, wie sich die seelisch-geistige Dimension des pflegebedürftigen Menschen in die pflegerische Tätigkeit integrieren läßt.

Selbstverständlich gehören dazu:

- **Kinderkrankenpflege,**
- **Pflege Krebskranker Patienten** und die
- **Pflege Sterbender.**

Das besondere Buch vermittelt Grundlagen und Praxis.

1995, ca. 276 S., 15 Abb., 13 Tab., kt. ca DM/SFr 68,–/ca. ÖS 531,–.
ISBN 3-7773-1130-8

Preisänderung vorbehalten